謹獻给

雙親一百周年誕辰，

及福州陽岐、黃岐嚴氏家族

近四百年來從事醫業的先人。

《黃帝內經》最新研究

嚴善炤 著

臺灣 學生書局 印行

《黃帝內經》最新研究

目　次

上篇
《黃帝內經》形成的年代與地域

一，研究《黃帝內經》的經緯

我們在網絡上通過各類檢索，瞬間即可查到不少冠以「傳統中醫」、「傳統中藥」、「中醫學傳統」、「中藥學傳統」、「中國傳統醫學」、「中國傳統醫藥」等書籍或雜誌的名稱，至於標題中出現「傳統」二字的中醫藥學論文更是汗牛充棟、枚不勝舉。然而，對於這種在中醫或中藥的前後添加「傳統」一詞的內涵，以及對傳統如何界定之類的問題卻很少有人問津。人們不禁要問何謂傳統？被冠以傳統的中醫、中藥應該具備什麼樣的特性？這些特性又是形成於何時呢？一旦提起中醫，人們就會聯想到中藥、針灸、推拿、按摩、刮痧、拔罐、氣功、導引、藥浴、藥膳等等。不言而喻，這些醫療技術都有著悠久的歷史，自古傳承下來治療疾病、增進健康的方法，也都屬於傳統中醫的範疇。難不成發生於中國大地延綿數千年歷史中的一切醫療活動（包括少數民族醫藥），用於治病的方法包括單方、草藥等都能成為傳統的嗎？答案自然是需要區別對待。「傳統中醫藥」可以包羅萬象；而「中醫學傳統」應該是漢族醫學體系中內在的道、根本、精髓和價值所在，應該是成為一門獨立學科所具備的獨特醫學理論體系的骨架和支柱。它們既是建立於長期而豐富的臨床診療經驗之上，又能經受得起臨床實踐的反覆驗證。就如「刮痧療法」直至近年才算真正納入其中。[1]所以，「傳統中醫學」與「中醫學傳統」應該是有著嚴格區別的兩個不同概念。那麼，「中醫學傳統」應該從何時開始算起的呢？界定它成立的依據是什麼？這個「中醫學傳統」又是如何形成的呢？

「傳統」相對於「現代」而言，它並不是一個古代詞語。《後漢書・東夷列傳》記述古代倭國時提及「國皆稱王，世世傳統」一語，此處傳統並非一個固定名詞，而且在記載先秦兩漢歷史文獻中僅此一例。唐朝杜佑編撰《通典》，其中〈禮四十八〉引用宋庚蔚的言語，「祖雖非嫡，而是己之所承，執祭傳統，豈得不以重服服之乎？」[2]此處傳統一詞如同《後漢書》的一樣並非名詞。雖然在古代文獻中曾出現「皇統」、「道統」、「宗統」等近似之詞，但它們出現的頻率也很有限。延至清朝，甚至連文學名著《紅樓夢》、《儒林外史》等都未出現傳統這個詞。以至於 1984 年出版的《辭源》修訂本中也未曾收錄這個名詞。究其緣由，大概因秦漢以來一統天下的封建王朝的統治長期延續，家國天下儘管有過姓氏的變更，而整個社會的政治制度、經濟文化等大的框架大同小異，傳承與不變幾乎被視為天經地義，以致使人早已忘卻追尋傳統的必要性，也就完全忽視了傳統的價值與意義。直至二十世紀初，爆發「五四運動」得以引進「科學」和「民主」，傳統被當成反動教材才得以凸現，而且遭到猛烈的抨擊與批判，甚至認為只有全盤否定傳統才有可能強國富民。

---

1 參閱徐婧，羅乃熒專題報導〈《刮痧循經理論及生物學基礎研究和標準體系制定與應用》項目團隊以紮實的文獻研究、嚴謹的實驗觀察、專業的標準制定為刮痧技術確立了嚴格的規範——循經刮痧：老技術有了新準繩〉，《中國中醫藥學報》2018 年 8 月 16 日。

2 引自唐・杜佑撰《通典》卷第八十八，中華書局，1992 年，2430 頁。

所以，我們今天所使用的「傳統」一詞應該是一個現代漢語，而且完全融入從拉丁文「traditum」到英文「tradition」兩個單詞的基本涵義。它是指一個民族或社會通過漫長歷史的培育得以延傳下來的信仰、風俗、制度、思想、學術、藝術、技術等等，尤其是成為各自中心的精神範型才是傳統的實質。美國學者愛德華・希爾斯（Edward Shils）潛心研究這個課題近二十餘年，終於撰成《論傳統》一書並於 1981 年在倫敦出版。他在批判了西方世界自啟蒙運動以來無視傳統、反對傳統的社會潮流，以及視傳統與科學為對立的流行觀點的基礎上，從社會學角度探索了傳統的基本涵義與特點，傳統的形成與變遷及其各種特性，傳統與現代化以及創新的前景與任務。他在「相傳事物的同一性」一節中強調說：

> 在相傳過程中，它仍然保持原樣；同樣，一部確認了的——一個極成問題的概念——文學作品或宗教文本，經過無數次翻印再版，也仍然保持原樣。但是，無論是特定時期內的讀者，還是不同時期內的讀者，都會對這一作品作出不同的解釋。[3]

我們以為這段話一樣可以適用於中醫學的幾部經典著作，例如《黃帝內經素問》（以下簡稱《素問》）、《黃帝內經靈樞》（以下簡稱《靈樞》）、《黃帝八十一難經》（以下簡稱《難經》）、《傷寒雜病論》（以下根據內容分別簡稱為《傷寒論》和《金匱要略》）以及《神農本草經》（以下簡稱《本經》），而《素問》、《靈樞》又是其它幾部中醫經典著作的基石與源泉（詳見本篇第五章）。

眾所周知，現存《素問》是經唐朝王冰「精勤博訪，而並有其人，歷十二年」的付出，才獲得「文字昭晰，義理環周，一以參祥，群疑冰釋」的張公秘本，以及「兼舊藏之卷，合八十一篇二十四卷，勒成一部」，終於大唐

---

[3] 引自〔美〕愛德華・希爾斯著，傅鏗等譯《論傳統》，上海人民出版社，1991 年，17 頁。

寶應元年（西元 762 年）刊行之後得以流傳的。據他在序文所述，當時世間流傳的《素問》不僅「世本紕繆，篇目重疊，前後不倫，文義懸隔」，而且「簡脫文斷」，「篇目墜落」，「篇論吞併」[4]等，這為他進行整理和編撰提供了必要的理由。延至宋仁宗嘉佑二年（西元 1057 年），《素問》再次經過高保衡、孫奇、林億的校正以及孫兆重的改誤。從現存的《重廣補注內經素問》能看到王冰重編本與齊梁全元起《黃帝素問》訓解本，以及隋楊上善[5]編注的《黃帝內經太素》（以下簡稱《太素》）在篇章順序上都有很大的差異。《素問》、《九卷》的名稱首見於張仲景《傷寒論》序文，《隋書・經籍志》從之。皇甫謐曾改《九卷》名為《針經》，王冰再改成《靈樞》。延至晚唐該書再次遺失，有幸於宋哲宗元佑八年（西元 1093 年），高麗國送回一批圖書中包括《靈樞》一書，隨後才被頒布刻板得以流傳。但是，根據現存《靈樞經》（由二十四卷本合併為十二卷本）南宋史崧的敘文所述，「但恨《靈樞》（指原九卷本）不傳久矣，世莫能究」，故他「輒不自揣，參對諸書，再行校正家藏舊本《靈樞》九卷，共八十一篇，增修音釋，附於卷末，勒為二十四卷」[6]，並於南宋紹興乙亥年（西元 1155 年）刊行見世。綜上所述，唐朝以前有關《黃帝內經》（以下簡稱《內經》）的體裁、內容等皆無人知曉，在沒有相關新文物資料發現或出土之前，人們只能以現存的版本進行研究探索。換而言之，自唐宋以來所有研究《內經》的專家學者，儘管時代可能不同，但大家的「起跑線」都是一樣的。

西晉大學者兼著名醫家皇甫謐，首先肯定《素問》、《針經》就是《漢

[4] 唐・王冰撰《黃帝內經素問》序（引自龍伯堅，龍式昭編著《黃帝內經集解・素問》，天津科學技術出版社，2004 年，1 頁。本文以及注釋中所有引用《素問》經文，皆出自龍氏《黃帝內經集解・素問》，以下從略不注）。

[5] 有人考證公布的「楊上墓誌」，推測為楊上善的墓誌，但銘文並未涉及醫學與《太素》有關內容（參閱張固也，張世磊〈揚上善生平考據新證〉，《中醫文獻雜誌》2008 年第 5 期，1-4 頁）。

[6] 宋・史崧撰《黃帝內經靈樞》序（引自龍伯堅，龍式昭編著《黃帝內經集解・靈樞》，天津科學技術出版社，2004 年，1297 頁。本文以及注釋中所有引用《靈樞》經文，皆出自龍氏《黃帝內經集解・靈樞》，以下從略不注）。

書・藝文志》（以下簡稱〈藝文志〉）所收錄的《內經》十八卷本。[7]有學者根據出土的佚書文獻認為劉向、劉歆父子所定諸子之書出於王官，其中陰陽家、農家在性質上與兵家、術數、方技之書相同或相近，可以落實。[8]「兵家出司馬」，「術數出明堂、羲和、史卜」，而方技出「王官之一守」的醫家，他們各自身懷絕技不說，而且自古以來代有出類拔萃的民間良醫，應詔入京為帝王將相治病，不斷擴充與強化「天官」（見《周禮》）中的醫療隊伍。西漢初期「侍醫李柱國校方技」，校訂先秦醫籍為黃帝、扁鵲、白氏內外經等七家，由於年代久遠連「白氏」是誰也一無所知。也許正是因為受命於王莽的太醫「活體解剖」反叛者的經脈、臟腑所得出的結論與《內經》相關篇章的內容相符[9]，是書方能得到認可而流傳下來。宋、元、明、清代有學者如邵雍、司馬光、程顥、朱熹、方孝孺、方以智、胡應麟、崔述等都認為《素問》內容多數出於戰國時期，或有混入秦漢後人之手。[10]他們雖然多以自身讀書時的直覺發言，並沒有出示太多的具體證據，但我們不能忽視他們的直覺，因為他們不僅博覽群書，而且志趣追根溯源各有建樹。我們更沒有理由不去相信像張仲景、皇甫謐那樣去漢不久、千餘年前著名醫家、學者的親眼目睹。他們至少見過、讀過、反覆研究過《內經》，而且從

7　晉・皇甫謐撰《黃帝針灸甲乙經》序云：「按《七略》藝文志，《黃帝內經》十八卷，今有《針經》九卷，《素問》九卷，二九十八卷，即《內經》也。」（引自黃龍祥校注《黃帝針灸甲乙經（新校本）》，中國醫藥科技出版社，1990 年）

8　參閱李零著《李零自選集》，廣西師範大學出版社，1998 年，42 頁。諸子百家起源眾說紛紜，尚有六經說、史官說、政治說等，詳細參閱呂文郁著《春秋戰國文化史》，新世界出版社，2018 年，98-118 頁。

9　日本學者山田慶兒認為《黃帝內經》中有關古代人體解剖的數篇文獻，皆出於王莽當政期間人體解剖事件之後，伯高派就是因此而興起的最活躍醫學團體。他們通過解剖王孫慶的機會大力撰述著成《黃帝內經》最大分量的論文（參閱山田慶兒著《中国医学の起源》第七章〈計量解剖學と人體計測の思想〉，岩波書店，1999 年，333-350 頁。該篇曾被譯成中文〈中國古代的計量解剖學〉，收入《古代東亞哲學與科技文化》，遼寧教育出版社，1996 年，308-317 頁）。

10　參閱龍伯堅著《黃帝內經概論》，上海科學技術出版社，1980 年，12-14 頁；任應秋主編《內經研究叢論》，湖北人民出版社，1982 年，8-9 頁。

中吸取精華開拓眼界與思路，並在醫學史上各樹豐碑。

上世紀末有醫史專家認為，「《漢書・藝文志》載書，『篇』、『卷』計算相等，無『積篇為卷』之例」，而且「《黃帝內經》僅十八卷，亦即十八篇之分量，不可能容納今本《黃帝內經》如此之多的內容」。[11]言下之意，現存《內經》中大量的醫學文獻都是後人編造塞入；弦外之音，《內經》也就成為加了雙引號的經典。但事實上，這種說法是經不起推敲的。況且，要全面深入地研究《內經》之前，這無疑是一塊非搬掉不可的、想繞也繞不開的絆腳石。為此，我們將列舉以下七點予以批駁。

首先，〈藝文志〉收錄六大略共三十八類的古書籍，不僅各大略明示著家、著作的總數，而且還分別統計各類的著家、著作的總數。這兩個不同層次的統計所使用的量詞確實非「篇」即「卷」，但其中卻有著明確的區分。每一類著作的總數有以篇計數的，共占二十一類，如「詩賦略」就有五類皆以篇計，總計 106 家 1318 篇。有以卷計數的，共有九類，如「方伎略」四類皆以卷計，計 36 家共 868 卷。還有篇、卷混雜計數的，共有十類，如「天文」類共 21 家合計 445 卷。「兵書略」中因附帶各種地圖，可作為另類處理。[12]以篇、卷混雜計數的八類，則視各類之中著作之後所附的量詞，即根據篇或卷的家數孰多孰少而定。以篇占多家的則以篇計，有「書」、「禮」、「春秋」、「論語」、「孝經」、「小說」和「兵技巧」七類；以卷占多家的則以卷計，又有「天文」、「形法」和「神仙」三類。而且，六大略的計數所使用的量詞也是遵循這個原則。

其次，仔細核查六大略三十八類的具體數字，就能發現實際統計的數字

---

11 引自廖育群著《岐黃醫道》，遼寧教育出版社，1991 年，53-54 頁；又見廖育群、傅芳、鄭金生著《中國科學技術史》醫學卷，科學出版社，1998 年，92-92 頁；再見廖育群著《重構秦漢醫學圖像》，上海交通大學出版社，2007 年，149-151 頁。

12 陳夢家先生說：「《兵書略》中有圖若干卷，凡此之圖皆是帛圖，不能稱篇」（引自陳夢家〈由實物所見漢代簡冊制度〉，收入甘肅省博物館、中國科學院考古所《武威漢簡》，文物出版社，1964 年，67 頁；後收入陳夢家著《漢簡綴述》，中華書局，1980 年，306 頁）。

與所記載數字之間存在諸多差異，包括著家數和著作數非多即少，與記載數字相一致的不及三分之一。即使《漢書藝文志講疏》、《漢書藝文志通釋》、《漢書藝文志注釋彙編》以及《蘭臺萬卷：讀《漢書・藝文志》》四家所統計的數字也不盡相同。[13]陳夢家先生認為，劉錄與班錄的數字不同，與班固刪減重複及增減古出入有關。[14]三十八類中僅有十二類的著家數、著作數與原載的相符，其中的十一類集中於以篇計數的部分；而以卷計數的只有一類，就是形法類。〈藝文志〉曰：「形法者，大舉九州之勢以立城郭室舍形，人及六畜骨法之度數、器物之形容以求其聲氣貴賤吉凶。」[15]《山海經》記載海內外山川河流、地理人文、寶礦珍藏、奇人怪獸等，狹窄的竹簡自然無法書畫那些山川、怪獸、奇人的形態，唯有描繪於縑帛之上方能盡意。曾有人進獻異鳥給漢武帝，百官不知鳥名及飼料，只有東方朔能夠回答。[16]他應該在《山海經》中看到此鳥的插畫。《後漢書》載皇帝為修建汴渠曾「賜（王）景《山海經》、《河渠書》、《禹貢圖》，及錢帛衣物。」[17]這說明漢世《山海經》尚有圖存。郝懿行《山海經箋疏》敘曰：「郭（璞）注此經而云：『圖亦作牛形』，又云：『在畏獸畫中』。陶徵士讀是

13　筆者與顧實、張舜徽、陳國慶三氏的統計數字基本相同的有 33 類，除文中提及 11 類（易、樂、法家、名家、墨家、縱橫家、農家、屈原賦、孫卿賦、雜賦、形法）外，其餘 22 類（書、詩、春秋、論語、孝經、道家、陰陽家、雜家、小說、陸賈賦、詩歌、兵權謀、兵形勢、兵陰陽、兵技巧、天文、曆譜、五行、蓍龜、雜占、房中、神仙）與〈藝文志〉原載計數均不相符，非多即少。唯張氏書中有直接引用顧實、姚振宗與姚明輝的統計數字達十處。

14　陳夢家先生說：「班固《藝文志》本於向、歆父子地《別錄》和《七略》，劉錄乃成帝時校書以前書籍的著錄，而班錄有所出入。」（引自陳夢家〈由實物所見漢代簡冊制度〉，收入陳夢家著《漢簡綴述》，306 頁）

15　引自漢・班固撰《漢書》卷三十，中華書局，1999 年，1395 頁。

16　《山海經敘錄》曰：「孝武皇帝時嘗有獻異鳥者，食之百物，所部食。東方朔見之，言其鳥名，又言其所當食，如朔言。問朔何以知之，即山海經所出也。」（引自袁柯校注《山海經注》附錄〈西漢劉秀上山海經表〉，上海古籍出版社，1980 年，477 頁。）

17　引自宋・范曄撰《後漢書》卷七十六，中華書局，1999 年，1666 頁。

經詩亦云：『流觀《山海圖》』，是晉代此經尚有圖也。」[18]《文選》收錄了陶淵明〈讀山海經〉詩，詩云：「汎覽《周王傳》，統觀《山海圖》」，注曰：「《山海圖》，《山海經》也」。[19]而且，《歷代名畫記》中也有收錄《山海經》多類圖。[20]郭璞是史上首位注釋該書的人，故不能排除「卷」字被他改成「篇」字的可能性。

第三，在篇、卷混雜的各類中，實際統計數字大多數少於〈藝文志〉所載的總數，表明古人當時可能是按各卷中實際篇數進行核計的。如「書」類共 9 家，總數為「412 篇」，但實際統計的篇數 422 篇，比 412 篇要多 10 篇。其中，如「《尚書古文經》四十六卷，為五十七篇」，說明實際篇數就比卷數多出 11 篇。師古曰：「孔安國書序云：『凡五十九篇，為四十六卷。『承詔作傳，引序各冠其篇首，定五十八篇。」桓譚《新論》和劉向《別錄》都予認同。[21]又如「春秋」記載 23 家共計 948 篇，其中以卷計的僅 7 家 175 卷，其餘皆以篇計共 773 篇，但實際統計總數為 901 篇，要比「948 篇」少 47 篇。「孝經」類原載總數為「59 篇」，其中明示「《爾雅》三卷二十篇」，可以理解為二十篇合為三卷，也只有認定《爾雅》既有三卷本又有二十篇本，才能合計出「59」這個總數。

第四，在以卷計數的和篇、卷混雜又以卷計數的各類中，10～20 卷的古書約占其總數的 25%；20 卷以上的超過一半，約占 57%。其中「春秋」類的《漢著記》多達 190 卷，而「曆譜」類的《耿昌月行帛圖》竟長達 232 卷，但每卷大約有多少字數卻不得而知。淮南王劉安「招致賓客方術之士數千人，作為《內書》二十一篇，《外書》甚眾，又有《中篇》八卷，言神仙黃白之術，亦二十餘萬言」[22]，八卷本「煉金術」的字數竟多達二十餘萬。

---

[18] 引自「清郝懿行山海箋疏敘」（參閱袁柯校注《山海經注》「附錄」，484 頁）。

[19] 引自梁・蕭統編，唐・李善注《文選》三，上海古籍出版社，1986 年，1392 頁。

[20] 參閱陳國慶編《漢書藝文志注釋會彙編》，中華書局，1983 年，20 頁。

[21] 參閱自王利器〈讖緯五論〉，收入張岱年等著《國學今論》，遼寧教育出版社，1991 年，121 頁。

[22] 引自《漢書》卷四十四，1652 頁。

醫經典籍《內經》十八卷，現存《素問》七十二篇（除外王冰增補的九篇）共五萬三千六百餘字，《靈樞》八十一篇共六萬五千六百餘字，即使合為十八卷本的《內經》總字數還不到十一萬，可能還達不到淮南王主編的神仙黃白術「中篇」字數的一半。我們不禁要問：為何《內經》十八卷就只能是「十八篇」呢？更何況還有書寫於簡牘與縑帛的區別。

第五，馬王堆三號漢墓出土 200 支竹簡醫書分置為甲卷和乙卷，「甲卷包括《十問》和《合陰陽方》兩部分；乙卷包括《雜禁方》、《天下至道談》兩部分」，而「帛書的形制雖有整幅和半幅之分，但都是呈手卷式展開，……這些手卷式的帛書在漆匳盒內存放時呈兩種狀態：一種是以木片為軸心卷成一卷，如《老子》甲本及卷後古佚書和《春秋事語》；一種則分別折合成 16 開大小的長方形疊放在一起」[23]，而且使用縑帛抄錄的古書種類比較多，涉及六藝、諸子、兵書、術數、方術等。《養生方》、《雜療方》和《胎產書》皆一篇一帛；而《足臂十一脈灸經》（以下簡稱《足臂經》）、《陰陽十一脈灸經》甲本（以下簡稱《陰陽經》）、《脈法》、《陰陽脈死候》和《五十二病方》五部醫書則共抄寫於一幅長帛之上；《卻穀食氣》、《陰陽經》乙本以及《導引圖》則三篇共抄錄於一帛。[24]這些「一卷一篇」、「一卷三篇」、「一卷五篇」的古醫籍，對於我們理解〈藝文志〉所使用量詞卷、篇之不同不無借鑒。況且，劉向父子校書作業的過程還存在「批量化」導致「規格化」的可能性。[25]

第六，姑且不去深究「篇」、「卷」的本義和內涵，但不論古代發現的，還是現代發掘出土的簡牘，都是使用絲繩或麻繩把簡牘編連綴成冊。[26]這樣做不僅便於閱讀時舒卷的方便，而且也利於收藏、移動與搬運，所以

---

23 湖南省博物館，湖南省文物考古研究所編著《長沙馬王堆二、三號漢墓　第一卷　田野考古發掘報告》，文物出版社，2004 年，73、88 頁。

24 馬繼興著《馬王堆古醫書考釋》，湖南科學技術出版社，1992 年，2 頁。

25 參閱李零著《簡帛古書與學術流源》，三聯書店，2004 年，119 頁。

26 參閱李學勤著《古文字學初階》，中華書局，1985 年，54 頁。

「篇」、「卷」、「冊」也就成為古書籍的量詞。[27]正如親歷整理研究出土文物的李學勤先生所說：「把簡連綴起來，稱為『篇』，因可捲成筒狀的卷，又稱『卷』。」[28]這種說法應該比較合乎客觀實情，但這只是描述簡牘古籍的一種形態。對於著述者以及抄錄古籍者而言，著作的完整性也是必須考慮在內的一個實際問題。陳夢家先生指出：「篇與卷的區別，在於篇是一個篇題或一個內容起訖完整者，如《詩》三百篇之每一篇；卷是冊，則指編冊成卷，可以包含短章若干篇，可以包含長篇的半篇，可以相當一篇。」[29]他還列舉〈藝文志〉中諸多例子予以論證。其他的學者對此也有類似的看法。[30]

第七，一般抄寫在簡牘的為篇，書寫於縑帛的為卷。從〈藝文志〉所用篇、卷的比例來看，大部分古書都屬竹簡本，只有方伎、數術類多以縑帛本為主。這應該與西漢惠帝（西元前 191 年）廢除《挾書律》密切相關，「於是壁藏者紛紛出世，而口授者亦得書之於簡策矣。」[31]若要說西漢時期是簡牘盛行的年代亦不為過。縑帛在古代應該是比較珍貴的絲織品，其價格遠不是簡牘所能比擬。[32]假設各類校訂過的古書都必須再次經劉向校注之後進行重新抄寫的話，也無法舉證說明方伎、數術類的古籍要比六藝、兵家等類更為重要的理由，難道說治病比治國更受到重視的嗎？[33]縱使醫經、經方類有

27　參閱楊澤生著《戰國竹書研究》，中山大學出版社，2009 年，4 頁及注 16。

28　引自李學勤著《失落的文明》，上海文藝出版社，1997 年，199 頁。

29　引自陳夢家〈由實物所見漢代簡冊制度〉，收入陳夢家著《漢簡綴述》，305 頁。

30　李零認為「古人所說的『卷』和『篇』概念不完全一樣。『篇』是按內容起訖自為長短，而『卷』則是竹簡編聯成冊的一種長度規格。古人著書，可以一篇一卷，也可以數篇合鈔，本無所謂長短。」（引自李零著《簡帛古書與學術流源》，119 頁。）

31　引自劉汝霖著《漢晉學術編年》卷一，華東師範大學出版社，2010 年，26-27 頁。

32　陳直先生考證認為亢父與河內自古都是生產縑帛的有名地區。漢代亢父的縑每匹重二十五兩直錢六百八十，河內的帛每匹重二十兩直錢三百五十有零（參閱陳直著《兩漢經濟史料論叢》，陝西人民出版社，1980 年，76-78 頁，279-280 頁）。

33　《太平御覽》曰：「劉歆《七略》曰：孝武皇帝敕丞相公孫弘，廣開獻書之路。百年之間，書積如丘山。」（引自宋・李昉等撰《太平御覽》卷八十八，中華書局，1992 年，421 頁。）類似記述又見於同書「職官部三十一」和「學部十三」。《漢書》贊曰：「孝武初立，卓然罷黜百家，表章六經」（引自《漢書》卷六，150 頁）。

「生生之具」的價值，而「泰壹雜子十五家方」二十二卷，「神農雜子技道」二十三卷之類，難不成也有重抄於縑帛的必要嗎？由此不難推測，絕大多數的方伎類和數術類的古籍都是先秦遺留下來的，因為它們原本就不在秦始皇的焚書之列。[34]總而言之，古人不論著述還是抄書皆非易事，簡牘結繩成冊，縑帛折捲成卷，或一卷成書或數篇成卷，篇、卷有別也是順理成章之事。

解除了廖氏的無謂桎梏，人們必然追問現存的《內經》究竟形成於何時何地？它們又是如何形成的呢？《內經》主要醫學理論形成的時代背景又是什麼呢？這些都是長期以來國內外專家學者無人能夠確切回答的問題。雖然有少數專家學者提出一些假說或推測，但都缺乏形成一種具有系統性的論證。元代學者呂復曾提出：「《內經・素問》世稱黃帝、歧伯問答之書，及觀其旨意，殆非一時之言，其所撰述亦非一人之手。劉向指為諸韓公子所著，程子謂出戰國之末。而其大略正如《禮記》之萃於漢儒而與孔子、子思之言並傳也。」[35]實際上，《內經》自身已經明言：「諸方者，眾人之方也，非一人之所盡行也」（《靈樞・病傳》），九針以及臨床上諸多的診療方法肯定不是任何個人所能為的。而且，一般認為先秦古籍都難以逃脫在流傳過程中，遭到後人的增刪篡改，或有散失或有增入的命運，《內經》也許同樣經歷了編輯、修改、增補等大小不等的「手術」。

但是，當我們查證了被中外學者專家視為「臆造」或「附會」的、五行中配對土行的時節——「長夏」[36]，乃至「至陰」這兩個非常獨特的專有術

34　《史記》載：「臣（李斯）請史官非秦記皆燒之。非博士官所職，天下敢有藏詩、書、百家語者，悉詣守、尉雜燒之。有敢偶語詩書者棄市。以古非今者族。吏見知不舉者與同罪。令下三十日不燒，黥為城旦。所不去者，醫藥卜筮種樹之書。若欲有學法令，以吏為師。制曰：可。」（引自漢・司馬遷撰《史記》卷五，中華書局，1959年，255頁）

35　引自元・戴良撰《九靈山房集》卷二十七《滄州翁傳》，收入《欽定四庫全書・集部》越遊稾第四・傳，21頁。

36　見龐朴〈先秦五行說之嬗變〉，收入龐朴著《稂莠集》，上海人民出版社，1988年，454 頁。參見廖育群〈秦漢之際針灸療法理論的建立〉，《自然科學史研究》第

語，它們並沒有因為在兩漢辭書中不存在而遭到刪除，而是在《黃帝針灸甲乙經》和《黃帝內經太素》中都能得到完好的保留時[37]，對於前人崇信經典，維護傳統的堅定信念不得不心折首肯，欽敬之意油然而生。縱使《七略》校訂之時，也許對古醫籍進行過分門別類，整合為篇成卷甚至成書，劉向雖領校書詔令，侍醫李柱國「每一書已，向輒條其篇目，撮其指意，錄而奏之」[38]，但劉向終究不是深諳醫理醫術的天字號醫官，再行改編的可能性幾乎為零。[39]況且在龐大的古籍校訂作業中，方伎類中的醫經僅為七家計二百一十六卷，所占不及全部 596 家的 1.2%，總書籍 13,269 卷的 1.6%。經過漫長跌宕起伏的歲月，倖存下來的《內經》十八卷分為《素問》與《靈樞》，之後再獲王冰、史崧等人兢兢業業的修訂，他們亦功不可沒。經歷各種的校訂，難免留下諸如文字、詞語乃至音韻等「創傷疤痕」，不少專家學者以其中片語隻字，零零碎碎的「考證」以推測《內經》的成書年代，這種以點帶面的希冀終究難以令人信服，在此就不一一列舉贅述。況且早有學者對此提出了中肯的批評。[40]近現代對於《內經》成書年代等問題進行深入而

---

10 卷第 3 期，1991 年，275 頁；又見廖育群著《岐黃醫道》，84 頁。見馬絳〈神話、宇宙觀與中國科學的起源〉，收入艾蘭，汪濤，范毓周主編《中國古代思維模式與陰陽五行說探源》，江蘇古籍出版社，1998 年，109 頁。

37 《素問》的〈藏氣法時論〉、〈平人氣象論〉、〈宣明五氣〉、〈四時刺逆從論〉和《靈樞》的〈順氣一日分為四時〉、〈論勇〉等皆出現的「長夏」一詞，分別見於黃龍祥校《黃帝針灸甲乙經》，中國醫藥科技出版社，1990 年，314、216、209、239、35-36、296 頁。〈金匱真言論〉出現的「長夏」、「仲夏」，見於《太素》卷三「陰陽雜說」（見《黃帝內經太素》，人民衛生出版社，1965 年，42 頁）。《素問》的〈咳論〉與〈痹論〉的「至陰」分別見於黃龍祥校《黃帝針灸甲乙經》，420、460 頁和《太素》卷二十九，561 頁，卷二十八，561 頁。

38 引自《漢書》卷三十，1351 頁。

39 例如《素問・六節藏象論》曰：「三而成天，三而成地，三而成人，三而三之，合則為九，九分為九野，九野為九藏，故形藏四，神藏五，合為九藏以應之也」，相似的文句又見於《素問・三部九候論》。還有一部分重複文例可參閱馬繼興著《中醫文獻學》，上海科技出版社，1990 年，69 頁。

40 「所以考證方法上必須注意：(1)不能根據片語隻字，來對整篇作出結論性的否定，除非它們是一些關鍵性的詞句或概念。(2)更不能只抓住片語隻字，就把全篇，甚至

專門研究的並不多見，現選擇其中最具有代表性的三家，介紹其主要觀點並作出簡要的評述。

原中醫研究院醫史教授龍伯堅博士歷時二十餘年的研究，經過對《內經》系統的校注與探討之後，撰著《黃帝內經概論》和編著《黃帝內經集解素問》、《黃帝內經集解靈樞》。他認為，「《黃帝內經》這一書名可能即是劉向取定的」；《素問》的著作時代，「上不能早於扁鵲，下不能晚於倉公」；「《素問》前期作品的主要部分，不講陰陽五行的大概是公元前四世紀的作品，講陰陽五行的大概是公元前二世紀中期或後期的作品」，可以「肯定是在鄒衍晚年或鄒衍以後」；「《素問》後期作品的著作時代，大概是公元二世紀」，具體包括〈六節藏象論〉第一段和王冰增補的「七大論」。至於《靈樞》「早期的部分是戰國時代的作品，其中某些篇可能比《素問》某些篇還早些。晚期的部分其中有西漢的作品，也有東漢的作品。最早的著作時代大概是公元前三世紀，最晚的著作時代大概是公元一世紀」。[41]龍伯堅博士主要引用了多數宋、明、清各代著名學者從文體上推斷《內經》成書年代的言論作為佐證，他雖然提出以是否涉及陰陽五行作為劃分各篇文獻形成的不同時期，但未明示陰陽、五行的具體內涵以及具體判定的標準，顯然是以史家所謂陰陽家鄒衍首創陰陽五行之說，對《素問》、《靈樞》的相關篇章進行籠統的歸類，對陰陽五行學說缺乏深入的分析與具體的論證。

著名中醫學專家任應秋教授晚年撰著《《黃帝內經》十講》，其中第二講專論「《內經》成書的年代」。他同樣引用多數宋、明、清各代著名學者有關《內經》成書於戰國的言論作為佐證，「通過上述諸家的證明，《素問》這書基本可以肯定是戰國時代的作品」。他也把《素問》分為兩個部

將整本書的其它篇章也給予全面性的否定。」（引自陳鼓應〈論《老子》晚出說在考證方法上常見的謬誤——兼論《列子》非偽書〉，陳鼓應主編《道家文化研究》第四輯，上海古籍出版社，1994年，417頁）

41 引自龍伯堅著《黃帝內經概論》，上海科學技術出版社，1980年，5、16、17-18、23頁。

分，「第一部分是基本的，即除開七篇大論以外的，……上述諸家所說《素問》成書於戰國，就是指的這部分前期作品而言」。隨後他又通過比較《周禮》、《史記．扁鵲傳》與《素問》的相關要點，「縱觀以上三點，《素問》的第一部分，以《周禮》、《扁鵲傳》證明其學術思想，並從其文字結構來看，說明均出於先秦，並不可能遲於扁鵲以後，這一點是基本可以肯定的」。任先生還列舉皇甫謐、王冰、楊上善等言論以佐證《九針》即《內經．靈樞》。他認為，「《靈樞》基本上是《素問》的姊妹篇，並不比《素問》晚出。……《靈樞》和《素問》一樣，基本上是成書於戰國時代，只是個別的篇卷，滲入了漢代的東西」。[42]但是，學界對《周禮》的成書時代頗有爭議，素有周公手作、春秋說、戰國說、秦漢說乃至劉歆偽作之異[43]，上下時間跨度長達千餘年，就連天官中的醫師、食醫、疾醫與瘍醫之稱也未見先秦文史古籍和《內經》。再則，神醫扁鵲由於世傳的身世極為混亂，所以《史記．扁鵲傳》所載事蹟自古存在爭議[44]，讓人感到莫衷一是。多名學者進行詳細考證之後認為，扁鵲不過就是一個傳說而已，甚至有的認為是司馬遷為批判時政而編造了巫醫扁鵲的傳記。[45]

日本學者京都大學教授山田慶兒，從 1977 年開始組織研究小組集體學習馬王堆漢墓出土的醫學文獻，歷時 20 餘年致力於中國醫學史的研究，終於 1999 年 7 月出版《中国医学の起源》一書。他認為馬王堆出土的醫書形成於戰國後期，西元前三世紀半，並以此推定《黃帝內經》是西漢延至東漢時期的黃帝學派所為。山田氏以日本京都仁和寺珍藏的《太素》為藍本，最

42 引自任應秋等編《內經研究叢論》，湖北人民出版社，1982 年，9-10、13、19 頁。

43 參閱彭林著《周禮主體思想與成書年代研究》，中國社會科學出版社，1991 年，4-8 頁。

44 王冰撰《黃帝內經素問》序曰：「則周有秦公，漢有淳于公，魏有張公、華公，皆得斯妙道者也。」（引自龍伯堅等編著《黃帝內經集解．素問》，1 頁）這裡顯然有意排除了扁鵲傳說。其他詳細參閱山田慶兒〈扁鵲傳說〉，《東方學報》第 60 期，1988 年，73-158 頁。

45 朱維錚〈歷史觀念史：國病與身病——司馬遷與扁鵲傳奇〉，《復旦學報（社會科學版）》2005 年第 2 期，9-18 頁。

初根據其中問答人物與內容分出黃帝、歧伯、伯高、少俞和少師五派，數年後又改成黃帝、少師為前期（西漢）兩派；伯高、歧伯、少俞為後期（東漢）三派，「兩者的不同是以陰陽說，或陰陽五行說作為選別的理論基礎」，而且把受命王莽執行解剖反叛者的太醫與所謂的「伯高解剖派」直接聯結。[46]他熱衷趨求〈藝文志〉載書之「卷」完全等同於「篇」，《內經》十八卷充其量也就只是十八篇之說[47]，以此作為論證自己假說的一塊墊腳石，然後從《內經》找出「黃帝派十一篇、少師派包括〈九宮八風〉五篇，計十六篇，假如採用《素問》全元起本再增加二篇為十八篇，略有些過於完美的跡象，卻是與《漢書・藝文志》的十八卷恰好吻合的篇數。」[48]總而言之，他對《內經》成書年代所下的結論顯得過於主觀與猜測，甚至連門生都為他的論證感到憂心。[49]我們追蹤了山田氏的研究論文目錄，查閱其已經發

---

46 山田慶兒於 1979 年在日本《思想》雜誌 8 月號上發表〈『黃帝內経』の成立〉一文中，根據《太素》中問答形式提出分黃帝、少師、伯高、歧伯、少俞 5 派。後又見於山田慶兒〈《黃帝內經》的形成〉，收入任應秋等編《內經研究叢論》，119-120 頁；再見山田慶兒著《古代東亞哲學與科技文化》，251-252、266-267 頁。於 1995 年出版的《中国医学の思想的風土》裡改成前期兩派和後期三派（參閱《中国医学の思想的風土》，潮出版社，1995 年，56-61 頁）。又見山田慶兒著《古代東亞哲學與科技文化》，253、301 頁。再見山田慶兒著《中国医学の起源》，323、376 頁。京都大學人文科學研究所武田時昌教授對此提出異議，認為「作為內經研究的假設有所意義，但實際並不存在那樣的醫家團體，因為作為分歧流派學問的醫術並不成熟」（引自武田時昌〈鍼灸パラダイム談義～東アジア伝統医学の想像力～〉〈第 61 回／医道は一人一流派——江戸儒医折衷派試論〉，《医道の日本》，2016 年 3 月號，150 頁）。

47 參閱山田慶兒著《中国医学の思想的風土》，61 頁；又見山田慶兒著《古代東亞哲學與科技文化》，315 頁；再見山田慶兒著《中国医学の起源》，374 頁。

48 引自山田慶兒著《中国医学の起源》，376 頁。

49 廖育群與人交流書信中說：「他（指山田慶兒）的工作假說，全部是他大腦產物，未必是歷史本身之條理，有過度詮釋之嫌，但能引發讀者思考」（引自李建民〈山田慶兒，《中国医学の思想的風土》〉，《新史學》十卷一期，1999 年 3 月，183 頁）。至於廖氏與山田慶兒氏的師生關係可參閱廖育群著《重構秦漢醫學圖像》404-411 頁「結語」的第二部分「我所認識的山田慶兒先生」。

表的論文與刊行的書籍，尚未發現其研討先秦兩漢時期的陰陽五行說的專論[50]，以及劃分《內經》中有關陰陽類與陰陽五行類的具體標準，及其相關篇章的歸類清單。[51]

陰陽、五行說與《內經》的關係極為密切，可謂如影隨形，輔車相依。中醫學傳統的基礎理論乃至臨床診療都離不開陰陽、五行，而傳統哲學的陰陽、五行學說的形成擺脫了《內經》則得不到盡善盡美的詮釋。因為陰陽、五行學說的發生與形成是一個聚訟紛紜已久的學術難題。而且，陰陽概念和五行概念各自究竟形成於何時？最終是誰創建了陰陽概念和五行概念？它們形成的時代背景是什麼？專家學者又是以什麼樣的標準予以認定的呢？諸如此類的問題至今皆無定論。「五行」一詞首現〈甘誓〉，但未見具體內容。〈洪範〉五行被視為西周建國大綱的第一要項，故其成書年代備受爭議，眾說紛紜。[52]徐復觀先生詳細舉證力駁屈萬里先生的〈尚書中不可盡信的材

50 山田慶兒氏於 1970 年發表的〈パターン・認識・制作——中国科学の思想的風土〉（《科学史のすすめ》，筑摩書房，19-121 頁。後收入山田慶兒著《古代東亞哲學與科技文化》）一文中，從哲學的角度分析了中國古代有關空間的分類與認識。在第七部分中涉及古代陰陽五行的部分內容，並認為「總之是在某個時期有誰把五方範疇化為五行，……並且把包括時間在內的一切事物放在五個概念下進行了分類。這是關於範疇間的，從而事物間的關係出現了兩種說法。」（引自同書，60 頁）

51 山田慶兒氏認為前期兩派是以陰陽說作為其理論基礎，而後期三派除了利用陰陽說外，「開始以相生說和相克說作為理論的說明」（引自山田慶兒著《中国医学の思想的風土》，56 頁）。又見山田慶兒著《古代東亞哲學與科技文化》，301 頁。

52 宋人趙汝談首先懷疑〈洪範〉係偽作（參閱《宋史・趙汝談傳》）。對於〈洪範〉著成年代上下相差五百餘年，劉節先生首先推定為戰國末期（參閱《洪範疏證》，《古史辨》第五冊，上海古籍出版社，1981 年）；顧頡剛先生認作於東周間（參閱〈五德終始說下的政治和歷史〉，《古史辨》第五冊）；童書業先生以為戰國初期（參閱〈五行說起源的討論〉，《古史辨》第五冊）；郭沫若先生早年先認為乃箕子所作，成於周初（參閱〈先秦天道觀之進展〉，收入《青銅時代》，人民出版社，1954 年），後改為子思所作，成於戰國時代（參閱郭沫若著《十批判書》，東方出版社，1996 年，2 頁）；陳夢家先生推測為戰國時期所作但無考證（參閱《尚書通論》，中華書局，1985 年，108 頁）；屈萬里先生認為是戰國時期的作品（參閱屈萬里〈尚書不可盡信的材料〉，《新時代》第一卷第三期）。

料〉，以及劉節先生的《洪範疏證》與梁任公之說，認為〈甘誓〉、〈洪範〉等都屬於《尚書》中「為將原典重加整理過的材料。此種材料，原有真實文獻存在」；而且〈洪範〉在春秋前期已經流行，傳自箕子是可以相信的；「〈洪範〉的五行，只能是社會生活所必須的實用材料，無半絲半毫神秘的、形上的意味」，這「與鄒衍以後之五行，有本質上的不同」，這些說法可以認為是公允可信的。而他認為，「另一部分是把從戰國之末，到兩漢所逐漸演變而成的陰陽五行說，糅雜在一起的一套胡說。」[53]這種推斷顯然有不諳《內經》之誤（詳見本篇第三章）。金景芳先生從《詩經・小雅・小旻》與〈洪範〉五事的關聯性等推斷〈洪範〉為西周的作品。[54]李學勤先生結合「叔多父盤」以及「燹公盨」的銘文，推定〈洪範〉成於西周。[55]此外，還有幾位學者同樣認為以燹公盨銘文可以證明〈洪範〉為周初作品。[56]在當下的學界，〈洪範〉成書於西周可以說已經成為一種主流的認識。

「五四運動」時期，梁任公發表〈陰陽五行說之來歷〉一文，視陰陽五行為古代中國迷信之大本營，推斷「吾輩死生關係之醫藥皆此種觀念之產物」，認定造此邪說傳播惑世誣民之首犯為鄒衍[57]，而鄒衍乃陰陽五行說的

53 詳細參閱徐復觀著《中國人性論史・先秦篇》（上海三聯書店，2001 年）附錄二，〈陰陽五行及其有關文獻的研究〉（原文名為〈陰陽五行觀念之演變，及若干有關文獻的成立時代與解釋的問題〉，民主評論社，1961 年）第六「〈甘誓〉的成立及其中的五行問題」與第七「〈洪範〉的成立及其中的五行問題」，引自 467、488、489 頁。

54 參閱金景芳〈西周在哲學上的兩大貢獻《周易》的陰陽說和〈洪範〉的五行說〉，《哲學研究》1979 年第 6 期。

55 參閱李學勤〈〈洪範〉的成篇時代〉1992 年，收入李學勤著《失落的文明》，上海文藝出版社，1997 年，310-316 頁；李學勤〈叔多父盤與〈洪範〉〉，饒宗頤主編《華學》第五輯，中山大學出版社，2001 年，109-110 頁；李學勤〈論燹公盨及其重要意義〉，《中國歷史文物》2002 年第六期。

56 詳細參閱裘錫圭〈燹公盨銘文考釋〉，《中國歷史文物》2002 年第六期；朱鳳瀚〈燹公盨銘文初釋〉，《中國歷史文物》2002 年第六期；李零〈論燹公盨發現的意義〉，《中國歷史文物》2002 年第六期。

57 參閱並引自梁啟超〈陰陽五行說之來歷〉，收入顧頡剛編《古史辨》第五冊，343-

炮製者，這種說法在學術界影響深重，而且已經形成了一種定論。其實，這也是一種完全錯誤的推斷。誠然，陰陽是中醫學理論的大綱，而五行是中醫學理論的骨架，它們共同構成了中醫學傳統理論的基礎，以解釋人體的生理、病理現象，指導臨床的診斷與治療。民國的精英們一心但求科學救國，不惜犧牲具有悠久歷史的中醫藥學，口誅筆伐，謾罵嘲諷，甚至欲置中醫於死地而後快。「醫巫同源」之說乃世界東西方所共有，「巫術好像終歸是宗教與科學的搖籃」[58]，巫術以及豐富多彩的文化，孕育了古代的醫學與哲學。[59]但是，《內經》是一部基本上脫離了巫術與迷信，又是醫學與哲學完美結合的醫學經典著作。而且我們可以先行披露部分結論，所謂中國傳統哲學的三大範疇皆出自先秦醫家與《內經》（詳見後述及本書下篇〈《黃帝內經》——中國傳統哲學的濫觴〉）。

古老的中醫學理論和民間傳統文化早有交融，所以絕大多數人習慣於《內經》醫家只是利用戰國後期陰陽家鄒衍，以及《呂氏春秋》、《淮南子》乃至《春秋繁露》有關陰陽五行思想構建中醫學基本理論的思維。但《內經》告知我們，「先巫」在使用祝由治病時，就會事先利用五行相生相剋原理來判斷施治的可行性。[60]古代醫工應該更早就走出了巫覡的叢林，並與術士劃清了界限。[61]由於《內經》博大精深，醫理趣深，醫術奧妙，還廣涉古代的天文、曆法、氣候、氣象、輿地、政治、軍事等多方面知識，致使研究文哲史的專家學者也極少系統地研讀過它。即使有個別學者承認，「哲

---

362 頁。

58 引自〔英〕W. C. 丹皮爾著，李珩譯《科學史》，商務印書館，1975 年，479 頁。

59 呂思勉先生曾說：「蓋古代哲學，導源宗教，與數術本屬一家。」（引自呂思勉著《經子題解》，上海文藝出版社，1999 年，59 頁）該書最早由上海商務印書館於 1926 年出版。

60 《靈樞・賊風》：「黃帝曰：其祝而已者，其故何也？歧伯曰：先巫者，因知百病之勝，先知其病之所從生者，可祝而已也。」著名醫家楊上善、馬蒔、張介賓皆從五行相克相生進行注釋（參閱龍伯堅，龍式昭編著《黃內經集解・靈樞》，1880 頁）。

61 《素問・五藏別論》曰：「余聞方士，或以腦髓為藏，或以腸胃為藏，或以為府，敢問更相反，皆自謂是不知其道，願聞其說。……拘於鬼神者，不可與言至德。」

學的發展，包括社會歷史哲學，都不能離開自然科學。……自然科學在人們的精神生活中，歷來就起著開路先鋒的作用」[62]，可能急於從中尋找打開研究哲學的思路，錯過發現古典醫籍中先行的哲學思想。有學者認為陰陽五行說主要產生於古代的數術之學，「它基本上是沿著古代數術的內在邏輯發展而來，並始終是以這些數術門類為主要應用範圍，並不像是諸子之學從旁嵌入或移植的結果。」[63]《內經》中雖然可見數術的影子，但由於醫家「自強於學」（《靈樞・禁服》），體現自覺的意志和以知識為重的價值取向。他們為了求真而敢於解剖死體（《靈樞・經水》等），深知僅僅憑藉數術是治不好疾病的，只能依靠在臨床實踐中長期持續的觀察與診療經驗的積累。《內經》畢竟是「生生之具」的醫理醫術，必定有其不同於數術的主導思想和內在的形成邏輯。

二十世紀以來，《素問》與《靈樞》皆非一時之言、非一人之手而成，以及《素問》中「七大論」和亡佚的〈刺法論〉、〈本病論〉九篇皆由王冰增補，這兩點已經成為學界的一種共識。對於《靈樞》，皇甫謐認定它的前身就是《針經》，且《素問》七十二篇中涉及針刺技術和經脈理論的各為四十四篇與十五篇，約占 82%。在某種意義上說，《內經》就是一部構建經脈理論為中心的、宣揚與推廣針刺療法的醫學典籍。《內經》提出「四時之氣，更傷五臟」（《素問・生氣通天論》）以及「地勢使然」（《素問・異法方宜論》），臨床診治疾病以重視四時氣候變化和地理環境，即因時、因地為主要原則，這兩點也為探索《內經》的形成年代與地域提供了重要的線索。至於因人而治也是中醫學的一大特色，《靈樞》中早有〈通天〉、〈陰陽二十五人〉等專篇論述。事實上千餘年來，《內經》醫學文獻的形成模式及其形成時期，和中國古代歷史氣候變遷以及地理環境的關聯性研究，幾乎無人問津。先秦時期的醫學思想與傳統文化陰陽、五行、氣之間的相互關

---

62 引自劉長林著《內經的哲學和中醫學的方法》，科學出版社，1982 年，360 頁。

63 李零〈從占卜方法的數位化看陰陽五行說的起源〉，《北京大學古文獻研究所集刊》（1），北京燕山出版社，1999 年，收入《中國方術續考》，東方出版社，2000 年，96 頁。

係，仍然存在諸多未解之迷。人們習以為常地認為古代醫工忙於臨床診療事務，《內經》醫學理論的形成自然有賴於借鑒諸子百家、秦漢哲人的思想。至於《內經》對中國古代學術思想的影響與貢獻更是鮮為人知，而它在中國傳統哲學領域中的應有地位更是無人提及。

改革開放幾十年來，中醫學一直是社會關心的一個熱門話題，不時成為整個社會的輿論焦點。即使在中醫界，有關中醫學傳統形成等核心課題的研究也多捨難求易、不進反退；《內經》形成於兩漢幾乎成為一種「定論」，附和這種說法的專家學者亦不在少數；輕而易舉地拾揀諸子百家等相關思想，詮釋《內經》醫學理論之來源的論文比比皆是。為了改變這種不堪的學術現狀以及人們的習慣性思維，我們決定除外《素問》「七大論」、〈刺法論〉及〈本病論〉九篇，對《內經》展開系統性並結合多方位的研討。所謂系統性的研究，即充分地運用近五十年來，國內外有關自春秋、戰國至兩漢千餘年間歷史氣候變遷的科學研究成果，系統地論證現存《內經》中不同類型醫學文獻的形成時期與地域，同時可以完全排除它們形成於兩漢期間的任何可能性。而且我們嘗試沿著經脈理論以及中醫學傳統理論核心的形成與確立，及其與中國傳統哲學三大範疇的關係，進行深入地探索與闡釋，精心地追尋《內經》醫學思想發生、發展的軌跡，探究《內經》的主導思想及其形成的內在邏輯。同時，緊密地結合歷史文獻和相關的出土文物資料等展開多學科的論證，並遵循年代順序使用各種歷史文獻資料，在論證的過程中進行詳細斷代、定位等具體工作。我們相信這項研究對於確定《內經》成為中醫學的傳統與經典，及其作為中國傳統哲學的重要典籍，回歸它在中國古代學術思想領域的應有地位，都將帶來強大的說服力。

二，經脈、針刺與陰陽、五行

近數十年來，隨著國內發掘出土的文物資料不斷增多，學者們認為大量的簡帛古書的發現，促使我們要積極改變以往的思維，重新認識古代學術，「我們古代學術史由於這些發現，是必須重寫了。」[1]在古代醫學方面，出土的古文物資料對於研究現存《內經》無疑提供了許多重要的線索。下葬於西漢元帝初元十二年（西元前 168 年）長沙馬王堆三號墓，發掘出土以秦朝通行小篆體抄寫的《足臂經》、《陰陽經》[2]、《脈法》、《陰陽脈死候》和《五十二病方》，其中記錄脈的循行只有《足臂經》和《陰陽經》。首先，這兩書記述了分布人體上下肢十一條脈的名稱、循行路徑及其所屬的各類病症，其中《陰陽經》還增加「所生病」症，似有補充前者不足之嫌。但分布於上肢的脈尚未完全形成三陰三陽的命名，遺留「肩脈」、「耳脈」和「齒脈」，顯得更為古樸。其次，兩書僅言脈與灸而不及針刺，亦未見「經脈」一詞。且《足臂經》書脈為「温」字，《陰陽經》言脈為「㽌」字，皆為「脈」的假借字或古寫字。[3]第三，兩書沒有記載任何俞穴，施治則可能直接灸脈以治療所屬病症。第四，兩書之脈與體內臟腑的關係尚未建立，更談不上脈、臟腑與五行觀念的聯繫。[4]第五，《足臂經》統一了先足三陰三陽後臂二陰三陽的名稱，並在足厥陰的「其病」之後插入「三陰病」、「陽

1　引自李學勤著《簡帛佚籍與學術史》，江蘇教育出版社，2001 年，12 頁。參閱李零著《簡帛古書與學術流源》，3-4 頁。

2　參閱馬繼興著《馬王堆古醫書考釋》，87-104 頁「專論」中相關部分。

3　參閱中醫研究院醫史文獻研究室〈從三種古經脈文獻看經絡學說的形成和發展〉，收入馬王堆漢墓帛書整理小組編《馬王堆漢墓帛書（肆）》，文物出版社，1979 年，142 頁。

4　參閱中醫研究院醫史文獻研究室〈從三種古經脈文獻看經絡學說的形成和發展〉，收入馬王堆漢墓帛書整理小組編《馬王堆漢墓帛書（肆）》，175 頁。有專家認為《陰陽經》中「病至則惡人與火，聞木音則惕然驚」反映了五行學說的內容（李經緯，林昭庚編《中國醫學通史》古代卷，人民衛生出版社，2001 年，108 頁）。

病」、「陰病」，以分辨與預測不同臨床證候的病情轉歸和死亡日數。這表明陰陽觀念在醫學領域早已出現，並從臨床疾病的運用延伸到經脈的分類與命名。

除了上述古醫學帛書之外，還出土了論述古代房中術的竹簡《天下至道談》、《十問》、《合陰陽方》和《雜禁方》。[5]這些抄寫於秦漢時期的醫書出土，驗證了劉向、劉歆父子在《七略》中把方伎歸為醫經、經方、房中、神仙的分類。其中《合陰陽方》出現避諱漢文帝劉恒（西元前 179－前 164 年）之名，因此被推定抄寫於漢文帝即位之後[6]，但也有學者研究認為漢簡並不避諱或避諱不嚴。[7]假如說《合陰陽方》是在墓主逝前讓人趕抄的文獻，人們或許會設想在他去世之前，即西元前 168 年為止，社會上尚未出現有關經脈理論、針刺療法及其他的醫學書籍。事實上，當時已有許多古醫籍存世的記載，例如倉公淳于意就接「受其（公乘陽慶）脈書《上下經》、《五色診》、《奇咳術》、《揆度》、《陰陽外變》、《藥論》、《石神》、《接陰陽禁書》」。[8]這些古醫籍顯然不是倉公乃至其師所撰著的，深究其成書年代至少可推至戰國中期之前（詳見後述）。就《素問》、《靈樞》而言，其中引用的古醫籍就有 20 餘種；也有專家認為多達 50 餘種。[9]先秦時期醫家師徒之間口耳相傳的大量醫籍，即使擁有權力和金錢也難以得手，這表明古代傳授醫學理論與診療技術的特殊性和隱秘性。[10]

況且秦漢時期，醫學古籍和農學、數術、律法之類古書的命運，與受到

---

5 參閱拙作《古代房中術的形成與發展——中國固有「精神」史》，臺灣學生書局，2007 年。

6 參閱馬繼興著《馬王堆古醫書考釋》，9 頁。

7 參閱吳九龍著《銀雀山漢簡釋文》，文物出版社，1985 年，13 頁。

8 引自《史記》卷一百五，2796 頁。此事發生在漢文帝四年（西元前 176 年），早於三號墓主下葬時間。而且這些古醫籍均未見於〈藝文志〉。

9 參見任應秋主編《內經研究叢論》，20-25 頁；參閱馬繼興著《中醫文獻學》，63 頁。

10 參閱李建民〈中國古代「禁方」考論〉，《中央研究院歷史語言研究所集刊》第六十八本，民國八十六年三月，117-165 頁。

朝廷禁令的六藝諸子類完全不同，既不在秦始皇焚書令之列，也不受西漢初期廢除《挾書令》的影響[11]，隨葬的古醫籍以及黃老學派等古書更多帶有古典與古董雅俗混雜的時代風氣。1983 年湖北省內江陵張家山漢墓出土竹簡《脈書》和《引書》，其中《脈書》的內容基本包括了《足臂經》、《脈法》與《陰陽脈死候》三書。有專家假定《內經》成書於戰國時期，以此推定兩部灸經成書於春秋戰國之際甚至更早。[12]日本學者山田慶兒氏對此持反對觀點，認為不能以「還沒有確證的假定，去推斷帛書醫書的成書年代。」[13]他推定馬王堆帛醫書成書於「西元前三世紀中葉。《黃帝內經》最初編撰於西漢後期。」[14]事實上，兩者的說法皆有刻舟求劍之嫌，因為他們對《內經》成書年代的推定缺乏令人信服的證據和邏輯。唯有《足臂經》、《陰陽經》撰著於《內經》之前，這一點已經成為學界的共識。

就經脈理論與針灸技術的形成而言，《足臂經》、《陰陽經》無疑為《內經》經脈理論提供了一個形成前期的文獻素材。問題在於無法確定這兩本灸經的形成時期，即使這個問題得到確認，或許還存在古代醫學地域發展不均衡的可能性。兩部灸經所標示脈的主幹、分支等不盡相同，具體走向也存在一定差異，更未形成經脈之間的循行流注。從《足臂經》各脈所羅列的「其病」症候，再看《陰陽經》記錄的各脈「是動病」與「其所產病」症，不能不懷疑它們可能形成於不同的地域。儘管這兩書都未形成完整的理論體系，但仍不失為具有總結性和理論性的醫學文獻，而且都不同程度地應用了陰陽觀念，提示在經脈理論發展過程中陰陽觀念早於五行觀念融入其中。假如把《足臂經》、《陰陽經》、《脈法》和《陰陽脈死候》看作「內經」，而《五十二病方》之類記錄著大量臨床實踐內容的文本就該屬於「外經」

---

11 參閱李學勤著《簡帛佚籍與學術史》，6-7 頁。

12 參閱中醫研究院醫史文獻研究室〈馬王堆帛書四種古醫學佚書簡介〉，收入馬王堆漢墓帛書整理小組編《馬王堆漢墓帛書（肆）》，136 頁。

13 引自山田慶兒〈《黃帝內經》的形成〉，收入任應秋主編《內經研究叢論》，106 頁。

14 引自山田慶兒著《中国医学の思想的風土》，20 頁。

了。這也許就是所謂「內經」與「外經」的歸類雛形。[15]其中尤受關注的是《陰陽經》所記述的形式和內容，多被《靈樞・經脈》繼承並得到充實與發展。不但灸經徹底變為針經，而且在《內經》已經出現大量的俞穴和奇特的治療原則。[16]我們不妨試想一下，在古代醫療條件比較貧乏的社會環境之中，從經脈及其相關病症的發現、收集、篩選、反思與認定，再到俞穴與針刺治療原則的發現與選定，這個過程所需要臨床實踐的時間跨度，應該是我們今天無法想像的漫長歲月。其中諸多的問題有待於我們深入探索與研究。

首先，《足臂經》、《陰陽經》皆記述十一條脈，結合考察張家山漢墓出土的竹簡《脈書》內容的編排次序，所謂上下肢的三陽脈、三陰脈的零亂走向，應該與古代診察遍身脈動的過程有密切關係。特別是當體表組織患有疔瘡、癰疽之時，隨著局部組織炎症反應的加劇而引發難以忍受的疼痛。不但患者自身感到患處及其附近組織內節奏性的血管搏動，醫工也易於查驗紅腫隆起處的搏動感，及其傳導至附近組織乃至更遠的部位。[17]《素問・通評虛實論》曰：

> 癰不知所，按之不應手，乍來乍已。

細心地檢查與觸摸局部的搏動與痛點是臨床確定早期癰腫發生部位的主要方法。疔瘡、癰疽多發於氣候悶熱潮濕的夏季，衛生環境較差以及經濟落後地區更為常見，這也是現今六、七十歲以上的人大多有過的經歷，何況遠古年

---

15 李約瑟博士從古代書籍內、外篇之分做出推測，認為內經大概是醫學的合理、科學的部分；而外經則包含與咒術、宗教有關的醫學著作（參閱 J. Needham 著，山田慶兒譯《東と西の学者と工匠（下）》，河出書房新社，1977 年，118-120 頁）。

16 例如《靈樞・終始》：「病在上者下取之；病在下者高取之；病在頭者取之足；病在腰者取之膕」；〈陰陽應象大論〉：「故善用針者，從陰引陽，從陽引陰，以右治左，以左治右」等。

17 有專家報告發生於右側鼻孔附近的小癤腫引發遠處右手「合谷穴」部位的肌肉不自主抽動現象（參閱黃龍祥著《中國針灸學術史大綱》，華夏出版社，2001 年，121-122 頁），這可以認為是一種感應傳導。

代社會的衛生環境。現代醫學把疔瘡、癰疽、瘰癘等歸入外科疾病，由化膿菌或結核桿菌侵入皮膚毛囊及周圍組織所引起的急性化膿性炎症，好發於頭、面、頸、腋下、臀、上下肢體等。由於癰腫發生部位的特殊性，以及不當擠壓引發細菌性敗血症而危及生命的不在少數。對於癤腫早、中期局部治療，西醫多建議熱敷以減輕疼痛與消散炎症，這與灸法有著異曲同工之妙。

張家山出土的《脈書》記述的六十多種病症中，從頭部開始的化膿性疾病漸次遍及身體各部，直至內發於臟腑，如肺癰、腸癰等，而且還總結出辨別癰腫大小、部位深淺等方法，其中部分內容與《靈樞・癰疽》的相關記述非常相似。這提示古代社會極為常見而多發的疔瘡、癰疽可能是發現經脈及其循行的一個有力途徑。除《靈樞》的〈癰疽〉專篇外，《素問》、《靈樞》言及癰疽的篇章各達十一篇。其中論及針灸治療的，前者見於〈通評虛實論〉、〈長刺節論〉、〈病能論〉；後者見於〈官針〉、〈上膈〉、〈刺節真邪〉、〈九針論〉等。而且，九針中用於治療癰腫的針具至少占三種（鋒針、鈹針和員利針）。由此可見，對於疔瘡癤腫乃至癰疽這一類疾病，在《內經》之前大抵「其治宜砭石，故砭石者亦從東方來。」（《素問・異法方宜論》）《內經》時代雖然理論上說換以針灸療法，但臨床上可能仍以針石直接刺破排膿為主。至於《周禮・天官》提出的「凡療瘍，以五毒攻之，以五氣養之，以五藥療之，以五味節之」[18]，這種出於瘍醫的綜合性藥物治療，應屬於後來的一種分化與發展，因為「瘍醫」之稱從未出現於先秦古籍。至於《內經》提示來自南方的九針，本就屬於一種民間療法，尚未引起天官醫療機構的重視和認可，自然不會出現於《周禮》之中。

其次，令人感到意外的是，帛書《脈法》還提出「用砭啟脈」治療癰腫的外科手法，並總結出「砭有四害」。〈異法方宜論〉認為東方地域「其民食魚而嗜鹽，……其病皆為癰瘍，其治宜砭石。故砭石者，亦從東方來。」〈病能論〉云：

18 引自李學勤主編《周禮注疏》，北京大學出版社，1999年，115-116頁。

夫癰氣之息者，宜以針開除去之；夫氣盛血聚者，宜石而瀉之。

用砭石的尖端刺破或切開癰腫排膿並不奇怪。在兒時的記憶中，時常親眼目睹漁村人用魚鉤等尖物刺破癤腫排膿，更不用說古代的人。[19]但是，開啟經脈還是讓人聯想到古老的放血療法，不論世界的東方還是西方都曾長時期存在過。[20]有專家認為古代針灸醫療使用的針具就是在砭石的基礎上產生，即使金屬針具出現之後，砭石和針仍並用了一段相當長的時期。[21]《內經》中頻繁地出現「針石」一詞，提示金屬針具的使用可能尚未完全獨立，同時也表明這些相關篇章的形成年代較早。此外，還要顧及醫工個人的習慣問題，大多數人都有自己使用習慣的道具，即使醫工也不例外。這也是針具由石制轉向金屬制，由粗而細的一個變化過程。春秋戰國時期大小國家兩百餘個，各國之間的紛爭連年不斷，但有關戰地急救扶傷，止血包紮等創傷治療的記述幾乎未見於先秦歷史文獻[22]，更不用說與之相反的針刺放血或者直接放血療病。所以，我們不能因為未見於一般史料記載就否定這些臨床醫療的手段與事實的存在。更何況當時社會醫巫混雜，醫工的地位比較卑賤，自然得不到諸子百家、文化精英的關注。

我們甚至認為針刺療法很可能就是在古老的民間放血療法臨床治療經驗

---

19 宋大仁在〈原始社會的衛生文化〉中推測說：「當時他們所用的日常用品，大都是用燧石、骨、角、蚌殼等所製成的，而所謂醫療用具，也就是這些日常用具，例如用燧石開切膿腫，……用骨針或棘刺放血。」（引自《中華醫史雜誌》1955 年第 3 期，196 頁。）

20 羅馬帝國鼎盛時期開始出現切開靜脈放血療法，用於幫助患者恢復體液平衡的一部分，而且這種療法一直延續到中世紀 1450 年，很多人從各種流血中存活下來（參閱〔美〕Kate Kelly 著，徐雯菲譯《醫學史話（500-中世紀）》，上海科學技術文獻出版社，2015 年，51-53 頁）。

21 參閱馬繼興，周世榮〈考古發掘中所見砭石的初步探討〉，《文物》1978 年第 11 期，80-82 頁。

22 范行准先生在《人民軍醫》雜誌上（1957 年從三月號至十月號）連續發表 7 篇題為〈中國古代軍事醫學史的初步研究〉論文，而有關先秦軍隊中醫療救護的資料幾乎為零。

的基礎上，結合早期的《脈經》理論[23]、《足臂經》、《陰陽經》等而發展形成的。例如，《素問・示從容論》雷公問黃帝曰：

> 於此有人，四支解墮，喘咳血泄，而愚診之，以為傷肺，切脈浮大而緊，愚不敢治。粗工下砭石，病愈多出血，血止身輕，此何物也。

《素問・八正神明論》曰：「三部九候為之原，九針之論不必存也」，透露出遍身脈診理論與針刺療法之間的關係。《內經》中多處引用的《針經》、《刺法》、《九針論》等有關針刺的專著，尤其是「故九針者，亦從南方來」（《素問・異法方宜論》）的九針，從開始的九篇（《靈樞・外揣》），逐漸擴展到六十篇（《靈樞・禁服》），最後發展成為八十一篇（《素問・離合真邪論》）的《九針論》，這使我們清楚地看到一種臨床治療的技術和經驗，成為一門專門醫學知識的發展與累積的過程。而且，當雷公隨黃帝進入齋室接受割臂歃血之盟時，黃帝一邊握其手一邊授予訣文書曰：

> 凡刺之理，經脈為始，營其所行，知其度量，內刺五藏，外刺六府，審察衛氣，為百病母，調其虛實，虛實乃止，瀉其血絡，血盡不殆矣。（〈禁服〉）

類似密傳的口訣，最後畫龍點睛地道出以瀉血為治。〈離合真邪論〉在討論針刺理論的形成和使用針刺補瀉的治療中，特別是針對新發生疾病治療時，

> 歧伯曰：此攻邪也，疾出以去盛血，而復其真氣，此邪新客，溶溶未有定處也，推之則前，引之則止，逆而刺之，溫血也。刺出其血，其病立已。

23　〈示從容論〉記載雷公曰：「臣請誦《脈經》上、下篇甚眾多矣。」

文末再次強調結合脈診三部九候及陰陽四時五行理論（詳見本篇第三章）以針刺瀉血。

事實上，由於經脈理論得以構建，各種師傳口耳相授有關放血治療的大量記錄湧現於現存的《素問》、《靈樞》之中，前者有十五篇，後者竟多達二十二篇，約占《內經》的四分之一，並且廣泛地運用於發熱、癲狂、瘧疾、腰痛、頭痛、水腫、臌脹、癃閉、痹證、厥頭痛、脅痛、胸痛、喘咳、衄血等數十種病症的治療。[24]其中不少篇章尚未涉及經脈和俞穴，這足以窺視經脈理論形成之前，民間放血療疾的痕跡與歷程，以及它們與經脈理論形成之間的密切關係。例如，《靈樞・血絡論》就是一篇刺血療法的經驗之談，其中記述了臨床刺血治療中出現意外事故，諸如暈厥、虛脫、大出血、皮下組織血腫等發生的原因與機理等。值得我們注意的是，這些古老的放血治療事蹟從未出現於先秦任何古籍之中。這種現象如同五臟六腑、氣穴、十二經脈等諸多醫學專用術語遭受「冷落」的待遇。放血療法大量而集中地湧現於《內經》，這表明古代醫家高度的理性和遠大的志向。他們為追求醫學理論的崇高理想，徹底放棄了長期隱秘的、以砭石或針具啟脈放血療疾中曾經付出的巨大代價。[25]他們為了一次偉大的醫療創新與變革，為構築嶄新的經絡理論與針刺療法，敢於開誠布公具有一定風險的醫療技術。這充分展示了他們敢於負責、勇於擔當的精神，同時也彰顯了經脈理論對於古老放血療法，具有足以支撐們它從「地下」轉向「地上」的強大力量。

第三，《脈法》提出臨床施灸治療之前，要先診察「有過之脈」，雖然沒有明示具體的經脈，但至少說明脈診與施治針灸之間存在著密切的關係。

---

24 瘧疾、腰痛、癲狂、寒熱、痹症之類都是古老的疾病，運用放血療法不足為怪。還可參閱曹樹琦，蔡衛根等〈《黃帝內經》刺血療法概述〉，《中華中醫藥雜誌》2014年第1期，229-232頁。

25 《素問・刺禁論》：「刺跗上，中大脈，血出不止，死。……刺舌下中脈太過，血出不止為喑。刺足下布絡中脈，血不出為腫。刺郄中大脈，令人僕脫色。刺氣街中脈，血不出，為腫，鼠僕。……刺陰股中大脈，血出不止，死。……刺臂太陰脈，出血多立死。刺足少陰脈，重虛出血，為舌難以言。」

而且在針灸診治的早期階段，經脈的脈口既是診脈的部位，又是針灸治療的首選部位。[26]《靈樞》成書之前已經出現《脈經》、《針論》、《針經》、《九針》、《刺法》等諸多古醫籍，尤其是《刺法》一書被《內經》頻繁引用。[27]東漢和帝在位（西元 88-105 年）期間，郭玉受命為太醫丞。他年少時師事於程高，而程氏「尋求積年」才得到涪翁的醫術真傳及其著述《針經》和《診脈法》。《靈樞・官能》載「《針經》曰：得其人乃傳，非其人勿言」，這猶如長桑君對扁鵲、公乘陽慶對倉公淳于意等，古代醫家師徒關係的成立全靠雙方不懈的堅持和努力，能獲得醫術真傳者皆非常人。根據《後漢書・方伎列傳》有關涪翁的記載，他的兩部醫著可以推斷大致完成於西漢末或東漢初，其中的《針經》應該與《內經》中多次出現的《針經》毫無關係。

〈八正神明論〉載歧伯曰：

> 法往古者，先知《針經》也。驗於來今者，先知日之寒溫，月之虛盛，以候氣之浮沉，而調之於身，觀其立有驗也。

《靈樞・九針十二原》云：

---

26 《脈法》：「故氣上而不下，則視有過之脈，當還而灸之」，「夫脈固有動者，骭之少陰，臂之泰陰，少陰。是主動，疾則病，此所以論有過之脈也。」（引自江陵張家山漢簡整理小組〈江陵張家山漢簡《脈書》釋文〉，《文物》1989 年第 7 期，74 頁）。同時參閱黃龍祥著《中國針灸學術史大綱》，209、539 頁。

27 《素問・評熱病論》：「病名曰風水，論在《刺法》中」；〈腹中論〉：「居臍上為逆，居臍下為從，勿動亟奪，論在《刺法》中」；〈奇病論〉：「《刺法》曰：『無損不足，益有餘，以成其疹。』」；〈調經論〉：「黃帝問曰：余聞《刺法》言，『有餘寫（瀉）之，不足補之。』何謂有餘？何謂不足？」；《靈樞・官針》：「故《刺法》曰：始刺淺之，以逐邪氣，而來血氣，後刺深之，以致陰氣之邪，最後刺極深之，以下穀氣。此之謂也」；〈海論〉：「黃帝問於歧伯曰：余聞《刺法》於夫子，夫子之所言，不離於營衛血氣」；〈逆順〉：「《刺法》曰：無刺熇熇之熱，無刺漉漉之汗，無刺渾渾之脈，無刺病與脈相逆者」。

> 余欲勿使被毒藥，無用砭石，欲以微針通其經脈，調其血氣，營其逆順出入之會。令可傳於後世，必明為之法，令終而不滅，久而不絕，易用難忘，為之經紀。異其章，別其表裡，為之終始。令各有形，先立《針經》。

與其說《內經》醫家追求針刺的臨床療效，不如說他們更加重視構建以氣候氣象變化與機體產生的聯動關係，作為經絡理論的基礎和確立針刺治療的臨床法則，企圖實現世代傳播針刺技術的長遠目標。事實上，針灸學走向世界已充分證明了《內經》醫家的高瞻遠矚，而涪翁、郭玉之輩則完全不像具有如此遠大理想抱負和堅定信念之人。清代學者顧炎武認為〈八正神明論〉「其文絕似《荀子・成相》」，有專家也依此認定《素問・寶命全形論》等十餘篇皆在此列。[28]從長篇的文章中挑選幾對成韻的文句，從音韻的變化推測成書年代，不乏為一種嘗試性的學術研究[29]，但有學者認為古人韻語均出自然，既無韻書之限制，更易隨時間地域而變遷。[30]在漫長的師徒間口耳相傳的歲月裡，在應時抄錄於縑帛的成書過程中，難免出現增刪筆削，更改韻腳等。

第四，漢征和二年（西元前 91 年），司馬遷終於忍辱負重地完成了《史記》大作的撰著。其中〈扁鵲倉公列傳〉（以下簡稱〈倉公傳〉）記載扁鵲經過虢國時聽到虢太子病危消息，「扁鵲乃使弟子子陽厲針砥石，以取外三陽五會」[31]，最終救活了太子。由於扁鵲的身世極為混亂，近於傳聞的史料不足為證。但不可忽視的是，《扁鵲傳》中記述了他分別向中庶子、董

---

[28] 引自清・顧炎武著，黃汝成集釋《日知錄集釋》，上海古籍出版社，2006 年，1188 頁；參閱任應秋主編《內經研究叢論》，12 頁。

[29] 參閱錢超塵著《內經語言研究》中編「音韻」相關部分，人民衛生出版社，1990 年。

[30] 參閱徐復觀著〈陰陽五行及其有關文獻的研究〉，收入《中國人性論史・先秦篇》，479 頁。

[31] 引自《史記》卷一百五，2792 頁。

安以及齊桓公左右詳細解釋與說明趙簡子、虢公子、齊桓公等人的病況，推測各自病情的發展，其中所涉及相關的醫學理論，可以看到越是上層社會的文化人越是關心疾病發生、發展的原理，斟酌與判斷古代醫家對疾病的看法與認識。這裡揭示了一條隱藏於先秦時期古代醫學文化傳播的規律：在古代醫學處於口耳相傳的時代，醫道醫理等醫學理論可能通過上層文化人逐漸向社會傳播的途徑。例如，司馬遷曾對《內經》醫家提出的「上工治未病」理論深有體會，認為「使聖人預知微，能使良醫得蚤（早）從事，則疾可已，身可活也。」而且他還總結出：「故病有六不治，驕姿不論於理，一不治也」[32]，不相信醫道醫理的為六不治之首。

但是，同篇收錄倉公淳于意上報朝廷的二十五個診籍中，就有四個病例的記錄中使用了「刺」字。其中二例是淳于意本人施以針刺，治療熱蹷病「刺其足心各三所，案之無出血，病旋已」，以及「刺足陽明脈，左右各三處，病旋已」。另外的二例則是其它醫工治療「湧疝」與「氣疝」，「刺其足少陽脈」，而倉公認為有誤治之嫌。據考證這些選穴都是古代針刺療法的具體部位。[33]這些記載不但成為西漢初期針刺療法臨床實際運用的佐證，而且也表明針刺治療已經出現於不同師傳的醫工團體。在臨床醫學診療技術領域，且不論經脈理論的形成需要漫長的歲月，就掌握針刺技術而言，必須「受讀解驗」，即經過誓約受書，誦讀銘記，解惑答疑，臨床反覆實踐與驗證等幾個階段，這個過程在古代更不是短時間內就能完成的。倉公的針刺治療技術來自老師公乘陽慶的秘傳，為了重新學習陽慶家傳的醫理醫術，像他那樣已經擁有一定醫理及診療技術的人，還得花費三年多的時光。

公乘作為一種姓氏，源於戰國秦的軍功爵位，二十個級別中排位第八，「漢承秦制」西漢基本上繼承這種軍功入仕的制度。[34]陽慶於高后八年（西

32　引自《史記》，2793-2794 頁。

33　參閱黃龍祥著《中國針灸學術史大綱》，223-225 頁。

34　「公乘」為秦爵二十位中第九級，可參閱《商君書・境內》。有學者認為「由此可見，《睡虎地秦墓竹簡》可以證實，《商君書・境內》所說的軍功制，在秦國確實實行過，決不是商鞅個人空發議論而已。」（引自朱紹侯著《軍功爵位試探》，上海人

元前 180 年）傳授倉公淳于意諸多古醫籍和診療技術時的年齡已過七旬。換言之，他是一位出生於西元前二百五十年之前的人。陽慶的原來姓氏應該是公孫，青壯年時期可能服役參戰榮立軍功獲得爵位後而改姓。[35]公孫光是陽慶的同產[36]弟弟，也是他首先接納倉公為徒學醫的，其年齡自然要比陽慶年幼幾歲。世業包括醫術在內的相襲，乃古代社會的主要型態。[37]陽慶兄弟從小開始學習醫理醫術，陽慶所繼承的古醫籍及診療技術都遠在弟弟公孫光之上。[38]因為他是公孫家族的長子，必然得到了家傳醫術的真諦。由於陽慶自家經濟富足始終不願以醫為業，在日常生活中刻意隱蔽自己的醫術。[39]這些

民出版社，1980 年，37 頁。）據漢高帝五年（西元前 202 年）頒布的詔令，可知秦漢時爵有高爵與低爵之分。低爵之稱為民爵，高爵之稱為官爵。《續漢書・百官志》注引劉邵《爵制》云：「吏民爵不得過公乘者，得貰與子若同產。然則公乘者，軍吏爵之最者也。」（參閱黃留珠著《秦漢仕進制度》，西北大學出版社，1985 年，25 頁。）

35 雲夢睡虎地秦簡《編年記》記述名「喜」的個人經歷。他生於秦昭王四十五年（西元前 262），17 歲（秦王政元年）登記名籍為國服徭役；秦王 3 年、4 年和 13 年因參加過多次戰爭而逐次升官為吏（參閱于凱著《戰國史》，上海人民出版社，2015 年，199 頁）。陽慶活動年代與喜的比較接近，其經歷與喜也有相似之處，但可能比喜更幸運。

36 《史記・扁鵲倉公列傳》先載：「（陽）慶年七十餘，無子，使意盡去其故方」等；篇末再現「（陽）慶又告臣意曰：慎毋令我子孫知若學我方也」（引自《史記》卷一百五，2794 頁，2815 頁），這顯然是針對包括公孫光的子孫而言，故斷公孫光所言「同產」乃指兄弟。

37 參閱金仕起〈古代醫者的角色——兼論其身分與地位〉，《新史學》6 卷 1 期，1995 年。

38 《史記》載：「公孫光曰：是吾年少所受妙方也，悉與公，毋以教人」；「（陽慶）傳黃帝、扁鵲之脈書，五色診病，知人生死，決嫌疑，定可治，及藥論書，甚精」；「師光喜曰：公必為國工。吾有所善者皆疏，同產處臨菑，善為方，吾不若，其方甚奇，非世之所聞也」（引自《史記》卷一百五，2794 頁，2815 頁）。

39 《史記》載：「慶家富，善為醫，不肯為人治病，當以此故不聞。」陽慶還通過公孫光給齊王進獻馬匹（參閱《史記》卷一百五，2815-2816 頁）。而馬匹在當時屬於最貴的動物，「馬五匹二萬」或「馬一匹五千五百」（見《河西經濟生活論文》，轉引自陳直著《兩漢經濟史料論叢》，陝西人民出版社，1980 年，282 頁）。《史記》

不但間接證明他確實擁有軍功爵位，也表明陽慶所掌握的針刺理論與診療技術應該是來自封爵之前的祖傳家學。鑒此，我們沒有理由不以此往前推算，針刺療法可能在戰國中期前後就已經存在於公孫家族。由此可以窺見當時齊國民間中醫活動之一斑。而且這一時期亦是鄒衍在齊地活躍之時。其次，公乘陽慶傳給倉公的古醫籍，可以肯定非其本人著述，因為他年少就接受妙方，年輕時棄醫從武，獲得爵位後又不肯為人治病，可以推定這些古醫書的著成年代，即使有可能早於《內經》也不足為怪。由於古代醫工的社會地位比較卑微，而陽慶本人又不願因自己而埋沒祖傳家學。這種充滿矛盾的複雜心情隨著年齡的增大越發強烈，致使他的內心感到了巨大的不安。這也許就是陽慶最終決定將家傳的全部醫書和診療技術全部傳授給倉公淳于意的真正原因。況且，公乘陽慶事先還強烈要求倉公承諾摒棄以往所學的醫理醫術，一切以他傳授的為準。這看似有些過分，因為同出於公孫的家傳，但倉公還是答應了。

第五，1968 年河北滿城縣發掘了中山王劉勝（西元前 165－前 113 年）墓，出土四枚金針和六枚殘缺不全的銀針，還有刻有「醫工」字樣的銅盆以及銅藥匙、銅濾藥器等，保存完好的金針被確認為針刺專用的針具。[40] 1976 年廣西貴港市羅泊灣發掘的一號墓為西漢初期，並出土三枚銀針。[41]這是國內目前發現年代最早的金屬九針實物，其絞索狀針柄形制對後世針具的針柄造型有著深遠的影響。[42] 1985 年底，廣西再次發掘武鳴縣馬頭鎮西周晚期或春秋初期的龍坡古墓群遺址，從 101 墓穴出土二枚精製的青銅針[43]，

載：「陳餘者，亦大梁人也，好儒術，數遊趙苦陘。富人公乘氏以其女妻之，亦知陳餘非庸人也。」（引自《史記》卷八十九，2571 頁。）

40 參閱鍾依研〈西漢劉勝墓出土的醫療器具〉，《考古》1972 年第 3 期。參閱李經緯，林昭庚主編《中國醫學通史》古代卷，210-213 頁。

41 參閱廣西壯族自治區文物工作隊〈廣西貴縣羅泊灣一號墓發掘簡報〉，《文物》1978 年第 9 期，25-34 頁。

42 參閱藍日勇〈廣西貴縣漢墓出土銀針的研究〉，《南方文物》1993 年第 3 期，66 頁。

43 參閱葉濃新《馬頭古墓出土銅針為醫具論試證——兼論壯族先民的針灸療法》，《廣西民族研究》1986 年 03 期，102-107 頁。

由專家鑒定確認為先民使用的針刺針具。[44] 1993 年四川綿陽市雙包山發掘西漢文帝、景帝時期的二號漢墓，出土標有經絡流注的木漆人體模型，雖然無文字標記但可解讀出手三陰三陽脈、足三陽脈以及督脈的走向[45]，這或許只是一個為下葬而趕制的半成品。2006 年成都市老官山發掘西漢景帝、武帝時期的三號漢墓，再次出土了標有經脈流注的木漆人體模型[46]，身上刻有縱橫複雜的經絡線，幾乎反映了《靈樞・經脈》十二條經脈的大部分布特點和任、帶二脈，而且還標有一百一十九個清晰可見的穴位點。[47]這兩座漢墓下葬的時期相差不遠，但最大的難點還是這兩具針灸經脈模型的製作年代無法確定。

綜合上述討論的幾個相關問題，我們雖然無法確定針刺療法開始於何時，但在《內經》之前確實已經存在多種針刺的專著，而且針灸療法已經於戰國中期在公孫家族中傳承。其實，在《孟子・梁惠王下》記載孟子「曰：無傷也，是乃仁術也。」[48]這是針對齊宣王突發對牛的同情心氾濫而提出「以羊易牛」替代犧牲以取血祭鐘的做法，孟子想借題發揮試圖說服齊宣王要以德政保民。但是，這並未能切中「以羊易牛」之要害，擇牛羊選一宰殺的命運。這臨時出口之言可能與孟子聽聞民間針灸治療之事或親身體驗有關，否則「仁術」之語與醫術根本無關。通過《史記》轉載的倉公診籍，三陰三陽六經名稱在臨床診脈與針灸治療中皆得以確認。而且在西漢初期，從齊國山東至蜀國成都，再從廣西貴縣到河北滿城，針刺治療已在當時中國的東西南北各地全面鋪開，這可能與當時醫界重視針灸的學習與傳播，以及針灸教學的先進性都有著密不可分的關係。明代高武撰著的《針灸聚英》中注

---

[44] 參閱鍾以林〈專家鑒定確認廣西武鳴縣出土的青銅針是我國最早的金屬針灸針〉，《光明日報》第 2 版，1987 年 4 月 7 日。

[45] 參閱馬繼興〈雙包山漢墓出土的針灸經脈漆木人形〉，《文物》1996 年第四期。

[46] 參閱成都文物考古研究所〈成都市天回鎮老官山漢墓〉，《考古》2014 年第 7 期，69 頁。

[47] 參閱梁繁榮，曾芳等〈成都老官山出土經穴髹漆人像初探〉，《中國針灸》2015 年 1 月，第 36 卷第 1 期，93 頁。

[48] 引自李學勤主編《十三經注疏・孟子注疏》，北京大學出版社，1999 年，20 頁。

釋：「古曰：金針者，貴之也。又金為總名，銅、鐵、金銀之屬皆是也。」[49]從出土的各種各樣精美絕倫青銅器考慮，戰國時期銅、鐵之類金屬針具的製作自然不成問題。[50]儘管從石制的砭針，青銅、鐵等針具以及金針、銀針的出土，上下相距數千年，但誰也無法肯定金屬針具只能出現於《足臂經》、《陰陽經》著成之後。這兩部灸經畢竟只是一份總結性的醫學文獻，針刺醫療活動或許早已處於臨床試用或實踐的階段。而金屬針具的臨床運用對於《內經》的成書無疑起到積極的推動作用。

〈異法方宜論〉明確指出，

> 南方者，天地之所長養，陽之所盛處也。其地下，水土弱，霧露之所聚也。其民嗜酸而食胕，故其民皆致理而赤色，其病攣痹，其治宜微針。故九針者，亦從南方來。

其中，最困擾我們思緒的就是「九針來自南方」這種說法，儘管認為九針的發明與運用與南方的地理環境以及飲食習慣所致的常見病有關。但是，二十一世紀初在浙江的錢塘江區域，距今 8200～7000 年前的跨湖橋文化遺址第三期文化層中，出土了以肢骨片製作多數各種類型的骨針，這為我們更好地理解九針創制源於南方的疑問打開了思路。雖然有人把骨針與針灸直接聯繫起來[51]，但我們並不奢求這樣的結論。我們更注重這個地處錢塘江流域的田野考古現場，整個地理與生態環境足以印證〈異法方宜論〉那段相關描述的真實性，為進一步深入探究針刺療法及其理論的來源，以及《內經》相關文

49　引自高武撰《針灸聚英》，中國中醫藥出版社，1997 年，頁 177。《尚書》孔疏：「古用銅，赤金也」；「鐵者，《說文》云：黑金也」；「《釋器》云：白金謂之銀」（引自清·孫星衍撰《尚書古今文注釋》，中華書局，1986 年，54、175 頁）。

50　參閱李經緯主編《中國古代醫史圖錄》，人民衛生出版社，1991 年，26-27 頁。

51　參閱柳翔〈針灸源於跨湖橋文化〉，《浙江國土資源》2006 年第 4 期，59-60 頁。參閱浙江省文物考古研究所，蕭山博物館編《浦陽江流域考古報告之一——跨湖橋》文物出版社，2004 年。參閱林乾良〈河姆渡遺址的醫藥遺跡初探〉，《中華醫史雜誌》1982 年第 4 期，254-256 頁。

獻形成的地域提供一個不可多得的方向。

戰國初中期，楚國相繼吞併了南方的吳、越，首先在兵器製造方面遙遙領先於其他戰國六雄。[52]春秋晚期的楚國和吳國都有塊煉鐵和白口生鐵，楚國還擁有塊滲碳鋼。春秋戰國之際，楚國又有了韌性鑄鐵。綜合目前已有的考古發現，不能證明先秦的任何其它國家要比楚國更早獲得這樣的技術基礎。[53]而且在近數十年出土戰國時期的全部鐵器中，有各種各樣的生產用具、武器裝備和生活用器，甚至包括銼、錐、鑽、針等。[54]其次，1982 年江陵馬山一號楚墓出土了絲綢刺繡的衣物多達三十五件，其中有刺繡紋樣的衣物共十八幅，不僅有多種植物花卉紋，還有鳳紋、龍紋、虎紋、馬紋、鹿紋、麒麟紋等怪獸紋，以及鳳鬥龍虎紋、鳳銜龍尾紋等繁雜多變的刺繡品種，而且它們工藝精湛、巧奪天工。[55]這些僅僅是出土於一名下等貴族女子的小型墓葬，由此不難推測楚國刺繡的最高水準。我們提出刺繡的目的意在繡花針的材質與製作，它們在楚地應該得到更多的需求與更好的開發，這無疑是醫用針具來源的最佳借鑒。

討論話題回到《足臂經》、《陰陽經》的十一條脈，《內經》也多處可見這個數字的經脈。例如《靈樞》的〈本輸〉與〈陰陽繫日月〉，儘管兩篇都提及「十二經絡」及「十二經脈」，但從具體介紹的內容中卻只能確認十一條經脈。〈本輸〉以「凡刺之道，必通十二經絡之所終始，絡脈之所別處，五輸之所留，六府之所與合」開篇，詳細記述五陰經與六陽經的五輸穴，獨不見手少陰經的相關穴位。《素問》提及「十二經脈」的有四篇，皆

---

[52] 西元前 312 年秦楚丹陽之戰，秦軍殺楚軍甲士八萬人，楚國製造兵器數量之大躍然紙上。《史記》載：「（秦）昭王曰：吾聞楚之鐵劍利……，夫鐵劍利則士勇」（引自《史記》卷七十九，2418 頁）；《荀子・議兵》：「楚人鮫革犀兕以為甲，堅如金石。宛鉅鐵釶，慘如蠭蠆，輕利僄遬，卒如飄風」（引自梁啟雄著《荀子簡釋》，中華書局，1983 年，202 頁）。

[53] 參閱張正明著《楚文化史》，上海人民出版社，1987 年，156-159 頁。

[54] 參閱雷從雲〈三十年來春秋戰國鐵器發現述略〉，《中國歷史博物館館刊》1980 年第 2 期。

[55] 參閱湖北省荊州地區博物館《江陵馬山一號楚墓》，文物出版社，1985 年。

有名無實。而未言及的〈血氣形志〉與〈繆刺論〉，前者介紹十二經脈互為表裡關係；後者為救治「屍厥」選「後刺手心主（即手少陰經），少陰銳骨之端各一痏，立已。」《靈樞》除上述二篇之外，還有十七篇言及「十二經脈」，而詳細記述的也只有五篇。其中，未見「十二經脈」字樣卻詳細論述的就有四篇，如〈經筋〉、〈營氣〉等記述十二經脈流注。這說明《內經》基本上已經接納了十一脈，並在十一脈的基礎上形成了十二經脈體系，但似乎尚未形成一個成熟的共識。

〈陰陽繫日月〉開宗明義地指出，

> 故足之十二經脈以應十二月，月生於水，故在下者為陰；手之十指以應十日，日主火，故在上者為陽。

在認定「因天之序」的前提下，提出了以十二地支配對雙足三陰三陽，十天干配對雙手三陽二陰，其中放棄了手心主經脈。為何明言十二經脈卻以上下不對稱的形式配對不同的經脈呢？究其原因可能有兩種：第一種是從心分出的手心主與手少陰兩脈的必要性尚未得到普遍的認可，畢竟十一脈系統是臨床經驗的結晶。例如《足臂經》結尾（簡三十四）亦云：「上，足溫（脈）六，手【溫（脈）五】」。[56]第二種可能是為了利用天干地支編造某種與數術有關的理論而有意忽略了手心主經脈。

《素問・陰陽離合論》比〈陰陽繫日月〉更徹底實行以「天為陽，地為陰，日為陽，月為陰」的分類原則。歧伯以萬物初生現象作為詮釋的依據，

> 天覆地載，萬物方生，未出地者，命曰陰處，名曰陰中之陰；則出地者，命曰陰中之陽。陽予之正，陰為之主。

---

56 簡 34 引自馬王堆漢墓帛書整理小組《馬王堆漢墓帛書》，文物出版社，1979 年，9 頁。

這就是說人化生於陰陽二氣，人體成形於陰而為本，但又離不開陽氣的溫煦。就經脈分布於面南而立的人體而言，前身和上本身的為陽，背身和下半身的為陰[57]，且「外者為陽，內者為陰，然中者為陰。」這就為根起於雙足不同部位而上行於腹部、胸部乃至頭部的六條足經，形成一個立體兼顧不同方位的分布。至於足三陰三陽經脈各自的起點與終點以及它們的性質，即足三陽經分屬「陰中之陽」、「陰中之少陽」；足三陰經脈皆為「陰中之陰」，嘗試一種經脈性質的陰陽再分類。其中三陰三陽各司開、闔、樞的不同功能，且相互為用「不得相失」的提法，無疑是經脈理論的一種新的開拓。這種三陰三陽經脈理論總結於《靈樞・根結》，文中強調「九針之玄，要在終始」，根發於足底，終結於頭部或胸腹的足三陰三陽經脈，一旦它們開、闔、樞的功能障礙，可能引發暴病、急病與重病，如肢體皮肉萎縮無力，痿厥乃至振顫不已，以及體內膈塞，洞泄，精神錯亂，臟脈狂生等。這些病症除足太陰經所屬的以外，其餘皆未見於《足臂經》的「其病」，《陰陽經》的「是動則病」和「其所產病」，以及〈經脈〉所屬各脈的「是動病」與「所生病」症。這種理論應該是為臨床需要而總結的，其中還通過診脈測定不同時間內出現代脈的次數，用以判斷臟氣虛衰的程度[58]，這對於臨床尤為彌足珍貴。這種新增的三陰三陽經脈理論對於完善整個經絡系統，推廣針灸療法無疑是一個重要的組成部分。由此可見《內經》經脈理論形成的多樣性與陰陽理論的相容性。

〈陰陽繫日月〉出現「寅者，正月之生陽也，主左足之少陽」一文，其實就是下文「申者，七月之生陰也，主右足之少陰」的對仗句。與此類似的

---

57 《素問・陰陽離合論》：「聖人南面而立，前曰廣明，後曰太沖，太沖之地，名曰少陰，少陰之上，名曰太陽，……中身而上，名曰廣明，廣明之下，名曰太陰，太陰之前，名曰陽明，……厥陰之表，名曰少陽，……外者為陽，內者為陰。然則中為陰，其沖在下，名曰太陰。……太陰之後，名曰少陰，……少陰之前，名曰厥陰。」

58 《靈樞・根結》：「五十動而不一代者，五藏皆受氣。四十動一代者，一藏無氣。三十動一代者，二藏無氣。二十動一代者，三藏無氣。十動一代者，四藏無氣。不滿十動一代者，五藏無氣。予之短期，要在終始。所謂五十動而不一代者，以為常也。以知五藏之期，予之短期者，乍數乍疏也。」

表述又見於《素問·脈解論》，「太陽所謂腫腰脽痛者，正月太陽寅，寅太陽也」，這也是與下文「少陰所謂腰痛者，少陰者申也」的對仗文。〈脈解論〉不像〈陰陽繫日月〉概括性地展現經脈與十二個月份的關係，而是集中論述正月、九月、五月、十一月、七月和三月，即六個奇數月份發生的主要病症，並以陰陽消長理論對相關病症做出了詳細解釋。至於未見論述偶數月份相關病症的原因不明。而這六個月所討論的主要疾病與症狀，在《陰陽經》甲本所記述的太陽脈、少陽脈、陽明脈、太陰脈、少陽脈、厥陰脈的六類脈的「是動病」症中大多數都能看到。[59]例如，〈脈解論〉的「五月陽明」所出現的灑灑振寒，胸痛，少氣，惡人與火，聞木音則惕然而驚，欲獨閉戶牖而處，欲乘高而歌、棄衣而走，頭痛，鼻鼽，腹腫等病症，皆見於《陰陽經》陽明脈的「是動則病」，只有「脛腫」和「上喘」這兩個病症是《陰陽經》所沒有的。這可以視為一種繼承以及結合陰陽理論加以詮釋的發展，而不能說是一種偶合了。

前人曾以「正月寅」認定相關文獻為漢人所撰[60]，因為漢武帝元年（西元前 104 年）才頒發太初曆。但是，「正月建寅」是古曆法的一個專用術語。所謂「建」即月建，指每個月分使用十二地支之一並按順序標示。即使屬於曆法的月建，從春秋時期開始，各國曆法皆以干支紀月，除十二地支固定之外，十干再依次順序排列，而且這種曆法一直延續到戰國。古人把日南至的那個月定為子月，之後順序為丑月、寅月等，故有建子、建丑、建寅之分，即古曆書「夏正」、「殷正」、「周正」之別。陳遵嬀先生認為，這與春秋戰國時期不同地域的曆法制度密切相關。他統計分析了從魯隱公元年至

---

59 筆者早年研讀《內經》時已發現這個問題，讀《中國針灸學術史大綱》是近年之事。參閱黃龍祥著《中國針灸學術史大綱》，241-242 頁。

60 清·姚際恒云：「故後人於《素問》係以《內經》者非是。……或謂此書有『失侯失王』之語，秦滅六國，漢諸侯王國除，始有失侯王者。予按，其中言『黔首』；又《藏氣法時》曰『夜半』，曰『平旦』，曰『日出』，曰『日中』，曰『日昳』，曰『下晡』，不言十二支，當是秦人作。又有言『歲甲子』，言『寅時』，則又漢後人所作，故其中所言有古近之分，未可一概論之。」（引自顧頡剛校點《古今偽書考》卷一，樸社出版，民國 22 年，45-46 頁）

僖公四年的六十七年間，其中有十年是建子，四十九年是建丑，八年是建寅。晉國乃夏人後裔，習慣以建寅之月為春正月；而魯國則用建子之月為春正月。[61]甘肅天水放馬灘一號秦墓出土竹簡《日書》甲、乙種，整理後發現戰國時期秦國當時使用的是正月建寅為歲首的夏曆。[62]楚國的官方與民間使用不同的曆法，春秋早期以前官方用亥正的周曆，民間則使用行之已久的寅正夏曆；春秋中期以後官方也就不用周曆。[63]雲夢睡虎地十一號秦墓出土的甲種《日書》中，出現兩份秦楚月分對照表，增添楚月分有照顧當地平民百姓長期使用楚曆的既成事實[64]，這可能為有利於對楚人的統治與管理。楚人之所以堅持使用夏曆，因為他們認定自己是火神祝融的後裔。祝融是舜帝的火正，其後人曾在夏朝擔任司天之官。[65]

所謂「五正之官」，即「五行之官」，又稱「五官」或「五正」。它首次見於《左傳‧昭公二十九年》（西元前 513 年），魏獻子就當時「龍」現於絳都郊外之事，詢問了晉國大夫蔡墨。蔡大夫解釋說：

> 夫物，物有其官，官修其方，朝夕思之。一日失職，則死及之。失官不食。官宿其業，其物乃至。若泯棄之，物乃坻伏，鬱湮不育。故有五行之官，是謂五官，實列受氏姓，封為上公，祀為貴神。社稷五祀，是尊是奉。木正曰句芒，火正曰祝融，金正曰蓐收，水正曰玄冥，土正曰后土。[66]

其中，五正即管理地上的五行之官。我們可以從這一段話中讀取以下幾點有

---

61 參閱陳遵嬀著《中國天文學史》第三冊，上海人民出版社，1984 年，1364-1366、1365 頁注 3、1366 頁注 1。

62 參閱何雙全〈天水放馬灘秦簡綜述〉，《文物》1989 年第 2 期，30 頁。

63 參閱張正明，劉玉堂著《荊楚文化志》，上海人民出版社，1998 年，33 頁。

64 參閱《日書》研讀班〈日書：秦國社會的一面鏡子〉，《文博》1986 年第 5 期，10 頁。

65 參閱張正明著《楚文化史》，上海人民出版社，1987 年，1-14 頁。

66 引自楊伯峻編著《春秋左傳注》修訂本，中華書局，1995 年，1502 頁。

關五行傳統文化的重要資訊：

第一，「五行」一詞不僅出現於魯國和晉國，四年前即《左傳・昭公二十五年》，鄭國大夫子大叔與趙簡子談論禮的時候也已言及五行、五味、五色和五聲。[67]龐朴先生以「枚卜說」論述陰陽五行說的來源，並認為「這段話在五行說的演進中十分重要。……實已開了後來五行說的『人與天調』、『務時寄政』的先河。」[68]實際上，這些議論是在二十五年前，即〈昭公元年〉秦國良醫——醫和提出「天生六氣」發病說的基礎上展開的，而這個「六氣說」對後來陰陽概念、五行概念的形成都產生了重大的影響（詳見後述）。〈周語〉、〈魯語〉和〈鄭語〉也記述與《左傳》類似的內容。[69]這說明在春秋後期，五行及其簡單歸類，這種形而下的五行觀念已經在從山東到山西，再往南至河南，即黃河中下游這片地域的上層社會中廣為流傳，至於在民間的流行則可想而知。雖然個別占卜以及日食的解釋似曾出現所謂的「五行相勝」[70]，但徐復觀先生對此持否定的意見，如「『水生木』是因木須水的澆灌；但若說『土生木』豈不更為合理嗎？……從一般文化背景說，

67 《左傳・昭公二十五年》：「夫禮，天之經也，地之義也，民之行也。天地之經，而民實則之。則天之明，因地之性，生其六氣，用其五行。氣為五味，發為五色，章為五聲。」（引自楊伯峻編著《春秋左傳注》修訂本，1457 頁）

68 引自龐朴〈先秦五行說之嬗變〉，原係山東大學歷史系 1963 學年講義，後收入龐朴著《稂莠集》，上海人民出版社，1988 年，459 頁。

69 《國語・周語中》：「五味實氣，五色精心，五聲昭德，五義紀宜，飲食可饗，和同可觀，財用可嘉，則順而德建。」〈魯語中〉：「及天之三辰，民所以瞻仰也。及地之五行，所以生殖也。」〈鄭語〉：「故先王以土與金木水火雜，以成百物。是以和五味以調口，剛四支以衛體。」（引自徐元誥撰《國語集解》，中華書局，2002 年，60-61、161、470 頁）

70 《左傳》哀公九年鄭國受宋人圍攻，「晉趙鞅卜救鄭，遇水適火。……史墨曰：盈，水名也。子，水位也。名位敵，不可干也，炎帝為火師，姜姓其後也，水勝火，伐姜則可。」昭公三十一年十二月載晉國發生日食。史墨解釋說：「庚午之日，日始有謫，火勝金，故弗克」（引自楊伯峻編著《春秋左傳注》修訂本，1652-1653 頁，1514 頁）。胡化凱認為上述皆屬於五行相克事例（參閱胡化凱著《中國古代科學思想二十講》，中國科學技術大學出版社，2013 年，61 頁）。

是說不通的。因此，在情理上，也只能假定五行原指的是人生日用的五種資材；後經社會逐漸傳會演變，擴大而為解釋自然現象，及人事現象變遷的法式。」[71]事實上，《左傳》《國語》中除了「水勝火」和「火勝金」的用例之外，無法查證五行相生或相剋的序列及其循環模式的存在，因為這是五行概念成立的兩大根本要件，而以「五」為基數，及其簡單的歸類形式，只能說明五行觀念的存續而已。

以錢塘江流域為中心的良渚文化遺址，發現作為禮儀中心的人造土山，其中有一處土山頂上的平臺是由篩過細土夯成，平臺上出現有青、紅、黑、白、黃五種顏色的泥土，即四方再加一個中心，黃色占據中央，有學者推測這個也許就是中國五行觀念的開始。[72]這自然讓人聯想到〈甘誓〉的「有扈氏威侮五行」[73]，以及三千餘年之後受周王室分封的諸侯在各地舉行的授土儀式。[74]這種以五色彰顯四方臣服於中土，並帶有濃厚政教色彩的五方觀念可謂源遠流長。由於良渚文化截然而止，它是否北上影響中原文化不明，因其上層堆積著豐厚的馬家橋文化。學者們認為馬家橋文化既繼承了良渚文化，又接受來自中原的殷商文化、西周文化以及楚文化的三方影響，成為吳

---

[71] 徐復觀先生引《左傳正義》的解釋，對日食例存疑；對占卜例持反對意義（參閱徐復觀〈陰陽五行及其有關文獻的研究〉，收入《中國人性論史・先秦篇》，464頁）。

[72] 參閱許倬雲〈多元互動的秩序（上），傳統中醫為何不能算是科學？〉，騰訊網騰訊大家欄目，2016年12月16日。

[73] 唐人孔穎達釋曰：「五行，水火金木土也。……且五行在人為仁義禮智信」（引自孔穎達等《尚書正義》影印本，浙江古籍出版社，1998年，155-156頁），認為這是子思、孟子的新說，顯然是個誤判。鄭康成曰：「五行，四時盛德所行之政也」（引自孫星衍撰《尚書今古文注疏》卷四，中華書局，1986年，210頁）。

[74] 「《周書》曰：諸侯受命於周，乃建太社於國中。其壝，東青土，南赤土，西白土，北驪土（即黑土），中霤以黃土。將建諸侯，取方一面之土，苴以白茅，以土封之，故曰列土。」（引自《太平御覽》卷五三二，禮儀部十一，2412頁。又見同書卷三七，地部二，175頁。）楊寬先生認為〈作雒〉成文於西周（參閱〈論「逸周書」——讀唐大沛《逸周書分編句釋》手稿本〉，《中華文史論叢》44期，1989年，1-14頁）。有學者也認為〈作雒〉等七篇基本是西周文獻（參閱陳高華、陳志超等編《中國古代史史料》，天津古籍出版社，2006年，43頁）。

越文化的祖先。[75]但是，「《尚書》中的《周書》中，無五行的名詞、觀念。整個《詩經》中，同樣的沒有」[76]，這也是一個鐵定的事實。

第二，不僅是五行一詞，還出現五官之五祀，即句芒、祝融、蓐收、玄冥和后土作為五行的尊貴神祇而受到祭祀。[77]至於五官的頂頭上司五帝，最早可能出現於〈五帝德〉與〈帝系姓〉。司馬遷曾通過《春秋》《國語》得以查證五帝並撰成《史記・五帝本紀》。[78]楚國詩人屈原（西元前 340－前 278 年）在〈遠遊〉中通過「一番『與造物者遊』的遐想，竟被後來〈月令〉作者采作五方帝神的藍本」，成為「五行學說發展史上的這一項功勞。」[79]丁山先生則認為五正、五行之官「實淵源殷商時代『帝五臣』祭典」，「所謂五帝佐於明堂太室，自亦繼承殷商的舊典」[80]，但他以漢代人的注釋來佐證，著實令人難以信服。胡厚宣，楊樹達兩位先生相繼從甲骨文

75 參閱許倬雲〈良渚文化到哪兒去〉，收入浙江文物考古研究所編《良渚文化研究》，科學出版社，1999 年，124-131 頁。

76 引自徐復觀〈陰陽五行及其有關文獻的研究〉，收入《中國人性論史・先秦篇》，459 頁。

77 有學者曾假設：「春秋或更早以前，中國人以五大行星為神，每神掌管某類活動和自然變化。在戰國之世，神的這種作為宇宙模式的功能被抽象成為哲學原則，產生了五行這個術語，……因為缺乏戰國以前的文學證據」（引自馬絳〈神話、宇宙觀與中國科學的起源〉，收入艾蘭，汪濤，范毓周主編《中國古代思維模式與陰陽五行說探源》，110 頁）。但也有人把它們解釋為一年中的四時（參閱吳洲著《中國古代哲學的生態意蘊》「第六章，中國古代哲學的生態解釋」，中國社會科學出版社，2012 年）。

78 司馬遷說：「予觀《春秋》、《國語》，其發明〈五帝德〉、〈帝系姓〉章矣，顧弟弗深考，其所表見皆不虛。」（引自《史記・五帝本紀》卷一，46 頁。）

79 引自龐朴著《稂莠集》，468 頁。龐先生在文中還列舉〈遠遊〉相關詩句，推定明堂五帝「其帝太皞，其神勾芒」；「其帝炎帝，其神祝融」；「其帝黃帝，其神后土」；「其帝少皞，其神蓐收」；「其帝顓頊，其神玄冥」的直接來源。屈原的五帝又見於《呂氏春秋》、〈月令〉和《淮南子・天文訓》等（參閱嚴文明著《求索文明源》，首都師範大學出版社，2017 年，126 頁）。

80 引自丁山著《中國古代宗教與神話考》，上海書店出版社，2011 年，144 頁。

研究中得出殷商時期的四方和四方風是原始「五行說」濫觴的結論。[81]但從大量出土的卜辭中未能查證「五方」一詞，即使補上意思不明的卜辭「卜五火又」，以「『中商』和東南西北並貞，說明殷人已經具有確確實實的五方觀念」[82]，但這個結論仍然使人感到牽強而難以接受。也許周人正是從「帝五臣正」領悟出了分封授土儀式。日本學者赤塚忠先生認為，四方風是以主祭壇「土」為中心來祭祀的，可以看做五數；把四方風和五行說結合起來的根據，是因為它們都與季節推移循環的規律有關。[83]但金谷治先生認為，四方風並不等於五方風，況且從甲骨文中只能確定「春」、「秋」兩季，極為罕見的「帝五臣正」、「帝五豐臣」甲骨卜辭，不足以證明五方體系，「殷代信仰四方風雖與時令有關，但與五行缺乏直接關係」，而「洪範的五行，既無季節和方位，也無與四季時令結合的行跡，這一點很重要。」[84]日本學者作為贊否雙方共同關注的這個問題，即五行與四季時令之間的關係。但之後所刊行的多數探討五行概念形成的論著，都對這個問題視而不見、避而不談。現在學界基本認為五行觀念自〈洪範〉五行而起，《左傳》《國語》的「五材—五行」也就順理成章。而五行起於殷之四方風的推論則不能成立，這種說法也得不到《內經》的認同（詳見後述）。

第三，蔡墨把五行歸於龍的傳說，講述舜堯時代已經出現豢養、調教龍的能人。這意味經歷漫長的殺戮、誘捕龍的過程，龍的姿態及其活動規律被

---

81 參閱胡厚宣〈甲骨文四方風名考〉、〈論殷代五方觀念及中國稱謂之起源〉，皆收入《甲骨學商史論叢》初集第二冊，齊魯大學國學研究所出版，1944 年。楊樹達〈甲骨文中之四方風與神名〉，收入《積微居甲文說》，科學出版社，1954 年，52-57 頁。

82 引自龐朴〈陰陽五行探源〉，原載《中國社會科學》1984 年第 3 期，後收入《稂莠集》，361 頁。

83 參閱赤塚忠《中國哲學思想中發生的事實——以五行觀的成立為中心》，1960 年油印本。

84 參閱金谷治〈五行説の起源〉，《東方学》第 78 輯，1989 年；中譯文〈五行說的起源〉收入《哲學譯叢》1990 年第 3 期；金谷治〈陰陽五行説の成立について〉，《東方学会創立 40 周年記念東方学論集》，1987 年。

定格於《周易》中乾、坤、姤、夬、剝、同人、大有等卦的爻辭。[85]墨子北行與日者相遇時的對話中出現「且帝以甲乙殺青龍於東方，以丙丁殺赤龍於南方，以庚辛殺白龍於西方，以壬癸殺黑龍於北方」，「以戊己殺黃龍於中方」[86]，這也許是有關龍的傳說的一個注腳，同時表明五行觀念在民間早已數術化、宗教化。有學者認為，《墨子・貴義》的上述一文是春秋末期方位觀念數術化的最明顯的例證。[87]其實不然，《內經》早已把方位結合干支運用於五臟分類及臨床針刺治療（詳見後述）。至於張家山漢墓出土的竹簡《蓋廬》，其中多處言及五行相勝，例如竹簡 23-26 載：「大白金也，秋金強，可以攻木；歲星木【也，春木】強，可以攻土；填星土也，六月土強，可以攻水；相星水也，冬水強，可以攻火；熒惑火也，四月火強，可以攻金。此用五行之道也。」[88]這段直接以五星解說五行相剋，且形成金木土水

---

85 《左傳》：「周易有之，在乾之姤，曰『潛龍勿用』，其同人曰『見龍在田』；其大有曰『飛龍在天』；其夬曰『亢龍有悔』；其坤曰『見群龍無首，吉』；坤之剝曰『龍戰於野』。若不朝夕見，誰能物之」（引自楊伯峻編著《春秋左傳注》修訂本，1502-1503 頁）。《說文》釋龍：「鱗蟲之長，……春分而登天，秋分而潛淵」（引自漢・許慎著《說文解字》，中華書局，1979 年，245 頁）。東宮蒼龍包括角、亢、氐、房、心、尾、箕七星，角星夏曆一、二月春分時節始見中原地平線上，九、十月秋盡冬臨西墜入地平線，展現一年四季的星空變化。聞一多先生認為「乾卦言龍者六（內九四『或躍在淵』雖未明言龍，而實指龍），皆謂東方蒼龍之星」（引自聞一多著《璞棠雜識》，收入《聞一多全集》第二冊，三聯書店，1982 年，584 頁）。李鏡池先生贊成聞先生的觀點（參閱李鏡池著《周易探源》，中華書局，1978 年，198 頁）。

86 引文見孫詒讓著《墨子閒詁・貴義》，中華書局，2001 年，448 頁；「以戊己殺黃龍於中方」引自該頁的注釋，是清代學者畢沅根據《太平御覽》舊脫而增補的闕文。同時參閱范毓周〈「五行說」起源考論〉（收入艾蘭，王濤，范毓周主編《中國古代思維模式與陰陽五行說探源》，江蘇古籍出版社，1998 年，131 頁注 17）。李學勤先生從出土《墨子》佚篇推測〈貴義〉等成書並不晚（參閱李學勤著《史記・五帝本紀講稿》，三聯書店，2012 年，158 頁）。

87 參閱范毓周〈「五行說」起源考論〉（收入艾蘭，王濤，范毓周主編《中國古代思維模式與陰陽五行說探源》，121-122 頁）。

88 引自《張家山漢墓竹簡》，文物出版社，2006 年，164 頁。有學者認為《蓋廬》完全可能產生於先秦（參閱李學勤著《失落的文明》，412 頁）。

火相剋序列的簡文脫胎於《素問・金匱真言論》相關記述的可能性最大（詳見後述）。

延至春秋後期，世間的人早已忘卻金木水火土之五行來自天上的五星，但古代醫家卻一直以口耳相傳的方式留住了這條古老的線索，並且成為《內經》醫學陰陽四時五行理論的一個重要依據（詳見後節）。齊思和先生認為，原始五行之說不過人生必須五種實物，自經星象家之利用漸現抽象意義，陰陽五行之說與星象、天文關係密不可分，其功歸於陰陽家鄒衍之流。[89]劉起釪先生先撰〈釋《尚書・甘誓》的五行與三正〉（載《文史》七輯）猜測五行的原義指天上五星的運行，之後再撰〈五行原始意義及其紛歧蛻變大要〉「意在進一步闡釋原看法」，試圖論證五行來自天上五星。他以《管子・五行》的「經緯星曆」「作立五行」為據，一方面從《尚書・堯典》、《夏小正》、《詩經》、《左傳》、《國語》等古籍中尋求二十八宿為經星，其中依次移動的五顆行星為緯星，「在不行動的經星之間見到有五顆移動行進的緯星，因而呼之為『五行』」。另一方面以《史記》的〈天官書〉、〈曆書〉、〈律書〉以及《說苑》、《漢書》乃至《論衡》中的相關文句說明「天有五星，地有五行」之推論。文章迂回曲折、鉤章棘句，僅論及儒家道德倫理之「五倫」、「五常」、「五法」等，文中完全未及與四季時令相關的五行，作為結論：「原來天上五星運行的『五行』，它最先形成至遲在周初，而它與金木水火土樸素地相結合的時期，當在春秋時代」，而「與金木水火土相結合進而又與陰陽相結合終於墜入『陰陽五行說』中『五行』，是到漢代才有的。」[90]但文中始終未出示「金木水火土」這一序列的出典，更無相應的解釋，假如他研讀過《內經》，一切問題都將迎刃而解冰消凍化。有專家推算《靈樞・衛氣行》所載「天周二十八宿，……房昴為

[89] 參閱齊思和〈五行說之起源〉原載《師大月刊》1935 年第 22 期，後收入齊思和著《中國史探研》。類似的論文還有劉宗迪〈五行說考源〉，《哲學研究》2004 年第 4 期，35-41 頁。

[90] 參閱劉起釪〈五行原始意義及其紛歧蛻變大要〉，收入艾蘭，汪濤，范毓周主編《中國古代思維模式與陰陽五行說探源》，133-160 頁。

緯，虛張為經」的年代大約為西元前 2400 年，與《尚書・堯典》的「四仲中星」（秋分日在房宿）天象的年代相近[91]，這也是醫家師徒間口耳相傳留住一個遠古記憶的事例。

始於〈甘誓〉、〈洪範〉的五行，春秋中後期一直延續下來的形而下五行觀念，包括其中出現的「五材—五行」之說。[92]《左傳・昭公二十五年》曰：「則天之明，因地之性，生其六氣，用其五行。氣為五味，發為五色，章為五聲，淫則昏亂，民失其性。」[93]之後出現《內經》、《孫子兵法》、《老子》等告誡人們，五味、五色、五聲是危害人體五官、健康乃至人性的三大要因。[94]由於單純以現實生活中常見的物質或自然現象作為基本材料，而不是以抽象的元素形成五行相剋或相生，不可能成為具有普遍必然性的規律，因而也得不到春秋後期文化精英的認可。墨家指出「五行毋常勝，說在宜」[95]，隱含批評或抵制世間盛行的五行相勝。《孫子兵法》也明確認為，

---

91 參閱趙永恆，李勇〈二十八宿的形成與演變〉，《中國科技史雜誌》第 30 卷第 1 期，2009 年，110-119 頁。

92 《左傳・文公七年》郤缺成子就提及「水火金木土穀，謂之六府」；〈襄公二十七年〉：「天生五材，民並用之，廢一不可，誰能去兵」；〈昭公十一年〉：「且譬之如天其有五材，而將用之，力盡而敝之」（引自楊伯峻編著《春秋左傳注》修訂本，564 頁，1136 頁，1324 頁）。《國語・鄭語》：「故先王以土與金木水火雜，以成百物。」（引自徐元誥撰《國語集解》，470 頁。）

93 引自楊伯峻編著《春秋左傳注》修訂本，1457 頁。

94 〈生氣通天論〉：「陰之五官，傷在五味」；《靈樞・五味論》：「五味入於口中，各有所走，各有所病」，並詳細解釋多食五味對五臟及其相關組織的傷害原理；〈六節藏象論〉：「草生五色，五色之變不可勝視。草生五味，五味之美不可勝極」；《孫子兵法》：「故聲不過五，五聲之變不可勝聞。色不過五，五色之變不可勝觀。味不過五，五味之變不可勝嘗」（引自《太平御覽》卷二八二，兵部十三，1310 頁）；《道德經》十二章曰：「五色令人目盲，五音令人耳聾，五味令人口爽，馳騁畋獵令人心發狂，難得之貨令人行妨。是以聖人為腹不為目。故去彼取此。」（引自魏・王弼注，樓宇烈校釋《老子道德經注校釋》，中華書局，2008 年，27-28 頁）

95 引自孫詒讓著《墨子閒詁・經下》，319 頁；《墨子閒詁・經下說》：「五合，水土火。火離然，火鑠金，火多也。金靡炭，金多也。」（引自同書，377 頁）。

「五行無常勝，四時無常位。」[96]但「四時無常位」的指摘卻為我們提供一條重要線索，即兵家從實戰經驗批判五行相剋的同時，也批判了以四季時令的變化作為一種自然法則。這給我們一個重要的提示：自殷周以來單純以五種生活物質或五材的五行觀念已經出現了質的變化，準確地說就是從春秋中期或至戰國中期[97]之間，在五行生剋的序列循環中已經存在與季節時令相結合進行演繹的事實。

荀卿（西元前 313－前 238 年）在《非十二子》中痛批早期儒家附和並利用民間流傳的五行「邪說」：

> 案往舊造說，謂之五行，甚僻違而無類，幽隱而無說，閉約而無解。案飾其辭而祗敬之曰：此真先君子之言也。子思唱之，孟軻和之，世俗之溝猶瞀儒嚾嚾然不知其所非也。遂受而傳之，以為仲尼子游為茲厚於後世。是則子思孟軻之罪也。[98]

子思（約西元前 483－前 402 年）、孟子（約西元前 372－前 289 年）儒家一派宣導的「五行」，已經得到馬王堆出土的帛書〈五行〉的確認，究其根源可追溯《中庸》乃至〈洪範〉。[99]他們提倡道德規範的「五常」行為，是

[96] 引自《太平御覽》卷二七十，兵部一，1264 頁。

[97] 銀雀山漢簡《孫子兵法》的出土證明孫武其人及所著兵書屬實。《史記·孫子吳起列傳》曰：「孫子武者，齊人也。以兵法見於吳王闔閭。闔閭曰：子之十三篇，吾盡觀之矣，可以小試勒兵乎？」後有孫子操練宮女並殺了吳王愛姬二人。這種傳聞記述未必盡信，齊思和先生考證認為「十三篇所言之戰術、軍制，其中所有之名辭，皆係戰國時物，而其著書體例，又係戰國時代之體例，則其書為戰國中後期之著作，似可確定。水心葉氏以為戰國初年之書，或猶未必然也。」（引自齊思和〈孫子兵法著作時代考〉，原載《燕京學報》第二十六期，1939 年 12 月，收入齊思和著《中國史探研》，中華書局，1981 年，225 頁）。現有學者認為《孫子兵法》成書於西元前 512 年（參閱何炳棣著《有關《孫子》《老子》的三篇考證》，臺灣天翼電腦排版印刷公司，2002 年，67 頁）。

[98] 引自梁啟雄著《荀子集解》，中華書局，1983 年，63-64 頁。

[99] 參閱龐朴〈馬王堆帛書解開了思孟五行說之謎——帛書「老子」甲本卷後佚書之一的

否已經運用五行相生或相剋的原理進行具體的演繹尚有待考證。饒宗頤先生認為，世傳源於鄒衍的五德終始說實當起於子思。[100]從《左傳》《國語》的「五材—五行」到荀子對五行的批判，可見自子思、孟子活動時代的社會中五行觀念確實已經流行。當儒家學派可能尚處於接納與嘗試使用五行的階段，而巫覡、醫家、術士、兵家等早已先行進入五行相生相剋的演繹與運用。因為他們遊走在民間社會，紮根於普通民眾的日常生活之中，必然更加瞭解如何利用五行進行必要的應對與發揮。秦楚兩地出土的《日書》足以證實這種社會現象的存在。

雲夢睡虎地十一號秦墓出土的秦簡《日書》，推定成書年代在昭襄王－莊襄王時期。簡（反面）813-803 有文曰：「金勝木，火勝金，水勝木，土勝水，木勝土。東方木，南方火，西方金，北方水，中央土」；簡 974-982 曰：「丙丁火，火勝金；戊己上，土勝水；庚辛金，金勝木；壬癸水，水勝火；丑巳金，金勝木。未亥木，木勝土；辰申子水，水勝火。」[101]甘肅天水放馬灘一號秦墓出土的《日書》乙種，其中簡 63 曰：「木生亥，牡卯者未」；簡 229：「火生寅，牡午者戌」；簡 230：「金生巳，牡酉者丑」；簡 231：「水生申，牡子者辰」；簡 311：「土生木，木生火，火生土，土生金。」[102]有學者認為《日書》並非個人的著作，彙編了當時社會流行的各類數術，其形成的年代應當更早。[103]有學者懷疑《日書》是流行於楚地

初步研究〉，《文物》1977 年第 10 期，63-69 頁；〈思孟五行新考〉，《文史》第 7 輯，中華書局，1979 年，165-171 頁；龐朴〈〈五行篇〉評述〉，收入《稂秀集》，427-449 頁。李學勤〈帛書〈五行〉與《尚書・洪範》〉，收入李學勤著《李學勤集》，363-371 頁。參閱饒宗頤〈五德終始說新探〉，收入饒宗頤著《中國史學上之正統論》，上海遠東出版社，1996 年，10-16 頁。

100 參閱饒宗頤〈五德終始說新探〉，收入饒宗頤著《中國史學上之正統論》，上海遠東出版社，1996 年，10-16 頁。

101 引自《日書》研讀班〈日書：秦國社會的一面鏡子〉，《文博》1986 年第 5 期，9 頁，16 頁。

102 引自何雙全〈天水放馬灘秦簡綜述〉，《文物》1989 年第 2 期，26-27 頁。

103 參閱劉樂賢〈睡虎地秦簡日書的內容、性質及相關問題〉，《中國社會科學院研究生學報》1993 年第 1 期，68 頁。

的占時用書，反映楚人的習俗。[104]也有學者認為《日書》很可能是一部雜糅了秦楚兩地民俗的作品，可視之為當時中下層社會熱衷宗教迷信的一種表現。[105]這也就是說大約在西元前四～三世紀戰國中期的秦楚兩地，《日書》有關五行相生相剋序列的描述已經非常簡明扼要，完全形成一種高度抽象的形式，這是《管子》與《呂氏春秋》所不及，足以和《淮南子》的相關記述媲美。[106]人們必然要問：民間的《日書》，這種既缺乏理論演繹而又呈現高度抽象的五行，它是源自何方的呢？

比起《左傳》《國語》言及諸多五行的內容，它們涉及「陰陽」的不過數處[107]，對於「陰陽」的認識似乎還停留在「原始的觀念，是與日光密切相關，因而與氣候季節，也很容易關連上，這便成為天文研究中的重要對象。」[108]這段評述是徐復觀先生在〈陰陽五行及其有關文獻的研究〉「春秋時代陰陽觀念之演變」一節中，總結了《左傳》《國語》有關陰陽的記述

---

104 參閱曾憲通〈秦簡日書歲篇講疏〉，收入饒宗頤，曾憲通著《雲夢秦簡日書研究》，中山大學出版社，1982 年，97 頁。

105 蒲慕州〈睡虎地秦簡《日書》的世界〉，《中研院歷史語言研究所集刊論文類編》歷史編．秦漢卷，2519 頁。

106 《淮南子．天文訓》曰：「水生木，木生火，火生土，土生金，金生水」；〈墜形訓〉曰：「木勝土，土勝水，水勝火，火勝金，金勝木」（引自劉安編《淮南子》，上海古籍出版社，1989 年，36 頁、44 頁）。

107 《左傳》僖公十六年：「君失問，是陰陽之事，非吉凶所生也」；襄公二十八年：「以有時菑，陰不堪陽」（引自楊伯峻編著《春秋左傳注》修訂本，369、1141 頁）。〈周語．上〉：「陰陽分布，震雷出滯」；〈周語下〉：「於是乎氣無滯陰，亦無散陽。陰陽序次，風雨時至」；〈越語下〉：「因陰陽之恒，順天地之常」以及「陽至而陰，陰至而陽。」（引自徐元誥撰《國語集解》，20、111、578、584 頁）。

108 參閱徐復觀著〈陰陽五行及其有關文獻的研究〉，他懷疑〈周語〉中有關陰陽的論述乃「《國語》中雜入後之起觀念亦較多」，這是針對〈周語〉上中以陰陽之氣解釋幽王三年發生的地震所發（引自徐復觀著《中國人性論史．先秦篇》，459 頁）。雖然清朝末年由於復興春秋公羊學，康有為提出劉歆偽作《左傳》，但馬王堆帛書《春秋故事》的出土，「再次表明《左傳》的真實性無可懷疑，載籍所述《左傳》之學的傳承也很可據」（引自李學勤著《簡帛佚籍與學術史》，8 頁）。

之後，最終結合秦國良醫醫和的「六氣說」，所提出的幾點結論之一。因為早在《左傳・昭公元年》（西元前 541 年），醫和就提出：

> 天有六氣，降生五味，發為五色，徵為五聲，淫生六疾。六氣曰陰，陽，風，雨，晦，明也，分為四時，序為五節，過則為菑（災）。[109]

之說，雖然後世學者對醫和所說的「序為五節」有過不同的理解與詮釋，但在《內經》可以看到醫家具有傳統性的觀察與連續性的認識（見後詳述）。因為天地間超常太過的「六氣」不僅引發自然災害，也必然會增加各種疾病的發生機率。竺可楨先生對中國歷史五千年氣候變遷的研究表明：自西元前 770 年以來氣候一直處於和暖狀態。換言之，延至醫和活躍的時期，正是處於比現今平均氣溫高出 2°C 左右的氣候環境，而且這種歷史氣候環境已經持續了 230 餘年。[110]這表明醫和提出的「六氣說」是經過長期觀察氣候變遷與臨床疾病發生之間的關係所獲得的結果，而且他所推導的結論還有繼承前輩醫家臨床觀察經驗的可能性。

由於醫和的開創性認識，以及醫家保持五行來自天上的傳統，使他們在接納與運用陰陽、五行文化占得了先機。《內經》繼承並發展了醫和以天之氣為本的、由四時衍化為五時的醫學思想。《靈樞・本藏》曰：

> 五藏者，所以參天地，副陰陽，而連四時，化五節者也。

而《靈樞・五閱五使》云：

---

109 引自楊伯峻編著《春秋左傳注》修訂本，1222 頁。

110 竺可楨先生認為「在近五千年中的最初二千年，即從仰韶文化到安陽殷墟，大部分時間的年平均溫度高於現在 2°C 左右」，「周朝早期的寒冷情況沒有延長多久，大約只一、二個世紀，到了春秋時期（西元前 770-481 年）又和暖了。……在公元前 698、590 和 545 年時尤其如此」（引自竺可楨〈中國近五千年來氣候變遷的初步研究〉，《考古學報》1972 年第 1 期，35、20 頁）。

五氣者，五藏之使也，五時之副也。……五色更出，以應五時。

他們甚至直接把五節改成了「五時」，或者稱為「五行時」（見〈六節藏象論〉，詳見後述）。《內經》醫家在針刺治療實踐中，強調「用針之服，……法天則地，合以天光」（〈八正神明論〉），而且還總結出按「五時」進行選穴針刺治療，如《靈樞・順氣一日分為四時》曰：

藏主冬，冬刺井；色主春，春刺滎；時主夏，夏刺輸；音主長夏，長夏刺經；味主秋，秋刺合。[111]

醫和把陰陽貫穿於四時[112]，同時結合當時疾病發生的狀況，倡導在持續溫暖的氣候環境中應該變更四季為五個時節。所以，即使要把「六氣說」作為醫學陰陽四時五行理論（詳見後節）的發端，也並不存在有過度詮釋之嫌。不言而喻，這個醫學陰陽四時五行理論完全不同於地上五方五行，充分展示

---

[111] 有關五時針刺的論述還見於《素問・四時刺逆從論》。

[112] 多數學者的甲骨卜辭研究表明殷人尚未具備四時的觀念，因為從中只發現「春」與「秋」兩字（參閱商承祚〈殷商無四時考〉，《清華周刊》（文史專號）第 37 卷第 9、10 期，1932 年；孫海波〈卜辭曆法小記〉，《燕京學報》第十七期，1935 年；于省吾著《雙劍誃殷契駢枝》，北平虎坊橋大業印書局石印版 1940 年版，4 頁）。《左傳》有春、夏、秋、冬的記載，但未見「四季」之詞。《左傳・昭公元年》首見「四時」一詞。晉侯有疾，求助於醫和之前，「鄭伯使公孫僑如晉聘」。在晉平公與子產、醫和的對話中，前後出現 2 次四時。「僑聞之，君子有四時，朝以聽政，晝以訪問，夕以修令，夜以安身。於是乎節宣其氣，勿使有所壅閉湫底以露其體，茲心不爽，而昏亂百度。今無乃壹之，則生疾矣。」（引自楊伯峻編著《春秋左傳注》修訂本，1220 頁。）此處四時是指一日分朝、晝、夕、夜四個時間段，與醫和的「分為四時，序為五節」是兩個完全不同的時間概念。由此可見，當時尚未固定四時專指四季。從《左傳》這一點看《國語》，《齊語》中齊桓公（公元前 685 年）與管子的對話中多次出現審察「四時」以促進國家對農事的管理；〈周語下〉周靈王二十二年（西元前 550 年）出現「唯不帥天地之度，不順四時之序」（引自徐元誥撰《國語集解》，98 頁，220-221 頁）等，給人一種「超前」表述的鮮明印象。

了《內經》醫家的睿智與膽略，這自然成為了中醫學的專利之一。

〈陰陽繫日月〉從篇名可知陰陽與月日的關係，篇末卻發問：

> 五行以東方為甲乙，木主春，春者蒼色，主肝。肝者，足厥陰也。今乃以甲為左手之少陽，不合於數，何也？

這種以五方、天干、五行、四時五節、五色乃至五聲、五味的五行歸類模式，即所謂「方位觀念的數術化」可能早就根植於醫學領域。例如《素問・刺熱》曰：「肝熱病者，小便先黃，腹痛多臥身熱。熱爭則狂言及驚，脇滿痛，手足躁，不得安臥，庚辛甚，甲乙大汗，氣逆則庚辛死，刺足厥陰，少陽」；「肝主春，足厥陰少陽主治。」（〈藏氣法時論〉）《內經》醫家首先把〈洪範〉的五行和四季時令，以及方位、天干等有機地結合於五臟、經脈等人體器官組織，發展形成獨特的五行歸類系統。〈順氣一日分為四時〉又將這種醫學五臟五行歸類稱之為「五變」，

> 黄帝曰：願聞五變。歧伯曰：肝為牡藏，其色青，其時春，其日甲乙，其音角，其味酸。心為牡藏，其色赤，其時夏，其日丙丁，其音徵，其味苦。脾為牝藏，其色黃，其時長夏，其日戊己，其音宮，其味甘。肺為牝藏，其色白，其時秋，其日庚辛，其音商，其味辛。腎為牝藏，其色黑，其時冬，其日壬癸，其音羽，其味鹹。是為五變。

這意味著在醫學領域中，它們可能早已自成一個比較完整的體系。其中，五臟陰陽五行分類尚用牡牝，心、肝為牡臟；而肺、脾、腎為牝臟。這一點比起《越語》記載范蠡與越王勾踐議論用兵之策時，所用的陰陽與牡牝並用之例[113]顯得更為古樸。天干結合時令、方位等運用於五臟，以及形體疾病的

113 《國語・越語下》載范蠡曰：「古之善用兵者，因天地之常，與之俱行。後則用陰，先則用陽。近則用柔，遠則用剛。後無陰蔽，先無陽察。……盡其陽節，盈吾陰節而奪之。宜為人客，剛彊而力疾；陽節不盡，輕而不可取。……凡陳之道，設右以為

診斷與治療的，還見於《素問》的〈平人氣象論〉、〈藏氣法時論〉、〈風論〉和《靈樞》的〈五禁〉、〈九針論〉等篇。

而且，〈順氣一日分為四時〉、〈金匱真言論〉、〈六節藏象論〉等八篇文獻明確地細分四季為五個時節，頻繁地使用了「長夏」一詞，這種由天而生的陰陽四時五節，在周而復始、循環不已之中已經蘊含著五行相生。〈六節藏象論〉黃帝提問

> 曰：何謂所勝。岐伯曰：春勝長夏，長夏勝冬，冬勝夏，夏勝秋，秋勝春，所謂得五行時之勝，各以氣命其藏。

所謂「五行時」，也就是五行與五個時節相結合以展示五行的相生相剋的規律，而「得五行時之勝」，即在春、夏、長夏、秋、冬五節時令相生序列循環的基礎上，隔時節相間衍化出五行相勝。而且早有巫醫利用五行相生相剋原理於祝由治病。《靈樞・賊風》載，

> 黃帝曰：其祝而已者，其故何也？岐伯曰：先巫者，因知百病之勝，先知其病之所從生者，可祝而已也。

先前的巫覡利用百病之相勝來判斷祝由施治的可行性，因為他們熟知百病之相生，即以五行相生推測發病的原因。這表明在古代的醫學領域，五行相勝是衍生於五行相生的基礎之上。《內經》把四時加「長夏」稱為「五時」，這是以具有時空概念的五個時節按其自然發生順序形成的一個循環系統，而且具有周而復始、循環不已的特點。同時，這五個時節又是以不同之氣的高度抽象形式存在，標誌五行相生相剋原理具有了普遍必然性的意義。更為重要的是：這種規律已經著實地運用於臨床的診斷與治療，例如《靈樞・五

牝，益左以為牡，蚤晏無失，必順天道，周旋無究。今其來也，剛彊而力疾，王姑待之。」（引自徐元誥撰《國語集解》，585-586 頁。）

亂》曰：

五行有序，四時有分，相順則治，相逆則亂。

《靈樞・逆順》云：

氣之逆順者，所以應天地陰陽四時五行也。

〈順氣一日分為四時〉曰：

人有五臟，五臟有五變，五變有五輸，故五五二十五輸，以應五時。

表明體內臟腑病變的五輸穴治療理論也已經切合五時並整合完備，而且是在十一經脈理論形成之後。[114]這是自〈洪範〉以來，首次出現運用四時五節時令的變化規律於五行，形成五行相生相剋的不同序列循環及其具體運作的實例。而我們研究的一個目的，就是要找到一種思想分化的起點，給這種思想發展的重要節點定個位。假如沒有具有時空概念的四時五節時令作為五行的基礎，所謂的五行就不可能具有普遍必然性的哲學意義。

---

114 《素問》有 4 篇，《靈樞》有 13 篇涉及五輸穴，後者有 8 篇是言及十一脈或十二脈而展開的，其中還有 5 篇夾雜放血療法。這表明處於肘、膝以下的五輸穴位可能發現較早，在十一經脈理論形成之後已施用於臨床。例如，〈壽夭剛柔〉：「病在陰之陰者，刺陰之滎俞。病在陽之陽者，刺陽之合。病在陽之陰者，刺陰之經。病在陰之陽者，刺絡脈。……久痹不去身者，視其血絡，盡出其血。」至於五輸穴與四時、五時的關係，除〈痹論〉（至陰）與〈順氣一日分為四時〉（長夏）之外，結合四時春夏秋冬使用五輸穴的更為多見，除《素問・水熱穴論》外，《靈樞》就有〈本輸〉、〈官針〉、〈四時氣〉、〈寒熱病〉、〈五亂〉、〈官能〉等。如〈四時氣〉：「四時之氣，各有所在，灸刺之道，得氣穴為定。故春取經、血脈分肉之間，甚者深刺之，間者淺刺之。夏取盛經孫絡，取分間絕皮膚；秋取經俞，邪在府，取之合。冬取井滎，必深以留之。」

鑒此，我們認為有必要按古代哲學「形而下」與「形而上」的概念，對五行發展的不同階段進行劃分。將殷商以來「尚五」或以「五」數為基準的，如五方、五色、五聲、五味乃至五材等比較簡單的、缺乏高度抽象而形成的五行歸類納入形而下，統稱之為「原始五行觀念」。[115]並以此作為區別跨入戰國前期以《內經》創新地劃分出「長夏」時節作為節點（詳見下節），以四時五節時令變化規律為基礎的，形成一種順時節相生、間時節相剋的形而上的五行生剋原理，又稱之為「五行概念」或「五行學說」。況且，「由游離不明確的觀念（idea），而至轉成確定的概念（concept），就有其普遍性。觀念大都是十分不明確的，明確化就成概念，一成概念就有普遍性。」[116]這種從理論上利用「觀念」與「概念」進行明確地區分，對於一種哲學思想發展過程的階段性劃分，更好地把握一種哲學思想發展與形成的歷史全貌，無疑具有極為重要的指導意義。否則「五行概念」真正形成於何時？出自何方神聖？等關鍵性問題將永遠交纏不清。

〈金匱真言論〉開篇提出，

> 八風發邪，以為經風，觸五藏，邪氣發病。所謂得四時之勝者，春勝長夏，長夏勝冬，冬勝夏，夏勝秋，秋勝春，所謂四時之勝也。

《內經》醫家認為五臟的發病與四時八風邪氣有關，而八風邪氣致病與四時五節的相剋關係密切。《靈樞．歲露論》黃帝問於少師曰：「余聞四時八風之中人也，故有寒暑，寒則皮膚急而腠理閉；暑則皮膚緩而腠理開」；《靈樞．九針論》云：「四時八風客於經絡之中，為瘤病者也」；〈脈要精微論〉認為癰腫筋攣骨痛，「此寒氣之腫，八風之變也。……此四時之病，以其勝治之愈也」，以致「凡刺之法，必候日月星辰，四時八正之氣，氣定乃

[115] 參閱勞思光著《中國哲學史》一卷第二章第一節〈有關原始觀念之問題〉，廣西師範大學出版社，2005年。

[116] 引自牟宗三著《牟宗三先生全集（30）．中西哲學之會通十四講》，聯經出版事業公司，2003年，7頁。

刺之」（〈八正神明論〉）。《內經》中多數出現「四時八風」連用，在醫家的眼裡「八風」衍化附屬於「四時」，這與殷商卜辭中由四方四風衍化為八方八風[117]還是有所區別，這表明《內經》醫家更重視時節變化而不是方位，實際上風向變化與季節的關係更為密切。《靈樞・九宮八風》介紹來自八方的八風之名：大弱風、謀風、剛風、折風、大剛風、凶風、嬰兒風、弱風，並以九宮預測八風可能傷害人體的部位與組織。雖然太一在九宮的移動是以方位為主，但八方已和八節形成固定的聯動。[118]《左傳》《國語》已從殷商時期的春、秋兩季完善為四季，數見「八風」一詞，甚至出現以「八音」之樂調和八方之風。[119]總而言之，《內經》創造性地劃分出「長夏」時節，以四時五節的變化規律創新了五行概念，這既是在長期觀察四時八風與疾病發生的基礎上開花結果，也是春秋以來特定歷史氣候變遷的產物。

但是，有很多學者專家因為《內經》出現的「長夏」而感到煩心不已，甚至有醫史專家認為，這只是為了「附會五行之中央土」，這一類醫學文獻是較晚的作品。[120]假如真是那樣的話，《內經》醫家何樂不為遵循《呂氏春秋》、《淮南子》乃至《春秋繁露》使用的「季夏」一詞呢？〈九宮八

---

[117] 參閱胡厚宣〈甲骨文四方風名考證〉，《甲骨學商史論叢初集》第二冊，成都齊魯大學國學研究所石印本，1944 年；〈釋殷代求年於四方和四方風的祭祀〉，《復旦學報（人文科學）》1956 年第 4 期；常正光〈殷代授時舉偶——「四方風」考實〉，《中國天文學史文集》第五集，科學出版社，1989 年。

[118] 《靈樞・九宮八風》的八節（立春、春分、立夏、夏至、立秋、秋分、立冬、冬至）已經分別與八方（東北、東方、東南、南方、西南、西方、西北、北方）組合成為天留、倉門、陰絡、上天、玄委、倉果、新洛、葉蟄八宮（參見「九宮八風圖」）。

[119] 《左傳・隱公五年》曰：「夫舞所以節八音而行八風」《正義》注曰：「八音，金、石、絲、竹、匏、土、革、木也。八風，八方之風也。以八音之器，播八方之風，手之舞之，足之蹈之，節其制而序其情。」（引自李學勤主編《十三經注疏・春秋左傳正義》，北京大學出版社，1999 年，98 頁）

[120] 見廖育群〈秦漢之際針灸療法理論的建立〉，《自然科學史研究》第 10 卷第 3 期，1991 年，275 頁；又見廖育群著《岐黃醫道》，84 頁。劉宗迪〈五行說考源〉認為「季夏」是畫蛇添足的生造，只是為與五方「門當戶對」（《哲學研究》2004 年第 4 期，36 頁）。

風〉以冬至日起將一年按四季主要節氣分為八個四十六日，但實際上是建立在五臟五行歸類的基礎之上。[121]其中東西南北四風配對四藏與四氣：肝（筋）主濕，肺（皮膚）主燥，心（脈）主熱、腎（骨）主寒；而西南風與東南風當應對脾（肌）和胃（肌肉），實則配對脾胃（肌肉）主身重。[122]所謂「身重」，是機體遭濕氣侵蝕所犯。西南風和東南風是影響中國夏季的兩股常見季風[123]，也是形成多雨潮濕氣候的主要因素。至於東北風與西北風沒有出示任何相應之氣，所以可以推定這是以五臟五行為中心而展開的。只是「肝主濕」使人感到疑惑不已，這應該與東方緊臨渤海、黃海，終年遭受潮濕海風侵襲直接相關。根據「九宮八風圖」所示方位：上南下北，左東右西，符合李學勤先生所論證晚周以來各種數術圖的二點特色。[124]如果根據「肝主濕」這個特徵推測的話，熟悉這種氣候環境的當首推齊人。1977 年安徽阜陽羅莊汝陰侯墓出土的太一九宮式盤，隨之引發與《靈樞・九宮八風》等相關篇章的比較研究，結果表明該篇所承載的資訊要早於太一九宮式盤。[125]這也部分地驗證了考古發掘專家有關《靈樞》成書於先秦的推斷。[126]

---

121 〈金匱真言論〉：「黃帝問曰：天有八風，經有五風，何謂。歧伯對曰：八風發邪，以為經風，觸五藏，邪氣發病。」西漢汝陰侯墓發現「太乙九宮盤的正面，是按八卦位置和五行屬性（水、火、木、金、土）排列的。九宮的名稱和各宮節氣的日數與《靈樞經・九宮八風篇》篇首的圖完全一致。」（引自安徽省文物工作隊等〈雙古堆西漢汝陰侯墓發掘簡報〉，《文物》1978 年第 8 期，18-19 頁。）

122 〈九宮八風〉：「風從南方來，……內舍於心，外在於脈，氣主熱。風從西南方來，……內舍於脾，外在於肌，其氣主為弱。風從西方來，……內舍於肺，外在於皮膚，其氣主為燥。風從西北方來，……內舍於小腸。風從北方來，……內舍於腎，其氣主為寒也。風從東北方來，……內舍於大腸。風從東方來，……內舍於肝，外在於筋紐，其氣主為身濕。風從東南方來，……內舍於胃，外在肌肉，其氣主體重。」

123 參閱丁一匯主編《中國氣候》，科學出版社，2017 年，42-43 頁。

124 參閱李學勤著《李學勤集》，357 頁。

125 參閱孫基然〈西漢汝陰侯墓所出太一九宮式盤相關問題的研究〉（《考古》2009 年第 6 期）和〈《靈樞・九宮八風》考釋〉（《遼寧中醫雜誌》2012 年第 39 卷第 4 期）。

126 參閱安徽省文物工作隊等〈雙古堆西漢汝陰侯墓發掘簡報〉，19 頁。

討論話題再次轉回十二經脈。〈陰陽繫日月〉開篇提出，「余聞天為陽，地為陰，日分陽，月為陰」，「腰以上者為陽，腰以下者為陰」，試圖嘗試一種新的陰陽分類於人體的經脈系統，即指定足為陰，手為陽。起於雙足十二經脈配對十二地支及十二個月；而從雙手十指開始的十條經脈配對十天干（無手心主經脈），且又與月分無關。歧伯在篇中指出這種以天地分陰陽的歸類法，雖然不同於以四時五行排列的陰陽分類，但根據陰陽的抽象內涵還是可以接納的。[127]這也許還和整合《足臂經》、《陰陽經》之類的文獻有關。〈陰陽繫日月〉以腰為界進行經脈的陰陽分類，並總結出：

> 足之陽者，陰中之少陽也；足之陰者，陰中之太陰也。手之陽者，陽中之太陽也；手之陰者，陽中之少陰也。

這是通過細化陰陽之後再行經脈與五臟的分類，為連接經脈與五臟而開拓針刺治療的新領域鋪設一個理論平臺。隨即提出五臟五行陰陽分類，

> 其於五藏也，心為陽中之太陽，肺為陽中之少陰，肝為陰中之少陽，脾為陰中之至陰，腎為陰中之太陰。

這種細分五臟的陰陽屬性，在五臟相剋之中呈現出陰盡及陽，陽盡及陰的陰陽消長轉化的自然規律。而且，這種細分法又見於〈九針十二原〉以及《素問》的〈金匱真言論〉、〈六節藏象論〉。尤其是〈九針十二原〉不僅介紹陰、陽經脈的五輸穴[128]，而且還把針刺導入體內臟腑病變的治療，並且直

---

127 〈陰陽繫日月〉：「歧伯曰：此天地之陰陽也，非四時五行之以次行也。且夫陰陽者，有名而無形，故數之可十，離之可百，散之可千，推之可萬，此之謂也。」

128 《靈樞．九針十二原》：「五藏五俞，五五二十五俞，六府六俞，六六三十六俞，經脈十二，絡脈十五，凡二十七氣以上下。所出為井，所溜為滎，所注為俞，所行為經，所入為合，二十七氣所行，皆在五俞也。」

接展示了相關的原穴。[129]因為「陰經輸原合一，臨床運用時以輸穴代原」[130]，這為推廣針灸治療體內的疾病打開了新的途徑。《靈樞》將之列為首篇也是顯示該篇在《內經》的重要地位。

〈金匱真言論〉認為「為施針石」治療，必須全面理解人身、五臟六腑、季節疾病的陰陽分類以及五臟的陰陽屬性，並界定外為陽內為陰，背為陽腹為陰，六腑為陽五臟為陰，夏秋之病為陽，冬春之病為陰。而且還強調說：

> 此皆陰陽、表裡、內外、雌雄相輸應也，故以應天之陰陽也。

這就是說《內經》不僅認定自己創新的五行來自天上，而且再次明確陰陽也是來自天上的。換而言之，《內經》提出的陰陽四時五行理論是完全繼承了醫和的「六氣說」發展而來的。

《素問・玉版論要》曰：

> 行《奇恒》之法，以太陰始。行所不勝曰逆，逆則死；行所勝曰從，從則活。[131]

古醫籍《奇恒》早已通過診察寸口脈象，並結合五行相勝預判疾病的預後，

---

129 《靈樞・九針十二原》：「陽中之少陰，肺也，其原出於太淵，太淵二。陽中之太陽，心也，其原出於大陵，大陵二。陰中之少陽，肝也，其原出於太沖，太沖二。陰中之至陰，脾也，其原出於太白，太白二。陰中之太陰，腎也，其原出於太溪，太溪二。……凡此十二原者，主治五藏六府之有疾者也。」

130 參閱南京中醫學院主編《全國高等醫藥院校試用教材・針灸學》，上海科技出版社，1979 年，182 頁及 181 頁「陰經五輸穴表」。

131 楊上善曰：「太陰，肺手太陰脈，主氣者也。」馬蒔說：「凡欲行〈奇恒篇〉之法，自太陰始，蓋氣口成寸，以決生死，故當於此部而取之」；馬蒔曰：「五行之克我者為所不勝也。」「五行之我克者曰所勝。」（引自龍伯堅，龍式昭編著《黃帝內經集解・素問》，208 頁注 9，10，11。）

這與《素問・方盛衰論》論及的「五中」也是相一致的。[132]後世醫家馬蒔、吳崑、江永浩都認為《五中》與《上經》、《下經》、《揆度》、《陰陽》、《奇恒》一樣也是一部古醫籍。[133]《素問・陰陽類論》黃帝問詢雷公：

> 陰陽之類，經脈之道，五中所主，何藏最貴？雷公對曰：春甲乙青，中主肝，治七十二日，是脈之主時，臣以其藏最貴。

所謂「五中所主」，即以五臟為本的診脈理論，是建立在嚴謹的醫學陰陽四時五行理論之上，即以七十二日均分一年為五個時節，其本身就蘊含著五行相生。〈陰陽繫日月〉及〈陰陽類論〉針對醫學五臟五行分類的發問提醒我們：一，經脈陰陽五行分類晚出於五臟陰陽五行分類。二，所謂五臟陰陽五行，實際上是衍化於醫學陰陽四時五行理論，「治七十二日」就是一個實證。這也意味著後世有關以七十二日分一年五節的都可能源於此（詳見後述）。

以十二條或十一條經脈構建嶄新的經脈理論系統，兩者的議論焦點就在於是否要收納手心主之脈。早在《足臂經》、《陰陽經》中對這兩脈的循行及其所生病症就存在交混不清的跡象[134]，這也只是以後出的《靈樞・經脈》相關「標準」去審定歷史而已。就臂少陰脈循行而言，乙本《陰陽經》在甲本的基礎上增添「入心中」三個字，其間所經歷的歲月則無法求證。

---

132 〈方盛衰論〉：「是以聖人持診之道，先後陰陽而持之，《奇恒》之勢乃六十首，診合微之事，追陰陽之變，章五中之情，其中之論，取虛實之要，定五度之事，知此乃足以診。」

133 〈脈要精微論〉：「五臟者，中之守也。」王冰注：「五中，謂五臟」；吳崑曰：「五中，五內也」（參閱龍伯堅，龍式昭編著《黃帝內經集解・素問》，1115 頁注 10，12）。

134 參閱李瑞超，李岩，焦召華等〈手厥陰心包芻議〉，《山西中醫》2013 年 29 卷第 6 期，37-45 頁。參閱李岩，王燕〈試談手厥陰心包經的沿革與完善〉，《天津中醫學院學報》1999 年 18 卷第 1 期，38-39 頁。

《靈樞・邪客》認定「因天之序」[135]而補足十二條經脈，所以苦心地落實了與心相關的手少陰經和手心主經，這兩條經脈在體表的循行與分布。它雖然巧妙地提出「以心包代主受邪」的理論，徹底解決了手心主與手少陰兩經脈分離的技術問題，但也形成了「手少陰之脈獨無俞」的尷尬局面。[136]〈本輸〉所示屬手少陰經脈的五輸穴，查《太素》云：

> 心出中衝，中衝者，手中指之端也，為井；溜於勞宮，勞宮者，掌中中指本節之內間也，為滎；注於大陵，大陵者，掌後兩骨之間方下者也，為輸；行於間使，間使道兩筋之間，三寸之中也，有過則至，無過則止，為經；入於曲澤，曲澤者，肘內廉下陷者之中也，屈而得之，為合，手心主經也。[137]

《太素》所收錄的條文應該更契合《靈樞・邪客》的文理。詳細對照〈經脈〉手厥陰和手少陰的「是動病」與「所生病」內容，混合這兩類的病症再作兩經病症的比較，兩者的內容基本相似，手心主脈僅多出一個「喜笑不休」的神志症狀。綜觀《內經》有關手少陰經與手心主經脈的記述，《素問》有十三篇，《靈樞》有二十二篇言及「手少陰」或「少陰」經脈；而「手心主」或「心主」經脈的記述在《素問》只有五篇，在《靈樞》則有十四篇，醫家對手少陰經的認可度似乎更高些。不過，這兩脈的名稱同現於一篇的占少數，這可能與不同師承團體所持意見的相異有關。新組合的名稱

---

135 「因天之序」一語僅見於《素問・八正神明論》和《靈樞・邪客》兩篇。前者以「黃帝問曰：用針之服，必有法則焉，今何法何則。歧伯對曰：法天則地，合以天光」開篇；後者在解釋了手太陰脈單獨無俞之後出現。

136 《靈樞・邪客》：「手少陰之脈獨無俞，何也？歧伯曰：少陰，心脈也。心者，五藏六府之大主也，精神之所舍也，其藏堅固，邪弗能容也。容之則心傷，心傷則神去，神去則死矣。故諸邪之在於心者，皆在於心之包絡。包絡者，心主之脈也。故獨無俞焉。」這段文句分別收錄於《太素》卷九，127 頁；《針灸甲乙經》卷三（黃龍祥《黃帝針灸甲乙經》新校本，177 頁）。

137 引自《黃帝內經太素》卷十一，166-167 頁。

——「心主手厥陰心包絡之脈」首見於〈經脈〉，「手厥陰」一詞僅見於〈經脈〉，而「心包絡」或「心包」也僅現於〈經脈〉與〈經水〉。

〈經脈〉是唯一全面介紹十二經脈、十二別絡、任脈、督脈及脾之大絡共計十五條經絡循行的篇章，被公認為《靈樞》中最後撰成的文獻之一，而且在形式上也是黃帝傳授給雷公的。就其中的十二經脈而言，具有以下幾個特徵：

第一，經脈之前均添加所屬臟腑的名稱，明確了經脈與臟腑的連接關係。

第二，確立從肺經至肝經之間十二經脈周而復始的流注循環系統。

第三，結合氣、陰陽、五行對經脈體系的構建。[138]

第四，指出十二經與絡在肢體分布的區域以及十二個特定的絡穴。

第五，「病症歸經」呈現出一種傳統，從《足臂經》、《陰陽經》到〈經脈〉，每一條經脈的病症及其數量有增無減；而「穴位歸經」的運作卻看不到相應的體現，儘管明言「氣穴三百六十五以應一歲」（〈氣穴論〉）。

總之，從灸經《足臂經》、《陰陽經》的十一條脈到〈經脈〉對經絡系統的全面構建與整合，終於使之在醫學領域得以傳布。猶如《素問・徵四失論》所云：

> 夫經脈十二，絡脈三百六十五，此皆人之所明知，工之所循用也。

這個立體結構的經絡系統外滲皮部、筋肉之間，內接五臟六腑，不僅運行氣

---

138 《靈樞・經脈》：「手太陰氣絕，則皮毛焦。……丙篤丁死，火勝金也。手少陰氣絕，則脈不通。……壬篤癸死，水勝火也。足太陰氣絕者，則脈不榮肌肉。……甲篤乙死，木勝土也。足少陰氣絕，則骨枯。……戊篤己死，土勝水也。足厥陰氣絕，則筋絕。……庚篤辛死，金勝木也」；「衛氣先行皮膚，先充絡脈，絡脈先盛，故衛氣已平，營氣乃滿，而經脈大盛」，所以可以通過人迎脈與寸口脈的強弱比較以決定針刺治療的補瀉手法。

血與傳導感應，同時也是傳遞病邪與診察病變的重要途徑。〈五亂〉曰：「經脈十二者，別為五行，分為四時」，在經脈循行全身的立體架構上，結合「五行以東方為甲乙，木主春。春者，蒼色，主肝。肝者，足厥陰也」，即在醫學四時五行理論的指導下，在臟腑、組織等不同層次之中，增加方位、屬性、季節、氣色等多種元素，形成一個多元化的結構，構築成為足以指導人體的生理、病理以及臨床診治的獨特理論體系。

所謂「醫學陰陽四時五行理論」，是我們試圖論證古代醫家在漫長的診療實踐中，接受醫和醫學思想的同時，努力吸納傳統陰陽、五行文化的合理部分，結合四時五節的時令變化，創新陰陽概念和五行概念（詳見本書下篇〈《黃帝內經》——中國傳統哲學的濫觴〉展開）並運用於構建臟腑氣血、經絡系統等醫學理論，用於說明人體生理、病理的變化，疾病的傳變和推測疾病的轉歸及預後。事實上，由於醫工日常診療活動的廣域性，對病患解釋說明的通俗性，這可能比史上形而上學領域更早、更積極地影響了社會以及傳統學術思想（詳見後節）。《淮南子》不管是〈天文訓〉涉及「五星」，還是〈墬形訓〉言及「五方人」的特徵，都有參考或引用〈金匱真言論〉與《靈樞》的〈通天〉、〈陰陽二十五人〉的相關形式或內容[139]，而這個人群分類的構想可能與黃帝之子二十五人，二十五宗[140]有關。我們不能因為先秦文史古籍未見「五臟六腑」、「十二經脈」、「針刺」、「氣穴」之類的醫用術語，就輕易斷言醫學理論的發展滯後，否定醫學理論形成於先

139 《淮南子・地墬訓》列舉東西南北中五大區域因不同的地理環境造就五大類不同形態和性格的人群。其中涉及五行歸類：「東方，……竅通於目，筋氣屬焉，蒼色主肝，……。南方，……，竅通於耳，血脈屬焉，赤色主心，……。西方，……，竅通於鼻，皮革屬焉，白色主肺，……。北方，……，竅通於陰，骨幹屬焉，黑色主腎，……。中央，……，竅通於口，膚肉屬焉，黃色主胃，……。木勝土，土勝水，水勝火，火勝金，金勝木」（引自劉文典撰《淮南鴻烈集解》，中華書局，1989年，145-146頁）。

140 《國語・晉語》：「黃帝之子二十五人，其同姓者二人而已；……其同生而異姓者，四母之子別為十二姓。凡黃帝之子，二十五宗，其得姓者十四人為十二姓。」（引自徐元誥撰《國語集解》，333-334頁。）

秦。[141]況且《內經》的醫學文獻，猶如《靈樞・禁服》所述，「此先師之所禁坐私傳之也，割臂歃血之盟也。」由於長期受制於醫門誓約的制約，只限於師徒之間世代口耳相傳，外傳的可能性較小；隨著抄寫於縑帛之後，外傳的機會可能相對增多。

《史記》記載繼孟子之後，「鄒衍睹有國者益淫侈，不能尚德，若大雅整之於身，施及黎庶矣。乃深觀陰陽消息而作怪迂之變，終始、大聖之篇十餘萬言」[142]，但這並非天才之作亦非無源之水。不難推測鄒衍（約西元前305－前 240 年）遊歷各國期間，一定深刻感受到陰陽五行文化在民間的巨大影響力[143]，以致全力收集相關資料，結合時政進行選擇性的整理和演繹，最終撰成《終始大聖》和《主運》。其間，他還撰著《重道延命方》[144]，秘而不宣以致世人莫見。究其原因可能與他在收集、整理、著述五行終始政論期間，大量見證並學習民間包括醫家、術士乃至日者等實際運作陰

---

[141] 莊子及其門人明顯對醫者存在成見，曾批評「醫門多疾」（〈人間世〉），甚至在〈列御寇〉中譏諷說：「秦王有病召醫，破癰潰痤者得車一乘，舔痔者得車五乘，所治愈下，得車愈多。」（引自陳鼓應注譯《莊子今注今譯》，中華書局，1983 年，839 頁。）而且在〈駢拇〉、〈在宥〉中都拿五臟與五竅的功能說事。也許因為古代醫者地位極其卑賤，諸子心存偏見無視針刺效果，更不屑引述醫理。《列子・湯問》篇記述偃師曾使用革、木、膠、漆等製作人形歌舞伎，「內則肝、膽、心、肺、脾、腎、腸、胃，外則筋骨、支節、皮毛、齒髮，皆假物也，而無不畢具者」（引自嚴北溟，嚴捷撰《列子注釋》，上海古籍出版社，1986 年，129 頁）。嚴靈峰先生考證認為《列子》是先秦古籍（參閱嚴靈峰先生著《列子辯誣及其中心思想》，臺灣文史哲出版社，1994 年）。許抗生先生亦肯定《列子》基本上為先秦作品（參閱許抗生〈《列子》考辨〉，陳鼓應主編《道家文化研究》第一輯，上海古籍出版社，1992年）。

[142] 引自《史記》卷七十四，2344 頁。

[143] 雲夢睡虎地十一號秦墓出土的《日書》，其中所涉及的五行生克就是一個鮮明的例子。而且它可能早於鄒衍存在於秦楚民間（參閱《日書》研讀班〈日書：秦國社會的一面鏡子〉，《文博》1986 年第 5 期）。

[144] 《漢書・楚元王傳》：「上（指宣帝）復興神仙方術之事，而淮南有《枕中鴻寶苑秘書》。書言神仙使鬼物為金之術，及鄒衍《重道延命方》，世人莫見，而更生（劉向）父德武帝時治淮南獄得其書。」（引自《漢書》卷三十六，1500 頁。）

陽五行的事例。

全面繼承鄒衍陰陽家思想的《呂氏春秋》[145]，其中〈本生〉、〈重己〉、〈貴生〉、〈情欲〉等篇所討論修性養生等話題，畢竟都屬於與生命、生死等與醫學相關的問題，終究不如《內經》論述的專業，不管是議論的格局還是深度（見下節詳述）。比如，《靈樞・決氣》曰：「兩神相搏，合而成形，常先身生，是謂精」，而〈寶命全形論〉云：「人以天地之氣生，四時之法成」，生命的誕生已經跨越了形而下的男女交媾，鮮明地提出了人是由天地陰陽之氣相合所化生。這是繼醫和之後又一個醫學思想先行於傳統哲學的表述，在現存先秦古籍中《內經》最先明確地回答：人從哪裡來？這個形而上的、極其重要的、根本性的哲學問題。這是討論一切有關生命問題的基礎，生命是由氣所構成的，故人及其日常生活都必需遵循四時五節的氣候變化而隨時應變，體現了一種人與天地自然相通的整體觀念，而針刺治療正是建立在這種認識的基礎之上。該篇末了總結說：「今末世之刺也，虛者實之，滿者泄之，此皆眾工所共知也。若夫法天則地，隨應而動，和之者若響，隨之者若影，道無鬼神，獨來獨往。」篇中還積極宣揚醫工五法（治神、養身、知毒藥、制砭針和熟知診法），要求臨床的針刺治療必須結合三部九候脈診，熟練地掌握針刺技術，遵循天道選擇補瀉的治療法則，甚至把針刺虛實的手法比喻為「如臨深淵，手如握虎」。

〈寶命全形論〉不僅展示了古代醫家對生命的來源與本質這個哲學根本問題的深刻認識，而且還提出「天地合氣，別為九野，分為四時，月有大小，日有長短，萬物並至，不可勝量」的天地萬物生成論，認為自然界的變化和萬物的化生皆源於氣，同時表明氣是構成天地萬物的基本元素，也是宇宙世界的本原。這是其他先秦古籍從未見過如此完整且層次分明的、有關天地自然萬物形成的哲學表述。醫家提出「萬物以人為貴」的思想，即在充分認識人的生命最為寶貴的立場上，闡述了「天人合一」醫學原理和針刺診療技術的重要性。只有「人能應四時者，天地為之父母，知萬物者，謂之天

---

145 參閱徐復觀著《兩漢思想史》第二卷，華東師範大學出版社，2001年，3頁。

子」，換言之，只有能順應天道四時，敬畏與理解天地自然萬物之人，尊重一切生命的人，才能成為受世人託付生命的良醫。而他們堅持不懈的努力，數百年間世代持續不斷的臨床觀察，發現四時不正之氣給人體、人群的健康帶來極大的危害性，以及提出分四時為五節以切合臨床診療的必要性，就是這個思想的最好展示。託名於黃帝的醫家，「余念其痛，心為之亂惑」，處心積慮地研發針刺治療技術，不問病患出生貴賤，病情輕重，都能得到以醫學陰陽五行理論為基本原理的針刺治療。[146]篇中出現「黔首」[147]一詞早就流行於戰國中期；而所用的「百姓」一詞，在《內經》仍然沿襲春秋中葉之前的「百官」用法[148]，而諸子百家著述中所用的「百姓」則已泛指平民。

---

146 〈寶命全形論〉：「人生有形，不離陰陽，……木得金而伐，火得水而滅，土得木而達，金得火而缺，水得土而絕，萬物盡然，不可勝竭。故針有懸布天下者五，黔首共餘食，莫知之也。」

147 出土帛書《十六經》2 次提到「天地已成，黔首乃生」（引自國家文物局古文獻研究室編《馬王堆漢墓帛書（壹）》，文物出版社，1980 年，69 頁）。《戰國策・魏策》：「先王必欲少留而扶社稷，安黔首也，故使雪甚。」（引自西漢・劉向集錄《戰國策》卷二十三，上海古籍出版社，1985 年，824 頁及該頁注七。）而且，這個詞還頻頻繁出現於《禮記・祭義》、《文子・符言》、《呂氏春秋》以及《韓非子・忠孝》等，決非秦朝首創與專用。

148 「百姓」一詞多見於《內經》，如〈寶命全形論〉載：「帝曰：余念其痛，心為之亂惑，反甚其病，不可更代，百姓聞之，以為殘賊，為之奈何」；〈行針〉載：「黃帝問於歧伯曰：余聞九針於夫子，而行於百姓，百姓之血氣各不同形」；〈官能〉黃帝曰：「用針之服，必有法則，上視天光，下司八正，以辟其邪，而觀百姓，審於虛實，無患其邪」；〈九針十二原〉載曰：「黃帝問於歧伯曰：余子萬民，養百姓而收其租稅。余哀其不給，而屬有疾病」；〈師傳〉載：「黃帝曰：余聞先師，有所心藏，弗著於方。余願聞而藏之，則而行之，上以治民，下以治身，使百姓無病，上下和親……。歧伯曰：……順者，非獨陰陽脈氣之逆順也，百姓人民皆欲順其志也」等。黃帝以關注百官疾苦為主，故分「百姓」與「萬民」；而歧伯則「百姓」與「人民」並用，兩者各自立場不同，而「百姓」指百官乃一事實。這也旁證了《內經》的成書時期較早，沿襲了「百姓」一詞在春秋中葉之前多指貴族或百官，之後通稱為人民的用法變化（參閱徐復觀著《兩漢思想史》第一卷「中國姓氏的演變與社會形式的形成」部分，華東師範大學出版社，2004 年，188 頁）。該書初版為《周秦漢政治社會結構之研究》，於 1972 年 3 月由新亞研究所出版。

這為推定該篇乃至《內經》成書於戰國中期之前提供一個有力的斷代依據。陰陽、五行、氣，這三大傳統哲學思想的範疇是中國古代傳統文化的結晶，而〈寶命全形論〉正是融合三者為一體的標杆性醫學文獻。它既闡述針刺的學術理論和手法技術，又展示出古代哲學思想的先行性，還具備了時代的座標性。

三，醫學陰陽四時五行理論

《左傳・昭公元年》記載良醫醫和受秦王派遣出使晉國診療晉侯疾病時，提出「天生六氣」的致病說，

> 天有六氣，降生五味，發為五色，徵為五聲，淫生六疾。六氣曰陰、陽、風、雨、晦、明也，分為四時，序為五節，過則為災。陰淫寒疾，陽淫熱疾，風淫末疾，雨淫腹疾，晦淫惑疾，明淫心疾，女陽物而晦時，淫則生內熱惑蠱之疾。

這段僅有八十一個字的簡短記述，只是史學家對當時的醫界有關病因理論的一種認識或概括。但它是形成於溫暖氣溫持續的時間比秦漢歷史還要長的氣候環境之中，而且六氣化生的五味、五色、五聲與寒熱、風濕交織一起足以催發各種疾病。五味、五色、五聲雖然在〈昭公元年〉之前已經出現，但以醫和為中心的醫學團體是從臨床疾病發生的角度，理性而長期地觀察持續溫暖的氣候環境對天地自然萬物，包括五味、五色、五聲等產生的各種影響。我們不難想像氣候持續溫暖不利於食物的存儲，使之容易變質腐敗。多雨潮濕的氣候環境使食物易於發生黴變，這些都容易引發胃腸道的疾病，而且持續高溫還能影響人體的造血、甲狀腺、腎上腺等功能。增強的紫外線輻射使皮膚出現潮紅，水腫，產生紅斑，引發皮膚感染，如疔瘡癤腫、癰疽等，乃至胃炎、白內障等。機體免疫力的下降將會導致更多疾病的發生。異常的六氣直接或間接地危害社會經濟與人體、人群的健康。由於醫和作為一名秦國的良醫，其師承關係和名醫的社會聲望勢必形成醫學的團體或流派，及其所產生社會影響等相關資訊，都是我們可想而不可及的。春秋末期至戰國前期，由於「史文闕軼」，即使民間出現較為普遍的私家存書[1]，但有關醫和

1　顧炎武說：「自《左傳》之終至此，凡一百三十三年，史文闕軼，考古者為之茫昧」

的身世來歷卻依然一無所知。

龐朴先生在〈陰陽：道器之間〉一文中，高度讚揚醫和提出的六氣說，「這六氣，實乃我們今天所謂的天氣或氣象之氣。天氣一詞，殆出於此；氣象之所以謂之氣象，或許亦此六氣之象。……陰陽從具體的象升格為氣時，便是兩種不同凡響的氣，在六氣中，它和其他四氣有抽象和具象、綱與目之不同。」[2]醫和提出的陰陽二氣不僅貫穿於風雨、晦明與一年四季，夏暑晝長夜短；冬寒晝短夜長，且四季又分春夏為陽，秋冬為陰。事實上，《內經》醫家對此不僅理解深刻，而且都予以充分地發揮。〈刺節真邪〉曰：「陰陽者，寒暑也。」〈論疾診尺〉云：「四時之變，寒暑之勝，重陰必陽，重陽必陰。」〈脈要精微論〉曰：「天地之變，陰陽之應，彼春之暖，為夏之暑，彼秋之忿，為冬之怒。」〈四氣調神大論〉提倡：「春夏養陽，秋冬養陰。」〈陰陽應象大論〉曰：「陰陽者，天地之道也，萬物之綱紀，變化之父母，生殺之本始，神明之府也。」總之，《內經》對陰陽不管是具象還是抽象都表述得精闢而簡樸。

眾所周知，中國儘管一年分為春夏秋冬四個季節，但春秋兩季相對較短而夏冬兩季相對較長，且氣候的變化比較劇烈，冬季比較乾冷，夏季溫熱多雨。通常冬季南北的溫度相差懸殊，但到夏季卻又相差無幾[3]，形成了比較獨特的春秋短促、夏熱冬冷的氣候特點。由於中國位居西風帶歐亞大陸的東

（引自顧炎武撰《日知錄》卷十三，上海古籍出版社，2006 年，749 頁）。《墨子・天志上》曰：「今天下之士君子之書，不可勝數，言語不可盡計，上說諸侯，下說列士」；《墨子・貴義》：「子墨子南遊使衛、關中載書甚多」（引自孫詒讓撰《墨子閒詁》，179、445 頁）。

2 引自龐朴〈陰陽：道器之間〉，陳鼓應主編《道家文化研究》第五輯，上海古籍出版社，1994 年，4 頁。

3 「例如初春三月分平均溫度，廣州要比哈爾邦濱高出 22 度，但到盛夏 7 月，則兩地平均溫度只差 4 度而已。……3 月，南京平均溫度尚比北京高攝氏 3.6 度，到 4 月則兩地平均溫度只差 0.7 度，5 月則兩地溫度幾乎相等。」（引自竺可楨著《天道與人文》，北京出版社，2005 年，142 頁；又見竺可楨著《物候學》修訂版，科學出版社，1979 年，33、35 頁。）

部和大洋太平洋的西岸，冬夏高低氣壓中心的活動和變化比較顯著，季風影響最為強烈且範圍最廣。季風在一年中的交替和南北進退，形成冬冷夏熱的氣候環境，尤其是中東部廣大地區。春秋兩季成為冬夏大氣活動中心的更迭、相互消長時期。冬季冷高壓幾乎控制全國，偏北風盛行，受寒潮與冷空氣侵襲的地區氣溫更受影響。夏季受來自太平洋和印度洋的暖氣流影響，偏南風盛行，形成高溫多雨潮濕，尤其是受梅雨季節與颱風的影響地區。[4]自北而南的華北平原和長江中下游平原，黃河與長江各自橫貫其間，秦嶺—淮河作為南北以及溫帶和亞熱帶的分界線，同時也成為了「夏雨型和春雨伏旱型降水的分界線。」[5]這種不同的地理氣候環境也造就了不同地區的農作物生產，南方豐富的水分與熱量宜於大面積種植水稻，而北方則宜種小麥。

但是，由於西周中後期溫暖氣候環境的長期持續，黃河流域的氣候可能比現今的長江流域的氣候還要暖和，夏季自然也就更加漫長、炎熱、多雨而潮濕。醫和根據當時的氣候特點，結合臨床長期觀察疾病發生的實際狀況，主張有必要將四時細分為五個時節，這樣才能切合當時的臨床醫療實情，有利於發現和判斷六氣太過為災的疾病特徵。醫和的「六氣說」作為歷史上最早的「氣象醫學」[6]，隨後得到《內經》醫家的全面繼承與發展，相關論述比比皆是。所以，我們認為醫和的「六氣說」已經為《內經》的醫學發展布下了雛形：

一，以天之氣為本的醫學。

二，陰陽四時五行醫學理論的發端。

---

[4] 中國地理氣候特徵的總結主要參閱任美鍔主編《中國自然地理綱要》，商務印書館，1999 年；秦大河等主編《中國氣候與環境演變》上下卷，科學出版社，2005 年；丁一匯主編《中國氣候》，科學出版社，2013 年等著作。

[5] 引自滿志敏著《中國歷史時期氣候變化研究》，山東教育出版社，2009 年，133 頁。詳細參閱鄒逸麟主編《黃淮海平原歷史地理》，安徽教育出版社，1997 年，12 頁。

[6] 氣象醫學（Meteorological medicine）是研究天氣、氣候變化對人體、人群的健康與疾病產生影響的科學。20 世紀 30 年代德國建立了第一個醫療氣象觀測站。1955 年 Dr. S. W. Tromp 建立世界上第一個生物氣象研究中心，提出了「生物氣象學」的概念。中國於 2009 年成立了醫學氣象學委員會。

三，節氣太過為災的發病機制。

這是先秦時期古代醫學科學的發端，它充分表明古代醫家首先推開「天人合一」這一扇思想的大門，而醫和在古代哲學領域中，既是一位智者又是一名先行者。

錢穆先生曾指出在中國文化中，「過去最大的貢獻，在於『天』『人』關係的研究」，天人合一這一觀念「是整個中國傳統文化思想之歸宿。」[7]從遙遠上古先民的天神崇拜，到「殷人尊神，率民以事神，先鬼而後禮。」[8]周人繼承了殷人尊神、敬天的傳統，雖說不像殷人那樣篤信天命，已經開始出現疑天信人的變化，但「畏天命」依然是孔子提倡「君子有三畏」之首，而且他歷來重視喪葬和祭祀（見〈堯曰〉）。當整個社會還步履蹣跚在早期天人合一觀念的迷途之中，唯有醫和能衝破思想的牢籠，首次以天之氣為本，觀察自然環境的變化對人體健康與疾病產生的影響，提出了六氣致病、「淫生六疾」之說。而且，六疾在現存《內經》中多能找到專篇的論述。[9]在天人合一這個人類文明的探索歷程中，醫和眼裡的「天」，既是與地相對應的物質之天，又是自然界及其運動變化的自然之天，沒有參雜絲毫唯心的綴思。[10]不言而喻，在陰陽四時融合五行觀念拓展天人合一的道路上，先秦醫家從理論到臨床始終踐行這一個偉大的理念，《內經》就是這種智慧與理性、知與行緊密結合的、閃爍著耀眼光輝的一個結晶體。

---

7 引自錢穆著《錢賓四先生全集（43）・世界局勢與中國文化》，聯經出版事業公司，1998年，420、419頁。

8 引自漢・鄭玄注《四部備要・禮記》卷十七，中華書局，1998年，203頁。

9 六氣中的「陰淫寒疾」，如《素問・舉痛論》等；「陽淫熱疾」，有《素問》的〈熱論〉、〈痿論〉以及《靈樞・熱病》等；「風生末疾」，如《素問》的〈風論〉、〈痹論〉等；「雨生腹疾」，如《素問・腹中論》等；「明生心疾」，如《靈樞》的〈本神〉、〈癲狂病〉等；至於「晦生惑疾，……女陽物而晦時」，可以參閱馬王堆出土的《養生方》、《十問》等。實際上，明、晦所發生的疾病應該與內因有關，詳細可以參閱本書第三章相關部分。

10 馮友蘭先生認為在這個傳統文化中，天的概念可以歸結為五種：物質之天，主宰之天，命運之天，自然之天和義理之天（參閱馮友蘭著《中國哲學史》上冊，中華書局，1961年，55頁）。

比起源遠流長五行文化的復活，陰陽文化似乎有些姍姍來遲，但在醫學領域的表現卻不一樣。周人推翻了殷商統治為八卦文化的發展帶來了絕佳的契機。徐復觀先生研究認為《易》的卦辭、爻辭和〈大象〉中皆無出現陰陽的概念，而〈乾〉初九和〈坤〉初六的〈小象〉以及〈泰卦〉與〈否卦〉中陰陽字樣懷疑乃秦漢易學家改寫進去的。

> 從（醫和）六氣中突出來的陰陽二氣體，恰恰可以套在《周易》裡兩個基本符號中去。以陰陽為性質相反相成之二氣體，即以之作為構成萬物之二元素。……用陰陽的觀念來解釋《周易》，這才完全轉變《周易》的卜筮的迷信性質，而賦予以哲學性質的構造。[11]

這段遵從歷史文獻中有關陰陽發展的順序所作出的解讀和評論，應該說是比較客觀而公允的。龐朴先生就鑽龜、陳卦和枚占三種不同占卜文化，探討五行、八卦和陰陽三種不同思想體系時，也認為「《易傳》的陰陽思想，是外加於《易》的；而這個外加正好表現了西方的周人文化和南方的楚人文化在某個時期的融合」，而且能「從戰國時代的《老子》書中，我們第一次讀到了『天氣』意義以外的陰陽字樣。」[12]他所說的「陰陽」應該就是《道德經》中的「負陰而抱陽」一文；而真正賦予現代含義的「天氣」一詞，應該是出自《靈樞》。[13]

今本《道德經》第四十二章曰：「萬物負陰而抱陽」，學界大都認為此乃道家論陰陽之開端。《說文解字》解釋：「負，恃也」[14]；《釋名・釋姿

---

[11] 引自徐復觀〈陰陽五行及其有關文獻的研究〉，收入徐復觀著《中國人性論史・先秦篇》，493-496 頁。

[12] 龐朴〈陰陽五行探源〉，收入《稂莠集》，388 頁。

[13] 就先秦文獻而言，墨家、兵家無涉天氣。儒家、法家和道家談及天氣皆與地氣成對，如「天氣下，地氣上」或「天氣下降，地氣上騰」萌生萬物之類的表述；雜家《呂氏春秋》及史家《史記・樂書》亦同。《內經》除上述表述之外，《靈樞・邪氣臟腑病形》：「而皮又厚，其肉堅，故天氣甚寒，不能勝之也。」

[14] 引自漢・許慎撰《說文解字》卷六，130 頁。

勢》云：「負，背也，置項背也」；〈釋車〉曰：「負，在背上之言也」。[15]假如單純從字面上理解，老子是以背為陰，腹為陽，或上為陰，下為陽，這與《內經》的陰陽歸類恰好相反。〈金匱真言論〉曰：

> 夫言人之陰陽，則外為陽，內為陰。言人身之陰陽，則背為陽，腹為陰。

徐復觀先生對《老子》中只出現一處陰陽論及化生過程表示懷疑，「且本書他處談到創生過程時，何以再沒有提及陰陽呢？……『萬物負陰而抱陽』，在文義上正承上文而說萬物已經化生以後的情景。可知此句中之陰陽，與上文之化生過程，並無關係。陰陽的本來意義，是就日光照得到，照不到，來分的。」[16]他的這段評述倒是客觀的，而且確實存在既無內證，又無他書旁證的尷尬局面。所以，我們只能從「沖氣以為和」的角度去理解「負陰抱陽」的結構。或許當時陰陽說在民間已經盛行，《道德經》旨在突顯沖氣的調和作用。因為在《道德經》中，諸如雌雄、牝牡、剛柔、生死、動靜、大小、高下、虛實、損益等詞語，在《內經》中更是俯拾皆是、枚不勝舉。

繼醫和提出陰、陽、風、雨、晦、明為六氣之後，馬王堆漢墓出土的《黃帝四經》（或稱《黃帝書》）之中，《十六經》等繼以晦明為月日。例如，〈果童〉曰：「天有恒榦，地有恒常，合〔此恒〕常，是以有晦有明，有陰有陽」；〈稱〉云：「日為明，月為晦，昏而休，明而起」；〈姓爭〉曰：「刑晦而德明，刑陰而德陽」。[17]從現存的文獻資料來看，可以推斷這是繼承了醫和有關「陰陽晦明」的醫學思想。李學勤先生認為馬王堆漢墓出

---

[15] 引自漢・劉熙撰《釋名》卷三，中華書局，1985 年，36 頁；卷七，122 頁。

[16] 參閱徐復觀〈陰陽五行及其有關文獻的研究〉，收入徐復觀著《中國人性論史・先秦篇》，295 頁。

[17] 引自國家文物局古文獻研究室編《馬王堆漢墓帛書（壹）》，66、82、69 頁。其中補文參照陳鼓應〈帛書〈繆和〉、〈昭力〉中的老學與黃老思想之關係〉，陳鼓應主編《道家文化研究》第三輯，上海古籍出版社，1993 年，220 頁。

土帛書〈繫辭〉成篇年代不會晚到戰國中期或更早。[18]《黃帝四經》與〈繫辭〉但見陰陽四時不見五行，這也許是陰陽文化易於五行為世人所理解、接受的一個例子，但這也只是代表個人學術或一個地域學派的思想認識，也許正因此而沒有被流傳下來。《十六經》中多篇以黃帝與臣子力黑、閹冉、四輔等問答形式展開，這使人聯想到《內經》大部分文獻的編撰形式。龍晦先生根據其中的方言、諺語、用韻特點，推定古佚書四篇的作者是來自西楚淮南地區的人[19]，也就是淮河以南長江以北的區域。也有學者認為《黃帝書》是南方的作品，但作者卻不是楚人，可能是戰國中期以前的越國人。[20]

醫和首先以「陰陽」對寒熱不同性質疾病的發生進行歸類。《足臂經》和《陰陽經》運用陰陽作為不同經脈的命名與分類。前者在足厥陰脈後插入判斷「三陰之病」的六種死症，例如「三陰之病亂，不過十日死」，而當「三陰病雜以陽病，可治」，或「陽病骨折絕筋而無陰病，不死」。[21]對於「陰病」臨床診治與預後判斷的重點，就是及時發現「陽病」的特徵。儘管發病時屬於陽病，「陽病背如流湯，死」，即大量出汗則陽氣隨汗外脫，陽病即刻轉化為陰病，病情將迅速惡化。這些危急病症的病情轉化在《傷寒論》中更為常見。這些看似簡單的總結都是臨床經驗的結晶，而且揭示了陰陽消長、轉化的規律，展示古代醫家對陰陽觀念的深入研究與理性演繹。《陰陽脈死候》曰：「凡三陽，天氣也，其病唯折骨裂膚一死。凡三陰，地氣也，死脈也」[22]，以天地之氣詮釋三陰三陽，這也許是早期形成的醫學文獻的一種特徵。文中為揭示多種疾病的危重症候，導入三陰三陽的意圖昭然若揭。這種三陰三陽的提法可能早於十一經脈理論的出現，手足經脈的歸類

---

[18] 參閱李學勤著《周易溯源》，巴蜀書社，2006 年，326 頁。也有學者認為《黃帝四經》大約成書於戰國早中期之際（參閱白奚〈《黃帝四經》早出之新證〉，陳鼓應主編《道家文化研究》第十四輯，三聯書店，1998 年，264-178 頁）。

[19] 參閱龍晦〈馬王堆帛書《老子》乙本卷前古佚書探源〉，《考古學報》1975 年第 2 期，24 頁。

[20] 參閱王博〈論《黃帝四書》產生的地域〉，《道家文化研究》第三輯，232 頁。

[21] 引自馬王堆漢墓帛書整理小組《馬王堆漢墓帛書（肆）》，6-7 頁。

[22] 引自馬王堆漢墓帛書整理小組《馬王堆漢墓帛書（肆）》，24 頁。

與命名只是三陰三陽的一種衍化。總之在醫學領域，醫和「六氣說」中的陰陽之氣已得到進一步演化，天上之氣不但分化成天地之氣，而且陰陽作為一種嶄新的理論導入人體組織與疾病，並切實運用於臨床疾病診療實踐之中。

〈陰陽離合論〉曰：

> 陰陽者，數之可十，推之可百，數之可千，推之可萬，萬之大，不可勝數，然其要一也。

陰陽以其豐富的內涵和強大的相容性成為醫學理論的大綱，並在《內經》中全面展開，或主論陰陽，或專述三陰三陽，或議論陰陽四時，或歸類五臟六腑及十二經脈，或綜合陰陽四時五行，形成多種類型的醫學文獻。我們首先把《內經》中論及三陰三陽，以及與陰陽相關而不涉及日月、四時的篇章列為「陰陽類」，其中包括陰陽及其理論延伸的相關篇章。[23]其次，把討論陰陽並結合日月、四時等篇章納入「陰陽四時類」，但排除其中論及長夏、脾土等已經出現與五行概念相關聯的篇章。第三，陰陽四時類中不包括出現闡述五行生剋原理及其具體運作的事例。例如篇中出現「行《奇恒》之法，以太陰始。行所不勝曰逆，逆則死；行所勝曰從，從則活」（〈玉版論要〉）；「從陰陽始，始之有經，從五行生，生之有度」（〈脈要精微論〉）；「以季夏戊己傷於邪者為脾風」（〈風論〉）；「反得其相勝之脈，則死矣；得其相生之脈，則病已矣」（〈邪氣臟腑病形〉）；「五氣者，五臟之使也，五時之副也」（〈五閱五使〉）；「言陰與陽，合於五行」（〈官能〉）之類的記述，則視之為嫻熟地將五行生剋原理作為點綴或提升文章價值而展開的文獻，皆歸之於「陰陽四時五行類」。第四，我們把出現陰陽五行而未見四時的篇章收入「陰陽五行類」。在醫學領域五行衍生於四時，從這個角度上說，將之納入陰陽四時五行類亦不為過。

---

23 〈金匱真言論〉：「此皆陰陽、表裡、內外、雌雄相輸應也，故以應天之陰陽也。」所以原則上把與陰陽概念相關的、以內外、表裡、寒熱、氣血、虛實、左右、逆順、終始等展開的篇章也都納入陰陽類。

根據上述界定的劃分不同類型文獻的標準，首先，陰陽類醫學文獻形成時期可能要比其他各類要早。例如〈瘧論〉闡述三陰三陽之瘧、五臟之瘧等瘧疾病的不同歸類及其臨床表現，治療上多以針刺相關經脈出血為主。不管是對瘧疾還是放血療法而言，其年代可能都是比較久遠。但也有可能因為疾病種類以及專述病理、針刺等關係，無須涉及四時五行的可能性。如〈奇病論〉之類是探討臨床比較少見疾病的成因與治療；〈刺志論〉專論「虛實之要」；〈長刺節論〉、〈皮部論〉、〈氣府論〉、〈氣穴論〉等各自集中論述有關針刺的不同內容，且篇中大都涉及放血療法。其次，陰陽四時五行類從陰陽四時類發展而來的說法按理可以成立。因為陰陽四時類文獻中基本未出現五行概念的具體運作事例，從邏輯上講它們比陰陽四時五行類文獻的形成時期要更早些。而且從語言表述及其語境等方面考察，也很難從這兩類中找出具有區別不同時代的特徵性描述，但也不能排除陰陽四時五行類文獻形成於不同地域的可能性。尤其是結合自西周中後期至戰國中期之前，將近四百年的歷史氣候環境進行考察的話，陰陽四時五行類文獻的形成時期比陰陽四時類稍晚的結論也許很難成立。比如在陰陽四時五行類的部分文獻中，四時邪氣與相對應的季節及其引發的常見病症的歸類中，就留下了明顯的「錯時」記述。

首先，引人注目的是秋季外邪燥氣為患的問題。〈陰陽應象大論〉是《內經》中比較詳細論述燥氣的一篇文獻。它一方面明確指出，

> 天有四時五行，以生長收藏，以生寒暑燥濕風。

認定燥氣既一種正常的時令氣候，又能變為一種時令邪氣。

其次，篇中所提出的醫學五行歸類中，燥氣與西方、金、白色、辛味、商音、燥、肺、皮毛、鼻、哭、咳、憂愁等列為同類，顯然是在自春秋以降的五方、五色、五味、五聲基礎上發展而來。本篇中所謂

> 西方生燥，燥生金，金生辛，辛生肺，肺生皮毛，皮毛生腎，肺主

> 鼻。

這是利用五行概念在醫學領域進行拓展的一種解釋，最終形成了醫學五臟五行理論。

第三，明確指出四時五節為患的邪氣出現在人體的主要病理特徵：

> 風勝則動，熱勝則腫，燥勝則乾，寒勝則浮，濕勝則濡瀉。

第四，如〈九宮八風〉曰：

> 風從西方來，名曰剛風，其傷人也，內舍於肺，外在於皮膚，其氣主為燥。

這再一次確認侵襲人體的燥氣多來自西風，而且它對體內肺臟及其所屬組織的功能有著特別的吸附力，外侵於皮膚，內舍於肺。

〈順氣一日分為四時〉也認為，「夫百病之所始生者，必起於燥溫寒暑風雨、陰陽、喜怒、飲食、居處」，燥氣是引發疾病的一種外來邪氣。儘管〈陰陽應象大論〉五行分類中確立肺主西方，易於生燥，但醫家仍然強調，

> 秋傷於濕，冬生咳嗽。

即秋季感受了濕邪而不是燥氣之邪形成冬季咳嗽病症的發生。〈水熱穴論〉討論針刺治療時，提出，

> 秋者金始治，肺將收殺，金將勝火，陽氣在合，陰氣初勝，濕氣及體，陰氣未盛，未能深入，故取俞以瀉陰邪，取合以虛陽邪，陽氣始衰，故取於合。

同樣觀察到秋季治療肺部疾患需要顧及濕氣內侵的問題。〈生氣通天論〉依據五行相剋原理推導形成的五臟病變，但在強調陰陽四時感受不同外來邪氣發病的特點時，首先提出：

> 夏傷於暑，秋為痎瘧。秋傷於濕，上逆而咳，發為痿厥。

> 因於濕，首如裹，濕熱不攘，大筋緛短，小筋弛長，緛短為拘，弛長為痿。

篇中雖然沒有明確出現「長夏」時節，但特別強調秋季感傷濕邪為患，出現喘咳、痿厥等病症，以及發生瘧疾流行的特點。即使後世有醫家甚至認為「秋傷於濕」應改為「秋傷於燥」[24]，但是《素問．異法方宜論》曰：「中央者，其地平以濕，天地所以生萬物也眾。其民食雜而不勞，故其病多痿厥寒熱，其治宜導引按蹻」，說明痿厥的發生確實與濕氣關係密切。而且〈生氣通天論〉所提出的觀點在《靈樞》中也能得到確認，例如〈論疾診尺〉曰：

> 冬傷於寒，春生癉熱；春傷於風，夏生后泄腸澼，夏傷於暑，秋生痎瘧；秋傷於濕，冬生咳嗽。是謂四時之序也。

甚至還強調這是按當時的四時規律所發生的常見疾病。

實際上，現存《內經》中言及外邪燥氣的文獻不過十篇，包括《素問》的〈陰陽應象大論〉、〈藏器法時論〉、〈宣明五氣〉、〈痹論〉、〈針解〉、〈解精微論〉和《靈樞》的〈順氣一日分為四時〉、〈邪客〉、〈九宮八風〉和〈九針論〉，除了〈陰陽應象大論〉外，其餘九篇都只是為不同內

24　例如喻嘉言等名醫就作「秋傷於燥」（參閱龍伯堅，龍式昭編撰《黃帝內經集解．素問》，58 頁）。

容的五行歸類簡單地提及而已。[25]綜合上述分析，不難推測在《內經》成書之前，秋季乾燥的氣候極為罕見，仍然一直延續著比較溫熱潮濕的氣候環境。因此直接導致在以陰陽四時而展開的篇章中，存在頗讓後世醫家犯難的、所謂「秋傷於濕」的「錯時」的病因、病理及其易發病症等臨床現象。

〈生氣通天論〉提出「夏傷於暑，秋為痎瘧」，後世多數醫家認為「痎瘧」是瘧疾的總稱。[26]〈瘧論〉解釋曰：「夏傷於大暑，其汗大出，腠理開發，因遇夏氣淒滄之水寒，藏於腠理皮膚之中，秋傷於風，則病成矣。」瘧疾因為夏天暑氣為患之說純屬一種猜測，因為中國瘧疾潛伏期通常只為兩周[27]，這與特定傳播的媒介有關。《左傳・襄公七年》載：「冬，十月，……子駟使賊夜弒僖公，而以瘧疾赴于諸侯」，假以患瘧疾身亡訃告糊弄了諸國王侯，可見瘧疾發病之兇險，同時表明春秋時期即使初冬發生瘧疾並不罕見，而且還不會使人感到意外。〈昭公十九年〉載：「夏，許悼公瘧。五月戊辰，飲大子止之藥卒」，時值瘧疾病的好發季節。〈定公四年〉載：「春，三月，……水潦方降，疾瘧方起。」[28]儘管是季春多雨潮濕，但已發生瘧疾傳播，說明當時的氣候環境的確比較溫暖，春季已有瘧疾病的流行。從僅有的資料言之，春秋時期山東、河南等地早有瘧疾病的發生，而且除冬春之交的四個月（據周正）之外，都有瘧疾病發生的可能性。

中國瘧疾傳播媒介主要有四種按蚊，其中中華按蚊（Anopheles

---

25 〈藏氣法時論〉：「腎苦燥，急食辛以潤之」；〈宣明五氣〉：「腎惡燥」；〈痹論〉：「痹或痛，或不痛，或不仁，或寒，或熱，或燥，或濕，其何故也」；〈針解〉：「人寒溫燥濕四時一應之」；〈解精微論〉：「若先言悲哀喜怒，燥濕寒暑，陰陽婦女」；〈邪客〉：「持其尺，察其肉之堅脆，大小滑澀，寒溫燥濕」；〈刺節真邪〉：「舌焦唇槁，臘乾嗌燥，飲食不讓美惡」；〈九針論〉：「腎惡燥」。

26 馬蒔，吳崑，張介賓，余岩等人皆認為痎瘧即瘧疾（參閱龍伯堅，龍式昭編撰《黃帝內經集解・素問》，472 頁）。

27 人體瘧原蟲有四種：間日瘧原蟲、惡性瘧原蟲、三日瘧原蟲和卵形瘧原蟲。在中國間日瘧較常見，惡性瘧次之，三日瘧偶爾發現，卵形瘧無病例報告（參閱衛生部疾病預防控制局編《瘧疾防治手冊》第三版，人民衛生出版社，2007 年，1 頁）。

28 引自楊伯峻編著《春秋左傳注》修訂本，953、1402、1534 頁。

sinensis）是「北緯 34° 地區主要的或唯一的傳瘧媒介，是廣大平原地區，特別是水稻種植區瘧疾和馬來絲蟲病的重要媒介，為間日瘧的主要媒介。」[29]根據湖北、河南、山東多地流行病學調查報告，中華按蚊的密度高峰在 7～8 月（相當於農曆 5～6 月）期間，媒介的孳生地與氣溫、降雨量、稻田灌溉、水系分布等因素關係密切。[30]而且，多數流行病學調查研究結果表明：溫度升高增加高緯度地區瘧疾流行的危險。[31]二十世紀九十年代以來，由於全球氣候的溫暖化，這對瘧疾流行產生的影響也已經受到全世界的關注。[32]根據《內經》相關篇章的記載，當時進入秋季（相當西曆 9～11 月）時節，仍然經常有瘧疾病發生的事實。表明這些篇章形成的年代，不僅春季

---

29 引自劉起勇，劉小波〈媒介按蚊防控：中國瘧疾消除的關鍵措施〉，《中國媒介生物學及控制雜誌》2010 年 10 月，第 21 卷第 5 期，410 頁。並參閱劉亦仁〈湖北地區常見蚊蟲若干生態習性的觀察〉，《寄生蟲學報》1965 年第 21 期，187 頁。

30 參閱潘波〈我國主要傳瘧媒介的形態特徵、生態習性及傳瘧作用〉，《熱帶醫學雜誌》2003 年 12 月，第 3 卷第 4 期，477 頁。2001 年棗陽市瘧疾發病調查報告，「5 月 33 例；6 月 119 例；7 月 189 例；8 月 223 例」（引自左勝利等〈棗陽市中華按蚊區瘧疾局部暴發流行因素分析〉，《湖北預防醫學雜誌》2002 年第 13 卷第 2 期，6 頁）。2012 年調查捕獲中華按蚊，京山縣、廣水市密度最高為 7 月，隨州市為 8 月（參閱李凱傑等〈湖北省主要傳染媒介按蚊生態習性及密度分析〉，《國際醫學寄生蟲雜誌》2015 年 11 月，第 42 卷第 6 期，328 頁）。許筱紅等〈圓形分析法分析江蘇省傳瘧按蚊季節消長規律變化〉，《中國衛生統計》2014 年 12 月，第 31 卷第 6 期，900-901 頁。劉永孝〈2003-2005 年安徽省瘧疾形勢分析〉，《中國病原生物學雜誌》2007 年 12 月，第 2 卷第 6 期，465-467 頁。李偉等〈山東省單縣水系分布、媒介按蚊密度與瘧疾發病關係的研究〉，《中國熱帶醫學》2015 年第 15 卷第 8 期，932-935 頁。寇景軒等〈魯西南稻田區蚊蟲種類及幼蟲生情況調查〉，《中國媒介生物學及控制雜誌》2015 年 6 月，第 26 卷第 3 期，279-281 頁。

31 參閱賈尚春等〈全球氣候變暖對瘧疾傳播的潛在影響〉，《中國寄生蟲防治雜誌》2004 年 2 月，第 17 卷第 1 期，64 頁。Hunter PR. Climate change and waterbome and vector-boene disease. J Appl Microbiol, 2003, 94 Suppl; S37-46。Sérandour J, Girel J, Boyer S, et al. How human practices have affected vector-borne disease in the past: a study of malaria transmission in Alpine valleys. Mala J, 2007, 6:115-125。

32 Rogers DJ. Randolph SE. The globat spread of malaria in a future, warmer world [J]. Science. 2000. 289:1763-1766。

氣候溫暖，而秋季尚處於溫熱潮濕的氣候環境之中。

綜合上述分析，形成所謂「秋傷於濕」與「秋為痎瘧」的主要原因，應該是有關陰陽四時類文獻形成的年代，秋季尚處於溫熱潮濕的歷史氣候環境之中。當然理論上不能排除這類醫學文獻形成於江淮楚地的可能性，但是記述「秋傷於濕」、「秋為痎瘧」的篇章，基本上不出現「長夏」、「至陰」之類的術語，這說明陰陽四時類文獻的形成地域和陰陽四時五行類的還是有所區別的。〈脈要精微論〉曰：

> 天地之變，陰陽之應，彼春之暖，為夏之暑。

而且，《素問・厥論》云：

> 春夏則陽氣多而陰氣少，秋冬則陰氣盛而陽氣衰。

這種說法亦見於《靈樞・根結》。[33]一般認為秋燥多為陽邪，而秋濕則不能簡單地劃為陰邪，單純濕氣可以與寒邪歸入一類，溫熱多雨的氣候環境則多生濕熱，它們表現的臨床症狀還是很容易區別的。假如我們綜合考慮《內經》首立「長夏」，分四時為五個時節，秋季多濕則多為濕熱，以致出現瘧疾病經常錯時發生等現象。還有一個極為重要的事實是：《內經》基本上沒有涉及秋燥致病的記述，以及相關病症的治療。所以，即使不參照有關歷史氣候變遷的研究成果，仍然可以推定《內經》所描述的四時氣候特徵：冬寒，春暖，夏暑，秋濕。

竺可楨先生利用相關歷史文獻資料研究中國近五千年來氣候變遷的結果表明：「春秋時期（公元前 770－481 年）又和暖了」，「在戰國時期，氣候比現在溫暖得多」，「到了秦朝和前漢（西元前 221－西元 23 年）氣候

---

[33] 〈根結〉曰：「天地相感，寒暖相移，……發於春夏，陰氣少，陽氣多。……發於秋冬，陽氣少，陰氣多。」

繼續溫和，……司馬遷時亞熱帶植物的北界比現時推向北方」，「到東漢時代即公元之初，我國天氣有趨於寒冷的趨勢」。[34]以上是他論證從春秋戰國至東漢期間歷史氣候變遷的主要特徵。細察該文後所附「五千年來中國溫度變遷圖」，戰國後期至秦漢時期的氣溫線呈明顯的下降趨勢，從春秋中晚期約高於現今 2°C 左右開始下降到戰國初期的 1.5°C，而戰國末期的氣溫線僅高於現今的 0.5°C 左右。這段曲線的變化足以體會作者從「溫暖」到「溫和」的用詞區別。大約在西元七、八十年左右，氣溫線一度回升接近 1.5°C，這與該文以《史記・貨殖傳》記載橘、桑、竹、漆的地理分布推導氣溫上升有直接關係，由於他過度解讀文獻而受到後學的質疑與批評（詳見後述）。根據中科院地理所關於過去 2000 年中國氣候變化的國家重大科研專案成果報告，中國東部地區西元元年至東漢末每 30 年間的平均氣溫：第一個 30 年為 0.2°C，第二個 30 年為零下 0.2°C，第 3 個 30 年開始上升，延至第 4 個 30 年最高僅達 0.4°C，隨後又轉入下降，漢末低至零下 0.3°C 左右。[35]所以從整體上看，自春秋中期氣候持續的高溫，進入戰國時期開始轉入下降，戰國中期至兩漢時期的氣溫持續下降的趨勢更是顯而易見。

胡厚宣先生從七個方面論證殷商時代「黃河流域其時氣候較今日為暖」，其中之一就是水稻種植。他從出土的陶器、青銅器、《詩經》以及《史記》等尋得相關記錄證明「黃河流域普遍產稻」的事實。[36]劉昭民先生應用青銅器、《論語》、《戰國策》以及《詩經》有關稻米和水稻種植的相關記載，推導出「可見春秋戰國時代黃河流域之氣候與熱帶或副熱帶相似」

---

34 參閱竺可楨〈中國近五千年來氣候變遷的初步研究〉，《考古學報》1972 年第 1 期，20、21 頁。

35 參閱葛全勝等〈過去 2000 年中國東部冬半年溫度變化〉，《第四紀研究》2002 年 3 月，第 22 卷第 2 期，169 頁圖 2(c)。文中「東部」包括 20 城市，東起杭州西至達縣，北起北京南至芷江（見 167 頁圖 1）。並與竺可楨研究結果比較，「在方法上進行了發展和完善」，「原始證據收集與考訂上有明顯提高外，還在時間分辨率、史料標定精度等方面較前有了較大的提高」（引自同文 171 頁）。

36 參閱胡厚宣〈氣候變遷與殷代氣候之檢討〉，收入《甲骨學商史論從續集》，齊魯大學國學研究所，民國 34 年，318-330 頁。

的結論。[37]劉氏等研究五千年氣候變遷所得的結果與竺氏的推論基本相近。但是在戰國中後期，以往黃河流域大面積種植水稻的記憶幾乎消失殆盡。[38]不僅《管子》的〈幼官〉、〈四時〉、〈五行〉等篇的五行歸類中的五穀不見稻米，就連《呂氏春秋》中被譽為古代農學著述發端的〈上農〉、〈任地〉、〈辨土〉和〈審時〉四篇，也只有〈審時〉言及如何分辨「得時之稻」與不得時的生長狀況與收成品質的優次，這說明當時北方地區對水稻種植已經感到非常生疏。稻米只是為九月「天子嘗新，先薦寢廟」，以及摻合於高粱釀酒，以備十一月天子祭祀神靈之用。[39]《管子・地員》是該書唯一極力拓展五行於農事的文獻。夏緯瑛先生認為，其中「所敘述的平原、丘陵地，都顯然與關中地區無涉」，該篇「不出於秦漢，當出於戰國」，「『瀆田』中所敘述的五種土壤，都在黃河下游，可以無疑」。[40]其中討論瀆田、赤壚、黃塘、斥埴與黑埴，提出「五宜」即適種的五穀，也只有「黑埴，宜稻麥」。有學者考證西漢時期關中地區以及黃河流域的水稻種植僅限於灌溉管道完備的小區域，所種的品種多為粳稻。[41]〈地員〉篇末所述最貧瘠的兩類土地，即五梟之地可種黑稻，五桀之地可種白稻[42]，而黑稻與白稻基本上

---

[37] 引自劉昭民著《中國歷史上氣候之變遷》，（臺灣）商務印書館，1982 年，62-63 頁。還有類似於竺氏推論的有王子今〈秦漢時期氣候變遷的歷史學考察〉，《歷史研究》1995 年第 2 期。

[38] 竺可楨先生在論證戰國、秦漢期間的氣溫變遷過程中，隻字未提有關水稻種植的歷史資料。

[39] 《呂氏春秋・十一月紀》：「乃命大酋，秫稻必齊，麴糵必時，湛饎必潔，水泉必香，陶器必良，火齊必得，兼用六物，大酋監之，無有差忒。天子乃命有司，祈祀四海大川名原淵澤井泉。」（引自陳奇猷校釋《呂氏春秋新校釋》上冊，上海古籍出版社，2001 年，380、574-575 頁。）

[40] 參閱夏緯瑛校釋《管子地員篇校釋》，農業出版社，1981 年，97-99 頁。羅根澤曾懷疑該篇為漢人或漢以後所作（參閱羅根澤著《管子探源》，嶽麓書社，2010 年）。

[41] 參閱陳業新〈兩漢時期氣候狀況的歷史學再考察〉，《歷史研究》2002 年第 4 期，84、86-87 頁。

[42] 「觳土之次，曰五梟（舄），五梟（舄）之狀，堅而不骼。其種陵（稜）稻，黑鵝、馬夫（�）。蓄植果木，不如三土以十分之七。梟（舄）土之次，曰五桀，五桀之

都屬於粳稻。

近三十多年來，由於研究歷史氣象的手段不斷發達，春秋時期氣候溫暖的推斷從鑽孔孢粉資料得到證實[43]，但學界對竺氏的戰國至兩漢時期氣候變化的論證用例，從歷史、天文、氣象、地理等多方面提出不少商榷與批評的意見，例如竺氏選用《孟子》、《荀子》有關齊魯地區一年兩熟的僅有用例都遭到否定[44]，這也間接地表明諸子百家幾乎沒有關注當時的氣候變化，及其對社會各方面的影響。有學者的研究得出與竺氏相左的推論，認為戰國至西漢期間黃河中下游地區氣候已經從溫暖轉向寒冷，西漢中葉後氣候略有回暖，東漢以後氣候略轉涼，大體上與現代相差不大。[45]也有學者針對竺氏上說運用相同的資料，經過甄別考證後提出：戰國晚期到景帝的氣候大致與今日近似，武帝時代是從暖期轉入小冰期的過渡期，昭帝、宣帝時代氣候比較穩定，元帝時代正式進入小冰期，王莽時代低溫和災害達到高峰，桓帝、靈帝時代的氣候惡劣不下於王莽時代。[46]儘管各家在結論中描述歷史氣候變遷

狀，甚鹹以苦，其物為下。其種白稻，長狹。蓄植果木，不如三土以十分之七。」（引自夏緯瑛校釋《管子地員篇校釋》，85-87頁）

43 參閱滿志敏著《中國歷史時期氣候變化研究》，140頁。

44 牟重行認為竺可楨論文的「主要問題：1)對文獻誤解或疏忽；2)所據史料缺乏普遍指示意義；3)推論勉強等」，對竺氏使用《孟子》與《荀子》相關用例以及《史記・貨殖傳》相關資料提出了具體的批駁意見（參閱牟重行著《中國五千年氣候變遷的歷史學考察》，氣象出版社，1996 年，5、14-15、17-23 頁）。並參閱任振球等〈五星運動對中國五千年來氣候變遷的影響〉，《全國氣候學術討論會文集》，科學出版社，1981 年。任振球〈中國近五千年來氣候的異常期及其天文成因〉，《農業考古》1986 年第 1 期，13-18 頁。王暉等〈商末黃河中下游氣候環境的變化與社會變遷〉，《史學月刊》2002 年第 1 期。陳業新〈兩漢時期氣候狀況的歷史學再考察〉，《歷史研究》2002 年第 4 期，79-84 頁。

45 參閱張丕遠主編《中國歷史氣候變化》，山東科技出版社，1996 年，431 頁；滿志敏著《中國歷史時期氣候變化研究》，144 頁。

46 陳良佐〈再探戰國到兩漢的氣候變遷〉，《中研院歷史語言研究所季刊論文類編》歷史編・先秦卷・三，中華書局，2009 年，2780-2781 頁。陳氏批駁上注滿氏的觀點，以同樣文獻資料，訂正了比較資料的使用不當。他還通過計算冬麥全生育期所需要恒定數量的積溫以確定不同時期的氣候變化。

的用語有所差異，但升溫的高度均未超過戰國末期，而且氣溫回升的持續時間也不長。文煥然先生早年認為「漢代黃河中下游大區域的溫度變遷，找不出日趨寒冷的徵象」[47]，但晚年研究得出，「從距今 2500 年前以來，我國氣候變化總的趨勢是氣溫較以前逐漸降低」的結論。[48]而且，戰國秦漢長江中游地區氣候變遷的研究結果，也印證了氣溫逐漸下降的趨勢。[49]

總而言之，春秋時期持續溫暖的氣候，跨入戰國中期氣溫已經呈現明顯下降的趨勢，溫和的氣溫可能延續到景帝時期。隨後氣溫在稍高於現今和低溫之間波動，尤其是武帝後期、元帝和王莽在位期間發生低溫異常氣候尤為嚴重。有學者統計了《漢書》與《後漢書》中發生四十三次異常低溫和四十六次「陰陽失序」的記錄，後者也是指異常自然現象的發生，如水災、旱災、低溫、寒溫失常、地震及蟲災等。其中，武帝期間發生六次低溫並開始出現陰陽失序，而西漢時期出現陰陽失序多達二十一次，基本上集中於元帝至王莽當政期間。元帝至成帝期間出現低溫八次，陰陽失序為十次；哀帝至王莽期間兩者各發生九次，而且這三大期間出現低溫的年平均值各為 0.111（＋），0.191（－）和 0.3。[50]從如此間隔年數不長的期間，頻繁地出現低溫的氣候環境之中，想要總結出像《內經》如此完整的陰陽四時五行醫學理

---

[47] 引自文煥然著《秦漢時代黃河中下游氣候研究》，商務印書館，1959 年，54 頁。

[48] 引自文煥然著，文榕生整理《中國歷史時期植物與動物變遷研究》，重慶出版社，1995 年，148 頁。

[49] 有學者根據歷史文獻、考古材料結合鑽孔孢粉資料等，探索戰國秦漢長江中游地區氣候變遷，結果表明：戰國初期氣候溫暖濕潤，戰國中後期至武帝後期氣溫下降、氣候溫涼，並頻發異常低溫。約公元前 100 年開始至公元初年左右氣候復為溫暖濕潤。隨後至王莽新政期間氣溫由暖轉寒，並持續到明帝時期。東漢中期氣溫回升，後期又趨於下降。總體而言，戰國秦漢時期這個地區氣候以暖濕為主，氣溫略高於今或與現今差別不大（參閱陳業信〈戰國秦漢時期長江中游地區氣候狀況研究〉，《中國歷史地理論叢》2007 年 2 月，第 22 卷第 1 期）。

[50] 參閱陳良佐〈再探戰國到兩漢的氣候變遷〉第九節「兩漢低溫記錄」和第十節「漢書『陰陽失序』與氣候的關係」（《中研院歷史語言研究所季刊論文類編》歷史編．先秦卷．三，2761-2778 頁）。

論，及其指導臨床實踐並得出規律性的經驗[51]之可能性幾乎為零。所以，我們根據從春秋以降至東漢的上千年歷史氣候變遷的趨勢，以及至戰國中期之前的氣候特徵，與《內經》所展示的四時氣候特點，以及與四時五節密切相關的醫學陰陽四時五行理論，及其指導臨床診治所總結出來的診療經驗等，進行全面地考察與比對，大致可以推導出以下幾點結論：

第一，可以完全排除《內經》形成於兩漢期間任何時期的可能性，即使兩漢期間有短時期的氣溫回升（最高不到 0.5°C），也無法發現氣候變化與發生疾病之間的規律，更談不上創建與氣候變化相關的醫學理論，及其指導臨床診治的經驗總結。因為像這種類型的研究工作即使在現代也需要相當長時間的觀察過程，更不用說在古代社會。

第二，春秋後期醫和提出的六氣說，標誌著中國古代醫學發展的理性開端，具有開創性的里程碑意義。所以《內經》的形成與成書可能在醫和之後[52]，大約在春秋後期至戰國中期之前的二百年期間，形成於戰國前期，成書於戰國中期之前。考慮戰國中期以降氣候開始轉涼，氣溫明顯下降，已經不再是《內經》所展現的冬寒、春暖，夏暑，秋濕的四時氣候環境。

第三，結合陰陽、五行文化在民間的興起與流行的情況，陰陽四時類醫學文獻最大可能性是形成於戰國前期，即西元前五世紀的黃河中下游地區。

第四，陰陽四時五行類醫學文獻有可能形成於同時期的江淮以南的楚地。

況且，隨著春秋後期的王權衰落，迎來諸侯爭霸的戰國時代，諸子蜂起，百家爭鳴，民間興起著書立說之潮。當時的醫家也不例外，他們終於可

51 〈順氣一日分為四時〉曰：「藏主冬，冬刺井；色主春，春刺滎；時主夏，夏刺輸；音主長夏，長夏刺經；味主秋，秋刺合。是謂五變，以主五輸。」

52 《左傳》昭公元年，醫和提出「分四時五節」應對「六氣」發病說。該篇也是《左傳》中唯一出現分一年為四時（「元年春」、「夏四月」、「秋，齊公子」、「冬，楚公子圍得聘於鄭」），和分一日為四時（「君子有四時，朝以聽政，晝以訪問，夕以修令，夜以安身，於是乎節宣其氣」）的篇章。這種四時同時用於一日和一年的分法也見於《靈樞・順氣一日分為四時》篇，這也許不是偶然的現象。

以把長時期口耳相傳的醫理醫術，「明為良方，著之竹帛，使能者踵而傳之後世」（〈玉版論要〉）的願望得以實現。

我們統計《素問》、《靈樞》中可以歸入陰陽類文獻各為十八篇和二十四篇，兩書共計四十二篇，約占《內經》一百五十三篇的 27.5%。陰陽四時類兩者各為二十一篇，共計四十二篇約占 27.5%。陰陽四時五行類的各為二十三篇和十二篇，共計三十五篇約占 22.9%。陰陽五行類的各為十篇和十三篇，共計二十三篇約占 15%。[53]在陰陽四時五行類的文獻中，《素問》的〈金匱真言論〉、〈六節藏象論〉、〈平人氣象論〉、〈藏氣法時論〉、〈宣明五氣〉、〈四時刺逆從論〉，以及《靈樞》的〈順氣一日分為四時〉和〈論勇〉都頻繁出現「長夏」一詞。這是均分一年四季為五個時節並創生一個獨特的、醫學專用的時節名詞。這正如《靈樞・本藏》所述：

> 五藏者，所以參天地，副陰陽，而連四時，化五節者也。

這既明確表明《內經》繼承了醫和的「六氣說」，又能緊密結合五臟各種功能，發展形成醫學陰陽四時五行理論。如〈順氣一日分為四時〉所云：

> 脾為牝藏，其色黃，其時長夏，其日戊己，其音宮，其味甘。

以五臟中擅長運化水濕的脾土應對新劃分出來的溫熱潮濕的「長夏」時節。還有《素問》的〈咳論〉與〈痹論〉出現的「至陰」時節[54]亦屬此列。〈水熱穴論〉曰：「至陰者，盛水也」，「至陰」應當與夏秋之間雨水過多的年

---

53 劃分《素問》、《靈樞》中多類不同類型的醫學文獻，由於篇名所占篇幅較大，故列於最後「附錄」以供參考。

54 「至陰」在《內經》有多種解釋：1，穴位名稱；2，腎精別稱；3，脾之別稱；4，四時五行的一個時節等。〈咳論〉：「乘秋則肺先受邪，乘春則肝先受之，乘夏則心先受之，乘至陰則脾先受之，乘冬則腎先受之」；〈痹論〉：「以冬遇此者為骨痹，以春遇此者為筋痹，以夏遇此者為脈痹，以至陰遇此者為肌痹，以秋遇此者為皮痹」。

分有關。總之，這一類文獻明確地繼承了醫和的「四時五節」思想，創建了獨特的醫學陰陽四時五行理論，成為中醫學傳統理論的一項專利。

臨床上針對五臟的脾土所產生的病症，還有從四季各讓出十八日以寄治——所謂「脾旺於四季」理論。〈太陰陽明論〉曰：「脾病而四肢不用」，臨床上診治卻因「脾不主四時」而感到為難。對於此類的問題，

> 歧伯曰：脾者土也，治中央，常以四時長四藏，各十八日寄治，不得獨主於時也。

這是對一年四季中散發的四肢無力病症，發揮脾胃互為表裡的、臟腑之間相輔相成的特性，治以益氣健脾祛濕，為解決臨床存在的實際問題提供了理論依據。《素問・刺要論》指出由於針刺治療傷及肌肉而累及脾臟功能，致使「脾動則七十二日四季之月，病腹脹煩，不嗜食」。這是因為臨床不當的針刺治療造成感染所形成的一種病症，同時也是從理論上著手解決一年四季之中，臨床上常見脾胃疾病的問題。這充分表明古代醫學理論為臨床服務的實用性與靈活性。這種「脾旺於四季」的理論可以說是醫學陰陽四時五行理論的一種發展，他們以臨床實際出發促成構思，並經過臨床驗證而上升為理論。其中特別值得我們注意的是：上述兩篇文獻絲毫沒有遺留受五行數術影響的痕跡。

春秋後期以來，民間流行的陰陽五行數術文化，以及《內經》陰陽四時五行醫學理論的崛起，逐漸開始影響戰國中後期的學者、政客等，終於引起他們的高度重視。這個觀點可以從現存的《管子》約占四分之一的篇章中得以印證，因為它們或多或少涉及陰陽、五行以及陰陽五行的內容。而且，根據各篇所涉及的內容與層次，可以分析與考察陰陽五行在古代農政教令方面的滲透、融合與展開的過程。南宋學者葉適早就指出：《管子》「非一人之筆，亦非一時之書」（見《習學記言》卷四五），這個觀點已經成為學界的一個共識。比如，有關《管子・輕重》諸篇著成的年代，從王莽時期、武昭之際到戰國各期眾說紛紜，經過學者們的論戰與論證基本定位於戰國中後

期。[55]顧頡剛先生與馮友蘭先生都認為《管子》是「稷下學宮」先生們的論文集。[56]就上述言及的幾點而言，雖然《管子》與《內經》的構成有一定相似之處，但陰陽四時五行是《內經》醫學理論的主要骨架，貫穿其中的絕大部分篇章；而陰陽、五行在《管子》中所占的篇幅與實際涉及內容卻非常有限，可能更多的只是「嵌入與移植」。黎翔鳳先生提出，《管子》「樹義有五：曰政治，曰法令，曰經濟，曰軍事，曰文化」，並將〈幼官〉、〈水地〉、〈心術上〉、〈心術下〉，〈白心〉、〈內業〉、〈四時〉、〈五行〉等都納入文化類[57]，這種分類法頗有見地。既然它們是有關當時文化的文獻，更少不了借鑒、引用與融合。

我們從《管子》中找出言及陰陽的有〈樞言〉、〈心術上〉、〈勢〉、〈輕重甲〉、〈輕重戊〉；談到陰陽四時的有〈宙合〉、〈侈靡〉、〈正〉、〈七臣七主〉、〈形勢解〉、〈輕重己〉；涉及五行的有〈立政〉、〈五輔〉、〈水地〉、〈度地〉、〈地員〉；涉及四時五行的有〈禁

---

55 馬非百先生推定著成王莽時代（參閱馬非百〈關於管子輕重篇的著作年代問題〉，《歷史研究》1956年12期，馬非百著《管子輕重篇新詮》，中華書局，1979年）。羅根澤先生斷定出於西漢武昭之際（參閱羅根澤著《管子探源》第八章）。王國維先生曾在〈月氏未西徙大夏時故地考〉一文中說：「余疑《管子·輕重》諸篇皆漢文景間所作」（引自《觀堂集林（外二種）》，河北教育出版社，2003年，625-626頁）；郭沫若先生等撰《管子集校·國蓄》引用該文，並在〈校畢書後〉說：「《管子》一書乃戰國秦漢文字總匯，……〈輕重〉諸篇成於文景之世」（引自《管子集校》，科學出版社，1956年，2頁），但他們均未詳細論證。容肇祖撰文〈駁馬非百〈關於管子輕重篇的著作年代問題〉〉（見《歷史研究》1958年第1期）；胡家聰〈《管子·輕重》作於戰國考〉（見《中國史研究》1981年第1期）；杜正勝〈關於《管子·輕重》諸篇的年代問題〉（見《中研院歷史語言研究所集刊》第五十九本第四分，1988年）等提出詳細論證，推定為戰國後期乃至中期的齊國作品。

56 《史記》：「自騶衍與齊之稷下先生，如淳于髡、慎到、環淵、接子、田駢、騶奭之徒，各著書言治亂之事，以干世主，豈可勝道哉！」（引自《史記》卷七十四，2346頁。）顧頡剛先生認為《管子》「是一部稷下叢書」（參閱顧頡剛〈「周公制禮」的傳說和〈周官〉一書的出現〉，《文史》第六輯）。馮友蘭先生認為是「稷下學宮的學報」（參閱馮友蘭著《中國哲學史新編》第一冊，人民出版社，1982年，103頁）。

57 參閱黎翔鳳撰《管子校注》序論，21頁。

藏〉、〈輕重甲〉；談及陰陽五行的有〈乘馬〉、〈揆度〉；討論陰陽四時五行的有〈輕重己〉、〈幼官〉、〈幼官圖〉、〈四時〉和〈五行〉。〈輕重己〉將一年按節氣分成八個四十六日，這種分法可能源於《靈樞·九宮八風》，它們可能形成於同一個地區。〈輕重己〉除按春始、春至、夏始、夏至、秋始、秋至、冬始、冬至發布教令外，其中沒有任何有關中央土的內容，因為其開篇強調：「清神生心，心生規，規生矩，矩生方，方生正，正生曆，曆生四時，四時生萬物。聖人因而理之，道徧矣」[58]之立論。有學者把該篇與〈幼官〉、〈幼官圖〉、〈四時〉、〈五行〉四篇專論列為一組較為成熟的陰陽五行家作品，標誌著陰陽五行合流的初步實現。[59]當然，這只是限定於《管子》一書而言的。除這四篇以外，上述列舉《管子》各篇也有言及陰陽、四時、五行，只是內容都非常簡單且字數也非常有限。有學者認為〈幼官〉、〈四時〉、〈五行〉等篇的陰陽五行家言在時間上與鄒衍相近，或認為出自鄒衍之手。[60]也有學者指出使鄒衍顯名於諸侯的五德終始說以及大九洲說，都不見於《管子》而見於《呂氏春秋》，推測《管子》四篇形成於戰國的齊宣王、湣王時期。[61]但是，《管子》中的〈地員〉、〈輕重乙〉、〈輕重戊〉與〈內業〉各篇都有言及「九洲」。[62]

〈幼官〉與〈幼官圖〉皆以「若因夜虛守靜，人物人物則皇」開篇，其目的在於為候聽人物、人物之氣聲以卜凶吉。這種古老的迷信把戲現今仍然在南方的鄉鎮間流行，人們美其名為「聽劇」，先在家中的鍋裡以飯勺搖定

58　引自黎翔鳳撰《管子校注》卷二十四，1529 頁。

59　參閱白奚〈中國古代陰陽與五行說的合流——《管子》陰陽五行思想新探〉，《中國社會科學》1997 年第 5 期，24-35 頁。

60　參閱龐朴〈先秦五行說之嬗變〉，後收入《稂莠集》，471 頁。參閱劉蔚華、苗潤田著《稷下學史》，中國廣播電視出版社，1992 年，114 頁。

61　白奚〈中國古代陰陽與五行說的合流——《管子》陰陽五行思想新探〉，33 頁。

62　「九洲」一詞多見於《管子》的〈地員〉、〈輕重乙〉、〈輕重戊〉和〈內業〉各篇，往前還出現於《左傳》、《國語》、《內經》、《墨子》、《山海經》、《莊子》外篇等，其中《逸周書》、《禮記》、《周禮》和《呂氏春秋》對九洲進行各種演繹與詮釋。

方向後就朝著所定方向出門，隱在黑暗的夜幕之中去偷聽他人的私語，之後再拿回來評判所要行事的凶吉和可行性。〈幼官〉後續云：「五和時節，君服黃色，味甘味，聽宮聲，治和氣，用五數，飲於黃后之井。……此居圖方中。」[63]雖然「五和時節」可以視為接受醫和「分為四時，序為五節」的思想，卻沒有明示相關時節的名稱。根據「玄宮圖」所示的方位，春令「居於圖東方方外」；夏令「居於南方方外」；秋令「居於西方方外」；冬令「居於北方方外」的布局，可以推定「居圖方中」的時節在春夏與秋冬之中。因為中方所占據的時間長度不得而知，給人五方缺失五時的感覺。這種以中方為主為先的、地上的五行勉強結合四時，可能是繼承了周人分封授土的傳統儀式。篇中展示四時與五方、五星、五色、五味、五聲、五氣、五蟲、五數、五井、五獸、五性、五德、五令等組成一個五行歸類模式。[64]其中有兩點特別引人注目：

一，是東方「君服青色，味酸味，聽角聲，治燥氣，用八數，飲於青後之井」[65]，所謂春季「治燥氣」的說法，完全不同於《內經》醫學五臟五行的歸類。這應該是以山東淄博一帶春季多風少雨、春旱乾燥的地理環境氣候特點為依據的。[66]

---

[63] 引自黎翔鳳撰《管子校注》卷三，135-159 頁。《管子・幼官圖》的「幼官」字，許維遹，聞一多，郭沫若撰《管子集校・幼官圖》訂正為「玄宮」，玄宮即明堂，並為學界認可。現存的兩篇文字內容基本相同，〈幼官〉順述中方、東方、南方、西方、北方的本圖為先，後續中方、東方、南方、西方、北方的副圖；而〈幼官圖〉則以中方的本圖、副圖為先，繼以東方、南方、西方、北方順序記述各自的本圖、副圖。本圖大致論述治國之道，闡述政治思想；副圖基本論述治兵之術，闡發軍事思想為主。

[64] 四時與五方、五色、五味、五聲等歸類演變可參閱陳夢家先生〈戰國帛書考〉，《考古學報》1984 年第 2 期。

[65] 引自黎翔鳳撰《管子校注》卷三，150 頁。

[66] 山東春季天氣多變，乾旱少雨多風沙。據山東 1971 年至 2000 年 30 年氣候資料分析，全省春季（3-5 月）降水量在 65-151mm 之間。包括濟南、淄博在內的魯西北大部分地區的降水量在 66-80mm 之間，占全年的 13%-14%。春季濕度濟南和淄博較低，多數在 48% 左右，其中濟南最低，只有 45%（參閱王建國主編《山東氣候》，氣象出版社，2005 年，2、17、43 頁）。而且「戰國晚期到景帝的氣候大致與今日近

二，是西方「君服白色，味辛味，聽商聲，治濕氣，用九數。飲於白后之井」，此處秋季「治濕氣」說辭，有參照《內經》陰陽四時類醫學文獻之嫌，可以推定該篇有可能形成於戰國中期。

〈四時〉借管仲之口向君王說教，利用民眾熟知的四時作為發號施令的時節，卻強調「唯聖人知四時。不知四時，乃失國之基。……是故陰陽者，天地之大理也。四時者，陰陽之大徑也」，這使人很容易聯想到〈四氣調神大論〉、〈陰陽應象大論〉關於陰陽、四時的經典論述。〈四時〉以地上五方配對天上日月星辰歲，提出「四季五德行五政」之說，目的在於宣揚「刑德者，四時之合也。刑德合於時則生福，詭則生禍。」其中，在夏季內另分出「中央曰土，土德實輔四時，入出。以風雨節土益力，土生皮肌膚，其德和平用均，中正無私，實輔四時。春嬴育，夏養長，秋聚收，冬閉藏。……此為歲德。日掌賞，賞曰暑。歲掌和，和為雨。」[67]這是繼承〈幼官〉所謂「中土治和氣」，確定多雨時節為中央土德，但卻沒有明示特定的月分，形成有五方而缺五時的尷尬局面。從其文文莫莫的文句中可以悟出源於醫學理論「土寄旺於四時」之蘊意。[68]其次，特意找出日、月、星、辰、歲以顯示五方來自於天，有意識地掩飾啟發於醫家的金、木、水、火、土五星之說（詳見後述）。第三，在〈四時〉的五行歸類體系中，出現春「風生木與骨」、夏「陽生火與氣」、中央「土（雨）生皮肌膚」、秋「陰生金與甲」、冬「寒生水與血」[69]，既不言及五臟、五竅，又唐突出現以骨、氣、肌膚、（指）甲、血配對五行木火土金水，還是給人有借鑒醫學知識之嫌。這種五行歸類模式既不同〈水地〉的「脾—木，肺—水，腎—金，肝—火，

似，氣溫略有提高」（引自陳良佐〈再探戰國到兩漢的氣候變遷〉，《中研院歷史語言研究所季刊論文類編》歷史編．先秦卷．三，2781 頁）。

67 引自黎翔鳳撰《管子校注》卷三，卷十四，154、837-838、847 頁。

68 黎翔鳳先生注釋中央土行說：「土位在中央，而寄王於六月」，「王在四時之季，與之入出」，而且他注釋〈幼官〉「五和時節」曰：「然土雖均王四季，而正位在六月也」，「《管子》用其意，土旺於四時」（引自黎翔鳳撰《管子校注》卷十四，847 頁；卷三，135、137 頁）。

69 引自黎翔鳳撰《管子校注》卷十四，842、846、847、851、854 頁。

心—土」[70]，也不同於《呂氏春秋》以及《禮記・月令》所示的所謂「傳統」的五時祭祀的慣例——以牧畜五臟配對四時五行：春—脾，夏—肺，季夏—心，秋—肝，冬—腎（詳見後述）。

〈五行〉曰：「昔黃帝以其緩急作五聲，以政五鍾。……五聲既調，然後作立五行，以正天時，五官以正人位，人與天調，然後天地之美生」[71]，認為五行是起於黃帝發號施令之聲以表明乃黃帝首創，有意識地區別醫和的「天生六氣，降生五味，發為五色，徵為五聲」，以及《內經》醫家首分四時五節而創新的五行概念，越是想刻意隱瞞其結果則欲蓋彌彰。〈五行〉直接分一年為五時卻不設置具體名稱，只是利用干支結合甲子輪回，從甲子日後一天乙丑日算起七十二日為木行，其後火、土、金、水各主七十二日，即一年三百六十天五等分配對五行，順應天地陰陽之氣的變化，形成了木、火、土、金、水、木的五行循環不已的相生模式。[72]並且，以此作為天子四季五時施行農政、發號教令的理論基礎，同時作為推導天子不作為之時可能發生各種災難與不幸的依據。這種利用六十甲子的週期循環平分一年為五個時節的做法，不同於傳統的、均分十天干為五個組合配對五行的數術模式，但以日月推移展示五行相生，顯然是源於《內經》醫學陰陽四時五行的思想。〈五行〉這種人為地「以正天時」，刻意劃分出來的土行時節與戰國後

---

70 《管子・水地》：「五味者何？曰五藏。酸主脾，鹹主肺，辛主腎，苦主肝，甘主心。五藏已具，而後生肉。脾生隔，肺生骨，腎生腦，肝生革，心生肉。五肉已具，而後發為九竅。脾發為鼻，肝發為目，腎發為耳，肺發為竅，五月而成，十月而生」（引自黎翔鳳撰《管子校注》卷十四，815-816 頁）。該篇以水為萬物之準推測胎兒發育成長過程，由五味生成五臟，再化生組織而後發育器官，但未言及五行，可能參考有關胎產之類的古醫籍。馬王堆出土《胎產書》中四至八月分別以火、金、木、土授予胎兒，以相克助其發育成長。該文只能勉強以傳統五味配對五行，得出脾木，肺水，腎金，肝火與心土。

71 引自黎翔鳳撰《管子校注》卷十四，865 頁。

72 《管子・五行》從「睹甲子，木行御，……七十二日而畢；睹丙子，火行御，……七十二日而畢；睹戊子，土行御，……七十二日而畢；睹庚子，金行御，……七十二日而畢；睹壬子，水行御，……七十二日而畢也。」（引自黎翔鳳撰《管子校注》卷十四，879-880 頁）

期齊魯地區的實際氣候已不相符，最終也沒有得到齊國君臣的重視與利用，只能留駐於文本。龐朴先生曾批判說：「可以斷定，在夏秋之間添出一個第五時來，並因而硬把每季九十天壓減為七十二天，那確實是戰國陰陽家『造說』了。」[73]這個誤下的結論，在於沒有研讀過《內經》的緣故。

上述論及《管子》諸篇與《內經》的相似之處皆以四時為本，以陰陽為綱並結合五行，但《管子》對五行的表述很不徹底，尚未形成五行相勝，對陰陽除刑德之外也沒有更多的發揮。而且，在形而下的五行歸類中，其內容與《內經》的最大不同之處，就在於所述的五行之中尚未出現任何有關相剋相生原理的運作事例。〈五行〉只是尋求一種四時歲月循環不已以寄意王權年復一年、長期安定的統治而已，猶如〈形勢解〉所云：「四時生長萬物而收藏之，古以至今，不更其道，故曰：古今一也。」[74]《管子》四篇主要側重於農政教令方面；而《內經》則重視人體的生理、病理以及與疾病相關等，如五臟、五官、五竅、五氣、五脈、五惡、五液、五主、五藏、五走、五腧、五病、五並、五發、五勞、五裁、五亂、五禁、五邪、五傷、五逆、五裁、五奪、五實、五虛等，以及與食療相關的五味，如五入、五穀、五果、五畜、五菜等。[75]《管子．禁藏》提出「故春仁，夏忠，秋急，冬閉，順天之時」[76]，周而復始長期而安定的施政策略，只是希望能得到當政者的認可與賞識。但醫家在臨床上要經受職責與良心的雙重壓力，以致不遺餘力地成就了《內經》醫學陰陽四時五行理論。事實上，連鄒衍也從未接受以七十二日均分一年為五個時節的五行相生說，他僅僅使用了「季夏」[77]，即夏

73　引自龐朴〈先秦五行說之嬗變〉，收入龐朴著《稂莠集》，454頁。

74　引自黎翔鳳撰《管子校注》卷二十，1169頁。

75　總結於〈宣明五氣〉、〈寶命全形論〉、〈五閱五使〉、〈五味〉、〈五色〉、〈五禁〉、〈九針論〉等篇。

76　引自黎翔鳳撰《管子校注》卷十七，1018頁。

77　《周禮》載「司爟」之職曰：「掌行火之政令，四時變國火，以救時疾」，鄭玄注引據鄹子云：「春取榆柳之火，夏取棗杏樹之火，季夏取桑柘之火，秋取柞楢之火，冬取槐檀之火。」（引自《魏漢古注十三經．周禮》卷三十，中華書局影印，1998年，189頁。）

季三個月中的季月配對「中央土」，構成不均衡的四時五行說。鄒衍選用季夏為土德的思想可能與他出生、成長的齊國有關。習以為常的生活經驗使他無法接受來自南方的長夏概念。試想一個人若無法說服自心的話，那他如何有信心去遊說列國君王呢？

在現存《內經》出現「長夏」的八篇文獻中，〈金匱真言論〉還舉例說：

> 故春善病鼽衄，仲夏善病胸脇，長夏善病洞泄寒中，秋善病風瘧，冬善病痹厥。

《內經》醫家把夏季定為「仲夏」，觀察發現該時節疾病多發於胸脅；而「長夏」時節則多病在胃腸，出現洞泄寒中，發病原因以傷濕為主。而且，該篇在四時五行歸類中除五色、五音、五味、五嗅、五穀、五畜、五數等與日常生活密切相關的之外，還特別配對五星（歲星、熒惑、鎮星、太白星、辰星）以表明《內經》創建的醫學陰陽四時五行理論所借鑒的五行是源於天以及天上五星說（見後詳述），而不是來自地上的五方五行說。例如，

> 西方白色，入通於肺，開竅於鼻，藏精於肺，故病在背，其味辛，其類金，其畜馬，其穀稻，其應四時，上為太白星，是以知病之在皮毛也，其音商，其數九，其臭腥。

他們將稻穀和馬歸類於西方，這也許是出於對祖輩經過艱難遷徙之後獲得再生之地的感恩之情（參閱本書附篇〈試探《黃帝內經》的撰著者〉）。該篇把稻穀歸類於西方[78]，和《淮南子・地形訓》歸稻穀於南方形成鮮明的

---

78 〈金匱真言論〉通篇見於隋・楊上善撰注《黃帝內經太素》卷三「陰陽雜論」（人民衛生出版社，1965 年，42-46 頁），「白色入通於肺，開竅於鼻，藏精於肺，故病在背，其味辛，其類金，其畜馬，其穀稻，其應四時，上為太白星，故知病在皮毛也，其音商，其數九，其臭腥」（引自同書 44-45 頁）。與現存《內經》的相關條文相

對比。雖然南方種植稻穀的歷史悠久，但殷商乃至之前的北方地區也存在種植水稻的事實。于省吾先生研究卜辭發現黍乃殷商普通人的主要食糧[79]，但

比，其中僅少「西方」二字，且「故」為「是以」。其餘四方中僅有「青色」前有「東方」二字。〈金匱真言論〉還把黍歸於南方，這也不難理解。他們的祖上落荒於楚地，這或許與他們現實生活經歷有關。由於古代種黍的方式比較特殊，必須以荒地為主。因為黍具有較強的抗旱耐瘠特點，即使雜草叢生也易於栽培，故《齊民要術》云：「凡黍穄田，新開荒為上」（引自賈思勰撰，繆啟愉著《齊民要術導讀》卷二，中國國際廣播出版社，2008 年，190 頁）。至於南方種植黍，出土於長沙馬王堆漢墓中的多種栽培植物就是一例（參閱柳子明〈長沙馬王堆漢墓出土的栽培植物歷史考證〉，《湖南農業學院學報》1979 年第 2 期，1-10 頁）。

79 「卜辭中黍字百餘見，其它穀類多則數十見，少則數見一見，可見黍是商代一般人的主要食糧」（引自于省吾〈商代的穀類作物〉，《東北人民大學人文科學學報》1957 年第 1 期，88 頁）。但從現今考古的成果來看，黃河流域的新石器時代穀物遺存中又以粟最為多見（參閱游修齡〈農史研究文集〉，《農業出版社》1999 年，31-32 頁表 17），不難推測粟可能才是當時北方的主要農作物，它是民間的主要食糧，而黍為王家釀酒的主原料。粟、禾少見於《詩經》，而黍稷連稱則頻見，且后稷為周人的祖先，古有「稷為百穀之長」之說。《孟子》言五穀為稻、黍、稷、麥、菽或麻、黍、稷、麥、菽，基本與《內經》類似。《史記・禮書第一》：「大饗上玄尊而用薄酒，食先黍稷而飯稻粱。《集解》鄭玄曰：大饗，祫祭先王」（引自《史記》卷二十三，1168-1169 頁），稷已經成為穀神而受祭祀。「董仲舒說上曰：春秋它穀不書，至於麥禾不成則書之，以此見聖人於五穀最重麥與禾也」（引自《漢書・食貨志》卷二十四上，956 頁），禾為粟。故《白虎通・社稷》云：「稷為五穀之長，故立稷而祭之也」（引自《白虎通》卷一上，中華書局，1985 年，38 頁）。學界千餘年來存在稷為黍及穄、糜，與稷為粟之爭。但黍與粟同為禾科而不同屬，自古本草學家陶弘景、蘇恭、李時珍都認為稷與黍似而非粟。「弘景曰：稷米人亦不識，書記多云黍與稷相似。……蘇恭曰：本草有稷，不載穄，穄即稷也。今楚人謂之稷，關中謂之糜。呼其米為黃米」（引自李時珍著《本草綱目》穀部第二十三卷，穀之二，稷粟類一十八種，稷，《別錄》上品）。而且，從細胞學和遺傳學的研究證明：黍與稷同由野生稷進化而來（參閱王星玉等〈黍稷的名實考證及規範〉，《植物遺傳資源學報》2011 年第 2 期，132-138 頁）。本草學家對黍稷的關注可謂源於《內經》。大部分專家研究認為黍稷同種，子粒糯者為黍，粳或秔者為稷。但也有部分農學農史專家認為稷粟為同種（參閱游修齡〈論黍和稷〉，《農業考古》1984 年第 2 期，277-288、338 頁；李根蟠〈稷粟同物，確鑿無疑〉，《古今農業》2000 年第 2 期，1-15、44 頁）。

專家學者對卜辭中「稻」字的解讀存在嚴重分歧，以致在甲骨文中尚未找到後世「稻」字的初文。1977 年 8 月，陝西省扶風縣黃堆雲塘何家溝發現西周銅器窖藏，出土的伯公父簠銘文中刻有「栗、稻、黍、粱」四種農作物的名稱。至今除水稻只在渭河盆地少量種植外，其餘三種農作物仍然在陝西關中西部種植。[80]

黃河流域廣大地區從仰韶文化到龍山文化都有發現水稻種植的遺址，河南淅川、洛陽、陝西華縣、山東棲霞都有稻穀遺存出土。[81]陝西地區在仰韶時代除早期的西鄉何家遺址[82]外，扶風縣關中西部的案板遺址三期灰坑發現兩份農作物遺存標本，採用灰像法分析確認為栗、黍、稻三種植物，表明案板一帶可能有小面積種植稻類。[83]關中地區仰韶文化重要組成區域之一的新街遺址發現 919 粒碳化稻米，採集的 58 份樣品中，有 36 份發現稻米或稻米基盤，出土概率占到 62.07%。[84]還有仰韶中期的楊官寨遺址和泉護遺址都發現稻米的植矽體證據。[85]興樂坊遺址也發現少數稻米遺存。[86]由此可見，陝西關中地區自遠古以來種植稻穀似乎沒有中斷。西元前 770 年周平王迫於

---

80 參閱辛怡華〈伯公父簠銘文中的農作物名稱考〉，《農業考古》1993 年，197-198 頁。

81 參閱梁家勉主編《中國農業科學技術史稿》第一章，農業出版社，1989 年，19-29 頁。

82 參閱陝西省考古研究所漢水考古隊〈陝西西鄉何家灣新石器時代遺址首次發掘〉，《考古與文物》1981 年第 4 期，13-26 頁。

83 參閱謝偉〈案板遺址灰土中所見到的農作物〉，《考古與文物》1988 年第 5、6 期；楊岐黃〈從案板等遺址看關中西部地區仰韶中晚期到龍山時代的氣候變化〉，《草原文物》2017 年第 1 期，59-62 頁。

84 參閱鍾華等〈陝西省藍田縣新街遺址炭化植物遺存研究〉，《南方文物》2015 年第 3 期，36-43 頁。

85 Jianping Zhang et al. 2010, Phytolith evidence for rice cultivation and spread in Mid-Late Neolithic archaeological sites in central North China. Boreas Volume 39, Issue 3, pages 592-602, July 2010.

86 參閱劉煥等〈陝西兩處仰韶時期遺址浮選結果分析及其對比〉，《考古與文物》2013 年第 4 期，106-112 頁。

西戎入侵的壓力東遷洛邑，陝西在春秋戰國的版圖上成為西方。《詩經・豳風・七月》：「八月剝棗，十月獲稻」[87]，唱出當時栒邑、邠縣一帶種植水稻的場景，這段歷史的記憶也得到考古學的證實。[88]《詩經・周頌・豐年》：「豐年多黍多稌。」〈周頌〉大概是西周人所作，屬雍州。[89]而且，水稻的種植還關係到秋季期間的瘧疾發病。

該篇還把五畜中的馬也歸入西方。儘管《左傳・昭公四年》有「冀之北土，馬之所生」之說，日本學者林巳奈夫先生早年曾推測殷人同北方遊牧人有頻繁的聯繫，馬就是從北方傳來的極其重要的文化成果，無論仰韶人還是龍山人都不知有馬。[90]陳夢家先生曾經在〈戰國楚帛書〉一文中總結說：「五畜配五方，是羊、雞、牛、狗、彘。秦以前所無。五食配五方，是麥與羊、菽與雞、稷與牛、麻與犬、黍與彘。秦以前所無」[91]，假如他研讀過《內經》也許就不會如此簡單地下此結論。[92]據古代文獻記載西北地方在先

---

87 引自清・王先謙撰《詩三家義集疏》卷十三，中華書局，1987 年，519 頁。

88 「到了新石器時代晚期，即相當於西元前 5000 年至前 3000 年左右，稻作進一步滲透到黃河流域。山東、河南、陝西這些黃河流域的主要省分，在水源比較充足的地方種植了少量稻穀」（引自嚴文明著《求索文明源》，首都師範大學出版社，2017 年，頁 424）。同時參閱滿志敏著《中國歷史時期氣候變化研究》，134 頁圖 5.3「新石器時代長江黃河流域水稻種植地點分布」。

89 參閱齊思和〈毛詩穀名考〉，原載《燕京學報》三十六期，1949 年 6 月，收入齊思和著《中國史探研》，中華書局，1981 年，23 頁。

90 參閱林巳奈夫〈中国先秦時代のウマ〉，《民族學研究》第 23 卷第 4 期，1959 年，39-50 頁。

91 引自陳夢家遺著〈戰國楚帛書〉，《考古學報》總第七十三期，1984 年第 2 期，152 頁。

92 《內經》中還存在另一種五穀（食）配五畜。《靈樞・五音五味》以五音、五穀、五畜、五果、五色、五味、五時與五臟的五行歸類中，五穀與五畜是：麻與犬（肝），麥與羊（心），稷與牛（脾），黍與雞（肺），大豆與豬（腎）。這種歸類又見於《靈樞・五味》與〈藏氣法時論〉之中，但兩者分別以秫米和粳米替代稷，而且〈藏氣法時論〉還以小豆替代麻。不過「《新校正》云：按《甲乙經》《太素》『小豆』作『麻』（見龍伯堅、龍式昭編著《黃帝內經集解・素問》，331 頁注 3）。總之，《內經》有關五穀之稱有兩種：稻、黍、稷、麥、豆（菽）與麻、黍、稷、麥、豆（菽）。

秦時期早已發展養馬業，秦的祖先非子為周孝王養馬有功，被賜姓嬴而封於秦，秦的地理環境也是最適合於養馬的西北地方。[93]考古證實陝西自新石器至西周的很多遺址都有出土馬骨遺骸，其中以年齡老的馬和小的馬隨葬祭祀較為常見。[94]西周時期，馬坑和車馬坑是最為常見的大中型墓葬的隨葬坑，其中馬的隨葬數量少則 2～4 匹，多則幾十匹，如扶風法門鎮黃堆墓地的車馬坑裡葬馬匹數高達 96 匹[95]，可見當時養馬事業之旺盛。山西曲沃曲村遺址祭祀坑出土的馬骨骸多為 6～8 個月的小馬。[96]陝西淳化「棗樹溝腦遺址馬坑出土家馬具有較高的線粒體 DNA 的遺傳多樣性」，綜合陝西地理位置和古代環境特徵，「推測該地區可能是先秦時期的一個產馬和馬匹貿易交換的集散地。」[97]近年，有使用統計學方法對中國境內出土的古代家馬臼齒資料與歐洲家馬和普氏野馬的資料進行比對研究，結果表明中國古代家馬與歐洲家馬有同源關係。[98]

至於，上一節中提及張家山漢墓出土的《蓋廬》竹簡第 23-26 載：「大白金也，秋金強，可以攻木；歲星木【也，春木】強，可以攻土；填星土

---

[93] 參閱謝成俠著《中國養馬史》（修訂本），農業出版社，1991 年，66 頁。

[94] 「陝西是研究中國家馬起源等問題的關鍵區域之一，目前已有多處新石器時代至西周時期移植出土馬骨遺骸，其中新石器時代遺址有 7 處，如西安半坡遺址、靖邊五莊果墚遺址、華縣南沙村遺址等。……出土馬骨的商代遺址有 2 處，即西安老牛坡遺址與清澗李家崖古城址。西周時期已發現馬坑和車馬坑的遺址數量最多，宮 19 處（如王家嘴墓地、楊家堡墓地、南堡墓地等），其中馬坑 53 座、車馬坑 42 座，數量和埋葬組合遠多於商代和東周遺址」。棗樹溝腦遺址位於陝西淳化縣潤鎮鄉，馬坑中配葬 4 匹馬，「根據坑內出土陶片推測馬坑的年代為西周中晚期」（引自李悅等〈陝西淳化棗樹溝腦遺址馬坑出土馬骨研究〉，《西北大學學報（自然科學版）》第 44 卷第 2 期，2014 年 4 月，311-318 頁）。

[95] 引自周原博物館〈1996 年扶風黃堆老堡子西周墓清理簡報〉，《文物》2005 年第 4 期，26-42 頁。

[96] 黃蘊平〈天馬－曲村遺址獸骨的鑒定和研究〉（鄒衡主編《天馬－曲村（1980-1989）》，科學出版社，2000 年，1153-1169 頁）。

[97] 參閱趙欣等〈陝西淳化棗樹溝腦遺址馬坑出土馬骨的 DNA 初步研究〉，《南方文物》2015 年 3 月，70-76 頁。

[98] 劉羽陽〈先秦時期家馬研究〉，《中國社會科學院》博士論文，2013 年。

也，六月土強，可以攻水；相星水也，冬水強，可以攻火；熒惑火也，四月火強，可以攻金。此用五行之道也。」這是以天上的五個行星結合四季時令直接演繹五行相剋之道。其中雖然以五行五星配對四季，即各自配對一年之中的三個月分，但是在夏季中，四月、五月為火（熒惑），僅六月分屬於土（填星），這與《呂氏春秋》六月季夏配對中央土行是一樣的。雖然《呂氏春秋》不是對應五星之填星，而是二十八宿中的柳、心、奎（詳見後述），但都是形成不對稱的五行配對四時的結果。這表明編寫《蓋廬》時期的歷史氣候環境，與《內經》形成年代的氣候環境已經有了很大的變遷，但這和鄒衍活動年代的戰國後期的氣候基本相近。

《管子・輕重己》曰：「以夏日至始，數四十六日，夏盡而秋始，而黍熟。天子祀於太祖，其盛以黍。黍者，穀之美者也。」[99]《說文解字》曰：「以大暑而種，故謂之黍。」[100]從戰國到東漢末期五百年間，種黍已經由夏至推延至大暑，可見氣溫趨冷之顯著。而且，《管子》中涉及五行歸類的諸篇均未見稻穀。《呂氏春秋》與〈月令〉在秋季三紀中一律出現「食麻與犬」，這至少表明戰國中期以降，黃河中下游地區已經無法大面積種植水稻，這顯然是因為氣候環境的變遷所造成的。[101]恰好這可以反證〈金匱真言論〉的形成時期確實比較早。

我們把《管子》一書置於《內經》成書之後，並進行了相關的分析與比較。由於徹底顛覆了以往的傳統看法與習慣性的認識（更多的是因為學者們對《內經》關注不夠所致），很可能給人缺乏足夠證據的感覺，或許認為我們的推論存在武斷之嫌。實際上，在現存的先秦文獻中確實找不到更多的歷史資料作為鋪墊，這也與春秋戰國時期的文化精英對當時長期持續溫熱的氣

---

99 引自黎翔鳳撰《管子校注》卷二十四，1536頁。

100 引自《說文解字》，146頁。

101 「周朝早期的寒冷情況沒有延長多久，大約只一、二個世紀，到了春秋時期又和暖了」，「可以斷定西周到春秋時代，黃河流域人民由種黍和稷，作為主要食物之用。但在戰國時代，他們代之以小米和豆類為生」（引自竺可楨〈中國近五千年來氣候變遷的初步研究〉，20頁）。

候環境，及其給社會生活帶來的影響缺少觀察，或者不太關心天地萬物的變化也有一定的關係。不過，我們仍然可以提出以下幾點意見作為補助說明。

首先，《內經》完全繼承了醫和「分為四時，序為五節」的醫學思想，獨創性地提出「長夏」和「至陰」時節，根據當時的氣候環境細分一年為五個時節，並據此構建和確立了五行概念。這是古代醫家世代相繼、堅持不懈地立足於臨床，自覺而認真地觀察從春秋以來持續二、三百年高溫的歷史氣候變遷得出的結論，這是毋庸置疑的事實。

其次，《管子》作為先秦時期惟一涉及社會經濟的古籍，而且對土地及其適宜栽培的植物進行五行歸類，卻完全看不到齊地乃至黃河中下游地域種植水稻的蹤跡，這顯然與歷史氣候變遷有著密不可分的關係。而且，這一點與《內經》相關篇章的內容形成了鮮明的比照，也是我們毫不猶豫地把《管子》置於《內經》之後的指導思想之底氣。

再次，孟子出生於鄒國（今山東鄒城東南），曾經遊歷齊、宋、滕、魏、魯等國，前後二十餘年忙於政治與說教，而且在他的著述中基本沒有涉及當時持續溫熱的氣候環境對社會所產生的影響，也未見有關陰陽、五行的論述。但荀子對他與子思濫用五行的批判，馬王堆書帛和郭店楚簡〈五行〉的出土，以及秦楚兩地《日書》的流行，都說明戰國中期前後五行概念已經在社會上廣為流行。這無疑與醫家對五行文化傳播有一定的關係。

第四，《內經》無疑是繼《左傳》《國語》之後首述有關黃帝傳說的典籍。《內經》托言於黃帝，始終強調遵循天道四時變化的重要性，恬淡虛無養心修身、積精延年的必要性，以及愛官護民，迎合人心制定法規的重要性。[102]而《管子》中有關黃帝的言說僅見九處，唯〈五行〉與〈地數〉有較多字數的敘述。前者言黃帝得「六相」，命其坐鎮東、西、南、北四方司管四時以正天時；後者記述管仲向齊桓公詳述，黃帝曾與伯高探討陶冶天下

102 《素問・疏五過論》：「聖人之術，為萬民式，論裁志意，必有法則，循經守數，接循醫事，為萬民副。」詳細還可以參閱本書附篇第八點的分析。

為一家之道的對策，熟知兵法的伯高[103]由治病的醫家又成治國的謀士，提出早期發現礦產，嚴管礦產是避免濫制兵器引發戰亂的重要環節。這體現了《內經》所謂「上工治未病」，早發現早診治的思想，以及「治病」與「治國」同理，旨在「治亂」（參閱本書下篇〈《黃帝內經》——中國傳統哲學的濫觴〉第八章）。

第五，根據《史記》記載，在孟子之後荀子之前，鄒衍以及鄒奭都曾高調地以陰陽五行的理論演繹國運的變化，而且前者「迂大而閎辨」；後者則「文具難施」，這都足以說明陰陽家之說曾經盛行於齊地。〈封禪書〉總結說：「鄒衍以陰陽主運顯於諸侯，而燕齊海上之方士傳其術不能通，然則怪迂阿諛苟合之徒自此興，不可勝數也。」[104]從齊宣王、齊湣王乃至燕昭王、燕惠王、燕王喜，在這五、六十年之間，鄒衍的理論一直有力地支撐著他的政治活動。

第六，司馬遷撰著〈孟子荀卿列傳〉，名為孟子、荀子作傳，若從字數分配上說，顯然是在給鄒衍立傳，因為相關記述的字數三倍超於孟子，兩倍過於荀子。鄒衍雖係飽學儒術出身，但他卻不落俗套，關注民生民情，強烈批判時政，並以陰陽立說推導五行，創「五德轉移」之說，以推論政權的歷史演變。他不同於孟子、荀子局囿於儒家的道德思想，而是先講宇宙天地、國內外的局勢，最終才切入道德，「必止於仁義節儉」。鄒衍學說的形成，據《史記》記載，「先序今以上至黃帝，學者所共術，大並世盛衰，因載其禨祥度制，推而遠之，至天地未生，窈冥不可考而原也」。[105]這可能是啟發於《黃帝內經》有關天地陰陽五行，乃至民間盛行的五行觀念。

第七，荀子出生於趙國（現在河北省的南部），且大半時間活動於山東，曾三次出任齊國「稷下學宮」的祭酒，由於他對五行的強勢批判，必然影響「稷下先生」對五行概念的利用與發揮，致使他們只能另闢蹊徑，尋求新的借鑒，編造新的理由和故事。以致《管子》中相關篇章的內容，呈現對

---

103 《靈樞・逆順》：「伯高曰：《兵法》曰：無迎逢逢之氣，無擊堂堂之陣。《刺法》曰：無刺熇熇之熱，無刺漉漉之汗，無刺渾渾之脈，無刺病與脈相逆者。」

104 引自《史記》卷二十八，1369頁。

105 引自《史記》卷二十八，2344頁。

五行的「不成熟」（相較於《內經》而言）言說也就不難理解。這種學術發展的局限性可能與言論受壓制有關。由此可見，世間並非所有的事物都必然遵循「不成熟」的就是早期的，而「成熟」的即晚出的一般事物的發展規律。這種現象不僅發生於古代社會，即使現代社會也是屢見不鮮，「文革」時代的社會就是一個典型的實例。

第八，由於古代醫家師徒之間傳授醫理醫術，長期以來只能依靠口耳相傳的方式，而且以「割臂歃血受盟」確保對外秘而不宣。即使延至春秋後期、戰國初中期出現著之於縑帛、竹簡的可能性，也並非因此就被完全公開於世。但是，醫工日常對病患及其家屬所作有關疾病診治內容的解釋，卻有助於陰陽概念，五行概念以及黃帝傳說等傳統文化的傳播。

〈藏氣法時論〉也是一篇多次出現「長夏」一詞，有必要進行仔細分析的醫學文獻。黃帝開篇問：

> 合人形以法四時五行而治，何如而從？何如而逆？得失之意，願聞其事。歧伯對曰：五行者，金木水火土也，更貴更賤，以知死生，以決成敗，而定五藏之氣，間甚之時，死生之期也。

在全篇討論五臟病症的變化與診治的過程中，除了演繹醫學理論之外，還給我們提供了諸多不可多得的古代天文資訊。

第一，提出對於五臟疾病要結合四時五行進行臨床觀察和診治。雖然未明言陰陽，但通過四時五行足以體現陰陽的變化。最重要的是確立「長夏」這個獨特的時節，實現均衡地配對五行並落實於土行，使五行通過不同時節的更替完整地融入陰陽消長之中，有利於臨床對五臟病變的臨床觀察、診治以及預後推斷。

第二，根據五行的醫學歸類指出治療五臟疾病選擇相對應的最佳時節、主治經脈、時日、五臟所苦及其得以緩解的五味食物，其共通的基礎不言而喻就是氣。例如，肝病「取其經，厥陰與少陽」；心病「取其經，少陰與太陽」；脾病「取其經，太陰陽明」；肺部「取其經，太陰足太陽」；腎病

「取其經，少陰太陽」，表明經脈理論已經與臟腑理論整合，針灸可以運用於臟腑疾病的治療。而且，時節、時日乃至紀時皆以十天干按順序組合，分成甲乙、丙丁、戊己、庚辛、壬癸五個組以配對五臟五行，以五行相生相剋原理指導臨床診治。

第三，根據五行生剋原理指出五臟疾病的恢復、病情加重、死亡、復發的時節以及相關的注意事項。例如，「病在脾，愈在秋，秋不愈，甚於春，春不死，持於夏。起於長夏，禁溫食飽食濕地濡衣。」因為脾病多發於長夏時節，故入秋因土生金，可能出現疾病向愈的機會；否則入春因木剋土有可能促使脾病的再發或加劇。假如病患能活過春季不死的話，入夏將因火生土，病情可能繼續相持為安。

第四，五行生剋原理運用於五臟特徵性疾病的治療。根據不同臟器患病的特點，在臨床治療中可以靈活變通，並非一味地依相克或相生而推導。例如「心色赤，宜食酸」和「腎色黑，宜食辛」，乃借助五行相生而治；「肝色青，宜食甘」和「脾色黃，宜食鹹」，則根據五行相剋分別通過培土與固水以抑制肝木和脾土；對於「肺色白，宜食苦」，則直接依據火剋金而治。總之，「四時五臟，病隨五味所宜也。」五味食物一般包括五穀、五畜、五果、五菜，具體運用還見於《靈樞》的〈五味〉和〈五音五味〉，皆以五行說作為食療的理論基礎，這自然也成為中醫學的專利。

第五，指出五臟疾病在一天中不同時間段的病情變化規律，以及各個臟器的特性和選用針對性的補瀉食物。其中選用平旦、日出、日中、日昳、下晡、夜半六個紀時，作為觀察五臟疾患一天中的病情變化。綜合其他篇章的紀時[106]：夜半、夜半後、雞鳴、大晨、平旦、日出、早食、日中、日昳

---

106 〈金匱真言論〉出現平旦、日中、黃昏、合夜、雞鳴五個紀時。〈三部九候論〉有平旦、日中、日夕、夜半以脈象推測不同疾病死亡的紀時。〈標本病傳論〉從夜半、夜半後、雞鳴、大晨、日出、早食、晏食、日中、日昳、下晡、日入、晏餔到人定，以十三個紀時用於推測不同臟腑疾病死亡季節的時間段，而且《靈樞》的〈病傳〉篇也有相似的記述。〈營衛生會〉有關人體衛氣運行出現平旦、日中、日西、日入、夜半五個紀時。

（日西）、早晡、下晡、晏食、日入、黃昏（日夕）、晏餔、人定（合夜），呈現一天十六個時制。陳遵媯先生等考證認定這是秦漢之前周人所用的紀時。[107]于豪亮先生考證雲夢睡虎地《日書》並比較了〈藏氣法時論〉等諸篇後提出，戰國時期秦國使用過兩套紀時制，民間普遍使用十六時制，而十二時制為曆法家等少數人所用。[108]天水放馬灘秦墓出土的《日書》不見十二時制，其中〈生子〉與〈人月吉凶〉均採用十六紀時制，表明戰國時期秦國民間可能僅使用十六時制。[109]

第六，根據五臟疾病的臨床症狀辨其虛實，選擇所屬的經脈進行針刺治療以外，還可以直接施行比較原始的放血療法。諸如，心病「取其經，少陰太陽，舌下血者。其變病，刺郤中血者」；脾病「取其經，太陰陽明，少陰血者」；腎病「取其經，少陰太陽血者」等。有專家認為，「此篇五臟病候中明顯摻入了相應的經脈病候，應當是經絡學說形成之後的產物」，這個推測是中肯的，但他對〈經脈〉形成時期的定位卻有他步人後塵之嫌。[110]

第七，篇中提出的「五行者，金木水火土也」，這種五行序列既不符合五行相勝（木土水金火），也不同於五行相生（木火土金水），又不遵〈洪範〉的水火木金土，顯得格外特別，儘管《內經》中隨處可見五行相生相剋原理的實際運作之例。其實，以「金」為首的五行序列的起源最早，來自古代以肉眼對「七政」五星的觀察結果。雖然太陽系有八大行星，但古人以地球為中心僅憑肉眼進行觀察的時代，只能依次見到金、木、水、火、土五大

---

107 參閱鄭天傑著《曆法叢談》，花崗出版社，1977 年，149 頁。參閱陳遵媯著《中國天文學史》第三冊，上海人民出版社，1984 年，1343 頁（表）。

108 參閱于豪亮〈秦簡《日書》記時記月諸問題〉，收入《雲夢秦簡研究》，中華書局，1981 年，351-357 頁；饒宗頤，曾憲通著《雲夢秦簡日書研究》，香港中文大學出版社，1982 年，卷前語。

109 參閱何雙全〈天水放馬灘秦簡綜述〉，《文物》1989 年第 2 期，30 頁。

110 引自黃龍祥著《中國針灸學術史大綱》，581 頁。但著者認為〈經脈〉篇「出現較晚，約在西漢末、東漢初」（引自同書 471 頁）。這有契合山田慶兒氏有關《內經》大部分文獻形成於王莽時期的主張。

行星。[111]這與春秋初期所謂「五材」[112]的序列有些雷同。後來古人採用土圭測影的「先進技術」替代了肉眼觀測，過時的「天文成果」也漸漸被社會忘卻。正如歧伯所說：「此乃受傳於先師」[113]，表明這些醫學文獻確實來自古老的、世代口耳相傳的記錄。

第八，這種金木水火土的五行序列，還見於〈移精變氣論〉與〈陰陽二十五人〉兩篇。前者強調觀察病患的色脈變化，以「合之金木水火土四時八風六合」，判斷病情及預測生死，篇中還遺留戰國楚越之地的方言。[114]後者提出「先立五形金木水火土，別其五色」，分人群為五大類，各類代表人物分別為蒼帝、赤帝、黃帝、白帝和黑帝。戰國後期興起的五帝說，根據古籍記載大約有五種不同的組合[115]，司馬遷撰寫〈五帝本紀〉是參照〈五帝德〉和《帝姓系》並查證了《左傳》。但是，醫家、兵家早以五色帝命之。[116]徐旭生先生認為，「同先有九州的觀念以後才找九個州名以充實相仿，

---

111 金（太白）、木（歲星）、水（辰星）、火（熒惑）、土（鎮星）五顆行星距離太陽較近，距離太陽遠近的實際次序應該是水星、金星、火星、木星、土星。受限於古代肉眼觀測水準卻以金、木、水、火、土的次序稱之（參閱丁緜孫著《中國古代天文曆法基礎知識》，天津古籍出版社，1989 年，28-30 頁。參閱張聞玉著《古代天文曆法講座》，廣西師範大學出版社，2008 年，9 頁）。

112 《國語・鄭語》記載鄭桓公（西元前 816 年－西元前 771 年）問政於史伯，提及「故先王以土與金木水火雜，以成百物」（引自徐元誥撰《國語集解》，470 頁）。

113 〈移精變氣論〉：「歧伯曰：色脈者，上帝之所貴也，先師之所傳也。上古使僦貸季，理色脈而通神明，合之金木水火土四時八風六合，不離其常，變化相移，以觀其妙，以知其要。」《靈樞・陰陽二十五人》載黃帝先問伯高，而「歧伯曰：悉乎哉問也，此先師之秘也，雖伯高猶不能明之也。……先立五形金木水火土，別其五色，異其五形之人，而二十五人具矣。」

114 〈移精變氣論〉：「中古之治病，至而治之，湯液十日，以去八風五痺之病，十日不已，治以草蘇草荄之枝，本末為助，標本已得，邪氣乃服。」丹波元簡說：「《方言》：蘇，草芥也。江淮南楚之間曰蘇。自關而西，或曰草，或曰芥。」（引自龍伯堅，龍式昭編著《黃帝內經集解・素問》，192 頁。）

115 參閱張大可、朱枝富編著《人文始祖黃帝》，商務印書館，2018 年 1 月，8 頁注 2「五帝」。

116 《孫子兵法・黃帝伐赤帝》竹簡 172-174 中，孫子談及黃帝南伐赤帝，東伐蒼帝，北

並不是先有五位帝的名詞」[117]，這種解釋應該是比較客觀而符合邏輯的。

綜合上述分析的結果，我們可以推斷這篇全面融合陰陽、五行、氣三大概念，又充分展現天人合一的醫學文獻形成時期較早，遠早於《呂氏春秋》的成書時代更不在話下。為此，我們可以從以下幾個點進行比較說明。

第一，《呂氏春秋》乃集合先秦各家各派之說而成的，其中自然也少不了演繹醫家之說。[118]雖然被該書被列為諸子之中的雜家，但陰陽家說的篇幅比任何一家都多，而且成為全書的重點。[119]〈序意〉篇還強調說：「凡十二紀者，所以紀治亂存亡也，所以知壽夭吉凶也」，完全不隱諱陰陽家的本意。所以，徐復觀先生明言：「〈十二紀〉的成立，是鄒衍的陰陽五行思想發展的結果。」[120]

第二，《呂氏春秋》論十二紀，實以四季為序，每季各有孟、仲、季三月，除每月對應黃道上所出現的不同星宿[121]，以及音律、物候等變化外，

伐黑帝，西伐白帝（參閱銀雀山漢墓竹簡整理小組編《銀雀山漢墓竹簡（壹）》，文物出版社，1985 年）。

117 參閱徐旭生著《中國古代的傳說時代》增訂本，科學出版社，1960 年，204 頁；又見徐旭生著《中國古代的傳說時代》，廣西師範大學出版社，2003 年，239 頁。

118 《史記》：「呂不韋乃使其客人人著所聞，集論以為八覽、六論、十二紀，二十餘萬言。以為備天地萬物古今之事，號曰《呂氏春秋》。」（引自《史記》卷八十五，2510 頁。）而且「在研究古代文學、音韻、科技、工藝、美術、醫藥、衛生、經濟、生產，以至卜筮、相人、相狗、相馬、相風水等等，都要借重於《呂氏春秋》，因為《呂氏春秋》保存不少這些方面的資料。」（引自陳奇猷〈呂不韋是怎樣一個人？《呂氏春秋》為何有「一字千金」之譽？〉，原載《中國歷史三百題》，上海古籍出版社。後收入陳奇猷著《晚翠園論學雜著》，上海古籍出版社，2008 年，144-145 頁。）

119 《呂氏春秋》的〈本生〉、〈貴己〉、〈貴生〉、〈情欲〉、〈盡數〉等篇散在論述有關養生的醫學內容。參閱陳奇猷〈《呂氏春秋》的成立年代與書名的確立〉，原載《復旦大學學報》（社會科學版），1979 年第 5 期，收入陳奇猷著《晚翠園論學雜著》，132 頁。

120 引自徐復觀著《兩漢思想史》第二卷，華東師範大學出版社，2004 年，3 頁。

121 陳奇猷先生認為十二紀每月皆以星宿表示太陽的位置（參閱陳奇猷〈呂氏春秋的天文價值〉，原載《傳統文化研究》第十一輯，引自陳奇猷校釋《呂氏春秋新校釋》上

其餘內容基本不變。十天干分甲乙、丙丁、戊己、庚辛、壬癸五個組合，除戊己外四個組合配對四季各三個月分。因為只有四季，故在《季夏紀・六月紀》中陳述季夏時節相關事項之末，增入「中央土，其日戊己，其帝黃帝，其神后土，其蟲倮，其音宮，律中黃鐘之宮。其數五，其味甘，其臭香，其祀中霤，祭先心。天子居太廟太室，乘大輅，駕黃騮，載黃旂，衣黃衣，服黃玉，食稷與牛。其器圜以揜」[122]一文。這個「中央土」並非方位，而是特別地為插入「季夏」時節，它既不在一年的中央，即使作為五行土德也僅當令一個月。這種拼湊的五行模式反而讓陰陽家的心思昭然若揭，而且也完全不符合戰國後期咸陽地區實際的地理氣候。

第三，《呂氏春秋》單獨劃分出「季夏」為土行，乃繼承鄒衍「五德終始」的陰陽五行說。鄒氏專門指定夏季三個月之中的六月為季夏，是因為齊魯（山東地區）的夏季遠不如江淮、江南、吳楚之地那樣漫長。[123]即使山東青島、煙臺等沿海地區的雨量也只是江浙地區的二分之一[124]，更不用說地處濟南、淄博一帶的齊魯古都的「內陸」氣候，相比沿海地區下雨更少，而且顯得特別乾燥。[125]

第四，陰陽家以陰陽消長訴說四時交替，插入土德勉強構成了五行模式，但後續的〈八覽〉、〈六論〉對五行生剋原理並無特別的關注。[126]

冊，315頁。古吳軒出版社，收入陳奇猷著《晚翠園論學雜著》，129-131頁）。

122 引自陳奇猷校釋《呂氏春秋新校釋》上冊，315頁。

123 參閱竺可楨著《天道與人文》，43頁。

124 參閱《竺可楨文集》第一卷，上海科技教育出版社，1979年，6頁各地11年平均雨量表中的青島、煙臺、寧波、上海、鎮江、蕪湖等數值。

125 從3月至6月的四個月間，濟南的氣溫比煙臺平均高出4度以上（參閱竺可楨，宛敏渭著《物候學》，頁40表3）。據山東1971年至2000年30年氣候資料分析，淄博為17個城市平均最高氣溫、最少降水量之首，濟南次之；而相對濕度最低為濟南，其次為淄博（參閱王建國主編《山東氣候》，8頁表2-1，20頁表2-3，44頁表2-12）。

126 《呂氏春秋》通書只檢出一處「五行」，還是引用曾子的。《孝行覽・孝行》：「五行不遂，災及乎親，敢不敬乎」（引自陳奇猷校釋《呂氏春秋新校釋》上冊，737頁）。

〈有始覽・應同〉云：「類固相召，氣同則合」，勉強將五行與氣結合，並利用觀察五氣以發現帝王將興之時的瑞祥徵兆。篇中闡述從黃帝（土氣勝）、夏禹（木氣勝）、商湯（金氣勝）、文王（火氣勝）的政權演變過程，預測即將出現「盛德在水」，即「代火者必將水，天且先見水氣勝，水氣勝，故其色尚黑，其事則水。」[127]這完全是為秦一統天下打氣加油而使用五行相勝之說。

討論話題轉到西漢初期山東齊地倉公淳于意受命上報朝廷的二十五個診籍，其中絕大多數病例都與齊王有一定關聯，其目的顯然想告訴朝廷只要通過齊王即可查證他所診治病患的真實性。因此，不管是分析西漢早期臨床診療疾病的水準，還是考察古代醫學理論發展與變化的階段性特徵，這些僅有的診籍記載都是一份不可多得的、極其珍貴的臨床醫學資料。其中，倉公僅根據看到齊丞相舍人奴僕的飲食舉動與臉部色相，推測該奴僕的患病部位並預告疾病的發展和轉歸。當時，那位奴僕並無任何自覺症狀，主人因而拒絕了倉公的診治請求。但是，倉公還是告之曰：「此傷脾也，當至春鬲塞不通，不能飲食，法至夏泄血死」，結果「至春果病，至四月，泄血死。」事實上，淳于意對該奴僕之病並沒有像其他病患那樣做出明確的診斷[128]，因為他沒有直接診查過病患，只是「望其色有病氣」。他進一步解釋說：

> 所以知奴病者，脾氣周乘五藏，傷部而交，故傷脾之色也，望之殺然黃，察之如死青之茲。眾醫不知，以為大蟲，不知傷脾。所以至春死病者，胃氣黃，黃者土氣也，土不勝木，故至春死。所以至夏死者，《脈法》曰：「病重而脈順清者曰內關。」內關之病，人不知其所痛，心急然無苦。若加以一病，死中春；一愈順，及一時。其所以四

[127] 引自陳奇猷校釋《呂氏春秋新校釋》上冊，683 頁。

[128] 倉公通常診斷病名並確認病位，如齊侍御史成患「病疽」，「病主在肝」；齊王中子諸嬰兒小子患「氣鬲病」，「病主在心」；齊王太后患「風癉客脬」，「病主在腎」；齊北宮司空命婦因「風入中，病主在肺」等等（引自《史記》卷一百五，2806-2809 頁）。

月死者，診其人時愈順。愈順者，人尚肥也。奴之病得之流汗數出，炙於火而以出見大風也。[129]

我們可以從這個診籍所記錄的文句中，深入地研討以下幾個問題：

第一，根據臉部顯現的五色判斷疾病的部位。「胃氣黃，黃者土氣也」，表明五行已從五種物質完成徹底地抽象，成為用作體內五臟分類及其功能出現異常徵象的臨床判斷指標之一。《素問・五藏生成》曰：「五藏之氣，故色見青如草茲者死，黃如枳實者死」，黃為脾胃土的主色，青為肝木之主色。黃而暗淡乃脾病之徵，其中又夾帶草茲青色，此乃脾胃受肝氣所犯至極之徵兆。

第二，根據五色診推斷病機。所謂「土不勝木」是基於五行相勝的失衡。由於脾胃之氣衰弱不足於抗衡肝氣，木則反而侮土，所謂「土得木而達」[130]，形成脾胃受肝氣侵擾之勢。〈陰陽類論〉曰：「二陽一陰，陽明主病，不勝一陰，耎而動，九竅皆沉」，講的也是此類病症。二陽指陽明胃屬土氣，一陰乃厥陰肝為木氣。王冰說：「木伐其土，土不勝木，故云不勝一陰」；馬蒔云：「動者，木氣王，而正未侮土也。故胃氣不轉則九竅皆沉滯而不通矣。此乃主負客勝者也。」[131]醫學五臟五行說不僅可以定位五臟病變，與氣融合使五臟功能之間形成互相生化與制約的有機系統。後來《史記》也以五行相勝解釋政權的更替，如〈秦本紀〉云：「始皇推終始五德之傳，以為周得火德，秦代周德，從所不勝，方今水德之始，改年始，朝賀皆自十月朔」[132]，說的就是火不勝水。

第三，根據醫學五臟五行說推斷患者的死期。〈玉機真藏論〉曰：「五

---

[129] 引自《史記》卷一百五，2807頁。

[130] 〈寶命全形論〉曰：「能存八動之變者，五勝更立；能達虛實之數者，獨出獨入，呿吟至微，秋毫在目。……木得金而伐，火得水而滅，土得木而達，金得火而缺，水得土而絕，萬物盡然，不可勝竭。」

[131] 引自龍伯堅，龍式昭編著《黃帝內經集解・素問》，1133頁。

[132] 引自《史記》卷六，237頁。

藏受氣於其所生，傳之於其所勝，氣舍於其所生，死於其所不勝。病之且死，必先傳行至其所不勝，病乃死。此言氣之逆行也，故死。……脾受氣於肺，傳之於腎，氣舍於心，至肝而死。」脾胃受肝氣所犯，根據醫學四時陰陽五行生尅原理推斷，來年春季肝木生發之時疾病將發作而亡。

第四，推測疾病發生的原因。這可能是因火熱炙烤身汗數出，更遭大風。〈邪氣臟腑病形〉曰：「汗出當風，則傷脾」，風於五行屬木，致使肝木侵擾脾土。病患延及初夏出血身亡，出血乃風火內熾灼傷腸道脈絡所致；而死亡日期拖延到初夏四月，是因為該奴僕體質較好，比較肥胖的緣故。

基於上述的分析，我們認為這應該是現存古代歷史文獻中，可以最先讀取的，也是保存最完整的、以醫學陰陽四時五行的生尅原理演繹一個實際發生的臨床病例，而且貫穿於觀察症狀的特徵，病機病因的分析，疾病的診斷乃至預後的推測與判斷的整個過程。由此可見，醫學陰陽四時五行理論在臨床的實際應用，遠遠早於劉安主編的《淮南子》，更不用提西漢大儒董仲舒的《春秋繁露》。至今，不少人（包括中醫界的）都認為中醫理論中的陰陽五行學說源於《淮南子》甚至《春秋繁露》。儘管《春秋繁露》並非董仲舒本人撰著的，他開始演繹陰陽五行說運用於政治，也只是漢宣帝在位（西元前 74－前 50 年）前後的事。[133]倉公在臨床診療中熟練而系統地運用醫學陰陽四時五行理論進行病例的周詳分析，這決不可能是他臨症時突發其想而創出的醫學理論。假如這種運用於臨床診療的醫學陰陽四時五行理論是出自倉公本人的創意，那他在上報朝廷的文書中必然會做出更為詳細的交待。而且通過對這個病案的分析，我們不難看到西漢初期的醫工早已充分認識和運用天人合一的思想。

其次，在資訊傳播比較困難的古代社會，尤其是醫學理論及臨床診療技術的傳授更受機緣的限制。在淳于意接受公乘陽慶傳授的古醫籍中，有一本叫《奇咳術》的書，後經多人考證認為該書就是數見於《素問》的《奇

---

[133] 參閱徐復觀著《兩漢思想史》第二卷，195 頁。

恒》。[134]〈玉版論要〉曰：「行《奇恒》之法，以太陰始，行所不勝曰逆，逆則死；行所勝曰從，從則活。」上述倉公診查的病例可能正是遵循這些古醫籍的教誨，通過五行生剋原理分析病情的逆順發展，推測患者的預後以判斷疾病的轉歸。難怪皇甫謐早就認為倉公的醫學理論本於《內經》。[135]我們不妨由此再進一步推測，公乘陽慶祖傳的古醫籍中已經存在有關醫學陰陽四時五行理論，單從他的家族祖傳醫理醫術而論，這種理論的形成時期至少可以往前推至戰國中期之前，遠早於鄒衍奮力調查社會、著書立說，極力推廣自家學說遊說於各國君王的活躍時期。

對於《史記》收錄的這一例診籍，日本學者山田慶兒氏則認為倉公已經明確地把脾臟歸類於五行之中的木行，而且《內經》中的黃帝學派則與倉公不同，從最初開始就是採用「今文經學派」的五臟五行歸類模式。在黃帝學派中，初期的兩派即黃帝派與少師派的醫論中涉及五行說比較少，對於這兩個學派來說構成醫學理論的本質要素並不是五行說。興起於王莽在位期間受命負責解剖、測量叛逆犯人的伯高派，他們把計量解剖學的成果與攝取食物的生理學聯結起來，並將五行理論導入生理學，形成了劃時代的發展，也因此撰著了《內經》中的大部分篇章。[136]山田氏的這種假說及其考證的目的，旨在於證明西漢時期醫工所遵循的是「古文經學派」的五行五臟說，由此來反證《內經》的成書在倉公之後，即《內經》中論述的五臟五行說源於今文經學派的相關理論。這種假說以及論證的手法假如不是有意為之的話，

---

134 顧觀光、龍伯堅、任應秋都認為《奇咳術》就是屢被《黃帝內經》引述的《奇恒》（參閱龍伯堅著《黃帝內經概論》，3 頁。參閱任應秋《黃帝內經研究十講》，收入任應秋等主編《內經研究叢論》，21 頁）。

135 《黃帝三部針灸甲乙經》序曰：「按《七略》藝文志，《黃帝內經》十八卷，今有《針經》九卷，《素問》九卷，二九十八卷，即《內經》也。亦有所亡失，其論遐遠，然稱述多而切事少，有不編次，比按倉公傳，其學皆出於《素問》，論病精微」（引自黃龍祥《黃帝針灸甲乙經》新校本）。

136 詳細參閱山田慶兒《中国医学の起源》，355 頁，以及其中第五章〈『黃帝內経』の成立〉、第七章〈計量解剖學と人體計測の思想〉、六章第 11 節〈少師派の位置〉。

那也就是他不諳醫理的緣故。《素問・腹中論》早就指出：「恐內傷脾，脾者土也而惡木。」中醫界專家也認為，「此段病機的敘述中，說明了一個很重要的問題。即春為木，脾胃屬土」。[137]

實際上，倉公診籍中還存在一個與上述的基本類似的「傷脾」病案。

> 濟北王召臣意診脈諸女子侍者，至女子豎，豎無病。臣意告永巷長曰：「豎傷脾，不可勞，法當春嘔血死。」……王曰：「得毋有病乎？」臣意對曰：「豎病重，在死法中。」王召視之，其顏色不變，以為不然，不賣諸侯所。至春，豎奉劍從王之廁，王去，豎後，王令人召之，即僕於廁，嘔血死。病得之流汗。流汗者，法病內重，毛髮而色澤，脈不衰，此亦內關之病也。[138]

根據〈倉公傳〉的記述，這兩個病患在發病之前基本上貌似「正常」之人，沒有出現特別的臨床症狀，但它們的傷脾的病因、病機以及被預測的死亡的原因和季節幾乎相同，只是上例丞相舍人奴僕的身體比較肥胖，所以死亡季節推遲到夏季四月，此即所謂「一愈順，及一時。其所以四月死者，診其人時愈順。愈順者，人尚肥也。」[139]

就五臟五行歸類模式而言，西漢之前似乎還存在使用犧牲之五臟祭祀四時五方的「慣例」，但與此相關的記述未見於《左傳》《國語》以及《管子》，只是在《呂氏春秋》、《禮記・月令》以及《淮南子・時則訓》中[140]存在大致類似的記載：即春季三個月祭戶以脾，夏季兩個月祭灶以肺，

---

[137] 引自張燦玾主編《黃帝內經文獻研究》修訂版，科學出版社，2014 年，24 頁。

[138] 引自《史記》卷一百五，2805 頁。

[139] 引自《史記》卷一百五，2807 頁。

[140] 《淮南子・要略》：「故言道而不明終始，則不知所傚依；言終始而不明天（天文訓）地（地形訓）四時（時則訓），則不知所避諱；言天地四時而不引譬援類，則不知精微；……原人情而不言大聖之德，則不知五行之差。」（引自劉文典撰《淮南鴻烈集解》卷二十一，706 頁。）〈時則訓〉按照一年四季十二個月逐一敘述其物候、天象、農作事宜等，五時祭祀只是其中諸多行事的一個小環節。文中還言及五方，涉

季夏單月祭中霤以心，秋季三個月祭門以肝，冬季三個月祭井以腎。事實上，這種祭祀安排犧牲五臟的方式應該緣起於《呂氏春秋》，而且其中暗藏玄機。如果根據《淮南子・齊俗訓》記載：

> 有虞氏之祀，其社用土，祀中霤，……其服尚黃。夏后氏，其社用松，祀戶，……其服尚青。殷人之禮，其社用石，祀門，……其服尚白。周人之禮，其社用栗，祀灶，……其服尚赤。[141]

這表明《呂氏春秋》是有預謀地將自上古以來不同朝代各自所形成的不同禮法之中，出現的「祀中霤」、「祀戶」、「祀門」、「祀灶」的單項活動，進行重新安排納入了一年之中不同季節的祭祀內容，如在孟冬、仲冬、季冬三個月，皆應「其數六，其味鹹，其臭朽，其祀行，祭先腎」的五行歸類之中。這樣從歷史朝代的更迭而論，有扈氏「祀中霤」屬五行土祭以心臟；夏后氏「祀戶」屬五行木祭以脾臟；殷商「祀門」屬五行金祭以肝臟；西周「祀灶」屬五行火祭以肺臟，按五行之說東周之後所期待的、一統天下的就是，五行中屬水的新朝代。所以《呂氏春秋・應同》曰：「黃帝之時，天先見大螾大螻，黃帝曰『土氣勝』，土氣勝，故其色尚黃，其事則土。及禹之時，天先見草木秋冬不殺，禹曰『木氣勝』，木氣勝，故其色尚青，其事則木。及湯之時，天先見金刃生於水，湯曰『金氣勝』，金氣勝，故其色尚白，其事則金。及文王之時，天先見火，赤烏銜丹書集於周社，文王曰『火氣勝』，火氣勝，故其色尚赤，其事則火。代火者必將水，天且先見水氣勝，水氣勝，故其色尚黑，其事則水」[142]，實為秦統一天下興建新的封建

及東西南北四方接壤諸國的山川地理、百姓素質、政令等。其中所示五行配五時祭祀的不同，與〈地墬訓〉五方內容相似。如果說〈地形訓〉五方討論「國內」；〈時則訓〉則議論「國際」的了。而且〈地形訓〉五方所述五大區域的人種特徵及相關內容，有借鑒《靈樞・陰陽二十五人》之嫌。

141 引自劉文典撰《淮南鴻烈集解》卷十一，357-358 頁。

142 引自陳奇猷校釋《呂氏春秋新校釋》上冊，682-683 頁。

王朝搖旗吶喊，製造輿論的聲勢。

這種祭祀四時五方時所使用犧牲五臟，顯然與《內經》展示的醫學陰陽四時五行歸類模式根本不同，而且兩者的來源與主導思想也完全相異。儘管《尚書》已涉及五行，但先秦至西漢的醫理醫術，皆從師徒的口耳相傳再到記述於縑帛，整個過程原本就不存在所謂古今之分，所以在古醫籍中根本就不存在所謂「古今文經學」的紛爭。況且，醫經和六藝本來就屬於不同的文化平臺：一為診療人體內臟病變的理論；另一只是為祭祀而選用犧牲五臟而已。其次，所謂經學史上的「古今文經學」之爭只是集中於《詩》、《書》、《禮》、《易》、《春秋》等幾類經籍[143]，這與古老醫學典籍沒有任何關係。再次，今文經學源於秦始皇三十四年（西元前 213 年）採納李斯建議之後才下令焚燒的詩書典籍，而當時有關醫學等古籍並不在焚書之列，始皇帝明令醫學、數術占筮、農學植樹等古書籍可以得到保護與傳承。所以東漢人鄭玄明瞭實情，提出這種選用犧牲五臟順序的方法乃祭祀擺設犧牲的樣式（頭部朝南，尾部朝北）所定，這和源於臨床實踐的醫理醫術毫不相關。[144]

討論話題再次回到《管子・五行》均分一年為五個七十二日時節。《淮南子・天文訓》以觀察火煙的氣色變化判斷五行[145]各主七十二日五行用

---

143 王國維先生考證說：「夫今文學家諸經，當秦漢之際，其著於竹帛者，固無非古文。然至文景之世，已全易為今文。於是魯國與河間所得者，遂專有古文之名矣。……惟孔壁之《尚書》、《禮經》、《春秋》、《論語》、《孝經》及張蒼所獻之《春秋左氏傳》尚存。於是孔壁之書遂專有古文之名矣。」（引自《觀堂集林》第二冊，中華書局，1961 年，327-328 頁。）

144 「許慎按：〈月令〉『春祭脾，夏祭肺，季夏祭心，秋祭肝，冬祭腎』。與《古尚書》同。鄭駁之云：〈月令〉祭四時之位，及其五臟之上下次之耳。冬位在後而腎在下，夏位在前而肺在上，春位小前故祭先脾，秋位小卻故祭先肝。腎也、脾也，俱在鬲下。肺也、心也、肝也，俱在鬲上。祭者必三，故有先後焉，不得同五行之氣。今醫疾之法，以肝為木，心為火，脾為土，肺為金，腎為水，則有瘳也。若反其術，不死為劇」（引自李學勤主編《十三經注疏・禮記正義》上，北京大學出版社，1999 年，453 頁）。

145 《淮南子・天文訓》：「壬午冬至，甲子受制，木用事，火煙青。七十二日丙子受

事。雖然兩者用事內容不盡相同，但其主導思想無疑是繼承了《管子》。現存《春秋繁露·治水五行》只是簡單地抄襲《淮南子》，董氏不用《淮南子》五子（如甲子、丙子等）「受制」用事，而直接突出各子的五行「用事」[146]，所以兩者各行用事的內容基本相同。至於董氏為何立題名為「治水五行」不得而知，因為篇中沒有記述任何有關治水的內容。他興許只是借鑒《淮南子》觀察火煙的氣色變化以確定治水事宜。自古以來黃河流域治水乃國家大事，《論衡·順鼓》曰：「夫堯之使禹治水，猶病水者之使醫也。然則堯之洪水，天地之水病也；禹之治水，洪水之良醫也。」[147]《管子·七法》有引古人「治人如治水潦」[148]之說。治水如治病關乎國家命運，要求比較準確的時間以利舉行用事，就如每年初春黃河的開凍與凌汛。但是，《內經》創立「長夏」，主七十二日的陰陽四時五行劃分法，並未受到《呂氏春秋》、《淮南子》及《春秋繁露》重視，說明這種劃分法原本就不屬於陰陽家發明的。他們之所以把土行插入四時之中，只是勉強顧全由醫家而廣泛流傳於民間的五行概念。[149]況且，他們所處年代的氣候環境已經根本無法理解從四時中劃分出土行——「長夏」時節的重大意義，更不知曉五行金木水火土來自天上五星之傳承。

《內經》強調天人合一，學習九針者「令合天道，必有終始，上應天光星辰曆紀，下副四時五行」（〈三部九候論〉），要求治病遵循陰陽四時五

制，火用事，火煙赤。七十二日戊子受制，土用事，火煙黃。七十二日庚子受制，金用事，火煙白。七十二日壬子受制，水用事，火煙黑。七十二日而歲終，庚子受制。」（引自劉文典撰《淮南鴻烈集解》卷三，105頁。）

146 「日冬至，七十二日木用事，其氣燥濁而青。七十二日火用事，其氣慘陽而赤。七十二日土用事，其氣濕濁而黃。七十二日金用事，其氣慘澹而白。七十二日水用事，其氣清寒而黑。七十二日復得木」（引自董仲舒撰《春秋繁露》卷十三，中華書局，1978年，478頁）。

147 引自黃暉撰《論衡校釋》卷十五，中華書局，1990年，688頁。

148 引自黎翔鳳撰《管子校注》卷二，111頁。

149 參閱本書下篇〈《黃帝內經》——中國傳統哲學的濫觴〉第四章「金木水火土與醫家」。

節的時令變化。現存《內經》中脾胃屬土行配對的時節存在三個不同的名稱，即「至陰」、「長夏」與「季夏」，而「至陰」與「長夏」同屬於一個時節，應該與下雨日數多寡直接相關。夏季古來又分孟夏、仲夏、季夏以分別對應農曆的四月、五月、六月。《呂氏春秋・十二紀》中撰有〈季夏紀〉一章，其中〈六月紀〉即以「季夏之月」開篇。《春秋繁露・五行對》也認定「土為季夏」以及「季夏主養」。而「長夏」、「至陰」是《內經》的專有術語，相關各篇論述醫學陰陽四時五行在臟腑理論的具體運用，同時獨自完成了五行概念的創建，使之成為中醫學基礎理論的重要組成部分。《內經》的「季夏」出現於《素問・風論》和《靈樞》的〈本神〉、〈經筋〉及〈五音五味〉四篇之中。〈經筋〉不僅已經增添了「手心主」經脈，而且就是以四季的孟、仲、季共十二個月配對十二條經筋的，自不在話下。〈本神〉以五行相剋原理推導五臟情志為患的死亡時節。〈風論〉則運用時節結合五組天干以推導五臟感受風邪為患。〈五音五味〉是在五音、五穀、五畜、五果、五色、五味、五時，以及與五臟相關的五條經脈的五行歸類中使用了季夏。推測這三篇文獻可能與形成於黃河中下游地域氣候比較溫熱時期有關，這也為後世鄒衍、《呂氏春秋》沿用季夏開了先河。而且，從〈風論〉與〈五音五味〉的具體內容看，有關五臟五行的歸類尚處於形而下的階段。

《內經》以「長夏」、「至陰」和四時構成時空的延續變化，形成循環不已的五行相生，間時節而五行相剋的五行概念，並運用於說明體內五臟六腑及其相關的器官、組織的生理、病理變化，以診治與推測不同時節發生的疾病及其預後轉歸。這完全是繼承與發展了醫和「四時五節」的醫學思想。由於受醫和醫學思想的直接影響，醫家因此占得了創新與發展陰陽概念和五行概念的先機，這亦在情理之中。而且，這也展現了《內經》醫學思想發展的延續性。戰國時期，雖然不同學科通過各自的研究對象，不斷地充實與提升氣、陰陽、五行三大傳統文化，但是，如觀測日月運行計年置閏的天文曆學，也無法得出氣候變化對日月星辰運行的影響；忙碌大半年而期盼收穫的農家，他們也遠不如時刻觀察疾病與病患生命變化的醫家。由於疾病的瞬息萬變以及對生命的敬畏，造就了醫家對天時、氣候變化的高度敏感性，以及臨床救治的隨機應變性。所以，《內經》以天之氣為本，據陰陽四時五節變化造就獨特的醫學陰陽四時五行理論體系也是順理成章之事。「這一兩句話可能只是一個閃光，但這個閃光，卻照耀了人的思辨能力發展的道路。」[150]被迸發的思想火花萌生的構思，則是結合臨床實際的長期而持續的縝密觀察，決非窮思竭想，亦非奇思異想。

陰陽概念在《內經》占據著主導地位並成為醫學理論的大綱，五行概念成為臟腑理論的骨架，兩者基本上沒有粘附陰陽五行家的詭秘氣息。〈陰陽類論〉以「孟春」開篇，依然是「春甲乙青，中主肝，治七十二日，是脈之主時」[151]，即意味五臟各主七十二日，雖然篇中並未出現長夏或至陰時節，但頻繁地以五行生剋原理解釋脈象變化與五臟疾病的關係，篇末還是以春三月、夏三月、秋三月和冬三月的不同氣候特點參照脈象變化，以推測各個季節的疾病預後與轉歸，比如「冬三月之病，在理已盡，草與柳葉皆殺，春陰陽皆絕，期在孟春。」所以在某種意義上說，《內經》以天之氣為本，四時五行與源於地上的五方五行之間存在著天壤之別。醫家的五臟五行理論與陰陽家的不同之處，在於彰顯醫家徹底的「天人合一」，它與陰陽家的「天人感應」有著本質的區別。董仲舒所謂以「天地之符，陰陽之副，常設於身，身猶天也」[152]，乃主觀附會陰陽五行觀念於社會、人事乃至人體及情感等，實為宣揚天人感應的迷信思想。因為「天人同類」觀念是他宣揚天人感應的一個理論基礎。[153]

再查兩漢所出現的字書《爾雅》、《方言》、《說文解字》和《釋

150 引自馮友蘭著《中國哲學史新編》上卷，人民出版社，1998 年，327 頁。

151 〈太陰陽明論〉黃帝問：「脾不主時，何也？歧伯曰：脾者土也，治中央，常以四時長四藏，各十八日寄治，不得獨主於時也」，這可謂一種變相的 72 日。該篇以「太陰陽明為表裡」開篇，以陰陽分臟腑，演四時而配對五臟六腑，其成文時期應該更早。

152 引自董仲舒撰《春秋繁露》卷十三，442 頁。

153 參閱馮友蘭著《中國哲學史新編》中卷，76 頁。

名》，均未收錄「長夏」這個詞。由於兩漢期間氣溫下降，氣候趨冷，學者們對此無法理解亦不足為奇，這是氣候環境變遷帶來的必然結果。就連《難經・七十四難》曰：

> 春刺井者，邪在肝；夏刺滎者，邪在心；季夏刺俞者，邪在脾；秋刺經者，邪在肺；冬刺合者，邪在腎。[154]

其中五輸穴配對四時五行應對治療脾臟疾患，也由「季夏」替代了「長夏」。就「長夏」時節而言，顧名思義可能有兩說：一者，漫長的夏季，《說文》釋：「長，久遠也。」[155]二者，多出來的夏天，《集韻》曰：「度長短曰長，一曰餘。」[156]不管是哪一種解釋，只要在南方有過生活經驗的人，就會有這種體驗。不用說海南島除了漫長的夏天之外只有春秋兩季[157]，即使黃河流域的一年四季，冬夏長而春秋短。例如西安地區，春秋兩季各只有 70 天，而夏季就長達 125 天；再如北京夏季從 5 月 9 日開始，長達 127 天。由於中國的緯度低，夏季長，黃河流域夏季已有 3 個月之長，到了長江下游就有了 5 個月，抵達華南則增至 8 個月。[158]而且，江淮以南，長江以南區域的雨季時間更長，揚子江流域及閩浙沿海的雨量都是黃河流域的兩倍或以上。[159]江淮以南不但地勢低平且江湖交錯，長夏時節可能顯得尤為悶熱潮濕。

---

154 引自傅景華等點校《中醫四部經典》，中醫古籍出版社，1996 年，216 頁。

155 引自《說文解字》，196 頁。

156 引自宋・丁度撰《集韻》，中國書店，1983 年，1236 頁。

157 「觀禽獸之產，識春秋之氣，占薯芋之熟，紀天文之歲」（引自宋・樂史撰《太平寰宇紀》卷一百六十九儋州，中華書局，2007 年，3233 頁）。

158 參閱竺可楨〈二十八宿起源之時代與地點〉，收入《竺可楨文集》C，科學出版社，1979 年，243 頁；參閱竺可楨，宛敏渭著《物候學》修訂本，湖南科技出版社，1979 年，67 頁；竺可楨著《天道與人文》，北京出版社，2016 年，43 頁。

159 參閱《竺可楨文集》第一卷，上海科技教育出版社，1979 年，5 頁以及 6 頁；各地 11 年平均雨量表、449 頁第七表。

溫暖潮濕的氣候，雨水充沛的地理環境給農業生產及社會經濟發展都帶來豐厚的收益。楚成王時期史稱「楚地千里」，基本占有江漢平原。春秋中期的楚穆王勢力東抵達安徽中部的霍山、舒成一帶。延至楚莊王時期，楚國已經成為春秋霸主之一。由於往北進攻受阻，楚國繼續向長江下游開拓。在越王勾踐吞併了吳國之後，楚國又消滅了越國，其勢力早就越過湘西北，直抵廣西北部，成為雄踞南方的泱泱大國。春秋後期，王子朝等人攜帶一大批周王室收藏的珍貴典籍逃往楚國，史稱「典籍南遷」。[160]薈萃了中原文化、百越文化的荊楚文化更加絢麗多彩，楚國儼然成為當時中國的文化中心。溫暖的氣候，豐饒的物產，也為構築豐富多彩的荊楚文化提供了得天獨厚的發展環境。「總之，楚越之地，地廣人稀，飯稻羹魚，……地埶饒食，無饑饉之患，……是故江、淮以南，無凍餓之人，亦無千金之家。」[161]事實上，地區經濟的發達與富足也是醫學發展不可或缺的重要因素。

楚人早把黃帝奉為始祖，自認為是黃帝的直系後裔，且司馬遷考證認為，「楚之先祖出自帝顓頊高陽。高陽者，黃帝之孫，昌意之子也」[162]，《世本》與《大戴禮》亦持此說。戰國之前有關黃帝的事蹟見於《逸周書・嘗麥》、《越絕書・計倪內經》以及《左傳》《國語》，它們皆以征戰的內容為主，以顯黃帝驍勇善戰，橫掃天下的霸主形象。隨著戰國時期大國爭霸的白熱化，黃帝又成了帝王——齊桓公、齊威王的高祖。[163]馮友蘭先生在分析「黃老之學的名稱的由來及史料的根據」一節中認為，「黃帝是當時傳說中的一個養生成仙的帝王，……齊威王要把養生和成霸結合起來。」[164]

---

[160] 《左傳・昭公二十六年》：「王子朝及召氏之族、毛伯得、尹氏固、南宮嚚奉周之典籍以奔楚」（引自楊伯峻編著《春秋左傳注》修訂本，1475 頁）。

[161] 引自《史記》卷一二九，3270 頁。

[162] 引自《史記》卷四十，1689 頁。

[163] 《陳侯因齊敦》銘文：「……其惟因齊，揚皇考昭統，高祖黃帝，侎嗣桓文，朝問諸侯，合揚厥德。」（引自中國社會科學院考古研究所編《殷周金文集成》第九冊，中華書局，1988 年，272 頁）。銘文釋讀參閱郭沫若著《兩周金文辭大系圖錄考釋（二）》，科學出版社，2002 年，464 頁。

[164] 引自馮友蘭著《中國哲學史新編》上冊，人民出版社，2001 年，499 頁。

有學者分析了〈上古天真論〉提出：「此以真人至人駕於聖人賢人之上，猶如黃帝駕於舜堯之上，以道家駕於儒家之上。」[165]《道德經》例外不涉帝王將相。《論語》、《墨子》只記述舜堯傳說而不提黃帝。《孟子》更把堯舜傳說上升為「堯舜之道」，偶及「神農」一處，也不言黃帝。《莊子》內篇數處編造堯、舜以及黃帝之言，但對他們並無明顯厚此薄彼，而《莊子》中已經出現引用《內經》之言（見後詳述）。

綜上所述，依託黃帝之名演繹以針刺為中心的醫理醫術和極力推廣針刺療法的《內經》，有可能是先秦時期最早利用黃帝和宣揚黃帝的一部典籍。《內經》除〈上古天真論〉開篇所言：

> 昔在黃帝，生而神靈，弱而能言，幼而徇齊，長而敦敏，成而登天。

一文之外，基本沒有涉及其他有關黃帝的傳說，但書中通過黃帝與歧伯、伯高、少師、少俞、雷公等研討醫理醫術的對話，塑造了一個知曉天道四時，精於養生積精，守護百官，關愛百姓，迎合民心制定法規，而又不恥下問，廣開言路的聖明帝王形象。由於醫工在民間社會中的特殊地位與作用，可能使《內經》成為戰國中、後期民間流行黃帝傳說的主要來源之一。至於「神農」，《內經》也偶及一處。從古史傳說系統來推斷[166]，《內經》形成時期可能在《莊子》、《孟子》之前。《內經》除了探討天道四時、陰陽五行之外，「氣」也是主要課題之一。不能不令以為《內經》成書於兩漢的人感到踧踖不安之點：即現存《內經》中始終未見「元氣」一詞，而「元氣」又是兩漢時期氣論發展的重要標誌。[167]如果說《內經》成書於《春秋繁露》

---

[165] 引自潘雨廷〈《黃帝內經》與《老》《莊》〉，陳鼓應主編《道家文化研究》第四輯，上海古籍出版社，1994 年，159 頁。

[166] 參閱李學勤〈楚帛書與道家思想〉，陳鼓應主編《道家文化研究》第五輯，上海古籍出版社，1994 年，225-232 頁。

[167] 「元氣」一詞可能最早見於《鶡冠子》，提出「故天地成於元氣」（引自黃懷信撰《鶡冠子彙校集注》，中華書局，2004 年，255 頁）；《楚辭・守志》云：「食元氣

之後，人們必然會追問《內經》的醫家為何不約而同地拒絕使用「元氣」這個詞呢？難不成古代醫家早有贗造古醫經的預謀？或者說我們還要花費更大的氣力去追究刪改掉《內經》中「元氣」一詞的真凶嗎？

兮長存」（引自宋・洪興撰《楚辭補注》，中華書局，1983 年，327 頁）。《呂氏春秋・應同》引文「黃帝曰：芒芒昧昧，因天之威，與元同氣」（引自陳奇猷校釋《呂氏春秋新校釋》，683 頁），以解釋帝者與天同氣，賢於王者。《淮南子》曰：「道始生虛廓，虛廓生宇宙，宇宙生元氣，無有涯垠」（引自《太平御覽》卷一「元氣」條，1 頁）。《春秋繁露・王道》曰：「元者，始也，言本正也。道，王道也。王者，人之始也。王正則元氣和順，風雨時，景星見，黃龍下。」而〈天地之行〉則以「一國之君其猶一體之心也」，將君王政治比喻人體臟腑、組織功能，「布恩施惠，若元氣之流皮毛腠理也」（引自董仲舒撰《春秋繁露》，113-114、588-589 頁）。有學者認為「在董仲舒的體系中，『元』不可能是一種物質性的實體。即使把『元』解釋成『元氣』，而這個『元氣』也一定是有意識和道德性質的東西，……僅僅依據後來公羊家認為『元』就是『氣』的說法，便得出董仲舒的哲學體系是唯物主義結論，這是站不住的。」（引自馮友蘭著《中國哲學史新編（中）》，75 頁。）延至東漢元氣說已經盛行，頻見於《潛夫論》、《老子河上公章句》、《太平經》、《論衡》、《漢書》等。詳細參閱小野澤精一，福永光司，山井湧編《気の思想》第四章〈後漢期における気論〉，東京大學出版社，1978 年。

四，先秦醫家的一氣通天論

醫和應該是歷史上最早將陰陽理解為六氣中兩種不同之氣的醫家哲人，

> 不僅陰陽是由氣構成的，風雨、晦明也是由氣構成的；這六種氣的相互作用，又派生出各種味道、顏色、聲音和疾病，這就向氣的一元論又前進了一步。[1]

席澤宗先生對六氣說的演繹從氣一元論的角度肯定了醫和對古代哲學發展的一個重要貢獻。雖然醫和的六氣說尚無形而上之寓意，但他提出四時五節之氣「過則為災」的思想，充分展示先秦醫家在觀察氣候變化對人體的健康與疾病的影響，確實具有非凡的洞察力和分析能力。這種自覺而理性地放眼於天地自然考察人體疾病發生的思維方式，對於《道德經》所謂「人法地，地法天，天法道，道法自然」的思想產生可能有過很大的刺激與啟示。現存《素問》中與四時五節之氣太過為患有關的文獻有數篇，都或多或少地涉及五行概念。其中，〈四時刺逆從論〉除了討論足三陰三陽經脈之氣太過與不及所致的疾病與症狀外，還探討了四時五節之氣與人體不同組織的密切關係，因此也就易於遭致病變，所以治療時必須考慮其特殊性而施針，否則反生亂氣。〈平人氣象論〉在確立以胃氣為本的平人脈象的基礎上，細察四時五節的脈象變化以及太過、不及所呈現於寸口脈診之中，根據不同的脈象判斷疾病發生於機體的內外及其相應的臟腑組織。〈玉機真藏論〉主要討論四時五節對人體五臟脈象及其太過、不及所造成的影響，它們都可能引發機體的病變，產生「太過病在外」和「不及病在中」的內外之分，以及因此所形成的各種疾病與症狀。

---

[1] 引自席澤宗〈「氣」的思想對中國早期天文學的影響〉，收入《中國天文學史文集》第三集，科學出版社，1984 年，164 頁。

〈脈要精微論〉強調平旦晨起診脈更容易發現「有過之脈」，並在這個基礎上提出「反四時者，有餘為精，不足為消。應太過，不足為精；應不足，有餘為消。陰陽不相應，病名曰關格。」所謂「反四時者」，即太過與不及的氣候變化對人體脈象產生的影響。〈逆順〉曰：「氣之逆順者，所以應天地陰陽四時五行也。脈之盛衰者，所以候血氣之虛實有餘不足」，不管是脈象還是機體都可能出現比較強烈[2]的和比較低弱的不同反應，因而形成臨床上出現虛實不同的症狀，但這只是指一般性或常規的疾病現象。假如體質比較虛弱的遇到太過之氣，這與通常所謂「太過病在外」的不同，機體及脈象的反應可能比較激烈；而體質比較壯實的遇到不及之氣，與通常所謂「不及病在中」的也不同，機體及脈象的反應都比較輕微。由此可見六氣的太過與不及，不僅引發人體生理、病理的變化，而且針對有餘與不足的治則，乃至虛實概念的形成都帶來一定的影響。至於機體陰陽之氣無力應對所致的關格病，猶如〈六節藏象論〉所述的，「人迎與寸口俱盛四倍已上為關格，關格之脈贏，不能極於天地之精氣，則死矣。」節氣太過或不及為患之時，雖因個體的差異出現不同的機體反應，但勢必消耗機體的大量精氣。當體內精氣不足以抗衡天地變幻之氣時，生命最終難逃死亡的厄運。

由於醫學史料的不足與限制，雖然無法詳細瞭解有關醫和以天之氣為本的醫學思想的更多內容，但對《素問》中與疾病相關的太過、不及之臨床論述，可視之為對醫和六氣發病思想的一種發展。特別是〈六節藏象論〉可以認為是繼承與發展醫和六氣說的一篇重要文獻。[3]我們可以從中得到以下十

2　既然「應太過，不足為精；應不足（及），有餘為消」為對仗句，「精」則可取俞樾氏的意見，「精之言甚也。《呂氏春秋・勿躬篇》：『自蔽之精者也。』〈至忠篇〉：『乃自伐之精者。』高誘《注》並訓精為甚。」（引自龍伯堅，龍式昭編著《黃帝內經集解・素問》，229 頁注 2。）

3　本篇題目之後載：「《新校正》云：『按全元起注本在第三卷』。」篇中在「其於萬物孰少孰多，可得聞乎」一文注釋中曰：「《新校正》云：詳從前『岐伯曰昭乎哉問也』至此，全元起注本及《太素》並無，疑王氏之所補也。」（引自龍伯堅，龍式昭編著《黃帝內經集解・素問》，148 頁『本段提綱』。）有中醫專家認為「至於王冰次注本中此部分內容，亦或其所據祖本原已有之，未必為王冰所補。」（引自張燦玾

點重要啟示，尤其是涉及古代的天文、氣象等資訊：

第一，黃帝發問：「余已聞六六之節九九之會也，夫子言積氣盈閏，願聞何謂氣？」這表明先秦醫家所關注的「氣」[4]，並非局限於人體的區區之氣，而是整個天地自然之氣，即構成天地日月、四時五節、萬千氣象之氣。他們從宏觀到微觀仔細地觀察天地間變化之氣，大到一年四時五節「周而復始，時立氣布，如環無端」，小到「五日一候」的氣象變化規律。《內經》強調作為醫工必須熟悉與遵循天度、氣數的變化，並緊密結合於臨床的觀察與診療。這些在農夫、婦孺皆知天象的古代社會裡也就不足為奇。[5]

第二，所謂「五日謂之候，三候謂之氣，六氣謂之時，四時謂之歲」的說法，即使在秦漢時代也極為罕見，似乎只出現於古代醫學領域，而本篇的相關論述尚未涉及二十四節氣。[6]延至東漢末期，《傷寒論・傷寒例第三》

主編《黃帝內經文獻研究》，科學出版社，2014 年，188 頁。）中醫臟腑有「九臟」、「十一臟」和「十二臟」之說。「九臟」一詞首見於本篇，亦見於《周禮・疾醫》。《太素》卷十四揚上善注：「以五神藏及四形藏以為九野之分也。」而十二藏之說見於《素問・靈蘭秘典論》，其中因出現「中正」、「州都」誤為官職而被推斷為漢、魏晉的補篇。但有專家認為中正、州都義取公正、州渚（參閱趙明山〈內經的成書年代〉，王洪圖主編《內經》，人民衛生出版社，2005 年，44 頁）。也有專家指出中正應作「中精」（參閱郭靄春編著《黃帝內經素問校注語釋》，天津科學技術出版社，1999 年，55 頁）。

4 此「氣」字實指古代回歸年比朔望月之年多出的日數，在曆法上又稱「氣餘」，它直接關係置閏的調整，以促使月分與季節相互吻合。所謂「三年一閏，五年再閏」，即 5 年之間必氣餘 2 個月。至於「十九年七閏月」事例早見於《左傳》兩次日南至（西元前 655 年和西元前 522 年）記載（參閱陳遵嬀著《中國天文學史》第三冊，1381-1382 頁注 2 的詳細論證）。

5 顧炎武曰：「三代以上，人人皆知天文。『七月流火』，農夫之辭也。『三星在戶』，婦人之語也。『月離於畢』，戍卒之作也。『龍尾伏晨』，兒童之謠也。後世文人學士，有問之而茫然不知者矣。」（引自顧炎武著，黃汝成集釋《日知錄集釋》卷三十，上海古籍出版社，2006 年，1673 頁。）

6 現存《素問》、《靈樞》記述「二至二分」與「四立」，雖然還出現「大寒」、「大暑」和「白露」，但從語境上判斷並非指節氣。《呂氏春秋》十二紀也只記載這八個節氣。竺可楨先生認為二十四節氣乃黃河流域之節氣，戰國時所定。在春秋時代物候只限於一年中二至（冬至、夏至）、二分（春分、秋分）和立春、立夏、立秋、立冬載：「十五日得一氣，於四時之中，一時有六氣，四六名為二十四氣也。然氣候亦有應至而不至，或有未應至而至者，或有至而太過者，皆成病氣也。」[7]從《傷寒論》所強調疾病形成與二十四節氣太過不及的關聯性，足以看到醫和及《內經》醫學思想的延續和發展。

第三，歧伯把一年四時分為五個時節，通過觀察認識到「五氣更立，各有所勝，盛虛之變，此其常也」，繼而提出「春勝長夏，長夏勝冬，冬勝夏，夏勝秋，秋勝春，所謂得五行時之勝，各以氣命其藏」的五氣順而相生、間則相剋的五行相生相剋理論。源於天上之氣，隨著陰陽四時的變化形成五行之氣。這種五行之氣因太過或不及，引發五時五行之間的相剋作用。基於天地與人體之間的聯動機制，體內五臟之氣受相應五時之氣的影響出現各種變化。

第四，通過曆法結合物候的觀察確立「平氣」（推測史家總結醫和所講「分為四時，序為五節，過則為災」時，省略了類似平氣的可能性。既出言「過」，就該有對其進行比較與評判的標準）。所謂「求其至也，皆歸始春」，即於立春之前開始觀察節氣是否如期而至。假如節氣「未至而至，此謂太過，則薄所不勝，而乘所勝也，命曰氣淫。」這是後世所謂「氣有餘則制己所勝，而侮所不勝」的出典。稱太過為氣淫，自然使人聯想到醫和的「淫生六疾」。

第五，只有真正確立了平氣這個標杆，才有進一步總結與發展「不及為災」的可能性。假如節氣「至而不至，此謂不及，則所勝妄行，而所生受病，所不勝薄之也，命曰氣迫。」這也就是後世所謂「其不及則己所不勝侮

八個節氣（參閱竺可楨，宛敏渭著《物候學》，152-153 頁）。有學者指出：「《禮記・月令》和《淮南子・時則訓》都是十二月紀的合抄本，這說明了前漢初年，還沒有確立二十四氣名稱。」（引自陳遵嬀著《中國天文學史》第三冊，1376 頁。）趙君卿注《周髀》「八節二十四氣」曰：「二至者寒暑之極，二分者陰陽之和，四立者生長收藏之始，是為八節。節三氣，三而八之，故為二十四。」（引自《周髀算經》，文物出版社，1980 年，50 頁。）

7　引自傅景華等點校《中醫四部經典》，中醫古籍出版社，1996 年，227 頁。

而乘之，己所勝輕而侮之」的出典。

第六，本篇首次亮出「臟象」概念，使有形的臟腑昇華為無形之氣，不但可以使肝、心、肺、腎、脾（包括胃、大小腸、三焦、膀胱五腑）與春、夏、秋、冬之氣以及「長夏」之氣（土氣）相融合，而且使體內五臟內藏的與生俱來的精、神、魂、魄等精微之氣也能呈現於體表的不同部位與組織，這為擴大疾病的診治範圍，精準判斷預後、轉歸等提供更多的臨床依據。

第七，天地陰陽的氣化運轉化生萬物，「氣合而有形，因變而正名」。醫和提出「天生六氣，降生五味，發為五色」，本篇則進一步觀察並發揮「草生五色，五色之變，不可勝視。草生五味，五味之美，不可勝極。嗜欲不同，各有所通。天食人以五氣，地食人以五味」。異常氣候是引發疾病的一大原因，而五色、五味所帶來個人的不同嗜好甚至飲食習慣等，也是誘發各種疾病的重要因素。

第八，篇中關注「積氣盈閏」的規律，指出「日行一度，月行十三度而有奇焉。故大小月三百六十五日而成歲，積氣餘而盈閏矣。立端於始，表正於中，推餘於終，而天度畢矣。」古人使用土圭測影以確定四至，以冬至日為起點進行測算，由此進入回歸年和朔望月年的日數計算以及調整置閏等問題。[8]篇中所及置閏屬於古法置閏，綜合陳遵媯先生等學者的考證，本文乃置閏於年終丑月之後[9]，所以該篇有可能形成於戰國前期的楚地。

---

8 有學者認為「古人治曆，是以夜半為一日的開始，朔旦為一月的開始，冬至為一年的開始；所以規定從冬至到冬至為一歲，朔旦到朔旦為一月，夜半到夜半為一日」（引自陳遵媯著《中國天文學史》第三冊，1389-1390 頁）。置閏自古就有「歸餘於終」與「無中氣置閏」兩種，置閏於十二月分之後乃遵古法，最早見於殷墟卜辭，是春秋戰國時代的主流。《左傳・文公元年》：「於是閏三月，非禮也。先王之正時也，履端於始，舉正於中，歸餘於終。」（引自楊伯峻編著《春秋左傳注》修訂本，510 頁。）魯文公元年因置閏於三月而遭人諷刺與批評。陳遵媯先生認為古曆「有黃帝曆、顓頊曆、夏曆、殷曆、周曆、魯曆六種，而從秦代到漢初使用的是顓頊曆。古六曆演算法的基礎，都和後漢時代使用的四分曆相同」（引自陳氏同書，1386 頁）。

9 有學者認為「古法『歸餘於終』之說，是將閏月放在年終，方便易行。春秋戰國時代大多如此。齊魯建子，閏在亥月後。晉楚建寅，閏在丑月後。秦曆以十月為歲首，閏在歲末，稱『後九月』。漢初一仍用秦法，直至漢武帝太初改曆，才改閏在歲末為無第九，物候是觀象授時的產物，其形成遠早於曆法。通過五日三候六氣四時一歲，以規律性的時間長度觀察物候變化，見於《夏小正》和《禮記・月令》，後又為《呂氏春秋》、《淮南子》所沿用。本篇雖未見具體的物候記述，但〈大奇論〉根據十四種脈象的特徵預測死亡時期，出現「禾熟」、「下霜」、「榆莢落」、「棗葉生」、「水凝」、「立春」、「季秋」等，其中物候夾雜個別節氣、季節的名稱，且物候的用語遠比後世「七十二候」古樸。

第十，篇中所述「夫自古通天者，生之本，本於陰陽。其氣九州九竅，皆通乎天氣」，這段文句又見於〈生氣通天論〉。〈寶命全形論〉曰：「人生有形，不離陰陽，天地合氣，別為九野，分為四時，月有小大，日有短長，萬物並至，不可勝量。」《內經》認為是「氣」為生化之本，氣化形成天地自然萬物，也是構成它們的基本物質。這個「一氣通天」的氣論，後來出現於《莊子・知北遊》。[10]〈知北遊〉中黃帝回應在北遊的知，要如何識道、如何執道、如何安道時說：「故曰：通天下一氣耳」，國內外學者都認為這等同於「氣一元論」或「元氣」。[11]《莊子》說道採用黃帝與知的問答形式，這與《內經》的體裁相似不能說是一種巧合，何況「故曰」一詞表明

中氣置閏」（引自張聞玉著《古代天文曆法講座》，廣西師範大學出版社，2008年，180頁）。

10 《莊子》：「故萬物一也，是其所美者為神奇，其所惡者為臭腐；臭腐復化為神奇，神奇復化為臭腐。故曰：『通天下一氣耳。』聖人故貴一。」（引自陳鼓應注釋《莊子今注今釋》，559頁。）

11 馮友蘭先生早就指出「這是先秦道家關於氣化生萬物理論的最明確的敘述。『通天下一氣耳。』這可以稱為『氣一元論』。」（引自馮友蘭著《中國哲學史論文二集》，上海人民出版社，1962年，175頁）。日本學者小野澤精一先生認為這標誌氣論進入一個階段；而福永光司先生認為《莊子》中的「一氣」可以理解為「元氣」以及「道」的同類概念（參閱小野澤精一，福永光司，山井湧編《気の思想》第四章〈後漢期における気論〉，東京大學出版會，1978年，66、128-130頁）。張岱年先生說：「《莊子・知北遊》云：『通天下一氣耳』，開闢了氣一元的端緒。」（引自張岱年〈道家在中國哲學史上的地位〉，《道家文化研究》第六輯，5頁。）

引自古語。[12]莊子後學或許已經習慣了四時[13]，所處年代的氣候環境使他們無法理解《內經》劃分「長夏」時節的必要性和重要性。當〈齊物論〉以天地間吹拂之風為氣[14]的時期，《內經》早有討論〈風論〉的專篇，並確定「故風者，百病之始也。」（〈生氣通天論〉）《內經》醫家繼承了醫和以天之氣為本的醫學思想，對天、氣、道進行了別開生面的觀察、思考與探索。

日本學者福永光司先生認為，「可以把先秦時代道家的『氣』論一分為二，即以氣詮釋世界發生、天地開闢、萬物生成的宇宙生成論，以及用氣說明睿智的養生或養性論。作為道家『氣』論的特徵：暫且區分為宇宙生成論的氣論和養生（性）論的氣論，但兩者的根基具有相互的關聯，而在終極上還是一體的。」[15]他的這番論述是分析與總結《莊子》各篇有關氣的論述之後而發的。他還認為《莊子》已經指出所有疾病的原因，是源於「氣」的不正常狀態，陰陽之氣的偏頗，並推斷「道家『氣』論是構成中國古代醫學理論的根基」。[16]假如他研讀過《內經》，自然就不會得出這樣本末倒置的結論。

《內經》提出的「通天一氣」說，或許啟發於醫和的「六氣說」。因為在《內經》成書之前，早已存在《上經》、《下經》等古醫籍。《素問・病能論》明確指出：

《上經》者，言氣之通天也；《下經》者，言病之變化也。

---

12 參閱陳鼓應著《管子四篇詮釋》，商務印書館，2006 年，203 頁。

13 〈知北遊〉後續之文接著議論：「六合為巨，未離其內；秋豪為小，待之成體。……陰陽四時運行，各得其序。……萬物畜而不知。此之謂本根，可以觀於天矣。」（引自陳鼓應注釋《莊子今注今釋》，563 頁。）

14 《莊子》：「夫大塊噫氣，其名為風。……泠風則小和，飄風則大和，厲風濟則眾竅為虛。」（引自陳鼓應注釋《莊子今注今釋》，33 頁。）

15 參閱小野澤精一，福永光司，山井湧編《気の思想》第三章第一節，127 頁。

16 參閱小野澤精一，福永光司，山井湧編《気の思想》第三章第一節，133 頁。

由此可見，《內經》是繼承了《上經》有關「一氣通天」的醫學思想，同時也表明在先秦時期的醫學領域中，對「氣」的認識是一個擁有歷史和傳統的概念。根據現存的先秦文獻資料，我們無法確定《上經》的存在和形成的時期，但唯一可以推定的是：中國傳統學術思想中的所謂「氣論」，最早源於先秦時代的醫家思想。[17]今本《道德經》第四十二章曰：「道生一，一生二，二生三，三生萬物。萬物負陰而抱陽，沖氣以為和。」[18]我們單純地從字面並兼顧文句陳述的前後關係去理解，「一」是由道所生，一應該就是指氣，二為陰陽之氣，三為和氣。1993 年湖北荊門市郭店發掘一號楚墓出土了大批竹簡，其中有《老子》甲、乙、丙三本，專家學者又稱之為郭店楚簡《老子》簡本。根據考古經驗判斷該楚墓「具有戰國中期偏晚的特點，其下葬的年代當在公元前四世紀中期至前三世紀初。」[19]但《老子》簡本中尚未出現上述「四十二章」的二十五個文字，而且簡本《老子》丙本之末還抄錄了一篇《太一生水》。對於如此的郭店《老子》簡本，專家學者的意見一分為二：有認為它是處於發展形成階段的《老子》最早文本[20]，也有認為它乃今本《老子》的節抄本。[21]不過，《內經》早就指出「道在於一」，也就是在於一氣。

《素問・玉版論要》曰：

17　參閱本書下篇〈《黃帝內經》——中國傳統哲學的濫觴〉第二章「一氣通天與天人合一」。

18　引自馮達甫撰《老子譯注》，102 頁。

19　引自湖北荊門市博物館〈荊門郭店一號楚墓〉，《文物》1997 年第 7 期，47 頁。

20　參閱池田知久〈尚處於形成階段的《老子》最古文本——郭店楚簡《老子》〉，陳鼓應主編《道家文化研究》第十七輯，三聯書店，1999 年。李澤厚〈初讀郭店竹簡紀要〉，陳鼓應主編《道家文化研究》第十七輯，420 頁。郭沂〈楚簡《老子》與老子公案——兼及先秦哲學若干問題〉，《中國哲學》第二十輯，遼寧教育出版社，1999 年。

21　詳見崔仁義〈荊門楚墓出土的竹簡《老子》初探〉，《荊門社會科學》1997 年 5 期；王博〈關於郭店楚簡《老子》的結構與性質——兼論其與通行本《老子》的關係〉，陳鼓應主編《道家文化研究》第十七輯；陳鼓應〈從郭店簡本看《老子》尚仁及守中思想〉，陳鼓應主編《道家文化研究》第十七輯。

請言道之至數，《五色》，《脈變》，《揆度》，《奇恒》，道在於一。神轉不回，回則不轉，乃失其機。至數之要，迫近以微，著之玉版，命曰合玉機。

類似這一段的文句也出現於〈玉機真藏論〉。後世醫家馬蒔，顧觀光等認為，《五色》、《脈變》、《揆度》、《奇恒》皆為古醫籍名稱，都出現於《史記・倉公傳》。「道在於一」，楊上善說：「道在其一，謂之神轉。」馬蒔說：「一者，何也？以人之有神也。」王冰說：「血氣者，神氣也。」[22]血氣、神氣在《內經》即為一氣也（見後詳述）。〈八正神明論〉開篇討論「用針之服，必有法則焉」，除了強調「法天則地，合以天光」的針刺之外，如何做到「上工救其萌牙（芽），……盡調不敗而救之」，即能夠成為早期發現、早期治療的上工，所憑藉就是自身練就的神氣。[23]在《內經》醫家看來，道之至數，不管是以色診、脈診判斷疾病的部位深淺或奇異，還是醫工自身練就的診療功夫，其中之道取決於病患和醫工的神氣狀態。《內經》認識道基於臨床的醫療實踐和對天道、社會觀察的提升[24]，如《靈樞・脹論》羅列了五臟六腑脹氣疾患之後總結說：「凡此諸脹者，其道在一，明知逆順，針數不失。」所以《內經》論「道在於一」，從形而下說是對疾病機理的觀察與判斷；從形而上言道之至數在於一，一為神氣，為一氣，從「有」開始。而《老子》論道則從「無」出發，「一」由道所生出。假如遵從郭店《老子》簡本為最早古本之說，今本《道德經》增添入這二十五字，顯然是經過提煉與抽象，表述既簡潔又完美，其必有所本。而郭店《老子》簡本尚無這二十五個字，論道既不涉陰陽，亦無形上學之氣論。

《論語》言氣不過「辭氣」、「屏氣」、「食氣」、「血氣」而已，皆

---

22 以上引用皆出自龍伯堅等編撰《黃帝內經集解素問》，參閱第 205-206 頁注 5 和注 6。

23 〈八正神明論〉曰：「神乎神，耳不聞，目明心開而志先，慧然獨悟，口弗能言，俱視獨見，適若昏，昭然獨明，若風吹雲，故曰神。」

24 以參閱本書下篇〈《黃帝內經》——中國傳統哲學的濫觴〉第二章，213-216 頁。

無形而上之寓意。孔子志在「天下歸仁」，對性與天道的問題未曾有過探討[25]，「中國先秦孔孟之學，原不見有形上學及宇宙論旨趣。而孔子之言『仁』，孟子之言『性善』，皆偏於『主體』一面」。[26]徐復觀先生論著《中國人性論史・先秦篇》，系統地分析先秦以來有關人性的形成與變化，他指出「性字的流行，乃戰國初期以後，所以《論語》中也只有兩個性字。在現行《老子》一書中，如後所述，有實質的人性論，但不曾出現性字。」[27]《內經》作為先秦時期研究生命醫學的專著，五萬三千餘字的《素問》隻字未見性字，而在增補的「七大論」中性字卻頻繁出現。《靈樞》六萬五千餘字中僅出現三個性字，但皆與人性無關。相比於一萬五千餘字的《論語》[28]似乎可以從略不計。孔子偶爾也言及天地化物，「子曰：天何言哉？四時行焉，百物生焉。」[29]這表明春秋末期天地化物的思想並非罕見之說，只是各家對氣、天道等關注度有別，以致對氣的理解及其發揮的深度、廣度存在一定差異而已。

出土醫書《五十二病方》應該是更早時代形成的醫學文獻，其中只出現五處「氣」字，不僅有「氣疽」病名，而且確立了「寒氣」與「熱氣」。[30]《足臂經》因缺字未能確認「上氣」，《陰陽經》出現三處（「後與氣」、「氣不足」、「上氣」），其中除二處描述症狀之外，「氣不足」則屬於病機即氣虛狀態，認為饑餓可導致體內的陽氣生成不足。而《素問・病能論》

25　《論語・公冶長》：「子貢曰：夫子之文章，可得而聞也；夫子之言性與天道，不可得而聞也。」（引自楊伯峻譯注《論語譯注》，中華書局，1980 年，46 頁。）

26　引自勞思光著《新編中國哲學史》三卷上，283 頁。

27　引自徐復觀著《中國人性論史・先秦篇》，289 頁。

28　參閱崔曙庭〈論語本文到底是多少字〉，《華中師範大學學報（人文社會科學版）》第 40 卷第 1 期，2001 年 1 月。

29　引自楊伯峻譯注《論語譯注》，188 頁。

30　《五十二病方》行 292 題為「氣疽」之外，行 38：「以歐（驅）寒氣」，而行 92 述米粥「出，揚去氣」，行 264 使用牡鼠煮湯「以氣熨」，以及行 325：「取秋竹者（煮）之，而以氣熏其痏」，實際上都是指熱氣（引自馬王堆漢墓帛書整理小組編《馬王堆漢墓帛書（肆）》，98、38、52、92、103 頁）。

提出「奪其食即已」，即把「饑餓療法」應用於治療因狂怒所致的陽厥病症。這與現代醫學使用胰島素休克療法治療精神分裂症有異曲同工之妙。《脈法》曰：「氣也者，利下而害上，從暖而去清焉，故聖人寒頭而暖足」[31]，認為人體之氣有喜溫怯寒的特性，並提示導氣下行有益身體功能的正常運行。這不但表明古代醫家已經充分意識到氣在人體的上下運行，以及與機體內外之氣相互之間的影響，也為篇中的灸法提供了理論依據。《素問・刺熱》曰：「諸治熱病，以飲之寒水乃刺之，必寒衣之，居止寒處，身寒而止也」，更是提倡直接物理降溫治療發熱病。〈倉公傳〉載：「菑川王病，召臣意診脈，曰：『蹶上為重，頭痛身熱，使人煩懣。』臣意即以寒水拊其頭，刺足陽明脈，左右各三所，病旋已。」[32]倉公對病患上以冷水淋頭，下以針刺足陽明配合急瀉熱氣。這種直截了當的綜合性治療，可謂靈活運用《內經》理論於臨床的一個範例。

《脈法》曰：「夫流水不腐，戶樞不蠹，以其動。動則實四肢而虛五臟，五臟虛則玉體利矣。夫乘車食肉者，春秋必泗，不泗則脈腐爛而肉死。」[33]這是告誡那些習慣於出門乘車、開口肉食是對自己身體的一種摧殘，鼓勵人們積極運動肢體，壯實四肢可以減少腹內臟腑組織的脂肪堆積，促進體內氣血流通達到增進健康的目的。《脈法》的指摘並非無稽之談，年輕的齊王之死就是一個實例。齊文王劉則，漢文帝二年（西元前 178 年）繼承其父劉襄王位，於文帝十四年（西元前 166 年）病歿。可能由於他的早逝，倉公才遭誣告被押解長安，引發「緹縈上書」事件而留下了「倉公診籍」。淳于意分析劉則的病症特徵：肥胖、喘、頭痛、目不明，「以為非病也。以為肥而蓄精，身體不得搖，骨肉不相任，故喘，不當醫治。」[34]自古

31 馬王堆出土的《脈法》因缺字過多，此處根據張家山漢墓出土的《脈書》互校訂正（參閱馬繼興著《馬王堆古醫書考釋》，276 頁）。

32 引自《史記》卷一百五，2807 頁。

33 張家山二四七號漢墓竹簡整理小組《張家山漢墓竹簡》，文物出版社，2006 年，124-125 頁。

34 引自《史記》卷一百五，2814 頁。

以來國人並不認可肥胖是病態，享有福氣之徵乃為共識。但《脈書》、〈根結〉都認為富人終日養尊處優，食則膏粱肥膩，出則乘車代步的生活習慣容易造成體內氣血壅滯[35]，出現體型肥胖、喘息、頭痛等症狀。倉公認為劉則「年未滿二十，方脈氣之趨也而徐之，不應天道四時」，又因侍醫誤用灸法傷氣加劇病情，故提出：「所謂氣者，當調飲食，擇晏日，車步廣志，以適筋骨肉血脈，以瀉氣」[36]，即通過調控日常飲食，儘量步行舒心，活動筋骨血肉以健身減肥，達到活血瀉氣通滯的效果。倉公沒有親歷診察而提出的治療方案，實際上解決不了齊王所患的顱內高壓的三大症狀（頭痛、目不明、脈氣趨也而徐之）。劉則並非單純性肥胖氣實證，可能與顱內腫瘤的壓迫[37]有直接關係。《內經》雖然沒有關於運動減肥的記述，但〈壽夭剛柔〉已經觀察到「形充而大肉䐃堅而有分者肉堅，肉堅則壽矣；形充而大肉無分理不堅者肉脆，肉脆則夭矣」，這意味經常運動，保持肢體肌肉的充實度對延年益壽的重要性。

「氣」字頻繁出現於〈倉公傳〉僅有的二十五個診籍之中，具體有陰氣、陽氣、神氣、血氣、藏氣、五臟氣、肝氣、心氣、脾氣、肺氣、腎氣、胃氣、土氣、膀胱氣、脈氣、邪氣、內風氣、風氣、濕氣、水氣、寒氣、熱氣、病氣、瘕氣、蟲氣、逆氣、氣疝、氣膈病，還有下氣湯等各種不同的醫學術語。這些氣既涉及自然現象及其所形成的致病因，也包含著體內不同器官、組織的功能，還有內生的病因、病機以及病名等，充分體現氣與陰陽五行在人體的融合，及其理論在臨床的廣泛應用。《內經》創建了醫學陰陽四時五行理論，鮮明地體現於〈倉公傳〉的診籍之中。通過對倉公診籍中部分

35　《靈樞・根結》：「夫王公大人，血食之君，身體柔脆，肌肉軟弱，血氣慓悍滑利，……刺大人者，微以徐之，此皆因氣慓悍滑利也。」《脈書》曰：「故君子肥而失其度，是胃（謂）筋骨不勝其任，其氣乃多，其血乃淫，氣血腐爛，百節皆沉，款廿末，反而走心。不此豫（預）治，且聞哭音。」（引自張家山二四七號漢墓竹簡整理小組《張家山漢墓竹簡》，125頁。）

36　引自《史記》卷一百五，2815頁。

37　范行准先生推測齊王劉則可能患內分泌病，腦垂體腫瘤引發顱內高壓（參閱范行准著《中國醫學史略》，中醫古籍出版社，1986年，32頁）。

病例的考察，淳于意所接受的醫學思想與古醫籍，練就的診療行為和掌握的醫療技術，有些雖然比《內經》的相關記述顯得更為生動，但它畢竟只是診籍的記錄。倉公診籍也只是部分地再現陽慶家傳的醫理，以及他們師徒間傳承的醫術，或者說一個醫學流派所沉澱下來的理論應用與臨床經驗。同時，我們通過倉公診籍不難發現《內經》傳統醫學理論，經由一位有名醫工的臨床實踐活動，在齊地的上層社會乃至民間廣泛的交流與傳播，及其所產生的影響，更何況齊地自古就是一個名醫輩出的地區。當然，司馬遷沒有能力，也不可能把《內經》醫學知識全盤托出於〈倉公傳〉中。他可能閱覽過《內經》，並為古代醫家的睿智所感動，才決意為醫工立傳。徐復觀先生還為此批判了《漢書》作者班固不重視醫學，不重視科學，以至對中國文化發展產生不利的影響。[38]

氣、陰陽、五行三種不同的傳統文化，雖然各自有著漫長而相互獨立的發展歷程，但三者相互融合的論述在《內經》中比比皆是，而且已經完整地上升成為中國古代哲學的三大概念。「氣」字在《內經》中出現的頻率最高，不僅超過了五行說，甚至連陰陽說也得讓位於它。不言而喻，《內經》是醫學理論專著，氣與人體的臟腑、器官、組織，及其生理功能、病因病機、症狀體徵乃至針灸、藥物治療等相結合的術語一應俱有，上述提及〈倉公傳〉出現的諸氣，尚不及《內經》的一部分。氣與陰陽四時五行的關係，使《內經》不僅網羅了大量與自然界的現象和物質存在形式相結合的詞彙，如四季之氣、五時之氣、清濁之氣、雷雨之氣等，甚至還有氣化、食氣、穀氣、石藥之氣、芳草之氣、藥氣、毒氣等等。《素問・舉痛論》曰：「百病生於氣」，五臟六腑之氣、各種體質之氣、五志之氣、五竅之氣等，可謂應有盡有。唯獨在表述氣與人的精神或情感狀態方面的詞語比較少見，這一點恰好與先秦文史古籍形成鮮明的對比。即使《內經》中多處出現「善氣」、

---

[38] 「《史記》有〈扁鵲倉公列傳〉，其用意在重視醫學，故詳錄倉公學醫治方及脈法等。……班氏乃棄而不錄，僅將淳于意女緹縈上書救父事錄入〈刑法志〉中，這是對醫學的忽視，亦即對科學的忽視，成為中國文化發展中的一大弱點。」（引自徐復觀著《兩漢思想史》第三卷，316 頁）

「惡氣」等，也只是用於描述與疾病有關的症狀，或與針刺治療所期的效果等。[39]

《內經》的一元氣論貫穿於醫學陰陽四時五行理論之中，不僅人體的五臟六腑、五官九竅、四肢百骸、皮肉筋脈，而且《靈樞・決氣》載，

黃帝曰：余聞人有精、氣、津、液、血、脈，余意以為一氣耳。

因為「夫人生於地，懸命於天，天地合氣，命之曰人」（〈寶命全形論〉），意味著氣是構成人體的物質，同時又是功能的體現。在一元氣論的宇宙（〈六節藏象論〉：「天至廣不可度，地至大不可量」）之中，人與自然萬物一樣都是由氣所構成的各種融合體，而氣決不是起著某種所謂的媒介作用。人體內的五臟六腑既是一種器官組織，又非實質性的，可以理解為一種氣聚之像，它們的生理與病理變化也都以氣的變異得以說明。

《內經》強調醫工要善於運用「援物比類」（《素問・示從容論》）的取象方法，把融於一氣的天地萬物乃至人體的臟腑、器官、組織，以陰陽四時五行進行劃分，使人體成為一個由不同層次進行歸類組合的有機體。而且它們各自有著自身的機制與規律，在經脈、血氣「周而復始，如環無端」的運行之中產生相互生化、相互制約的作用。但是，這一切的運作都必須遵循天度的運行，縱使臨床醫學有千變萬化也不離其宗，天變、地變、人甚至要預先應時、應氣而變，醫工能「隨變而調節，故曰上工。」（《靈樞・衛氣失常》）在這個意義上說，《內經》確實是一部不折不扣以天之氣為本的醫學典籍，它開始於醫和的「六氣說」，形而下的陰陽之氣在古代醫家堅持不懈地開拓之下，逐步成為指導臨床診療的醫學理論，並上升為形而上的哲學概念，同時也鑄造了中醫學傳統理論的基石與骨架。

---

39 《素問・陰陽別論》：「二陰一陽發病，善脹心滿善氣」；〈血氣形志〉：「刺陽明出血氣，刺太陽，出血惡氣」；《靈樞・四時氣》：「已刺，以鋭針針其處，按出其惡氣，腫盡乃止」；〈水脹〉：「寒氣客於腸外，與衛氣相搏，氣不得榮，因有所繫，癖而內著，惡氣乃起，瘜肉乃生」等等。

精也就是精氣，是《內經》中常見的一個術語。〈陰陽應象大論〉曰：

故天有精，地有形，天有八紀，地有五理，故能為萬物之父母。

精或精氣在《內經》又是一氣的代名詞。它在《內經》中大約有四種不同的含義：一，等同於一氣（見上例）；二，指生子之陰精，如「精氣溢瀉，陰陽和，故能有子」（〈上古天真論〉）；三，人體消化食物所吸收的精微物質，「飲食入胃，散精於肝」（〈經脈別論〉）；四，為人體生命之根本，如「夫精者生之本也」（〈金匱真言論〉）。〈四氣調神大論〉曰：「故陰陽四時者，萬物之終始也，死生之本也。逆之則災害生，從之則苛疾不起，是謂得道。」為了有效地預防疾病的發生，造就不病之軀，《內經》提倡遵循四時之氣的養生之道，其重心之一就在於調和自身之「志」以保存精氣[40]，因為「腎藏精，精舍志」（〈本神〉），「腎藏精志也」（〈九針論〉）。〈上古天真論〉視積精御神、卻老全形、長壽百歲而尚存生育能力的老者為得道者，等同於真人與至人。他們認為，

淳德全道，和於陰陽，調於四時，去世離俗，積精全神。

所以，養生、積精、長壽三位自成一體。延長壽命就是延伸陰陽合一之氣，也就是增進氣與道的合一，這就不難理解《內經》把長壽作為養生得道的重要標誌所具有的生命價值與意義。

有學者統計了《漢書・藝文志》四個略中十五類有三十六種先秦時期題名為黃帝的古書，「只有《黃帝內經》保存下來」，並認為「其中數術偏於天道陰陽，方伎偏於醫藥養生，各為陰陽家和道家所本，是它們的知識背景。陰陽家和道家之『黃』與數術、方伎之『黃』在內容上也是互為表

---

40 〈四氣調神大論〉：「春三月，……以使志生，……。夏三月，……使志無怒……。秋三月，……使志安寧，……。冬三月，……使志若伏若匿，若有私意，若已有得。」

裡。」[41]實際上，《內經》既重視天道陰陽，又注重針灸、醫療與防病養生。〈上古天真論〉曰：「上古之人，其知道者，法於陰陽，和於術數」，認為上古時代就有以陰陽觀念結合術數的修道之人，這可能只是為宣揚養生的一種說法，但先秦醫家在吸收民間的陰陽五行文化確實占得了先機。早期道家基本上未涉陰陽、五行，直至戰國中、後期，儒家、道家、陰陽家才開始吸收醫家、術士乃至巫覡有關陰陽五行之說，熱衷於陰陽五行的演繹。出土的部分載有五行生剋原理的《日書》簡牘，足以代言其中的一些過程。

《內經》醫家創新了陰陽概念和五行概念[42]，構建了醫學陰陽四時五行理論，並運用於重建臟腑、經絡等理論，以解釋人體的生理、病理，以及指導臨床的診斷與治療。其中有部分內容涉及相關的天文、曆法和地理，那也只是為了隱喻或修飾有關的理論，和臨床實踐的關聯性幾乎可以略而不計，更無具備指導臨床診療的價值。例如，〈經水〉為便於記憶，以十二河流的名稱配對十二經脈；〈五十營〉以天周二十八宿配對周身二十八條經脈；〈九宮八風〉以太一機械性的易位變動占卜異常氣候可能招致不同疾病等。事實上，《內經》基本上脫離了「數術」的束縛，為求真甚至解剖死體（見《靈樞》的〈經水〉、〈腸胃〉等篇），測量經脈、臟腑等，完全走出了迷信的叢林。《內經》的醫家所創建的針刺療法，作為方伎的一種主要治療手段與各類數術（包括占卜、相術、厭劾、祠禳等）之間，不管是在主導思想方面，還是就內在形成的邏輯而言，它們早已分道揚鑣，其本質與目的也是涇渭分明的。否則的話，《內經》乃至中醫學也就逃脫不了像數術一樣被歷史淘汰的命運。

在《漢書・藝文志》中，班固繼承了西漢劉向、劉歆父子的《別錄》、《七略》，將圖書分為六略，其中「數術類」包括天文、曆法、五行、蓍龜、雜占、形法等古書；而「方技類」則包括醫經、經方、神仙、房中四類的古醫籍。醫經、經方純為了臨床診療，一般與數術無關，出土的「神仙

---

41 引自李零〈說「黃老」〉，《道家文化研究》第五輯，145頁。

42 參閱本書下篇〈《黃帝內經》——中國傳統哲學的濫觴〉第三章「陰陽概念形成與道」和第四章「金木水火土與醫家」。

類」古文獻，如《郤穀食氣》、《導引圖》、《引書》、《養生方》、《雜療方》等，主要講述服食、導引、行氣等養生技術，不僅有益於疾病的康復，還有防病保健、增進健康、延年益壽的功效。至於出土的《天下至道談》、《十問》與《合陰陽方》等，以闡述房中導引術為主。這種形成於長江中下游的南方地域、所宣導的修煉「閉精」、「積精」的技術，有益於人們增進健康、延年益壽。而且，被推崇的房中導引效果基本上可以得到現代運動科學理論的支持，並與《內經》所強調的積精御神、卻老長壽的養生思想也是相一致的。[43]從這些出土的神仙類和房中類的古文獻來看，它們基本上也極少涉及術數的內容。《內經》大力宣導「智者養生」[44]，托言於黃帝鼓勵人們順從天道、恬淡安寧、虛靜養生，強調固守精氣對保護生命、增進健康、延年益壽的重要性，這為後來齊國「稷下學宮」興起的「黃老之學」[45]，宣導積精養生的思想提供了強大的理論支援。

《內經》醫家認為人為天地陰陽之氣所化生，人體同化於天地自然之中，陰陽五行之氣不僅化生天地萬物，也是形成人體的臟腑組織乃至各種精微物質，如〈六節藏象論〉所云：

> 氣合而有形，因變以正名。天地之運，陰陽之化，其於萬物。

氣無時不刻地周流循環天地與人體，使它們形成一個同步運行的聯動

---

[43] 參閱拙文〈馬王堆漢墓の房中養生の竹簡についての研究——古代房中術の成立を中心に〉，《中國出土資料研究》第 5 號，（日本）中國出土資料學會，2001 年，48-68 頁；〈馬王堆漢墓の房中養生の竹簡についての研究——古代の房中導引を中心に〉，《中國出土資料研究》第 8 號，（日本）中國出土資料學會，2004 年，39-62 頁；拙著《古代房中術的形成與發展——中國固有「精神」史》第二、第三章。

[44] 《靈樞・本神》：「故智者之養生也，必順四時而適寒暑，和喜怒而安居處，節陰陽而調剛柔。如是則僻邪不至，長生久視。」

[45] 郭沫若先生認為，「黃帝」之學在齊地興盛的原因與齊威王高唱「高祖黃帝」有關（參閱郭沫若〈稷下黃老學派批判〉，收入郭沫若著《十批判書》，東方出版社，1996 年，191-223 頁）。

體。《內經》細化陰陽為三陰三陽，為推廣針刺療法將十一經脈拓展為十二經脈系統理論。經脈也是一種氣，所謂「氣穴」就是由脈氣所發的[46]，既是經脈流通之氣相對聚集的點或部位[47]，也是針刺穴位療法的關鍵所在。[48]《內經》提出的風寒暑燥濕，它們源於四時五節變化之氣，這五氣我們人體既可視察也能體察。五氣可以從平氣變化為太過或不及，致使人體的正常生理失衡轉化為病理狀態，究其所本在於氣也就是天。天變、氣變、人隨氣而變，甚至要預先應變，只有這樣才能「五藏堅固，血脈和調，肌肉解利，皮膚緻密，營衛之行，不失其常，呼吸微徐，氣以度行，六府化穀，津液布揚，各如其常，故能長久。」（《靈樞・天年》）這是探求延年益壽的經驗之談，既是醫道亦合天道。《管子・白心》為尋道而感到迷茫之人指出一條「近道」，認為所謂的道就在人的自身，希望通過理解人體的結構，氣的運行以及性情行為等，注重「行性相葆」以養生延年，更好體驗道的內涵。[49]這種獨闢蹊徑的見解應該是靈感於《內經》的醫道醫理。

〈白心〉、〈內業〉和〈心術〉上下篇通稱「《管子》四篇」，被學界

46　《素問・氣府論》：「足太陽脈氣所發者七十八穴」；「足少陽脈氣所發者六十二穴」；「足陽明脈氣所發者六十八穴」；「手太陽脈氣所發者三十六穴」；「手陽明脈氣所發者二十二穴」；「手少陽脈氣所發者三十二穴」；「督脈氣所發者二十八穴」；「沖脈氣所發者二十二穴」。

47　〈陰陽應象大論〉：「端絡經脈，會通六合，各從其經，氣穴所發，各有處名」；《靈樞・邪氣臟腑病形》：「黃帝曰：刺之有道乎？歧伯答曰：刺此者，必中氣穴，無中肉節。中氣穴則針遊於巷；中肉節即皮膚痛」；《靈樞・四時氣》：「四時之氣，各有所在，灸刺之道，得氣穴為定」。

48　《靈樞》的〈百病始生〉：「氣有定舍，因處為名」；〈官能〉：「是故工之用針也，知氣之所在，而守其門戶，明於調氣」；〈刺節真邪〉：「用針之類，在於調氣」；〈衛氣失常〉：「隨變而調節，故曰上工」。

49　「道之大如天，其廣如地，其重如石，其輕如羽。民之所以知者寡。故曰：何道之近而莫之與能服也！棄近而就遠，何以費力也？故曰：欲愛吾身，先知吾情。君親六合，以考內身。以此知象，乃知行情。既知行情，乃知養生。左右前後，周而復所。執儀服象，敬迎來者。今夫來者，必道其道。無遷無衍，命乃長久。和以反中，形性相葆。一以無貳，是謂知道。將欲服之，必一其端而固其所守。」（引自黎翔鳳撰《管子校注》，810頁。）

公認為稷下學宮黃老學派之作。[50]郭沫若先生曾指出〈心術下〉的內容基本上都見於〈內業〉。[51]〈內業〉開篇從精、氣、道的高度探索修心養生，強調作為萬物和生命的本原——精氣的作用。有學者認為「在這兩篇裡『精』是作者論述的一個重要主題」。[52]《靈樞・本神》曰：

> 天之在我者德也，地之在我者氣也，德流氣薄而生者也。……是故五藏主藏精者也，不可傷，傷則失守而陰虛，陰虛則無氣，無氣則死矣。

所謂「德」就是言精[53]，精氣乃氣之精華。〈內業〉曰：「天出其精，地出其形，合此以為人」[54]，這說法比〈本神〉更為直截了當。又云：「精也者，氣之精也」，或脫胎於《內經》之醫理「陽氣內守於精」（〈解精微論〉），「陽氣者，精則養神」（〈生氣通天論〉）。而且，〈內業〉理解

---

[50] 《管子》四篇的研究始於郭沫若先生〈宋鈃尹文遺著考〉（收入《青銅時代》1945年，又見《郭沫若全集・歷史編》，人民出版社，1982 年）和〈稷下黃老學派的批判〉（收入《郭沫若全集・歷史編》），隨後有馮友蘭先生的〈先秦道家所謂道底物質性〉（收入《中國哲學史論文集》，上海人民出版社，1958 年）以及蒙文通先生的〈楊朱學派考〉與〈略論黃老學〉，收入《蒙文通文集・古學甄微》，巴蜀書社，1987 年等。

[51] 郭沫若先生詳細比較了〈心術下〉與〈內業〉的主要內容之後，「可知〈心術下〉篇只是〈內業〉的另一種不全的底本」（參閱《郭沫若全集》歷史編 1，人民出版社，1982 年，554-556 頁比較列表，以及 557、563 頁）。蒙文通先生也認為「〈內業〉一篇，多與〈心術下〉合（引自《蒙文通文集・古學甄微》，258 頁）。但朱伯崑先生認為這兩篇有一點不同，「〈心術下〉談形名，〈內業〉不講形名」（引自陳鼓應著《管子四篇詮釋》，商務印書館，2006 年，24 頁）。

[52] 引自裘錫圭〈稷下道家精氣說的研究〉，陳鼓應主編《道家文化研究》第二輯，上海古籍出版社，1992 年，168-169 頁。引自黎翔鳳撰《管子校注》，945 頁。

[53] 《素問・解精微論》：「夫心者，五藏之專精也，目者其竅也，華色者其榮也，是以人有德也，則氣和於目，有亡，憂知於色。」

[54] 引自黎翔鳳撰《管子校注》，945 頁。

日常生活中養生的必要性，不僅注意飲食之道[55]，反覆宣導保持情緒和悅對修心的重要性。〈內業〉開篇指出「凡心之刑，自充自盈，自生自成。其所以失之，必以憂樂喜怒欲利」[56]，文末又說：「凡人之生也，必以其歡。憂則失紀，怒則失端。憂悲喜怒，道乃無處」[57]，再次強調人的情緒波動乃修心養生之大忌。《素問・舉痛論》早就指出：「余知百病生於氣也，怒則氣上，喜則氣緩，悲則氣消，恐則氣下，寒則氣收，炅則氣泄，驚則氣亂，勞則氣耗，思則氣結，九氣不同，何病之生」，而「愁憂者，氣閉塞而不行」（〈本神〉），故「恬憺無為，乃能行氣」（《靈樞・上膈》）。所以，只有心處於虛靜無欲的狀態，精氣才能得到自生自盈。所謂「我心治，官乃治。我心安，官乃安」[58]，這既強調個人修心養性對身體的重要性，又寓意君臣之道的治政要領。

〈心術上〉以「心之在體，君之位也。九竅之有職，官之分也。心處其道，九竅循理」[59]開篇。這是引進醫學臟腑理論，如《素問・靈蘭秘典論》曰：

> 心者，君主之官也，神明出焉。……故主明則下安。……主不明則十二官危。

《靈樞・邪客》云：

> 心者，五藏六府之大主也，精神之所舍也。

55 《管子・內業》：「凡食之道，大充傷而形不臧，大攝骨枯而血沍。充攝之間，此謂和成。精之所舍，而知之所生。」（引自黎翔鳳撰《管子校注》，947頁。）

56 引自黎翔鳳撰《管子校注》，931頁。

57 引自黎翔鳳撰《管子校注》，950頁。

58 引自黎翔鳳撰《管子校注》，938頁。

59 引自黎翔鳳撰《管子校注》，759頁。

五藏氣爭，九竅不通。（〈生氣通天論〉）

等以封建君臣之間的關係比喻心對體內其它臟腑的主導作用。因為《內經》早就強調學醫之工要樹立「治病如治國」的理想（見後詳述）。先秦醫家經過苦心積慮的探索，因各種理由最終捨棄了頭腦，巧用五行整合五臟機能，提出了以心主導的人體思維的理論體系，從而影響了整個社會對思維形式的認識。[60]〈心術上〉借用醫理心主宰人體的五臟六腑、協調九竅的功能而立

---

60 黎翔鳳先生肯定〈幼官〉在《管子》中的重要地位，在《管子校注》序論中比喻說：「〈幼官〉則為腦神經中樞，理論體系由是出焉」（引自同書 21 頁）。西醫專業知識的傳播與普及，成為一種文化的轉述必然需要經過一定時間的消化與吸收。同樣的事情發生於二千多年前的春秋戰國時代，無疑要花費更長的歲月。在現存《內經》中出現「腦」字 44 處，雖然不及出現 150 餘處「頭」字的三分之一，但頭部的腦對生命的重要性卻一覽無餘。《素問・刺禁論》警告說：「刺頭進腦戶，入腦立死」，這只是局限於針刺治療。日常因跌打或兵器擊中頭部，顱腦損傷腦髓外溢而身亡的應該並不少見。比如當時秦國以斬獲敵人首級論功賞爵，據《史記》記載統計戰國中期以後與山東列國交戰，秦軍斬首達一百七十六萬（參閱杜正勝〈試論山東地區編戶齊民之困厄與殘破——六國敗亡的社會史解釋〉，《中研院歷史語言研究所集刊論文類編》歷史編・先秦・卷三，2469-2470 頁）。即使如此殘暴的現實世界，但在先秦古籍中儒家、墨家、道家、名家卻隻字未提人之腦。《管子・水地》出現「腎生腦」一處；《戰國策・燕策》與《呂氏春秋・孝行覽》記述同一個歷史故事，即代王遭到趙襄子暗算，「代君至，酒酣，反斗而擊之，一成，腦塗地」一處；《左傳・僖公二十八年》晉文公滅掉曹國後與楚軍對壘，「晉侯夢與楚子搏，楚子伏己而鹽其腦，是以懼」，法家、雜家、史家也不過此三處而已。難道文化精英們真對人腦就漠不關心嗎？很難相信就連良醫輩出的秦國，也沒人察覺人腦與思維意識相關的問題嗎？剛滿兩周歲的外孫因媽媽不在身邊而傷心哭泣，見到媽媽心情平復後，我問他：剛才想媽媽了？他點了頭。我指一下自己的前胸以及頭部又問他：是這裡（前胸）想還是這裡（頭）想媽媽了？他立即伸手指著頭。所以我們不難認為答案很可能另有其因。最大的理由可能是當時的醫界對腦部疾病治療的束手無策，所以先秦醫家只能放棄對腦部功能的深入探索，並將之分歸之於心。這也就直接影響了文化領域乃至整個社會形成以心為中心的思維形式。由此可見，有關先秦醫學知識的傳播依然是以醫家為主導的，因為他們畢竟對人體進行過一定程度的解剖。其次，五行概念的形成與導入可能也是一個重要的契機。猶如西方人以不同時代科技發展的標誌性技術研究大腦一樣，曾經出現過液壓裝置的腦，發條裝置的腦，電報網路系統的腦，電話交換機的腦，電

論，引申於君臣關係時指出：「上離其道，下失其事」，強調君王起主導作用的同時，也要求屬下官員各司其職，要貴賤有等，親疏有別，為人處世，凡事都要留有餘地。郭沫若先生認為，「上篇（指〈心術〉）前經後解，經乃先生學案，解乃講習錄」[61]，或許就是稷下學宮某位先生的演講記錄。所謂「虛其欲，神將入舍」，「靜之而自治」，「正人無求之也，故能虛無」，是探討修養身心的技術，靜以制動，至虛守靜，以虛靜為本。儘管議論還拓展到道，展示道家對「心」、「智」、「虛」、「無為」、「道」的關注，但最終還是認定「恬愉無為，去智與故。」[62]據說老子認為黃帝就是一位「道德上通，智故消滅」的聖人。[63]總而言之，正如本篇經解所述：「心術者，無為而制竅者也。」[64]

〈白心〉繼〈心術〉探討潔淨內心，靜身養生，但不像〈心術〉、〈內業〉諸篇頻繁出現「心」與「靜」字，不僅篇中未見「心」字，而「靜」字也只使用一處。實際上，它是從道與無為的角度探尋更好地養生處世。文章以「建當立有，以靖為宗，以時為寶，以政為儀，和則能久」[65]開篇，主張

腦的腦等不同學說。有學者研究西方乃至中東、印度的古老文獻資料結果表明，直到十七世紀初始為止，都認為亞里斯多德所說的那樣，「所有的神經確實起源於心臟」。直至法國思想家勒內・笛卡爾，在十七世紀二、三十年代開展解剖研究，才開始否定「心是感情的中樞」之說法。該書作者認為，「心臟中心觀符合我們的日常體驗，在我們感情發生變化時，心臟跳動的節奏也會同時發生改變。憤怒、渴望、恐懼等強烈的情緒似乎聚集在我們的一個或多個心臟中，它們可以流遍我們的全身並改變我們的思考方式。」（參閱並引用〔英〕馬修・科布著，張今譯《大腦傳》，中信出版集團，2022 年，33、19 頁）這顯然是以大人的先入觀所做的解釋，並不符合幼兒的心理反應。

61 引自許維遹，聞一多，郭沫若撰《管子集注》，科學出版社，1956 年，633 頁。

62 引自黎翔鳳撰《管子校注》，759、764 頁。

63 《文子・精誠》：「老子曰：昔黃帝之治天下，理日月之行，治陰陽之氣，節四時之度，正律曆之數，……。至黃帝要繆乎太祖之下，然而不章其功，不揚其名，隱真人之道，以從天地之固然。何即？道德上通，而智故消滅也。」（引自王利器撰《文子疏義》，中華書局，2000 年，73-74 頁。）

64 引自黎翔鳳撰《管子校注》，767 頁。

65 引自黎翔鳳撰《管子校注》，788 頁。

應天順人，適時發展自己的事業。同時尋道溯源，凡事要「原始計實，本其所生」，「緣其理則知其情」，釐清事物發展的規律與形質，以達到靜身養生，「能者無名，從事無事」，無事以待，不求功利，無為而「為天下王」。為此，最後提出捨遠求近，在自身尋道，「欲愛吾身，先知吾情。君親六合，以考內身。以此知象，乃知行情。既知行情，乃知養生」[66]，專心一意與天同道。日本學者小野澤精一先生分析了《管子》四篇以及《孟子》、《荀子》有關「心」與「氣」的關聯性之後指出，「齊國的思想中，儘管也通過『心』，但在把人作為整體來理解的意義上的對身體的關心，以及廣泛地探究社會、自然、宇宙形成的意欲，畢竟是濃厚的」（引自《気の思想》，38 頁）。實際上，呈現這種濃厚的地方思想文化的背後，與齊地醫工日常傳播《內經》傳統醫學文化是密不可分的。

蒙文通先生早就指出：「〈白心〉曰：『既知行情，乃知養生』。又曰：『內固之一，可為長久。』則終不離乎養生、貴己之旨。〈內業〉一篇，多與〈心術下〉合，其卒尤專意於全生之旨。其曰：『平正擅胸，論治在心，此以長壽。』又曰：『食莫若無飽，思莫若勿致。』又曰：『飽則疾動，饑則廣思。』斯皆其養生之經也。養生曰所以致長壽也。」[67]馮友蘭先生也認為，「『愛身』和『養生』是道家的主題，稷下黃老之學仍然保持這個主題」，而且「稷下黃老之學認為養生和治國，是一個道理的兩個方面的應用。」[68]早在春秋時期，醫和就說過「上醫醫國，其次療人，固醫官也。」[69]對於古代醫工來說，治國、治民、治家與自治並無太大區別，《內經》早已把它作為師傳的要訣之一，並有專題的闡述。[70]《內經》托言於黃帝，主論以天之氣為本的陰陽四時五行醫學理論，兼論精氣與天道，還強調

---

66 引自黎翔鳳撰《管子校注》，788、794、810 頁。

67 引自蒙文通〈楊朱學派考〉，收入《蒙文通文集第一卷・古學甄微》，258 頁。

68 引自馮友蘭著《中國哲學史新編（上卷）》，517、518 頁。

69 引自徐元誥撰《國語集解》，435 頁。

70 《靈樞・師傳》：「夫治民與自治，治彼與治此，治小與治大，治國與治家，未有逆而能治之也，夫惟順而已矣。」

作為醫工要有「治病如治國」的胸懷與心志[71]，這為黃老之學提供了不同於老莊道家的積精養生，而在政治上則親君、盡職的思想。無怪乎《呂氏春秋》曰：「夫治身與治國，一理之術也。」[72]

至於《呂氏春秋》的〈本生〉、〈重己〉、〈貴生〉、〈情欲〉、〈盡數〉等有關養生諸篇，基本上都集中於〈十二紀〉的春季，規勸君王重視修身養性自然成為一年開春的國之大事。〈本生〉開篇曰：「始生之者，天也；養成之者，人也。能養天之所生而勿攖之謂天子。天子之動也，以全天為故者也。此官之所自立也。立官者以全生也。」[73]言下之意，天子養生目的就是管理百官教化萬民以生產萬物。又如〈貴生〉借助五官的生理知識，比喻百官之自制說：「由此觀之，耳目鼻口，不得擅行，必有所制。譬之若官職，不得擅為，必有所制。此貴生之術也。」[74]在〈先己〉中甚至編造商湯與伊尹的對話，「欲取天下，……身將先取。凡事之本，必先治身」，「昔者先聖王，成其身而天下成，治其身而天下治」。[75]與其說養生不如說全力對將來一統天下的秦王說教。《呂氏春秋》僅為規勸君王為一統天下而修身養性，終不及《內經》面向大眾，不問上下貴賤，而且力求務實通俗。徐復觀先生認為《呂氏春秋》為人君提倡節欲等養生思想，「乃戰國末期（道家）與陰陽家相混合以後，一方面是庸俗化，一方面是神秘化的道家思想。」[76]這與《內經》面向大眾宣傳「智者養生」的思想確有天壤之別（詳見本書下篇〈《黃帝內經》——中國傳統哲學的濫觴〉第六章）。

〈上古天真論〉是宣導以養生追求長生得道並蘊含極為豐富哲理的範文，其中真人、至人皆遵循天道修身養生的典範，實際上就是一種「超越」

71　參閱本書下篇〈《黃帝內經》——中國傳統哲學的濫觴〉第八章「醫者的職責、道德與理想」。

72　引自陳奇猷校釋《呂氏春秋新校釋》，1039 頁。

73　引自陳奇猷校釋《呂氏春秋新校釋》，211 頁。

74　引自陳奇猷校釋《呂氏春秋新校釋》，75 頁。

75　引自陳奇猷校釋《呂氏春秋新校釋》，146 頁。

76　參閱徐復觀著《兩漢思想史》第二卷，22-30 頁。

的存在。[77]〈陰陽應象大論〉曰：

> 是以聖人為無為之事，樂恬憺之能，從欲快志於虛無之守，故壽命無窮，與天地終，此聖人之治身也。

《內經》醫家認為除了身體要順應四時氣候的變化，調和自己的情緒以防病之外，在日常生活之中還要儘量保持恬憺虛無的心境，以無為而行事，這樣才能保持體內氣血流暢，方可益壽延年，終其天年。《管子》四篇導入修心養生的理念，極力擴大在政經方面的影響與運用，闡述養生重在修心養性、保全性命的重大意義，希望人們在繁雜的社會倫理關係中更好地為人處事，在激烈的政治權力爭鬥中以保全自己性命為先，但這已遠離了早期道家的思想境界。馮友蘭先生早年曾察覺「先秦道家對於這些問題（指性命）的討論和解決，大概是以當時醫學上的成就為基礎。在先秦到戰國時期，醫學已經相當發達」[78]，可惜他並無這方面的後續研究，在他晚年整理重版的著作中對此不但沒有發揚光大反而銷聲匿跡了。潘玉庭先生是現代文哲史界唯一認為，「醫家的《黃帝內經》及道家的《老》《莊》，此三部文獻，或有秦漢後學者的補充，然大綱主旨，已可肯定確系先秦思想」[79]的學者，但他僅僅分析〈上古天真論〉，卻沒有發現醫家與早期道家對養生思想有著質的不同。[80]

呂思勉先生研究先秦政治思想時認為，「道家代表黃帝時代的思想，古人每將黃老並稱，是因為古書引黃帝的言論很多與老子相像」；老子主張守

---

[77] 參閱本書下篇〈《黃帝內經》——中國傳統哲學的濫觴〉第六章「智者養生與天壽」。

[78] 引自馮友蘭著《中國哲學史論文二集》，172 頁。

[79] 引自潘雨廷〈《黃帝內經》與《老》《莊》〉，陳鼓應主編《道家文化研究》第四輯，161 頁。

[80] 參閱本書下篇〈《黃帝內經》——中國傳統哲學的濫觴〉第六章「智者養生與天壽」。

柔與無為的思想，前者「是源於自然力的循環；而自然力的循環，是從觀察晝夜四時等的更迭得來的」；而後者「是本於自然現象的莫之為而為，所謂『天何言哉，四時行焉，百物生焉』。兩者都是從天文上得來的。」[81]假如呂先生研讀過《內經》，必然會以《內經》的相關思想論證其推理的。醫學的宗旨救死扶傷、治病救人，《內經》反覆要求醫工：一，要遵循天道自然，順應四時變化而養生，增強體質有效地預防疾病的發生，表現一種積極主動保護生命的養生態度，這完全不同於早期道家消極的養生思想。二，在臨床診療中盡可能早期地發現疾病，施治以「調」為主，因時、因地、因人調和陰陽、調和血氣，甚至視其虛實、調其逆從。[82]《內經》充斥「有餘瀉之，不足補之」的治療原則，這早在《刺經》中就已經提出[83]，其本意在於調和虛實，平衡陰陽。[84]《脈法》曰：「治病者，取有餘而益不足也」；《陰陽脈死候》云：「脈盈而虛之，虛而實之，靜則待之。」[85]〈陰陽應象大論〉云：「故曰：病之始起也，可刺而已；其盛，可等衰而已」，在疾病的發展過程中要靜觀其變，旨在順勢而為，絕非放棄治療。

今本《道德經》曰：「天之道，損有餘而補不足。人之道則不然，損不

---

[81] 參閱呂思勉著《中國文化史．中國政治思想史》，中國文史出版社，2018 年，235-236 頁。

[82] 〈八正神明論〉：「是以因天時而調血氣也」；「月生無寫，月滿無補，月郭空無治，是謂得時而調之」；「所以分春秋冬夏之氣所在，以時調之也」；「盡調不敗而救之，故曰上工」。〈方盛衰論〉：「合之五診，調之陰陽，以在經脈」；〈根結〉：「用針之要，在於知調陰與陽調陰與陽，精氣乃光，合形與氣，使神內藏」；〈熱論〉：「視其虛實，調其逆從，可使必已矣」。

[83] 《刺法》是一部古醫籍，《素問》、《靈樞》多次提及。〈調經論〉開篇黃帝就問：「余聞《刺法》言：有餘寫之，不足補之」；〈奇病論〉：「《刺法》曰：無損不足益有餘」。還有〈血氣形志〉、〈骨空論〉以及《靈樞》的〈小針解〉、〈根結〉、〈寒熱病〉、〈熱病〉、〈百病始生〉、〈通天〉、〈刺節真邪〉等篇。

[84] 參閱本書下篇〈《黃帝內經》——中國傳統哲學的濫觴〉第七章「虛實補瀉與天道」。

[85] 引自馬繼興著《馬王堆古醫書考釋》，279、319 頁。

足以奉有餘」[86]，這條文同樣未見於郭店《老子》簡本。山田慶兒氏認為，這一條中醫治法根本法則——「損有餘、益不足」源於《道德經》。[87]思想的確可以指導我們的實踐，但哲學思想也不可能憑空臆造，更多來源於世間對實踐的探究與世界的思考。我們靜心而論，除非古代也有過學習運動，與其說南北各地的醫工認真學習、運用《老子》這一思想並付諸於臨床實踐，不如說古代醫工的醫療經驗對老子的「天道」思想給予重大啟發更為貼切。下舉三點予以說明：

首先，這條極為重要的治療法則頻繁地出現於《內經》各類文獻[88]之中，而且在《內經》之前的古醫籍《刺法》與《針經》中早已出現。這完全不是一代醫家就能總結出來的法則，可能需要幾代醫家持續不懈的觀察，臨床反覆驗證的經驗，決不是在短時期內就能形成的，因為這個法則衍化於中國獨特的氣候環境。[89]而老子只能靠自身對社會經驗的總結，「天之所惡，孰知其故？是以聖人猶難之」[90]之心聲，表露出他自感觀察天道心有餘而力不足。

其次，政治、經濟、戰爭等皆為人道，弱肉強食，強者益強，弱者愈弱，即使「（陰陽）雖不正，有餘不可損，不足不可益也」[91]；而《孫子兵法》曰：「兵勝辟（避）實擊虛」。[92]

---

[86] 引自魏・王弼注，樓宇烈校釋《老子道德經注校釋》，168 頁。

[87] 參閱山田慶兒著《中国医学の思想的風土》，34-35 頁。

[88] 《內經》除上注所述《刺法》外，尚有《針經》一書，「歧伯曰：法往古者，先知《針經》也」（〈八正神明論〉）；「令各有形，先立《針經》」（〈九針十二原〉）。〈瘧論〉曰：「夫經言有餘者寫之，不足者補之。……歧伯曰：經言無刺熇熇之熱，無刺渾渾之脈，無刺漉漉之汗。……故經言曰：方其盛時必毀，因其衰也，事必大昌。此之謂也」，其中三處提及「經曰」，可知是引自《針經》，而非《道德經》。

[89] 參閱本書下篇〈《黃帝內經》——中國傳統哲學的濫觴〉第七章「虛實補瀉與天道」。

[90] 引自魏・王弼注，樓宇烈校釋《老子道德經注校釋》，181 頁。

[91] 引自黎翔鳳撰《管子校注》，85 頁。

[92] 引自吳九龍釋《銀雀山漢簡釋文》，文物出版社，1986 年，86 頁，簡 1329。

第三，農業生產亦多為人道，唯天災所致旱澇災害急需澆灌或排澇，這也不過是臨時應急之策。

考察散在《管子》二十餘篇中有關氣、精氣的記述，除上述「《管子》四篇」借鑒《內經》醫家之說作為黃老學派的基礎理論之外，其餘十九篇也只是零散地涉及到氣，如〈形勢〉和〈形勢解〉的「邪氣入內，正色乃衰」，〈樞言〉的「故曰：有氣則生，無氣則死，生者以氣」，〈水地〉的「男女精氣合」，〈版法解〉的「虛氣平心，乃克怒喜」等，皆可認為脫胎於《內經》的相關醫理。此外還有如霧氣、雲氣、天氣、地氣、陽氣、陰氣，燥氣、濕氣、風氣、血氣、逆氣、怨氣等等皆無形而上的含義，既沒有形成一種體系，也沒有自身的內在邏輯，更沒能超出《內經》一氣通天之範疇。稷下先生對於君臣及其政治體系的探討，大多屬於紙上談兵的議論，或高唱闊論於學宮講壇之上，涉及生命的問題大多借鑒於醫學理論。而醫家則隨時觀察與診治病患，可以通過針刺等臨床治療進行干預以驗證與構思醫學理論體系，甚至在九針的臨床實踐應用之中體驗道的真髓。例如〈靈蘭秘典論〉曰：

> 至道在微，變化無窮，孰知其原？窘乎哉！消（肖）者瞿瞿，孰知其要？閔閔之當，孰者為良？恍惚之數，生於毫氂，毫氂之數，起於度量。千之萬之，可以益大，推之大之，其形乃制。

所謂「至道在微，變化無窮」，講的就是精氣與道的變幻。「瞿瞿」早見於《詩經》，「折柳樊圃，狂夫瞿瞿」（〈齊風・東方為明〉）；「好樂無荒，良士瞿瞿」（〈唐風・蟋蟀〉），《荀子・非十二子》出現的「瞿瞿然」，楊倞注曰：「瞿瞿，瞪視之貌。」[93]關於「閔閔」，《左傳・昭公三十二年》曰：「余一人無日忘之，閔閔焉如農夫之望歲，懼以待時。」杜預

[93] 引自清・王先謙撰著《新編諸子集成・荀子集釋》卷四，中華書局，1988 年，103 頁。

注：「閔閔，憂愁貌。」[94]《韓詩外傳》云：「夫形、體也，色、心也，閔閔乎其薄也。苟有溫良在中，則眉睫著之矣。疵瑕在中，則眉睫不能匿之。」[95]日本醫家丹波元堅引海保元備曰：「閔，悶通。《老子》二十章：『俗人昭昭，我獨昏昏。俗人察察，我獨悶悶。』五十八章：『其政悶悶。』悶悶，古本皆作閔閔。閔閔，悶悶，皆以謂道之玄妙。」[96]所謂「瞿瞿」、「閔閔」，也就是形容眨眼工夫的眼神以及瞬間表情的變化。

至於「恍惚」一詞，在《道德經》中與「惚恍」相對，兩個字僅僅前後位置的交換，但寓意則完全不同，而且在哲學上的涵義有極大差別。嚴靈峰先生早就指出，

> 我們看到這段文字（指十四章與二十一章）很巧妙地發現老子用語的嚴格。他在上一段用「恍惚」二字以形容有物；在這兒便用「惚恍」二字形容「無物」、「無狀」，兩字顛倒一下，則意義全異。[97]

《道德經》第十四章曰：「是無狀之狀，無物之象，是謂惚恍」；而二十一章云：「惚兮恍兮，其中有象；恍兮惚兮，其中有物。」《道德經》這兩條的文句皆未見於郭店《老子》簡本。從今本《道德經》對「惚恍」一詞所下的定義和解釋，也能使我們輕易地體會到「恍惚」與「惚恍」這兩詞，從有象有物到無象無物有序的進化或提升，乃至不難意識到《內經》與《道德經》在成書的時間上所存在的先後差異。《內經》形容道「生於毫氂」，《後漢書・律曆》云：「夫數出於杪曶，以成毫氂，亮氂積累，以成分寸。」[98]雖然靠肉眼是很難察覺到的東西，但畢竟代表著一種「有」，一種

---

[94] 引自楊伯編著《春秋左傳注（修訂本）》下冊，中華書局，1990 年，1517 頁。

[95] 引自許維遹編著《韓詩外傳集釋》卷四，中華書局，1980 年，161 頁。

[96] 引自龍伯堅等編著《黃帝內經素問集解》，138 頁注 4。

[97] 參閱嚴靈峰〈老子的「道」之新解釋〉，收入嚴靈峰著《老列莊三子研究文集》，成文出版社，1983 年。

[98] 引自宋・范曄撰，唐・李賢等注《後漢書》律曆中，中華書局，1999 年，2054 頁。

有形有象的存在。這是《內經》醫家所認識的「至道」，一種由精微之氣構成的最高形式的道。它一樣適用於世界萬千、可大可小的一切事物。張岱年先生指出，《道德經》論道有象而無形。[99]有學者認為，「至於他們（指道家）是否完全摒棄了擬人的鬼神觀念，我們還無法肯定。」[100]不過，〈寶命全形論〉論道時就已經指出，

> 若夫法天則地，隨應而動，和之者若響，隨之者若影，道無鬼神，獨來獨往。

所以，《內經》已經明確否定了與鬼神的關係，甚至「拘於鬼神者，不可與言至德。」（〈五藏別論〉）

「恍惚」一詞，還見於《靈樞・外揣》。黃帝認為，「夫九針者，小之則無內，大之則無外，深不可為下，高不可為蓋，恍惚無窮，流溢無極，余知其合於天道人事四時之變也。然余願雜之毫毛，渾束為一」，至道成為臨床運用針刺治療的指導思想，以及體驗與本體融合的一種超越之感。總而言之，《內經》涉及的道，從道之本義——道路[101]，延伸為通道、方法、技術等，前者有地道（產子之道）、化道（傳化之道）、水道、氣道、脈道等；後者如「診病之道」、「針石之道」、「養生之道」、「持脈有道」等。《內經》把天地自然、四時變化視為「天道」，作為指導臨床診療的宗旨，如〈三部九候論〉強調九針治療需要：

---

99 張岱年先生說：「老子認為道無形而有象，這是老子『道』論的一個特點。歷來關於老子論道的解釋多認為所謂的道是無形無象的，實乃是一種誤解。」（引自張岱年〈道家玄旨論〉，《道家文化研究》第四輯，3 頁。）

100 引自裘錫圭〈稷下道家精氣說的研究〉，《道家文化研究》第二輯，187 頁。

101 《說文》釋「道：所行道也。從辵從首。一達謂之道。」（引自《說文解字》，42 頁。）《靈樞・寒熱》記述瘰癧，又稱「鼠瘺」，併發瘺管的治療要「審按其道以予之」。瘰癧，俗稱「老鼠瘺」，好發於頸部、腋下的淋巴結，即現代醫學頸部淋巴結結核等。因初起多伴有全身寒熱，潰破後出流清浠膿液，內夾敗絮樣物質，形成竇道。《靈樞》認為此病乃毒氣所發，歸之於〈寒熱〉篇。

> 令合天道，必有終始，上應天光星辰曆紀，下副四時五行。

而且在《靈樞・經別》中黃帝指出，

> 余聞人之合於天道也。內有五藏，以應五音、五色、五時、五味、五位也；外有六府，以應六律。六律建陰陽諸經而合之十二月、十二辰、十二節、十二經水、十二時、十二經脈者，此五藏六府之所以應天道。

張岱年先生曾說：「春秋時代，很多人談論『天道』，主要指日月星辰的變化及其人間禍福的聯繫。」[102]這也為後來把陰陽、五行結合於社會人事大談災異凶吉，甚至融入傳統卜筮的陰陽家橫空出世提供了溫床。而《內經》基本上沒有出現類似陰陽家的故弄玄虛、牽強附會之惡習，而是從天道之中進一步提升，總結出具有普世價值之「道」（詳細參閱下篇第三章）。而且其著述成書的宗旨與目的，正如《素問・著至教論》所云：

> 此皆陰陽表裡上下雌雄相輸應也，而道上知天文，下知地理，中知人事，可以長久，以教眾庶，亦不疑殆。醫道論篇，可傳後世，可以為寶。

當今，針灸療法傳播到世界各地，這足以證明《內經》醫家的高瞻遠矚。

針灸治療手法要求入針精準且深淺有度，《素問》的〈刺要論〉與〈刺齊論〉都是強調刺有深淺的專論篇章。前者曰：「病有浮沉，刺有深淺，各有至理，無過其道」，後者則詳細闡述針刺骨、筋、肉、脈、皮等深淺不同組織的要領，例如「刺筋無傷骨者，過筋中骨也，此之謂反也」。但臨床上發生誤刺，仍然是無法避免的事實。〈刺禁論〉是一篇非常獨特的醫學文

---

[102] 引自張岱年〈道家玄旨論〉，《道家文化研究》第四輯，2頁。

獻。首先，它是《內經》中為數不多涉及人腦的一個篇章，其中首先明確指出：「刺頭，中腦戶，入腦即死。」其次，全文大部分內容是以臨床實踐為主的，記述針刺施治之時刺破體內五臟，以及身體各部大血脈可能造成患者死亡、大出血乃至局部功能障礙等等。第三，提出針刺治療的禁忌人群，如大醉、大怒、大饑等。但是在開篇介紹體內臟腑部位時卻強調說：

> 藏有要害，不可不察。肝生於左，肺藏於右，心部於表，腎治於裡，脾為之使，胃為之市。

從「生」、「藏」、「部」、「治」、「為」可察其中所示體內五臟並非以論具體位置，即與臟器實際解剖部位無關，但卻成為中醫臟腑理論中一個集聚爭議「左肝右肺」的出典。〈刺熱〉曰：「肝熱者，左頰先赤；……肺熱病者，右頰先赤」；而且連五臟背俞同樣「左角肝之俞也，右角脾之俞也。」（〈血氣形志〉）至於肺藏的位置，《靈樞》的〈九針論〉曰：「五藏之應天者肺，肺者五藏六府之蓋也」；〈師傳〉云：「五藏六府者，肺為之蓋」。〈刺禁論〉載：「刺缺盆，中內陷，氣泄令人喘咳逆。……刺膺中陷，中肺，為喘逆仰息。……刺腋下肋間內陷，令人咳」等，不管是從理論還是臨床實踐對肺藏的解剖位置都有明確的認識。在臨床實踐中，〈刺禁論〉所謂「刺中肝，五日死」，「刺中脾（實指胃腸），十日死」之說，刺中肝者實乃誤傷到脾臟引發脾臟破裂。由於脾臟外包膜裹血可能延誤時日，直至包膜破裂，造成大出血而危及生命，這要比誤刺肝臟所致的傷害要危急得多。《太素》解曰：「肝為少陽，陽長之時，故曰生也。肺為少陰，陰藏之初，故曰藏也。」[103]所以，此說無關五藏五行歸類問題，針灸專家李鼎先生認為，龍昭堅博士運用所謂「古文說」五行解釋「左肝右肺」不妥，並以八卦說予以詮釋。[104]山田慶兒氏認定《素問》、《靈樞》有關剖視經脈、

---

[103] 引自《太素》，330 頁。

[104] 參閱李鼎著《針灸學釋難（增訂本）》第 55 條，上海中醫藥大學出版社，1998 年，100-101 頁。

胃腸等文獻形成於王莽當政時期。[105]既然當時的太醫受命於剛愎自用的當政者王莽，必然不敢違抗天子之命私自篡改或謊報內臟解剖的事實。因此人們必然要問：那為什麼《內經》還是出現這種無視解剖實際部位的記載呢？回答只有一個理由：《內經》的成書年代遠早於西漢末東漢初那次駭異的「活體解剖」事件，而且《內經》是具有傳統的權威性。更何況王莽本身就是一個極力想利用黃帝的影響力進行篡權復辟的陰謀家。[106]

〈六節藏象論〉中對黃帝「藏象如何？」的提問，歧伯的回答根本不提體內臟器的形狀、性質與部位，而是關注五臟六腑內藏的不同精微物質對於生命的功用，及其顯現於體表的不同部位與所作用的不同組織，同時特別重視體內的精、神、魂、魄、營等精微之氣與陰陽四時五節之氣的相通互動。因為《內經》認為體內的精、氣、津、液、血乃至脈皆為一氣。[107]五臟六腑是體內主要臟器的總稱，又是人體生命動力的能源所在，也是中醫學理論體系的基礎與核心。但在醫家歧伯的眼裡，它們都是由陰陽五行之氣聚積而成的。他甚至可以把脾、胃、大小腸、三焦、膀胱六腑全歸於脾土，同時〈五藏別論〉又認為，

> 夫胃、大腸、小腸、三焦、膀胱，此五者，天氣之所生也，其氣象天。

綜合上述，足以表明中醫臟腑理論與體內臟器解剖的實際部位基本無關。猶如「脅痛」一症，早見於《足臂經》、《陰陽經》兩書少陰脈「是動病」與「所產病」之中。〈邪客〉曰：「肝有邪，其氣流於兩腋」；〈大奇論〉

---

[105] 參閱山田慶兒著《中国医学の思想的風土》，60 頁。該論文最早刊登於《日本東洋醫學雜誌》第四二卷第二號，1991 年；廖育群著《岐黃醫道》，72 頁。

[106] 《漢書・王莽傳》：「莽又曰：自黃帝至於濟南伯王，而祖世氏姓有五矣。黃帝二十五子，分賜厥姓十有二氏。虞帝之先，受姓曰姚，其在陶唐曰媯，在周曰陳，在齊曰田，在濟南曰王。予伏念皇初祖考黃帝，皇始祖考虞帝，以宗祀於明堂，宜序於祖宗之親廟。其立祖廟五，親廟四，后夫人皆配食。郊祀黃帝以配天，黃后以配地。」（引自《漢書》卷九十九，3016 頁。）

[107] 〈決氣〉：「黃帝曰：余聞人有精、氣、津、液、血、脈，余意以為一氣耳。」

曰：「肝雍，兩胠滿」，所以《內經》論肝病、脅痛的部位一般不分左右，而「脾咳」則明言出現右脅疼痛。[108]即使像現代醫學所述的甲型肝炎、膽囊炎、膽管炎等，早期症狀表現為鞏膜黃疸、右脅痛、尿黃等，中醫通常按脅痛或黃疸進行辨證施治，在治療用藥上從未強調分辨左右部位的必要性。

《內經》醫家為醫學陰陽四時五行理論體系的構建與發展，不懈地探索、實踐與開拓，最終使之成為中醫學理論的骨架和精髓，同時也鑄造了中醫學傳統的價值。正因為他們從一開始就傾注了自己的全部心血，創建了醫學陰陽四時五行核心理論，所以不像其他古學科那樣輕而易舉地拋棄陰陽、五行理論。綜合上述探討的各種證據，尤其是運用從春秋至東漢千餘年間氣候變遷的趨勢與特徵進行印證，可以推斷大約在醫和之後的百餘年間，即春秋末期至戰國前期是《內經》的形成年代，而戰國中期之前即西元前四世紀之前，黃河以及長江的中下游流域的醫家已經把他們世代口耳相傳的醫道、醫理、醫術著述於縑帛之上，形成了大量的醫學文獻。《內經》、《黃帝外經》、《扁鵲》內外經、《白氏》內外經等七家共計二百一十六卷醫經論著，以及十一家計二百七十四卷的經方等，只不過是西漢初期皇家收藏的古醫籍，民間不同流派他們隱秘傳承的古醫籍則無從估算。不難想像從被兼併的六國王宮源源不斷地押運送進秦宮，再次從秦宮移入漢宮之前，應該收藏更為龐大數量的醫藥學古籍。

儘管難以準確估計被集中運進秦宮的大量古醫籍，得到秦始皇的特許免於焚書之災，但終究因為種種歷史的原因而散失殆盡。[109]尤其是東漢以來

---

108 〈藏氣法時論〉：「肝病者，兩脇下痛引少腹，……取其經，厥陰與少陽」；《素問・咳論》：「肝咳之狀，咳則兩脇下痛，甚則不可以轉，轉則兩胠下滿。脾咳之狀，咳則右脇下痛」；《靈樞・五邪》：「邪在肝，則兩脅中痛，……取之行間以引脅下」；《靈樞・邪客》：「肝有邪，其氣流於兩腋」。

109《後漢書》：「初，光武遷還洛陽，其經牒秘書載之二千餘兩，自此以後，參倍於前。及董卓移都之際，吏民擾亂，自辟雍、東觀、蘭臺、石室、宣明、鴻都諸藏典策文章，競共剖散，其縑帛圖書，大則連為帷蓋，小乃制為縢囊。及王允所收而西者，裁七十餘乘，道路艱遠，復棄其半矣。後長安之亂，一時焚蕩，莫不泯盡焉。」（引自《後漢書》卷七十九上，1719頁。）

氣溫顯著趨冷並延續數百年[110]，氣候環境的變遷必然造成疾病種類的變化，尤其是中醫學傳統強調「順天之時」、「因時之序」，特別注重氣候環境對處方藥物的選擇，可能使在溫熱氣候環境之中所形成的大量經方，在臨床實際運用的失效而遭到自然淘汰，這也許才是造成〈藝文志〉中所有經方全部失傳的真正原因。因為中醫特別注重臨床實踐，只有經得起臨床反覆驗證有效的東西才得以保留，否則無法解釋所謂的經方全部流失的結果。經過歷史長河的大浪淘沙，先秦時期的諸多古醫籍最終只留住了《內經》，這充分表明針刺療法及其相關的醫學理論與哲學思想的偉大價值。《內經》所創建的醫學陰陽四時五行理論內含氣、陰陽、五行三者融合的成就與分量，遠比其他任何一個古學科都耀眼與豐重，也為研究古代傳統哲學思想提供了生動的素材。為此也就不難理解，《內經》一直被世界上研究漢學的專家學者視為研究中國古代哲學思想不可多得的重要文獻，但由於他們不諳中醫的醫理醫術，大多也只能望洋興嘆。

《內經》醫家構建了以醫學陰陽四時五行為基礎的中醫學傳統理論，其性質在東漢中期擔任朝廷太醫丞郭玉的眼裡，就是一種「意」，即一種人為的見解、道理、概念甚至思想。[111]世間傳聞郭玉仁慈博愛，對窮困的病患施針多能手到病除，但治療貴人時療效顯得不太穩定。皇「帝乃令貴人羸服變處，一針即差。召玉詰問其狀，對曰：

---

110 大約自西元 180 年中國東部地區（25°-40°N, 105°E 以東）氣溫開始顯著趨冷，隨後的數百年間氣溫一直維持在－0.5°C 以下（參閱葛全勝等〈過去 2000 年中國東部冬半年溫度變化〉，《第四紀研究》2002 年 3 月，第 22 卷第 2 期，169 頁圖 2c）。

111 《素問．水熱穴論》：「帝曰：夫子言治熱病五十九俞，余論其意，未能領別其處，願聞其處，因聞其意」；《靈樞．周痹》：「帝曰：善。余已得其意矣」；《史記》：「於是老子迺著書上下篇，言道德之意五千餘言而去」（引自《史記》卷六十三，2141 頁）；〈孟子荀卿列傳〉：「述仲尼之意，作孟子七篇」（引自《史記》卷七十四，2343 頁）；《後漢書．郅惲傳》：「惲乃瞋目詈曰：所陳皆天文聖意，非狂人所能造」（引自《後漢書》卷二十九，689 頁），由此可見所謂「意」，可以理解為著述之精髓，或形成文書之前的見解、意見、觀念甚至概念等。

『醫之為言意也。腠理至微，隨氣用巧，針石之閑，毫芒即乖。神存於心手之際，可得解而不可得言也。』」[112]

他坦誠向皇帝承認自己治療貴人時因心懷畏懼，導致精神無法高度集中，直接影響了施治針刺的效果。他可能引用了其先師之語或其他典籍之言跟皇帝進行了解釋，所謂「神存於心手之際」，正是《內經》所強調醫工練就的「一氣」之神的「功夫」。其中所提出的「醫之為言意也」，這也成為後人廣為流傳「醫者意也」的出典。作為東漢時期醫學界領袖之一的郭玉，引用醫家先賢之言語對皇帝的回答中至少有兩點足夠引起我們的重視：

第一，他認為醫工對病人所做出的解釋，包括病因、病理、病機、治則乃至預後判斷等都屬於一種見解或看法。換言之，中醫學傳統理論是人為的道理，是可以言傳的，所謂「醫之為言意也」，即「醫者意也」。

第二，針刺治療技術屬於醫工個人的臨床經驗，不管是選穴還是運氣手法。憑藉著各種臨床經驗而獲得的療效是可以評判的，但其中存於「心手」的奧妙之處又是難以言傳的。雖然說這只是郭玉個人對醫學傳統理論和臨床診療經驗的理解，但簡明扼要的總結，基本上道破了中醫的要害。

其實，在《內經》中早已存在類似的認識。《素問・解精微論》從這題名可知該篇至理箴言，乃醫工務必關注的醫學文獻。文章以黃帝正座明堂授業於雷公的對話形式而展開，但全篇只是集中討論人的哭泣與流淚、鼻涕的生理乃至病理，頗使人感到疑惑。

（雷）公請問：哭泣而淚不出者，若出而少涕，其故何也？帝曰：在經有也。復問：不知水所從生，涕所從出也。帝曰：若問此者，無益於治也。工之所知，道之所生也。

這是在雷公反覆追問之下，黃帝最終才迫不得已告之說：這些作為解釋人體

[112] 引自《後漢書》卷八十二下，1847 頁。

生理、病理的醫學道理或理論，對於臨床診治工作的來說其作用並不是很大，而醫家所要熟知與掌握的醫術，應該是從臨床實踐中產生的，也就是臨床的診療經驗。雖然黃帝的解釋有些過於直白，但並不違背文句的本義以及本篇的邏輯分析（見後詳述）。《靈樞・口問》記載欠、噦、唏、噫、嚏、嚲、太息、耳鳴、誕下、涕出等十二類臨床症狀的針刺治療，可能就是黃帝所「曰：在經有也」[113]的所指。其中對涕出的治療，歧伯曰：「泣出補天柱經俠頸，俠頸者，頭中分也。」這才是醫工必須掌握的治療穴位與手法。概而言之，這段簡短的對話隱約地表露了對《內經》所記述的醫學理論與臨床經驗，可能從一開始就存在不同的價值取向。所謂臨床實踐，就是一種「道」，而由臨床實踐中所總結出來的經驗真髓，即《內經》醫家所認為的由「道之所生也」。

黃帝在《內經》中扮演著亦徒亦師的角色，起著承上啟下的重要作用。他身為帝王不恥下問歧伯、少俞、少師、伯高等人，學習各種醫學理論和繁雜的臨床診療技術，同時又把掌握的醫學知識傾盡全力地傳授給雷公。他甚至認為，只有健康的生命才是創造經濟價值與積累財富的根本保證。[114]從與雷公相關的《素問》七篇和《靈樞》四篇中，我們可以看到黃帝對雷公不厭其煩地度人金針，唯獨〈解精微論〉沒有涉及臨床醫術。在現存的先秦古籍中除《內經》之外，能查閱到黃帝與人對話的故事只有《莊子》，其中有四篇以寓言形式講述黃帝向廣成子（〈在宥〉）、牧馬童子（〈徐無鬼〉）討教治國之道，同時又傳道於北門成（〈天運〉）和知（〈知北遊〉）。馬王堆漢墓出土的《黃帝書》，其中《十六經》的〈觀〉、〈五正〉、〈果

---

113 對於「在經有也」，王冰、張景嶽都認為是在《靈樞》或〈口問〉篇（參閱龍伯堅，龍式昭編著《黃帝內經集解・素問》，1152 頁注 2）。明・馬蒔曰：「大抵《素問》所引『經曰』，俱出《靈樞》，則《靈樞》為先，而《素問》為後也。」（引自馬蒔撰《黃帝內經素問注證發微》卷一，人民衛生出版社，1998 年，1 頁。）

114 〈九針十二原〉曰：「黃帝問於歧伯曰：余子萬民，養百姓，而收租稅。余哀其不給，而屬有疾病。余欲勿使被毒藥，無用砭石，欲以微針通其經脈，調其血氣，營其逆順出入之會。」

童〉、〈正亂〉、〈姓爭〉、〈成法〉，也出現黃帝與臣子力黑、閹冉、果童、高陽探討相關的治國之道。總而言之，《內經》既是一部彙集臨床診療技術經驗的醫學知識專著，可俗稱之醫學「功夫」學；又是一部創建一氣論、陰陽概念、五行概念等古代哲學思想的經典著作，可謂論及「本體」的玄學。診療經驗知識與哲學思想，看似風馬牛不相及、不同範疇的東西，卻能在黃帝身上得到恰如其分的結合，借用王陽明的學生王龍溪的一句話，可謂「從功夫說本體」。[115]因為〈解精微論〉表明「身懷帝王絕學」的黃帝業已完全領悟了醫學的真諦。實際上，中醫學傳統就是強烈地要求學醫者要在傳統氣論、陰陽五行哲學思想的指導之下，在臨床除了實踐，還是實踐，再實踐，別無他路。

《內經》醫家為了創新與推廣針灸療法同時創建了經絡理論，整合了諸如《上經》、《下經》、《陰陽》、《陰陽傳》、《針經》、《脈經》等古籍的不同醫學理論。《內經》繼承了《上經》的一氣通天論，使氣成為《內經》醫學理論的根本。這種以天之氣為本的思想也得到《莊子》的認可與引用。醫家的養生理論與人生態度又為撰著《管子》的稷下學宮黃老學派先生們所利用，成為支撐黃老道家實踐修心養性，親君盡職而建功立業的基礎理論。而且，先秦醫家的一氣論可能還是《道德經》道論的一個來源。[116]在中國傳統哲學思想三大範疇的發展中，《內經》無疑是一元氣論的發生源頭，這點從現存的先秦古籍以及出土文物資料來看都是無可非議的。《內經》繼醫和抽象陰陽二氣，並結合《陰陽傳》等古醫經，創立了陰陽概念[117]，提出「天地合氣」化生人與萬物的思想，使《內經》成為先秦時期最

---

[115] 王陽明與學生王龍溪（字汝中），錢緒山（字德洪）談論佛家的實相幻相之說。「先生曰：『有心俱是實，無心俱是幻；無心俱是實，有心俱是幻』。汝中曰：『有心俱是實，無心俱是幻，是本體上說功夫。無心俱是實，有心俱是幻，是功夫上說本體』。先生然其言。」（引自明・王守仁撰《王陽明全集》卷三，上海古籍出版社，1992 年，124 頁。）

[116] 參閱本書下篇〈《黃帝內經》——中國傳統哲學的濫觴〉第三章「陰陽概念的形成與道」。

[117] 參閱本書下篇〈《黃帝內經》——中國傳統哲學的濫觴〉，同上注。

早明確論及宇宙論和宇宙生成論的典籍。同時，《內經》把陰陽互為消長、互相依存、極則轉化的思想廣泛地應用於解釋人體生理、病理的變化，使陰陽思想成為了中醫學理論的大綱。《內經》繼承了醫和「四時五節」的思想，創造性地提出「長夏」、「至陰」時節，形成循時節而相生、間時節而相剋的五行生剋原理，在原始的五行觀念的基礎上創新了五行概念，同時也造就了《內經》醫學陰陽四時五行理論。所以，不管是氣、陰陽還是五行，在先秦時期的醫學領域中，都具有自己的傳統，而且氣不是陰陽、五行的中介媒質，它們從一開始就是以氣為本的融合體。

《內經》之所以能夠對古代哲學思想產生重大影響，是因為古代醫家具有「自強於學」（《靈樞・禁服》）的精神，自覺之心乃自強的根本保證，把學習作為自強的手段，堅持不懈地追求醫學知識，通過臨床治病救人，這樣才能達到真正的自強目的。《內經》強調臨床「治病必求於本」，這個「本」源於對醫學知識不懈追求的精神。他們自覺而持續地觀察人體，一方面置人於天地自然之中，以陰陽分人體的表裡、上下、臟腑、血氣；分天地為四時五行、風寒暑濕；臨床察色審清濁，按脈別浮沉滑澀；針刺以右治左、以左治右；用藥別氣味以發散、湧瀉。另一方面則向人體求真，直接解剖死體，測量臟腑組織，敢於排除巫術迷信。同時，《內經》要求醫工要具有「以人為貴」，「以民為上」（《靈樞・師傳》），「病（患）為本，（醫）工為標」（《素問・湯液醪醴論》）的民本思想，這些才是古代醫學發展的自身內在動力。它是醫家之所以能夠自覺而理性地關注天道自然、四時節氣的變化，持續不斷地觀察與探索天道四時變化對人體健康與疾病產生影響的根本保證。對於醫工來說，醫學陰陽四時五行理論源於天道，臨床診療疾病必須遵循與踐行天道，「因不知合之四時五行，因加相勝，釋邪攻正，絕人長命。」（〈離合真邪論〉）所以沒有誰能比醫工更為頻繁，幾乎每天都在關注與思索天道與生命的關係。《內經》倡導四時養生作為預防疾病發生的重要手段，把早期發現、早期治療作為上工的典範，鼓勵把天道不折不扣地貫徹於醫道之中。牟宗三先生認為中國傳統哲學的特質，「它是以生命為它的對象，主要的用心在於如何來調節我們的生命，來運轉我們的生命、安頓我們的生命」[118]，而《內經》正是形成中國傳統哲學特質的根本所在。繼春秋後期醫和最先敲開天人合一的思想大門之後，《內經》醫家不管是在理論創新上還是在臨床診療的實踐中，把遵循天道作為醫學的宗旨，努力踐行「順天之時」、「因時之序」的天人合一思想，這不僅成為先秦時期中國醫學發展的主導思想，也被後世醫學所繼承與發展。

[118] 引自牟宗三撰《中國哲學十九講》，上海古籍出版社，2005 年，12-13 頁。他認為中國沒有西方式的哲學傳統，中國人首先重德，德性這個觀念首先出現。

五，《黃帝內經》的醫學價值

《內經》對於醫學的最大貢獻莫過於創建了經絡理論和針刺療法。二十世紀八十年代，由針刺麻醉引發了世界範圍的「針灸熱」。1978 年世界衛生組織（WHO）以操作簡便，療效明確，費用低廉，無副作用為特徵的針灸療法向全世界進行了推廣。從剛開始選出四十三種病，1996 年增加到六十四種病，建議全球的病人可以選擇針灸治療。1982 年 WHO 又啟動了針灸經穴名稱國際標準化工程，進一步規範國際針灸術語以便加速推廣針灸療法。2010 年 11 月，「中醫針灸」被批准列入人類非物質文化代表名錄。但在另一方面，世界多國科研人員經過近三、四十年的不懈努力，有關經絡學說的實質性研究依然沒有突破性的進展。他們不斷地更新先進科技手段，如冷光方法、輻射場攝影法、同位素示蹤法、液晶熱象圖攝影法、聲發射技術探測法等，除了已知的神經、血管、淋巴、筋膜、肌肉等組織外，至今尚未發現其它的特殊結構。有專家在報告中指出，不明經絡形成真相的經脈循環流注的實證研究都可能成為「水中撈月」，所謂十二經脈的循環流注是古代醫家結合天人合一思想形成的一種理論，其中可能存在為湊合理論需要的總結。它看似井然有序、完美統一的系統，但也有勉強附會的部分。《靈樞》的〈脈度〉、〈五十營〉就是比附二十八星宿的產物，為湊齊二十八脈以合天上二十八宿，頗令古人花費一番腦筋。〈經脈〉所記述的手三陽與內臟的聯繫不是建立在臨床實踐經驗的基礎之上，而是為了理論解釋需要而採取「削足適履」的做法。[1]但實際上，所謂「二十八脈以合天上二十八星宿」之說，在現存的《內經》只是作為一種提法而已，或早已被歷史所淘汰，並沒有形成相應的針刺理論，更沒有臨床具體實踐應用的記錄，事實上並不存在什麼特別的影響。

儘管目前中醫學的臟腑、經絡等理論尚無法兌現人體實際解剖的結構組

---

1 黃龍祥著《中國針灸學術史大綱》，299-300 頁，114 頁。

織，並不會因此而否定《內經》在臨床實際診療中的指導作用和實用價值。自醫和理性地提出「六氣致病」說，開創分陰陽四時為五節之先河，《內經》醫家捷足先登融合當時民間流傳的陰陽、五行文化，密切結合臨床醫療實踐的長期觀察，創新了陰陽概念和五行概念，創建以醫學陰陽四時五行為核心的中醫學傳統理論，同時構建了經絡理論，積極開創與推廣對人體無創傷性的針刺新療法，並最終造就形成偉大的醫學典籍，同時也為中國傳統哲學的氣、陰陽、五行三大哲學範疇的創立與發展做出了重大的貢獻與積極的推動。除此之外，我們之所以說《內經》鑄造並奠定了中醫學傳統的基本理論，是因為它在中國醫藥學發展歷史上起著不可替代的作用，其重要性可以表現在以下幾個方面：

第一，猶如郭玉所說中醫學所構建的獨特理論體系是可以言傳的，它可以用於告知患者及其家屬就診時所關心的患者病情，以通俗易懂地語言解釋疾病發生的原因、病機和治療的原理，預測疾病的發展以及預後轉歸等。這對於安定患者的情緒和病情，提升臨床醫療效果都能起到一定的輔助作用。這種作用在臨床上是不容小覷的，越有臨床經驗的醫生對此的感受可能會更為深刻。《史記》記述扁鵲以陰陽氣血相結合的醫理說服了中庶子以及虢國君主，並得到他們的許可全力救活了「屍蹷」的虢太子，就是一個很好的例子。《左傳》記載醫和為晉平公治病，他僅僅說明疾病的成因，推測其預後轉歸，即使沒有提供任何具體的治療方法，依然得到平公的認可並獲得可觀的重金酬謝。同時，這種有關醫理醫術的解釋對於中醫文化，乃至古代傳統哲學思想的傳播，都起到不可估量的重要作用。

第二，形成一種系統的醫學理論對於整個社會而言，不僅負起了一種道義或責任，而且還能體現一種社會文明的進步，推動相關醫學文化的發展。尤其是〈本神〉宣揚的，「智者之養生也，必順四時而適寒暑，和喜怒而安居處，節陰陽而調剛柔。如是則僻邪不至，長生久視。」這種天人合一的養生思想，在古代缺醫少藥的醫療條件下，對於激發一般民眾日常防病的自覺心，鼓勵他們增進健康意識，無疑也會起到一定的積極作用。特別在當今經濟高度發達的社會裡，這種養生思想對於緩解不斷膨脹、高漲的醫療費用帶給社會的經濟壓力，依然是一個行之有效的方法，問題的關鍵在於如何對人民大眾進行誘導、教化與推廣。

第三，《內經》所構築的醫學理論宛如一張投入大海的巨大漁網，細大不捐足以網羅二千多年來不斷沉積下來的、方方面面的臨床診療經驗，使它們可以按大綱的綱目得到分門別類與適當的歸置。比如，古老的放血療法在《內經》中突然大量地出現就是一個很好的例子。因為通過經絡理論的系統歸類，使放血療法得以從「地下」轉到「地上」，公開於世並最終得到社會的認可，獲得了更好的繼承與發展。這樣不僅對於臨床經驗的發掘與整理，提供了方向性的指導作用。而且，對於初始學醫的人來說足以提供登堂入室的引路標識。

第四，《內經》理論顯示出極大的學術刺激力，對於本草學的確立與發展起到一定的促進作用。〈湯液醪醴論〉曰：「當今之世，必齊毒藥攻其內，砭石針艾治其外」，估計當時醫家已經明確區分針灸與本草各自擅長的不同領域，認為在治療體內疾病方面本草的功效優於針灸。運用「毒藥」治病使中醫學傳統理論與自然萬物之間產生了直接聯繫，足以使人重新認識自然，並對之懷有一種敬畏之心。從《五十二病方》到〈藝文志〉收錄的經方目錄，或許認為戰國到西漢初期本草學尚未確立，但《史記》記載民間早有《藥論》、《石神》等專著存世。[2]《漢書・游俠傳》載齊人樓護從小誦讀醫書中就有「本草」。[3]由於秦始皇、漢武帝肆無忌憚地追求長生不老的靈丹妙藥，對本草學的確立無疑起到重要的推動作用。現存《神農本草經》鮮明地留下受神仙術士影響的烙印[4]，金石藥成為輕身不老、延年益壽的上

2 《史記・倉公傳》三次提及《藥論》一書，該書與《石神》皆傳自淳于意的先師公乘陽慶。這表明西漢初期乃至更早時期，民間已出現藥物專著。

3 「樓護字君卿，齊人。父世醫也，護少隨父為醫長安，出入貴戚家。護誦醫經、本草、方術數十萬言」（引自《漢書》卷九十二，中華書局，1999 年，2743 頁）。

4 有專家推定《神農本草經》乃一次性完成於東漢和帝永元（西元 94 年）前後（參閱王家葵、張瑞賢著《神農本草經研究》，北京科學技術出版社，2001 年，39 頁）。

品。但它還是接受《內經》陰陽四時五行醫學理論，導出寒熱溫涼的藥性[5]與五味分類的藥理，氣味結合分陰陽，借鑒全身三百六十五個氣穴選定同數的藥物等。[6]況且在《吳氏本草》中，出現的「黃帝本草」、「歧伯本草」、「雷公本草」等引用書名，足以能看到本草學對《內經》理論的依附。[7]

第五，這種古老醫學理論富有強盛的進化再生能力，不斷完善自身的過程又是創新發展的延續，《難經》就是一個典型的例子。例如寸口診脈法，已經頻繁地出現於《內經》，雖然多數作為與人迎脈的比較以判定病情的虛實，選擇針灸治療的經絡或穴位，但也有像〈陰陽類論〉所述，六經之脈皆會合於寸口，臨床可以通過寸口脈象的變化結合季節，以判斷各類疾病的預後生死。《難經》多處引用《內經》的經文[8]，並加以詮釋與活用，進一步發展為寸口診脈法。這是在十二經脈循環流注的基礎上選定經氣循環的終始點[9]，並以此分出寸、關、尺三部的診脈點，分別探究乃至推測、確認體內

5　《靈樞・論勇》：「春溫風，夏陽風，秋涼風，冬寒風。凡此四時之風者，其所病各不同形。」其中「溫」字原為「青」字，據《甲乙經》改（參閱龍伯堅，龍式昭編著《黃帝內經集解・靈樞》，1842 頁注 2）。

6　〈藏氣法時論〉：「辛散，酸收，甘緩，苦堅，鹹耎。毒藥攻邪，……氣味合而服之，以補精益氣。此五者，有辛酸甘苦鹹，各有所利，或散或收，或緩或急，或堅或耎，四時五藏，病隨五味所宜也」；〈陰陽應象大論〉：「氣味，辛甘發散為陽，酸苦湧泄為陰」；〈氣穴論〉：「黃帝問曰：余聞氣穴三百六十五，以應一歲，未知其所，願卒聞之」。

7　《吳氏本草》曰：「大豆黃卷，《神農》、《黃帝》、《雷公》無毒。采無時。去面皯，得前胡、烏喙、杏子、牡蠣、天雄、鼠屎，共蜜和，佳；不欲海藻、龍膽。此法，大豆初出土黃牙是也。生大豆，《神農》、《歧伯》生熟寒，九月采，殺烏頭毒，並不用玄參」（引自《太平御覽》卷八四一，百穀部五，3760 頁）。

8　據考《難經》有 9 處經文與《素問》相同，與《靈樞》相同的多達 38 處（參閱嚴世芸主編《中醫學術發展史》，上海中醫藥大學出版社，2004 年，40 頁）。

9　《難經》：「寸口者，脈之大會，手太陰之脈動也。人一呼脈行三寸，一吸脈行三寸，呼吸定息，脈行六寸。人一日一夜，凡一萬三千五百息，脈行五十度，周於身。漏水下百刻，榮衛行陽二十五度，行陰亦二十五度，為一周也，故五十度，復會於手太陰。寸口者，五藏六府之所終始，故法取於寸口也。」（引自傅景華等點校《中醫四部經典》，201 頁。）

臟腑病變的性質，病情的預後與轉歸，使它成為一種簡便可行的臨床輔助診斷法。儘管《內經》之前存在過《脈經》上下篇（見《素問・示從容論》），但在脈診的發展過程中《內經》無疑起到一種承前啟後的重要作用。

第六，《內經》是延綿不絕地衍生與發展醫學理論的依據與源泉，使醫家個人、家族乃至區域醫學小團體經歷長年積累的臨床診療經驗可以獲得價值性的系統整理，為社會醫療事業做出巨大貢獻。例如，東漢時期的張仲景著《傷寒論》就是以《素問・熱論》有關傷寒熱病六經傳變的理論為依據，結合診療傷寒熱病的臨床經驗，總結出以太陽、少陽、陽明、太陰、少陰和厥陰為六經辨證綱領，並運用於臨床上的主證、變證、並病、合病等。經過張仲景「博采眾方」的不懈努力，最終選用一百一十二張行之有效的治驗經方分別歸置於六經綱目之下，以應對臨床各種病症變化的使用。他所創立的「六經辨證」不僅極大地豐富了中醫學傳統理論，也為中醫臨床藥物治療建樹一套理法方藥的典範。

第七，〈熱論〉曰：「先夏至日者為病溫，後夏至日者為病暑」，夏至一般多在農曆五月中旬左右，夏至過後逐漸進入中醫傳統的「長夏」時節。吳楚之地的醫家鑒於江南溫熱潮濕的氣候和地勢低下、江河湖泊縱橫交錯的地理環境，尤其熟悉《內經》的「長夏」時節，並有著深刻的理解與獨特的探索。清代名醫葉天士曰：「天之暑熱一動，地之濕濁自騰，人在蒸淫熱迫之中。……想大江以南，地卑氣薄，濕勝熱蒸，當此時候，更須防患於先。」[10]葉氏醫案中大量記載在「長夏」時節發生的各類病症。例如，「李（某）四三（歲），長夏時令溫熱，內阻氣分，宗《內經》濕淫於內，治以淡滲，佐以苦溫。」[11]吳鞠通《溫病條辨》也指出：「可見暑亦溫之類，暑

---

[10] 葉天士撰《臨證指南醫案》卷五（引自黃英志主編《葉天士醫學全書》，中國中醫藥出版社，1999年，149頁）。

[11] 葉天士撰《種福堂公選醫案》（《葉天士醫學全書》，354頁）。「長夏」一詞還見於該書 29、31、75、144、146、151、152、192、206、215、216、222、250、353、356、358、363、373 等頁。

自溫而來，故將暑溫、濕溫並收入溫病論內。然治法不能盡與溫病相同。……如瘧、痢、疸、痹，多因暑溫、濕溫而成。」[12]繼葉氏創「衛氣營血辨證」，吳氏亦創「三焦辯證」，對於溫病的診斷與治療以及臨床方藥的開拓都做出了巨大的貢獻。

《內經》構建醫學傳統理論之後，儘管其中存在諸多不符合人體解剖的實際內容，但這並不影響中醫藥臨床診療工作的展開。醫工一般根據患者的主訴與自覺的症狀，以及通過望、聞、問、切四診發現的體徵，對其病因、病機等進行綜合性的分析並做出臨床判斷。這是一個謹慎地驗證自身所積累知識與經驗的過程，力求發現某種獨特的體徵，或觸摸到某種特殊的脈象得以確診一個病症。例如〈倉公傳〉載：「齊侍御史成自言頭痛，臣意診其脈」後，即告知其弟昌說：「此病疽也，內發於腸胃之間，後五日當臃腫，後八日嘔膿死」，並推斷「成之病得之飲酒且內，成即如期死。所以知成之病者，臣意切其脈，得肝氣。肝氣濁而靜，此內關之病也」，而且「切其脈時，少陽初代」。[13]《靈樞・根結》曰：「四十動一代者，一藏無氣」，病患的肝膽脈遲緩且有歇止，除主訴頭痛之外，應該還伴有寒熱陣作、腹部疼痛等症狀，假如細查腹部可能捫及局限性或瀰散性的按痛點，甚至因難忍的疼痛而拒按。〈舉痛論〉對臨床檢查各種不同類型的疼痛都有詳細的記載。

所謂「內關」是一種古病名，早見於古醫籍《脈法》，它是指疾病的嚴重程度與臨床的症狀、脈象等表現不相一致，尚未顯現相應的臨床症狀、脈象的一類所謂「不病自死」的危重病證。由於疾病的種類、性質的不同，病情的發展可能或快或慢。[14]齊丞相舍人奴僕逾期泄血身亡，屬於該病症的一

---

12 引自吳鞠通撰《溫病條辨》凡例（參閱李劉坤主編《吳鞠通醫學全書》，中國中醫藥出版社，1999年，9-10頁）。

13 引自《史記》卷一百五，2797頁。

14 內關病在《內經》已變為與「關格」互稱的病症，其判定標準為「脈口四盛，且大且數者」，或「人迎與太陰脈口俱盛四倍以上，名曰關格」，見於《素問》的〈六節藏象論〉、〈脈要精微論〉和《靈樞》的〈終始〉、〈禁服〉、〈脈度〉等篇。延至《傷寒論》，張仲景結合臨床提出並有大小便不通、吐逆、難入食或水穀不化等症狀的為關格，後世醫家多遵之。現代醫學的腎功能衰竭、尿毒症等臨床表現類似於關格。

種急性發作。倉公遵照師傳的《脈法》記述：「脈長而弦，不得代四時者，其病主在於肝。和即經主病也，代則絡脈有過。」[15]這是一個結合脈診的實踐＋文獻經驗的驗證過程。倉公認為「經主病和者，其病得之筋髓裡。其代絕而脈賁者，病得之酒且內」[16]，即通過脈診推導疾病或病症的病位與病因。脈診本身就是一種難以言傳的、個人經驗性的技術，一種基於師徒之間完全信賴關係之上的、兩個人默契配合的心領神會的經驗傳授。「然『脈法』不可勝驗，診疾人以度異之，乃可別同名，命病主在所居」[17]，這又是倉公發自肺腑的個人經驗之談。淳于意上報朝廷的二十五個診籍中，單獨以脈診確定病症的就占十七例，約占 70%，可見他們師徒對脈診經驗的重視。而且，淳于意每每引用《脈法》，作為他臨床診斷疾病、判斷疾病的轉歸與預後的理論依據。可見脈診在古代臨床診治疾病的重要性。

脈診是《內經》診斷疾病的主要手段之一，也是臨床診療經驗的長期沉澱。《素問》論脈診為主的就有七篇，如〈脈要精微論〉、〈平人氣象論〉、〈三部九候論〉等，兼論脈診的達十一篇；而《靈樞》以脈診為主的僅兩篇，如〈邪氣臟腑病形〉、〈論疾診尺〉，兼論脈診的多達十二篇。雖然它們所占的篇幅還不是很大，但《內經》醫家認為脈診和色診（後世所謂「望診」的前身及重要的組成部分）是具有悠久傳承歷史的診病方法。《素問・移精變氣論》曰：

> 色脈者，上帝之所貴也，先師之所傳也。上古使僦貸季，理色脈而通神明，合之金木水火土，四時八風六合，不離其常，變化相移，以觀其妙，以知其要。欲知其要，則色脈是矣。色以應日，脈以應月，常求其要，則其要也。夫色之變化，以應四時之脈，此上帝之所貴，以合於神明也。

---

[15] 引自《史記》卷一百五，2797 頁。

[16] 引自《史記》卷一百五，2797 頁。

[17] 引自《史記》卷一百五，2813 頁。

〈陰陽應象大論〉曰：

> 善診者，察色按脈，先別陰陽。審清濁，而知部分；視喘息，聽聲音，而知所苦；觀權衡規矩，而知病所主；按尺寸，觀浮沉滑澀，而知病所生。

實際上，要求色、脈以配合陰陽、五行，運用醫學陰陽四時五行理論對色、脈象進行有效地歸類，從現存的醫學文獻而言，可以認為是從《內經》開始的，因為《內經》醫家首創陰陽概念和五行概念。《素問．經絡論》根據陰陽四時五行理論將經脈分為陰陽之外，再分絡脈為陰絡和陽絡。經脈之色皆應五臟之色，心赤、肺白、肝青、脾黃、腎黑，所謂「經有常色而絡無常變也」。雖然因為絡脈處於身體的表面，容易隨氣候環境的影響而產生變化，但醫家仍然發現其中變與不變的差異，認為「陰絡之色應其經，陽絡之色變無常，隨四時而行也」。比如，冬天寒冷，影響體表血液的運行陽絡多呈現青黑色；夏天炎熱，血行較快則陽絡多轉呈黃赤色，「此皆常色，謂之無病」，可見先秦醫家臨床觀察認真細緻的嚴謹態度。

而且，他們強調觀察與判斷色象、脈象的變化，不僅要參合陰陽、五行，還要結合四時、八風的變化對脈象的影響，即要求時刻踐行「天人合一」的理念。就像淳于意在診籍中所說：

> 古聖人為之脈法，以起度量，立規矩，縣權衡，案繩墨，調陰陽，別人之脈各名之，與天地相應，參合於人。[18]

根據脈診形成的原理與規律，以及脈診的準則與法度，考察病患體內陰陽偏頗的程度，及其與氣候、地理環境之間的關係，也就是說要因時、因地、因人而定。天人合一的思想就是如此淋漓盡致地貫穿、活用於臨床診療實踐之

---

[18] 引自《史記》卷一百五，2813 頁。

中。這是有史可查的、早在西漢初期一位民間醫生，在臨床診療中自覺遵循「天道」——天人合一的整體觀念。在臨床上不管是辨病還是辯證，醫工必須把病患的局部病變結合其全身的狀態（《內經》又稱之為「病形」），參合脈診考慮季節和環境以及結合個人體質、發病原因等，處心積慮地進行綜合性的衡量與評估，盡可能從整體上把握病患體內陰陽偏頗的程度。這在臨床上是一個理論＋經驗的辨證過程，已經成為中醫診治疾病或病症的一大專長與特色。

事實上，《內經》之前就已經存在內容眾多的《脈經》上下篇，表明以脈象診斷疾病是一種非常古老的、經驗性的方法。《內經》記載脈象多達二十一種，如「夫脈之小、大、滑、澀、浮、沉，可以指別」（見〈五藏生成〉），以判定病症的虛實、陰陽、表裡。《內經》收載多種診脈方法，主要有三部九候診法、寸口人迎診法、獨取寸口診法、尺膚診法、十二經脈診法乃至虛裡（即左前胸心臟搏動）診法等。〈平人氣象論〉界定正常人的脈象特點，強調胃氣對於脈象的作用，以及四時脈象的生理性與病理性的特徵等。〈脈要精微論〉還提出以寸口尺內的脈動候身體的不同部位，

> 尺內兩側，則季脅也，尺外以候腎，尺裡以候腹。中附上，左外以候肝，內以候鬲；右外以候胃，內以候脾。上附上，右外以候肺，內以候胸中；左外以候心，內以候膻中；前以候前，後以候後。上竟上者，胸喉中事也。下竟下者，少腹腰股膝脛足中事也。

而〈三部九候論〉所述的診法實際上是一種遍身診脈法，觸摸身體各部可能觸及的脈管搏動，甚至還有使用手指彈擊足踝上五寸診脈動的方法。三部九候觸摸身體各部的脈動，「視其經絡浮沉，以上下逆從循之，其脈疾者不病（「不病」疑作「病」），其脈遲者病，脈不往來者病，皮膚著者死。」《靈樞・邪氣臟腑病形》認為「調其脈之緩、急、小、大、滑、澀，而病變定矣」，而且，

> 脈急者，尺之皮膚亦急；脈緩者，尺之皮膚亦緩；脈小者，尺之皮膚亦減而少氣；脈大者，尺之皮膚亦賁而起；脈滑者，尺之皮膚亦滑；脈澀者，尺之皮膚亦澀。凡此變者，有微有甚。故善診尺者，不待於寸。

這是強調寸口脈診需要結合觀察尺部皮膚的變化，是《內經》寸口脈法的最大特徵。因為脈的變化並非局限於脈管之內，它們與脈管相關部分的肌膚之間存在著極為相似的變化，局部和整體所呈現的相同變化，至少使觀察尺膚作為脈診的輔助。甚至以觀察尺膚的狀態即可判斷病因、病性、病症乃至病情變化等。例如〈論疾診尺〉開篇，黃帝甚至認為，「餘欲無視色持脈，獨調其尺，以言其病，從外知內」，而歧伯卻認為，「審其尺之緩急、小大、滑澀，肉之堅脆，而病形定矣。」接著又詳細解釋說：

> 尺膚滑其淖澤者，風也。尺肉弱者，解㑊，安臥脫肉者，寒熱不治。尺膚滑而澤脂者，風也。尺膚澀者，風痺也。尺膚粗如枯魚之鱗者，水泆飲也。尺膚熱甚，脈盛躁者，病溫也；其脈盛而滑者，病且出也。尺膚寒，其脈小者，泄、少氣。尺膚炬然，先熱後寒者，寒熱也。尺膚先寒，久大之而熱者，亦寒熱也。

《內經》強調臨床的綜合性診斷，認為「色脈形肉不得相失也，故知一則為工，知二則為神，知三則神且明矣。」（〈邪氣臟腑病形〉）

有關寸口脈法中「關」的說法，不見於《內經》而首現於《難經》。其中「第二難」界定寸、尺的長度，在手腕部魚際之下一寸九分的範圍內分出寸部九分為陽；尺部一寸為陰。「第三難」首先提出寸、尺之間為關，但關並非後世所謂的「關」部，只是為判斷出現太過之脈與不及之脈的陰陽歸屬問題，亦未涉及寸、關、尺三部與體內臟腑的關係。「第十八難」曰：「三部者，寸、關、尺也；九候者，浮、中、沉也」[19]，改三部九候為寸口診法的部位與手法，實際上已經確立寸口三部診法。王叔和著《脈經》，首述：「從魚際至高骨，卻行一寸，其中名曰寸口。從寸至尺，名曰尺澤。故曰尺寸。寸後寸前，名曰關」[20]，而手腕後的「高骨」（橈骨莖突）這個生理性的標記定位為關部，這應該是王叔和首先提出來的。至於寸關尺三部與體內臟腑的配屬問題，據《脈經》記載，乃出自《脈法贊》，可能早已佚失。《脈法贊》云：「肝心出左，脾肺出右，腎與命門，俱出尺部」[21]，顯然是從《內經》診尺部分的「上竟上」、「中附上」、「下竟下」的原則，演化成為寸口診法的寸、關、尺三部臟腑配屬。儘管後世醫家對寸口部位的寸、關、尺的長度以及寸關尺六部（左右雙手）的臟腑配屬存在爭議與不同意見[22]，但自《脈經》之後這種診脈法基本得以確立，並一直為臨床醫者沿用至今。

從理論上說把循行雙手前臂手腕部的橈動脈中的一段再分為三截六部，以其極短距離的脈動而候體內不同臟腑的做法，追蹤並分析《內經》、《難經》、《傷寒雜病論》以及《脈經》等醫學文獻的記載，雖然有幾種理論說明其原理，但缺乏臨床事例的說明與解釋，顯然存在先入之見不斷重疊之嫌。而且，現代不斷深化的脈診客觀化的研究也表明：寸口脈診存在比較嚴重的主觀性，缺乏標準和規範等根本問題，而且「過度集中於主觀因素較強的二十八種脈象的分類與辨識」[23]，諸如中醫脈診的基本原理，所謂中醫脈診的科學依據，局部體表的脈動能否真正反映體內臟腑功能的變化等問題，仍然無法得到很好的解決。

---

[19] 引自傅景華等點校《中醫四部經典》，中醫古籍出版社，1996 年，206 頁。

[20] 引自沈炎南主編《脈經校注》卷第一，人民衛生出版社，1991 年，5 頁。

[21] 引自沈炎南主編《脈經校注》卷第一，10 頁。

[22] 關於寸、關、尺的長度爭議可參閱《周氏醫學叢書》第二十三冊《增輯難經本義》，光緒辛卯仲秋池陽周氏校刊本，6-8 頁。至於寸關尺與臟腑配對的不同看法可參閱中醫學教材《中醫診斷學》，104 頁表 5-2。

[23] 參閱汪南玥等〈脈診客觀化研究的思考〉，《中華中醫藥雜誌》第 30 卷第 8 期，2015 年 8 月，2655-2657 頁。

但是，《內經》所示的脈診除了所謂大小、疾緩、滑濇等，不盡是我們在三維空間全部能感觸或測試的。例如《內經》醫家以脈診可以預測病患的死亡日期等，這類脈象（即根據脈象的實際形象診斷病症）可能已經突破了所謂的三維空間概念。他們甚至可以憑藉著手指的感覺，觸及脈管腔內血液流動的特殊徵象，如「夏胃微鉤曰平。鉤多胃少曰心病。但鉤無胃曰死」，「病心脈來，喘喘連屬，其中微曲，曰心病。死心脈來，前曲後居」（〈平人氣象論〉）。所謂「居」，王冰曰：「居，不動也」；而俞越曰：「按居者，直也，言前曲而後直也」。[24]〈玉機真藏論〉曰：「夏脈者心也，萬物之所以盛長也，故其氣來盛去衰，故曰鉤，反此者病。……其氣來盛去亦盛，此謂太過，病在外；其氣來不盛去反盛，此謂不及，病在中」；「如操帶鉤，曰心死」（〈平人氣象論〉），即察覺血液運行在時空中存在彎曲的現象，這有可能已經進入四維空間的狀態。而且，這一類脈象《內經》中還有不少的記述，但一般醫生卻無從理解，因為我們完全失去了臨床直接傳授的機會。猶如《靈樞・禁服》所示，雷公問於黃帝曰：自己「旦暮勤服之，近者編絕，久者簡垢，然尚諷誦弗置，未盡解於意矣。……細子恐其散於後世，絕於子孫，敢問約之奈何？」而黃帝卻要求他「割臂歃血為盟」之後才能私傳，可見古代真正的經驗傳授絕非易事，篇中所授的正是寸口與人迎的四季變化，以及臨床比較運用的經驗。而且《內經》參合尺膚，甚至手臂的整個狀態[25]對寸口脈象進行綜合判斷的態度是應該得到肯定的，這種為治病求本求真而遍摸全身脈動的精神是值得我們認真學習。相較現代的中醫臨床醫生，習慣於簡便的寸口脈診，不願給病患做更多的身體檢查，幾乎不太使用診室內放置的診床現象，不能不說是一種遺憾。

從實際運用上說，中醫學所依據的主要理論無疑更多是屬於哲學性質的，但臨床上則立足於長期動態觀察患者的病情變化，針對各種的臨床變化

24　引自龍伯堅，龍式昭編著《黃帝內經集解・素問》，265頁。

25　〈論疾診尺〉：「肘所獨熱者，腰以上熱；手所獨熱者，腰一下熱。肘前獨熱者，膺前熱；肘後獨熱者，肩背熱。臂中獨熱者，腰腹熱；肘後粗以下三四寸熱者，腸中有蟲。」

施展診療技術＋經驗性處方用藥，這個過程是非常理性而客觀的，可以說是屬於所謂科學的。整個辨證論治的過程都與醫家的臨床經驗有著密切關係，這包含著理解、吸收古今醫療文獻的數量和自身參與臨床實踐練就的資質的兩大方面，當然還與個人的天賦密切相關。這直接關係於解讀古代醫學文獻與他人診療經驗的感悟能力，以及自身臨床觀察與判斷的敏銳眼光。假如你尚未積攢一定程度的臨床經驗；假如你尚未積累足夠經典處方的使用經驗；假如你尚未深刻理解經典處方結構的奧秘，以及其中主要藥物的配伍原理，即使你按中醫學傳統理論辯證無誤，而治療上僅依據《藥性賦》之類選擇相應藥物處方，實踐必將證明那種處方不可能收到預期的治療效果，甚至是徒勞無功的，而且是屢試屢敗。總而言之，中醫臨床診治疾病或病症，只要辯證形式存在一天，就一刻也離不開中醫學傳統理論；而在論治階段，如果缺失臨床診療經驗則舉步維艱。

辨證論治是中醫臨床診療疾病或病症的最主要的手段之一。從辯證過程所涉及的診療技術層面的分析，就不難理解為什麼氣、陰陽、五行理論體系在中醫藥學領域中能得以如此完整保存的理由，也是這個醫學陰陽四時五行理論體系為什麼至今尚能發揮指導臨床診療作用的原因所在。而《內經》提出的標本論治，也是臨床論治的又一大特點，《素問・標本病傳論》和《靈樞・病本》皆專述標本論治的主要文獻。《內經》雖然未言及標與本的概念，但從他篇可以清楚地發現是以辨病（指狹義的病）為主而選擇救治方案。《靈樞・寒熱》曰：「鼠瘺之本，皆在於藏，其末上出於頸腋之間，……請從其本引其末，可使衰去而絕其寒熱」，病之本末已然清晰，而寒熱毒氣（非一般寒、熱之外邪）乃發病之標。〈病本〉所謂「病發而有餘」、「病發而不足」之「病發」，亦表明意在論病。但在中醫臨床的發展過程中，由於辨病的手段與技術的受限，所提出的很多病既是「病形」，也是指單個主症或症狀，例如腹滿，中泄，大便閉塞，小便不利等。當它被認定為一種病症時，可視之為本，而臨床還須進一步尋求其發生的原因，而那些被推測、被發現的原因也就成為了本。所以所謂的標與本，在疾病的發展過程也是在不斷變化的，標若指疾病發生的原因，那病症或者其主症則成為本，因為它們之間存在一種因果關係。臨床常見的大、小便不利，腹滿或泄利不止等，在直接危及生命的緊急狀態之下，需要當機立斷的決策而形成臨床救治的一些原則。如〈標本病傳論〉中例舉的五臟以及胃與膀胱的急重主症，皆以腹脹與小便癃閉為主症，以解釋所總結出的「大小不利治其標，大小利治其本」，「大小便不利而生他病者，治其本也」（〈病本〉）等治則。

《內經》之所以在戰國初期基本走出巫術和迷信的叢林，不像古代天文學發展淪為占星術；古代化學演化成為煉丹術與內丹玄術，這是因為中醫學完全不同於它們只是為一部分極少數人服務，或專為部分崇拜者所享用。中醫藥學是一門直接關乎廣大民眾生命的醫療技術，隨時隨地受到病患及其家屬，乃至社會輿論的壓力與監督。這就迫使醫家在臨床中不斷地探索疾病發生與發展的規律，隨時總結臨床診療經驗，尋找提升診治的手段和方法。《內經》創建的醫學陰陽四時五行理論，雖然吸收了民間形而下的原始文化觀念，但在醫療實踐中予以不斷的提升、發展、創新與完善，最終成就了中國傳統哲學的三大範疇。氣、陰陽、五行等傳統哲學概念之所以發展成為古代中國人文思想的主心骨，整個社會銘心刻骨的記憶，甚至形為一種歷史文化的基因。這與廣大醫工在日常廣域性的診療活動中，對病患及其家屬以通俗的語言解釋醫理醫術之間的關係應該極其密切。這無疑在潛移默化之中，起著一種對傳統陰陽五行文化的傳播作用。除此之外，由於「家國天下」封建社會制度的長期延續，阻礙了科學技術發展的同時，中醫藥學傳統知識也就能延續性地沁入人心。

近百餘年來，中國人以極大的熱情擁抱西方文化，以生物醫學為基礎的現代醫學在國內得到迅速的發展，在人們自覺與不自覺的比較之中，中醫學不斷地顯露出弱點與缺陷。民國時期的文化精英們渴望以最快的速度，體驗西方世界所經歷過的二、三百年來科學技術快速發展的社會歷程，儘管湧入的現代醫藥技術可以醫治患病的機體，但對於已經在傳統文化觀念的浴缸裡浸泡了兩千餘年的中國人的精神來說，卻無法與機體一同得到迅速地「康復」。但是，從人類學的觀點來看，雖然有關疾病和相應治療措施的觀念因社會的不同而不同，但它們都是平等的文化體系，認可文化多樣性的目的或許能擴展關於人性的概念。[26]況且，《內經》一方面積極倡導大眾遵循四時的變化而養生，以防病為主增進健康、延年益壽；另一方面要求醫工學習、理解並遵循天道四時的變化規律，認真掌握臨床診療技術，儘早發現疾病的苗頭，把臨床診治提前到「未病」的階段。這種養生防病和早期發現、早期治療的醫學思想，即使在醫學科學高度發展的未來世界，依然是醫生所追求的最高境界。我們更不能隨意剝奪那些喜歡中醫藥學，理解中醫藥學傳統理論，願意接受中醫藥診治的病患群體的正當權利。對於屢屢出現歧視、批判、反對中醫藥學傳統的社會現象，問題的癥結也許在於長期封建強權政治的統治與教化造成人的思維形式的單純化，甚至扭曲人性，沽名釣譽，以致不斷有人出來搬弄是非、班門弄斧。他們頭腦簡單地把傳統中醫和現代醫學加以比較，既不瞭解現代醫學，也不懂中醫學傳統理論，更無法理解中醫傳統理論與臨床診療技術形成的內在邏輯。

我們把兩千多年來以《內經》為理論基礎所發展、形成的中醫藥學，定義為「中醫藥學傳統」，而將出現文字記載以來中國域內社會流傳下來的、所有有關醫藥學的認識，以及林林總總能起到一定醫療作用的方法、草藥等等，籠統地稱為「傳統中醫藥學」。其實，這兩個不同的概念在熟悉中醫藥學人的下意識中是存在的，只是沒有進行嚴格的區分而已。自清朝末期以來，由於鴉片戰爭的失敗，西方文化如狂風暴雨般襲來中華大地，西方生物醫學也隨之在國內迅速傳播擴散，這給中醫藥學帶來了前所未有的威脅。特別是繼「辛亥革命」之後又爆發了「五四運動」，全國上下掀起了一場全盤性否定傳統主義，以及倡導科學、民主以救國富民的政治運動，這使古老的中醫藥學遭到前所未有的壓力、批判與攻擊，甚至陷入要被廢止的危險境地。當時就有連哲學專家也認為，「中醫的理論確是不科學底，但不能因此即說中國藥沒有效驗。……我們應該研究中藥，但不必研究舊醫」[27]，這實

---

26 參閱〔美〕羅伯特・漢（Hahn, R.）著，禾木譯《疾病與醫療——人類學怎麼看》，東方出版中心，2010 年，2 頁。

27 參閱馮友蘭〈再論中西醫藥〉（民國三十年），收入馮友蘭著《三松堂全集》第五卷，河南人民出版社，2000 年，387-391 頁。

際上就是主張「廢醫存藥」。殊不知沒有《內經》傳統理論的指導，所謂中藥的單獨使用是極易出現副作用的。但那些批判和衝擊給中醫藥學傳統也帶來諸多被動的變革，不管是中藥傳統方藥製劑的改革，還是中西醫結合的誕生。現今，針灸療法以及經絡理論乃至中醫藥學已經走出了國門，為全世界的病患帶去更多的醫療選擇，同時也彰顯出《內經》傳統醫學理論的重要性與文化價值。鑒此，我們更有必要深入而系統地探索與發掘支撐《內經》醫學理論的思想體系，及其產生的背景與形成的歷程，以及創建這套醫學理論的先秦醫家的職業道德與思想理念，這對於當下社會倡導大眾創新、復興傳統文化，無疑都是一件具有非凡意義的工作。

附錄：

《素問》中以陰陽為主的篇章有〈靈蘭秘典論〉、〈五藏別論〉、〈湯液醪醴論〉、〈評熱病論〉、〈刺瘧〉、〈舉痛論〉、〈刺腰痛〉、〈奇病論〉、〈刺禁論〉、〈刺志論〉、〈長刺節論〉、〈皮部論〉、〈氣穴論〉、〈氣府論〉、〈骨空論〉、〈繆刺論〉、〈徵四失論〉和〈解精微論〉共十八篇，其中包括三陰三陽、十二經脈、臟腑分類等篇章。

歸入陰陽四時類的有〈上古天真論〉、〈四氣調神大論〉、〈陰陽離合論〉、〈移精變氣論〉、〈診要經終論〉、〈三部九候論〉、〈經脈別論〉、〈八正神明論〉、〈通評虛實論〉、〈熱論〉、〈瘧論〉、〈厥論〉、〈病能論〉、〈大奇論〉、〈脈解論〉、〈針解〉、〈經絡論〉、〈調經論〉、〈標本病傳論〉、〈疏五過論〉和〈方盛衰論〉共二十一篇。

納入陰陽四時五行類的有〈生氣通天論〉、〈金匱真言論〉、〈陰陽應象大論〉、〈陰陽別論〉、〈六節藏象論〉、〈五藏生成〉、〈玉版論要〉、〈脈要精微論〉、〈平人氣象論〉、〈玉機真藏論〉、〈藏氣法時論〉、〈宣明五氣〉、〈寶命全形論〉、〈離合真邪論〉、〈太陰陽明論〉、〈咳論〉、〈風論〉、〈痹論〉、〈刺要論〉、〈水熱穴論〉、〈四時刺逆從論〉、〈著至教論〉和〈陰陽類論〉共二十三篇。

歸入陰陽五行類的〈異法方宜論〉、〈血氣形志〉、〈陽明脈解〉、〈刺熱〉、〈逆調論〉、〈氣厥論〉、〈腹中論〉、〈痿論〉、〈刺齊論〉和〈示從容論〉共十篇。

《靈樞》中以陰陽類為主的有〈九針十二原〉、〈壽夭剛柔〉、〈官針〉、〈經水〉、〈營氣〉、〈癲狂病〉、〈厥病〉、〈病本〉、〈雜病〉、〈周痹〉、〈海論〉、〈逆順肥瘦〉、〈血絡論〉、〈陰陽清濁〉、〈淫邪發夢〉、〈背腧〉、〈衛氣〉、〈玉版〉、〈動輸〉、〈百病始生〉、〈行針〉、〈上膈〉、〈大惑論〉和〈癰疽〉計二十四篇。

納入陰陽四時類的有〈本輸〉、〈根結〉、〈終始〉、〈經別〉、〈經筋〉、〈營衛生會〉、〈四時氣〉、〈寒熱病〉、〈脹論〉、〈口問〉、

〈師傳〉、〈五癃津液別〉、〈外揣〉、〈五變〉、〈禁服〉、〈邪客〉、〈論疾診尺〉、〈刺節真邪〉、〈衛氣行〉、〈九宮八風〉、〈歲露論〉共二十一篇。

歸於陰陽四時五行類的有〈本神〉、〈五亂〉、〈五閱五使〉、〈陰陽繫日月〉、〈病傳〉、〈順氣一日分為四時〉、〈本藏〉、〈論勇〉、〈逆順〉、〈五音五味〉、〈官能〉和〈九針論〉計十二篇。納入陰陽五行類的有〈邪氣臟腑病形〉、〈小針解〉、〈經脈〉、〈脈度〉、〈五邪〉、〈熱病〉、〈五色〉、〈五味〉、〈五禁〉、〈賊風〉、〈五味論〉、〈陰陽二十五人〉和〈通天〉共十三篇。

無法歸類的還有〈骨度〉、〈五十營〉、〈決氣〉、〈腸胃〉、〈平人絕穀〉、〈論痛〉、〈天年〉、〈水脹〉、〈衛氣失常〉、〈憂恚無言〉和〈寒熱〉十一篇，大都記述身體組織各部骨節、咽喉部、胃腸道等解剖知識，最後二篇主要記述幾種疾病。

下篇
《黃帝內經》——中國傳統哲學的濫觴

一，緒言
二，一氣通天與天人合一
三，陰陽概念的形成與道
四，金木水火土與醫家
五，思想、精神與志意
六，智者養生與天壽
七，虛實補瀉與天道
八，醫工的職責、道德與理想
九，《內經》的知識論與道德哲學
十，結論

一，緒言

《黃帝內經》（以下簡稱《內經》）是先秦時期唯一得以留存下來的醫學典籍，通過上篇的系統論證和多方位考證，推定其形成於春秋晚期、戰國前期，編撰於戰國中期之前，並對戰國中後期的諸子思想，以及中國傳統哲學的思想文化都產生了一定的影響。綜觀《素問》（除外唐人王冰增補的「七大論」及〈刺法論〉、〈本病論〉共九篇）和《靈樞》，我們可以清晰地看到《內經》並非單純闡述醫學理論與臨床診療技術的專著，除了探討大量不同種類的疾病或病症，以及它們的發生原因和病機，及其影響體內臟腑功能、血氣運行的變化，研發臨床診斷和治療的方法與原則，建構中醫學傳統的基礎理論，創新針刺治療技術以及經絡系統理論之外，還廣泛涉及生命、壽命、健康、養生，以及醫工的職業操守、人生志向、道德倫理等相關領域。諸如探索生命的形成，人體的結構與功能隨年齡增長的形神變化，倡導疾病的預防和早期發現、早期治療，宣揚遵循四時季節變化而養生和以防病為主的延年益壽健康理論，鼓勵醫工自強於學，認真樹立人生目標，努力踐行職業道德，善於積累臨床診療經驗勇於著書立說，達成人生理想的最高境界等問題。

不言而喻，《內經》是一部以研究生命為中心的古典醫著，探索與處理生命在不同層次出現的問題，有自然萬物的生化也有天地陰陽的造化，有病形的傳化也有志意、神明的變化，有因天、因時的影響也有自身情志的失調，有涉及對病患、萬民的教化也有關於醫工自身的淨化，直接涉及如何調理我們的情緒，安置日常生活，甚至人生的運籌等。相關的一系列專題論述皆立足於自覺而持續的觀察、學習與實踐之中，有一大部分內容與天地四時、自然萬物之間存在密切的關聯，遵循「天道」被推崇為醫學理論與臨床實踐的最高宗旨，在醫學領域已經形成一種具有普遍意義的價值觀。這種起始於臨床觀察人與疾病的關係，進而深入到天地四時、自然萬物的探索，又是《內經》學術思想的一大特色。《內經》既是臨床診療的經驗結晶，又是先秦醫家的人生寫照，兩者在生命與實踐的問題上可謂相輔相成、相得益彰。況且，關注生命被認為是中國傳統哲學，不同於重視「自然」或「外在的現象」的西方哲學的主要特點。牟宗三先生認為，中國古代哲學的重要課題是生命，「主要用心在於如何來調節我們的生命，來運轉我們的生命、安頓我們的生命。這不同於希臘那些自然哲學家，他們的對象是自然，是以自然界作為主要課題。」[1]生命的價值和意義只有經過實踐方能得以充分地體

1 引自牟宗三著《牟宗三先生全集（29）・中國哲學十九講》第一講，聯經出版事業公司，2003年，16頁。

現，所以生命和實踐也就成為中國傳統生命哲學的兩大支柱。

所謂「中國傳統生命哲學」，興起於二十世紀三、四十年代的「新儒學」，馮友蘭、熊十力、錢穆等先生奮起研究傳統儒學，以及五、六十年代方東美、唐君毅、牟宗三、徐復觀、勞思光等先生再興新儒學風潮。隨著幾代學者通過對西方哲學進行系統性地深入探索、比較與反思，逐漸明確了有異於西方哲學的中國傳統生命哲學的特質，並進行了全面地詮釋、闡述和全新的建構，尤其對向來關注生命、重視生命、關切道德意識的儒、道、釋三家對生命哲學的系統論述，這也得到正在推進國學、復興文化的當今社會的認可。近二十年來，由於中國社會生活的富足，諸如糖尿病、肥胖症、中風等富貴病急劇增加，日常養生備受社會的重視，業已把《內經》從醫學經典推上了人文經典。為此，發掘、整理與發揚中國傳統哲學的重要性，也就成為現代中國哲學研究的一大重要任務。但極為遺憾的是，有關先秦時期的醫學史以及醫學哲學思想，尤其是現存最早的醫學典籍——《內經》，始終未能進入這些專家學者的研究視野。而事實上，所謂中國傳統哲學，闕如《內經》可謂無本之木，有了《內經》才能成為一個名副其實的哲學系統。

羅素（Bertrand Arthur William Russell, 1872-1970）認為，「哲學，從遠古以來，就不僅是某些學派的問題，或少數學者之間的論爭問題。它乃是社會生活的一個重要部分，我就是試圖這樣來考慮它的。」[2]醫學雖然屬於一門專業性較強的學科，但是它又是人們日常生活中不可或缺的生命技術，而且不管是久遠的年代還是現代，最新的理論與技術總是優先地運用於茲。當我們仔細地觀摩《內經》的九針，儼然看到古代部分冷兵器的縮影。[3]經絡理論的產生，針刺療法的臨床應用與推廣，以及中醫學傳統基本理論的全面構建，彰顯了先秦時期中國傳統醫學的一次偉大的變革與創新。它跟中國的漢字一樣，兩、三千年來幾乎沒有發生過重大的變異，可謂中國文化乃至世界文化史上的兩大奇跡。有學者認為漢字「可能在於中國文明不斷以經得起

2　〔英〕伯特蘭・亞瑟・威廉・羅素著，何兆武，李約瑟譯《西方哲學史》上卷〈英國版序言〉，商務印書館，1982年，9頁。

3　《靈樞・玉版》：「夫大於針者，惟五兵者焉。」

時間考驗的文明價值標準為目標而努力的結果」[4]的話，那麼《內經》所記載的中國醫學傳統的基本理論、診療技術以及諸多創新的傳統哲學思想，從一開始就是以要「著之竹帛，使能者踵而傳之後世，無有終時」（《靈樞·玉版》）為終極目標而設定的。馮友蘭先生早年認為，「中國的醫學藥學，是中國文化的一部分。凡是中國文化所到底地方，也就是中國醫藥所到地方」，但「中醫的理論是不科學底。金木水火土配心肝脾肺腎一套，固於生理學無據，即其所謂寒熱虛實風火等，其確切底意義，也令人很難捉摸」[5]，可見他從未理解《內經》傳統醫學理論對中國的傳統哲學與文化所起的重要作用，更沒有用心去體會先秦醫工們在傳統文化傳播中所扮演的主要角色。由於中醫臨床醫療活動的廣域性，以及醫工對病患及其家屬解釋醫理的必要性與通俗性，使《內經》主要思想的傳播與普及，相較於文字更有過之而無不及。因此，從《內經》中發掘與探索中國古代哲學問題也就不足為奇，但又是刻不容緩的。

《內經》作為闡述經絡理論與針刺治療技術為主的醫學典籍，經歷了兩千多年漫長歲月的臨床實踐與檢驗，事實證明針刺療法作為臨床上一種簡便易行的治療方法，對於諸多種類的疾病或病症治療的有效性是經得起臨床的反覆驗證，其臨床療效乃天地日月可鑒。二十世紀八十年代開始，經聯合國世界衛生組織的科學運作與大力推廣，經絡理論與針刺治療已經成為中國人成功地獻給全世界的一套完整的醫理醫術。因此，更有必要對其中支撐經絡理論和針刺技術的思想、方法乃至其創新精神，從哲學的高度進行全面地探索與研究。況且，《內經》天生地具備了生命與實踐這兩個中國傳統生命哲學的主要特性，不管是以氣論、陰陽概念和五行概念作為宇宙論、主體論的基礎，還是在臨床診療實踐中力求遵循天道、四時變化的自然規律，這些對

---

[4] 引自鈴木修次，曲翰章譯〈漢字的特徵〉，《國外語言學》1986年第1期，18頁。

[5] 引自馮友蘭〈論中西醫藥〉（民國二十九年八月）；〈再論中西醫藥〉（民國三十年），收入馮友蘭著《三松堂全集》第5卷，河南人民出版社，2001年，383、387頁。而且在他的《中國哲學史》中，《內經》僅被提及一處，即把《內經》歸於陰陽家之言而已（馮友蘭著《中國哲學史》下冊，中華書局，1961年，573頁）。

於提升與開拓當今時代臨床醫生的眼界與思維，回應「以人為本」、「人文回歸醫學教育」的呼喚，以及增進臨床診療效果等，相信都將起到積極的推動作用。

中國傳統哲學歷來關注人生及其價值，倫理道德問題尤其受到重視，但基本上不重視知識，甚至摒棄知識，這是專家學者供認不諱的事實。熊十力先生最早指出這個問題。[6]勞思光先生認為，「中國哲學一向不注重解析，既沒有邏輯研究，也沒有知識理論。」[7]中國哲學界已然形成了一個共識：在中國古代哲學領域中知識論是一個空白。金岳霖先生著《知識論》隻字未及《內經》。但是在《內經》，討論有關疾病或病症的形成原因，臨床表現症狀與體徵，生理病理的變化，診療方法及其規律，判定預後轉歸等內容，不僅占據其中大部分的篇幅，而且對於防病養生與延年益壽的思想，以及醫工的人生修養、職業道德等問題也都有獨到的論述與認識。古代醫家是如何使之成為可能，並形成一套比較完整的醫學知識體系和獨特的道德倫理觀，這也是需要深入研究的重要課題。況且《內經》獨特的內容與結構，和先秦時期注重於倫理道德之爭的儒家、道家等著述也不太相同。所以，針對《內經》醫學知識與道德倫理的內容，我們運用連馬列主義的締造者都給予充分肯定的[8]、德國著名哲學家康德（Immanuel Kant, 1724-1804）在重建知識領域與實踐領域所構建的知識論與道德倫理學的基本原理，深入研討《內經》

---

6 「中人學問起初只是因注重修養，只是看得稍輕，結果便似摒除知識而沒有科學了。」（引自熊十力〈答張東蓀〉，收入《十力語要》，中華書局，1996 年，67 頁）

7 引自勞思光著《新編中國哲學史》一卷，廣西師範大學出版社，2005 年，13 頁。

8 列寧曾經說：「康德哲學的基本特徵是調和唯物主義和唯心主義，使二者妥協，使各種相互對立的哲學派別結合在一個體系之中。當康德承認在我們之外有某種東西，某種自在之物同我們表象相應存在的時候，他是唯物主義者；當康德宣稱這個自在之物是不可認識的、超驗的、彼岸的時候，他是唯心主義者。在康德承認經驗、感覺是我們知識的唯一泉源時，他是把自己的哲學引向感覺論，並且在一定條件下通過感覺論而引向唯物主義。」（引自列寧著《唯物主義和經驗批判主義》，人民出版社，1970 年，193 頁）

醫學知識的來源，知識形成的方式、結構，知識的要素與增長規律，以及《內經》有關醫家的責任與道德倫理。[9]這就像使用歐洲發明的顯微鏡來觀察中國的細菌一樣，運用康德發明的「思想上的顯微鏡」來考察中國先秦醫家的「思考規律的運行」[10]，揭示其中的奧秘及其思想行為的真諦。

上世紀九十年代，任繼愈先生撰《中國哲學史論》，其中有專篇討論〈中國古代醫學和哲學的關係——從《黃帝內經》來看中國古代醫學的科學成就〉，提出「它編纂的時代約在西元前二世紀前後」，卻沒有出示任何證據。篇中泛泛地談及「氣」一元論、陰陽五行學說與《內經》醫學思想的關係，他認為「陰陽五行的學說在戰國末期，形成一套完整的素樸的唯物主義世界觀的體系。……醫學和當時陰陽五行的學說密切結合，向宗教迷信的唯心主義思想展開了進攻。……如果沒有秦漢之際的陰陽五行的唯物主義學說，沒有《內經》這部光輝的經典醫學著作，後來漢代的偉大無神論者王充思想的出現那是很難設想的。」[11]總而言之，通篇以馬列主義唯物主義思想為主導，分析並強調《內經》唯物主義地說明人的生理、心理以及疾病等現象，擴大了唯物主義哲學的陣地。近年，有哲學專家意識到《內經》以及中國醫學史對傳統生命哲學的重要性，提出要「以創新精神，重新評估《黃帝內經》等醫學寶典對於生命的『易且深』的珍貴總結，發揚《黃帝內經》關於『精氣神為生命之本』、『陰陽為萬物綱紀』的基本原則，維護生命的價值和意義。」[12]或許因為《內經》是一部非常古老而專業的醫典，先不說其

---

9 牟宗三先生研究認為，「在講經驗知識、科學知識的範圍內，羅素有好多思想都是來自康德，說得不客氣，都是偷自康德，只是所使用的詞語不一樣而已，而他自己也不提，現在邏輯實證論的思想也大都來自康德，由康德啟發出來的」（引自牟宗三著《牟宗三先生全集（30）．中西哲學之會通十四講》，聯經出版事業公司，2003年，46-47頁。

10 有關使用歐洲發明的「思想上的顯微鏡」考察中國人的思想問題，詳細可以參閱勞思光著《新編中國哲學史》一卷，「第二，對解析技術的誤解問題」，13頁。

11 引自任繼愈著《中國哲學史論》，上海人民出版社，1981年，437、442、456頁。

12 引自高宣揚撰〈總序〉（杜保瑞著《中國生命哲學真理觀》，人民出版社，2016年，6頁）。

文字古奧，內容博大精深，廣泛涉及哲學、天文、曆法、軍事、氣象、氣候、物候、地理等諸多不同的領域，單就其中的經絡學說、針刺理論以及臨床診療技術與經驗的記述，對於不同學科的文哲史專家學者來說，想從中得出重大的哲學結論確實並非一件易事。

長期以來，《內經》雖然一直受到國內外漢學家或中國學研究者的關注和青睞，大家都認為它不僅是一部古代醫學典籍，也是研究中國古代哲學不可缺少的重要文獻資料。但是，由於《內經》成書年代存在嚴重分歧，上自春秋戰國下至東漢甚至三國，各種的假說與推論眾說紛紜，這些既沒有揭示古代醫學內在的思想邏輯，更缺乏讓人折服的系統性論證，自然令人莫衷一是。自西漢劉向父子奉命總校朝廷藏書，延至東漢班固《漢書・藝文志》收錄《內經》十八卷以來，二千餘年期間由於無法系統地論證《內經》的形成時期與地域，使其真正的歷史文化價值無從得到正當的評價，這也直接影響了中國哲學史的研究成果。尤其是《內經》長期被排除於哲學思想研究之外，致使氣、陰陽、五行三大古代哲學範疇的形成及其概念成立的歷史背景等問題始終含糊不清。勞思光先生早就指出，中國古代哲學的材料極其散亂，而且「先秦諸子都喜歡托古，戰國秦漢以下，更有偽作的風氣」，專家學者從零散的資料中串聯起來的中國古代哲學史，不可避免地存在這樣或那樣的問題。[13]所以，如何選擇科學的方法系統地論證《內經》的形成時期，釐清中國古代醫學發展的主導思想及其形成的內在邏輯和規律，乃《內經》研究至關重要而又不可缺少的一步。

本書上篇〈《黃帝內經》形成的年代和地域〉綜合利用與評估近五十餘年來，研究和科學調查中國數千年來歷史氣候環境變遷的相關論著結論和科研調查報告成果，尤其關注春秋戰國至兩漢期間上千年的氣候變遷的不同特點與演變趨勢，和《內經》所展示的以四時五節時令變化為中心所構建的醫學理論，及其指導臨床診療所總結出來的經驗性規律，以及《內經》所呈現

13　引自勞思光著《新編中國哲學史》一卷，12 頁。有關該書對胡適與馮友蘭哲學著述的批判，可參閱該書的〈序言〉第壹部分。

的四時氣候特點，「錯時」疾病等現象等進行比對，終於系統地論證了《內經》形成於戰國前期的黃河與長江的中下游地區，並完全排除了其形成於兩漢時期的任何可能性。而且，《內經》的「一氣通天」論、「天人合一」的思想，以及憑藉長期觀察天道自然、四時變化所建構的醫學陰陽四時五行理論對傳統的陰陽、五行文化的創新都做出了巨大貢獻。這不僅揭開了二千多年遺留下來聚訟不已的學術謎底，同時使中國古代哲學的一氣論、陰陽概念、五行概念的形成也得以正本清源。

張岱年先生在《中國哲學大綱》自序中談到研究哲學史的四大要點，「第四，辨其發展源流。發展或歷史的觀點，是永遠有用的；想深切瞭解一個學說，必須瞭解其發展歷程，考察其原始與流變。」[14]由於本書上篇〈《黃帝內經》形成的年代和地域〉，主要側重於先秦醫學領域相關重大問題的闡述與論證，對於古代傳統哲學的三大範疇等清流溯源的研究尚未作深入詳細地展開。所以，本篇就《內經》中有關傳統哲學的幾個重要概念及其產生的原因，形成的背景與邏輯，以及具體運作的特點等進行全面地探索與闡述，進一步明確《內經》的哲學價值及其對傳統哲學思想的影響，不僅希望使《內經》在中國哲學史和中國學術史上能夠得到正當的評價，回歸其應有的歷史位置，並且使《內經》從醫學經典、人文經典，最終成為一部中國哲學的經典。

[14] 引自張岱年著《中國哲學大綱》上卷「自序」，中華書局，2017 年，3 頁。

二，一氣通天與天人合一

《內經》作為現存最古老的醫學典籍，除了論述有關疾病理論以及臨床診療技術之外，對於人的形成、出生、成長、壯實、衰老、死亡、壽命等生命規律有過長期而詳細的觀察，提出了比較全面而客觀的認識。《靈樞・天年》記述了從出生至百歲之間，每十歲年齡段的主要身體特徵，以及血氣為主的生理機能變化。[1]《素問・上古天真論》記述了女性每成長七歲、男性每增長八歲的各年齡組生理機能、形態、體力等變化，其中特別注意觀察男女體內的腎氣變化，而且明確指出女性「二七而天癸至，任脈通，太沖脈盛，月事以時下，故有子」；而男性「二八腎氣盛，天癸至，精氣溢寫，陰陽和，故能有子」[2]，即女子大約 14 歲、男子 16 歲左右體內開始產生「天癸」，並直接作用於腎中精氣，為生育下一代做好身體準備。所謂「天癸」的說法，僅現於本篇。《說文解字》釋：「癸，冬時，水土平，可揆度也。象水從四方流入地中之形。」[3]天癸是體內自然發生的一種物質，自上而下緩慢地滲透並作用於男子的腎臟和女子的胞宮，成為男女各自產生精液與月經的前提條件。而且天癸不分男女，在他們體內出現、存在與消失的時期基本上與精氣、月經相同，女性「七七任脈虛，太沖脈衰少，天癸竭，地道不通，故形壞而無子也」；男性「七八肝氣衰，筋不能動，天癸竭，精少」。由於現存先秦時期醫學文獻資料的匱乏，我們無法進一步溯源他們是如何觀察與發現「天癸」的。就現代醫學而言，天癸完全類似於大腦分泌的促性腺激素，先秦醫家非凡的臨床觀察能力著實令人感到震驚。

1　詳細參閱拙著《古代房中術的形成與發展——中國固有「精神」史》，臺灣學生書局，2007 年，114 頁之「古代男女各年齡組的身體特徵表」。

2　引自龍伯堅，龍式昭編著《黃帝內經集解・素問》，天津科學技術出版社，2004 年，1297 頁。本文以及注釋中所有引用《素問》經文，皆出自龍氏《黃帝內經集解・素問》，以下從略不注。

3　引自東漢・許慎著《說文解字》，中華書局，1978 年，309 頁。

〈天年〉云：

> 黃帝問於歧伯曰：願聞人之始生，何氣築為基，何立而為楯，何失而死，何得而生？歧伯曰：以母為基，以父為楯，失神者死，得神者生也。[4]

母與父稍微不同的作用，恰好體現了前述女性「故有子」與男性「故能有子」的用詞區別。先秦醫家認為月經來潮之後的女子如同土地，而男子的精液猶如橫插一杆的種子，且種子必須是有神的，以致《淮南子・原道訓》才有「引楯萬物，群美萌生」之引申。先秦醫家關注、思考、探索人的生成問題，乃醫學分內之事，為天經地義，但這種思想起始於何時，卻無從考證，《內經》也只不過是一次文獻性的總結。《靈樞・決氣》曰：

> 兩神相搏，合而成形，常先身生，是謂精。

《靈樞・經脈》云：

> 人始生，先成精，精成而腦髓生。

然後逐漸化生出骨、脈、筋、肉、皮膚。這是從胎兒形成的層面闡明生人之始，強調父母「神」、「精」的功用以及兩者之間的關係。父、母媾和是形成胎兒的機會，胞中之胎[5]為人身之始，而父、母之精、神乃成胎之本，對

---

4 引自龍伯堅，龍式昭編著《黃帝內經集解・靈樞》，天津科學技術出版社，2004年，1858 頁。本文以及注釋中所有引用《靈樞》經文，皆出自龍氏《黃帝內經集解・靈樞》，以下從略不注。

5 《內經》對胞、胎早有認識，其中有女子胞，胞精，胞氣，胞脈，胞絡等記述。《素問・奇病論》曰：「人生而有癲疾者，病名曰何？安所得之？歧伯曰：病名為胎病，此得之在母腹中時，其母有所大驚，氣上而不下，精氣並居，故令子發為癲疾也。」

胎兒而言，可稱之為「先天性精神」（詳見後述第五章）。從神、精到人，看似「無」而實為「有」，即使在《內經》未見男性的精液等同於「精」的明確說法。[6]由此可見，《內經》已經凸現有形源於無形，無形之「無」為元，並為所有之「有」所本的思想。[7]這可能給今本《道德經》四十章抽象「天下萬物生於有，有生於無」[8]提供了不可多得的哲學素材，因為老子也是一位非常注重觀察嬰幼兒的哲人。[9]但是，張岱年先生認為，這種「絕對的無是思維的虛構，不反映客觀實際」。[10]而嚴靈峰先生「一貫地堅持一個觀點，即老子的『道』是『有』，是『有物』，是『混成之物』。同時老子是主『有、無相生』的原則，老子的『無』也是具有其客觀的現實性，是對象，是客體，占有空間的位置，是有意義和有價值的。」[11]先天之精、神，兩者皆為氣之精華，故後世醫家、道者又冠之「元精」、「元神」之名。

《素問．疏五過論》總結說，人一旦患病日久，

《醫心方》二十二卷收錄「《太素經》云：一月膏，二月脈，三月胞，四月胎，五月筋，六月骨，七月成，八月動，九月躁，十月生。」（引自隋．楊上善撰注《黃帝內經太素》，人民衛生出版社，1965 年，612 頁）

6　《靈樞．刺節真邪》曰：「莖垂者，身中之機，陰精之候，津液之道也。」

7　對於〈陰陽應象大論〉：「陰陽者，萬物之能始也」中「能」字，「孫詒讓說：能者，胎之借字。《爾雅．釋詁》云：『胎，始也。』〈釋文〉曰：『胎，本或作台。』《史記．天官書》，『三能』即『三台』。是胎、台、能，古字並通用。」（引自龍伯堅，龍式昭編著《黃帝內經集解．素問》，90 頁注 5）

8　郭店一號楚墓出土的竹簡《老子》甲本為「天下之物生於有，生於亡（七五）。」（引自荊門市博物館《郭店楚墓竹簡》「老子釋文注釋　甲」，文物出版社，1998 年，113 頁）

9　《道德經》的第十章、第二十章、第二十八章以及第五十五章都是發揮於嬰兒及赤子的條文。

10　引自張岱年〈論中國古代哲學的範疇體系〉，《中國社會科學》1985 年第 2 期，99 頁。他認為，「老子所謂『無』有兩層涵義：一為相對的無，如『有之以為利，無之以為用』；一為絕對的無，如『天下萬物生於有，有生於無』。」

11　引自嚴靈峰著《老莊研究》全一冊，臺灣中華書局，中華民國六十九年，〈緒論〉3 頁。

> 身體日減，氣虛無精，病深無氣。

《靈樞・本神》云：

> 是故五藏主藏精者也，不可傷，傷則失守而陰虛，陰虛則無氣，無氣則死矣。

氣與精之間可以互為轉化，精可化氣，氣能生精，而且氣貫穿於人的一生，從出生到死亡，以至老百姓至今仍然留有判斷人之死活的口頭禪，「斷氣了」或「還有口氣」之類。不過，「氣」在參與人的生成過程，也就是在人這個物種繁衍生息的鏈條中，它不僅具備了生化的功能，而且還具有超越化生自身以外的形象，甚至成為他物之性能，所以氣論發展到漢代又出現了「元氣」之說（詳見後述第三章）。《內經》繼承先秦醫家「一氣通天」論，一氣兩分陰陽，在人則為男女；在宇宙（「天至廣不可度，地至大不可量」《素問・六節藏象論》）又分化成天地，「清陽為天，濁陰為地」（《素問・陰陽應象大論》）；在體內則為「血清氣濁」（《靈樞・逆順肥瘦》）。所以〈本神〉又曰：

> 天之在我者德也，地之在我者氣也，德流氣薄而生者也。

文中所謂的「德」也是言精[12]，乃氣之精華，它是決定了自然界中由氣所生化或超越化生的萬物之性。因為「物有性，能化生形象，以自成為新物，兼使其他新物化生。故此性即物之德，而可稱之為物德。」[13]

《素問・寶命全形論》還進一步概括地指出：

---

12 《素問・解精微論》：「夫心者，五藏之專精也，目者其竅也，華色者其榮也，是以人有德也，則氣和於目，有亡，憂知於色。」

13 引自唐君毅著《哲學概論》，中國社會科學出版社，2005 年，485 頁並參閱該書下卷第三部第一章。

> 天復地載，萬物悉備，莫貴於人，人以天地之氣生，四時之法成。……人能應四時者，天地為之父母，知萬物者，謂之天子。……人身有形，不離陰陽，天地合氣，別為九野，分為四時，月有大小，日有短長，萬物並至，不可勝量。

我們對此可以進一步詮釋如下：

首先，生命的誕生跨越了形而下的男女交媾，抽象為由天地陰陽之氣所化生，這在現存的先秦文獻資料中，《內經》是最先明確地回答：人從哪裡來？這個形而上的、最為重要而基本的哲學問題。這也是有關一切生命問題的基礎，認定生命是由氣所構成的。

其次，天地為人之父母，「故能為萬物之父母」（〈陰陽應象大論〉），人與萬物擁有共同的父母，自然要與萬物形成兄弟般的和諧。醫生出身的施韋澤（Albert Schweitzer, 1875-1965）繼承阿西斯的宣言——「人類與生物建立兄弟般的關係正是來自天國的福音」，才提出了一套敬畏生命的思想。[14]

第三，萬物之中以人為貴，因為人獨具思維能力，在認識自然萬物這個知識的舞臺上足以成為主角，因而也獲得了天子般的尊嚴與自由。這又是一切創新活動的動力來源。

第四，知萬物者可為天之驕子，已然不是《國語・魯語上》中所謂「天子祀上帝，諸侯會之受命焉」[15]獨受天命、號令天下之天子。表明這種提法可能出現於周天子的尊嚴與威信一落千丈的春秋後期（參閱本書附篇）。

第五，從觀察人的生成擴展到天地日月、陰陽四時、自然萬物，肯定自然萬物的化生皆以「合氣」的形式，氣既是構成宇宙萬物的基本元素，又是宇宙萬物賴以生存的依據，即宇宙的本原。而「合氣」是宇宙的形式，即一種共同的關係。該詞後來頻繁地出現於東漢王充的《論衡》，其自然主義思

---

[14] 引自〔法〕阿爾貝特・施韋澤著，陳澤環譯《敬畏生命》，上海社會科學出版社，2003年，14頁。

[15] 引自徐元誥撰《國語集解》，中華書局，2002年，146頁。

想顯然受到《內經》的影響，即使北宋張載的《正蒙》同樣可以看到《內經》氣論舞動的身影，而且他們倆都與《內經》一樣批判或捨棄鬼神迷信。這不能說只是一種偶合，凡事都存在先後的影響。

《內經》醫家能夠如此深刻地認識生命的來源和本質，宇宙的物質與形式，以及有關自然萬物存在的根據和形成的哲學表述，這在現存的先秦古籍中僅見於《內經》。這種由先秦醫家所構建的、以氣為基本結構的宇宙起源模式，「要使現代西方哲學真正理解『氣』，是異常困難的。」[16]著名學者李約瑟博士的大作《SCIENCE AND CIVILISATION IN CHIAN Volume II HISTORY OF SCIENTIFIC THOUGHT The Syndics of the Cambridge University Press, 1980》（《中國科學技術史第二卷　科學思想史》）就是一例，它基本缺失對「氣」的專題討論。這種情況即使國內研究中國哲學史的專家也不例外，勞思光先生撰《新編中國哲學史》隻字未及《黃帝內經》的氣論；馮友蘭先生在《中國哲學史新編》上卷（人民出版社，2001 年）中，撰述先秦哲學部分多達八百餘頁，其中在第十八章第五小節〈古代醫學中的精、氣說〉看似專題的五頁論述之中，有關《黃帝內經》的內容還不到一頁。

按常理而論，作為醫學專著，〈天年〉、〈上古天真論〉、〈決氣〉等篇論述人之始生的醫學理論也算已經完備。那麼，《內經》為什麼要把對生命的認識提升到形而上學的領域呢？而且還要繼續深化探索有關自然萬物存在本質和根源的哲學問題呢？當然，中國古代已經有形而下與形而上的認識之分，我們只是借用現今哲學的用語提出設問而已。對於《內經》形成時代的醫家來說，應該存在更為客觀而現實的問題，這也是我們需要進一步探索這個問題的本質究竟是什麼？

《素問・病能論》曰：

16 引自杜維明著，曹幼華等譯《儒家思想：以創造轉化為自我認同》，三聯書店，2013 年，26 頁。

《上經》者，言氣之通天也；《下經》者，言病之變化也。

先秦醫家曾經系統地論述通達天地間之「一氣」。而且可以肯定一點的是：《上經》和《下經》是早於《內經》成書的兩部古醫籍，這兩部古老醫著的名稱不僅在《內經》中被多次提及，而且明言《上經》是闡述以天之氣為本的醫學理論；《下經》乃專論因天之氣所致的疾病及其臨床症候等，如《素問・痿論》引用了《下經》中有關筋痿、肉痿、骨痿的論述，就是涉及濕、熱等不同邪氣為患的病症。這表明或在《內經》之前已經有醫家把醫和的「六氣」抽象為一氣，並以一氣演繹與解釋各種不同疾病的病因和病理。由此可見，在先秦時期的醫學領域對「氣」的認識已經存在一種傳統。古代醫家就疾病的形成與變化，在臨床觀察病患的過程中早已把目光投向了茫茫的天地自然，而且已經發現構成天地之氣的原理可以作為醫學上解釋疾病的發生、形成和變化的基本理論。

「氣」字雖然未見於《詩經》、《尚書》及《易經》，但在《左傳》昭公元年之前已經出現「聲氣」、「勇氣」、「氣焰」、「亂氣」（同見「陰血」、「張脈」）、「血氣」等多數與人體有關的詞語。《國語》除「血氣」、「生氣」外，尚見「土氣」、「陽氣」、「天地之氣」、「民氣」以及「宣氣」、「氣滯」等。相較體現於身體之氣，對他類之氣的記述更為簡單。雖然，自春秋以來這些不同名稱之氣的存在，是一種不可否認的事實，表明春秋時期的人對氣已有一定的認識，但卻未能形成一種理序。它們不僅零散無章，而且沒有內在的規律，更沒有氣所發生的意願性。但是，除民氣外，其餘之氣皆頻繁地見於《內經》，「血氣」一詞竟多達近一百三十處。因此，我們認為有必要把出現於春秋時期，尤其是昭公元年之前的、無哲學內涵之氣，視之為「氣的原始觀念」。[17]因為「由游離不明確的觀念（idea），而至轉成確定的概念（concept），就有其普遍性。觀念大都是十

[17] 關於「原始觀念」的提法可以參閱勞思光著《新編中國哲學史》第一卷第二章〈古代中國思想〉第一節〈有關原始觀念之問題〉。

分不明確的，明確化就成概念，一成概念就有普遍性。」[18]這是一個涉及基準設定的問題，對於哲學研究來說，假如沒有一個恰當的基準，很多概念性的東西則長期爭訟不已。所以可能只有這樣，才有助於我們進一步甄別與區分一般思想的流傳與哲學理論的興起，並最終確定它們形成的確切時間以及出處，繼而才有可能進一步分析它們形成的原因與背景。但事實上，真正從哲學史的立場全面而精細地研討一氣論以及陰陽、五行概念的學術論著尚未見過[19]，基本上都是從思想史以及科學史的角度進行闡述與推論[20]，而且多從諸子百家、《管子》、《呂氏春秋》、《易傳》、《禮記》乃至西漢的《淮南子》、《春秋繁露》等，收集並羅列相關的零散資料，最終習慣性地把鄒衍推上陰陽五行創始人之座。顯然，僅憑《史記》中有關鄒衍的幾段記述，根本無法解讀與演繹陰陽概念、五行概念的形成，而且其中與鄒衍其人的關聯並不貼切。

先秦醫家探索氣與人體疾病發生的關係，這是醫學必然關注的本質性問題，而且這是產生於自覺而長期持續的臨床觀察實踐之中，體現一種治病求本、不懈求真的精神文化。就現存的先秦文史資料而言，關於氣的記述當首推《左傳》昭公元年（西元前 513 年）秦國良醫——醫和所提出的「天生六

18 引自牟宗三著《牟宗三先生全集（30）・中西哲學之會通十四講》，7 頁。

19 勞思光先生在《新編中國哲學史》第二卷〈漢代哲學〉，二〈陰陽五行說與漢儒關係〉中既不追述先秦時期的相關資料，僅引述《史記・孟子荀卿列傳》的一段文字，就推出「依此可知，鄒衍乃『陰陽』立說者，又談『五德轉移』。」（引自該書，18 頁）馮友蘭先生在《中國哲學史新編》上卷第二十章〈陰陽五行家的具有唯物主義因素的世界圖式〉中指出，「在戰國時代的陰陽五行家的體系裡，所謂陰陽五行，還保持原來的意義，就是說，他們所說的五行和陰陽基本上還是物質性的東西。」（引自該書，630 頁）

20 在研討陰陽五行方面，徐復觀先生的〈陰陽五行及其有關文獻的研究〉可謂最為全面深入的專題研究論文，在第十節〈戰國時代五行觀念的演變與鄒衍〉的總結中，他最終也只是勉強地認為鄒衍才使五行傳於世。席澤宗先生在其著述《中國科學史十講》中，第六講專述〈「氣」的思想對中國早期天文學的影響〉，涉及《內經》僅一處，「《黃帝內經・素問・氣交變大論》中有一句總結性的話『善言氣者，必彰於物。』」（引自該書，120 頁）

氣」發病說，

> 天有六氣，降生五味，發為五色，徵為五聲，淫生六疾。六氣曰陰、陽、風、雨、晦、明也，分為四時，序為五節，過則為菑。陰淫寒疾，陽淫熱疾，風淫末疾，雨淫腹疾，晦淫惑疾，明淫心疾，女，陽物而晦時，淫則生內熱惑蠱之疾。[21]

這只是當時的史家對醫和觀察天之氣作用於人與自然界，引發人體產生各種疾病的一次扼要概括，沒有更多的資料進一步瞭解與醫和相關的醫學理論。但是，透過這段八十一字的簡短記述，足以窺視古代醫家敏銳的洞察力、睿智、自覺與理性。

實際上，醫和的「六氣說」已經為《內經》醫學理論布設了雛形，成為戰國時期醫學發展的主導思想。其中的風、雨、晦、明乃至寒熱皆為能感受的具象，唯有陰陽是無形的，故《靈樞・陰陽繫日月》曰：

> 且夫陰陽者，有名而無形。

陰陽作為抽象的二氣，它們既統御了寒、熱之邪為患的疾病，又為雨、晦和風、明之綱紀，如《素問・瘧論》所說：

> 夫寒者，陰氣也，風者，陽氣也。

「濕」雖然尚未出現，但雨水作為濕氣來源已經一目了然。龐朴先生認為在醫和之前，曾存在「陰天陽地、陰上陽下的古老說法，同後來的觀念正好顛倒。……陰陽顛倒的時間，在文獻上留下痕跡，似乎始見於《左傳・昭公元

21　引自楊伯峻編著《春秋左傳注》修訂本，中華書局，1995 年，1222 頁。

年》醫和為晉侯看病時的對話。」[22]《內經》繼承了醫和的陰陽之氣源於天的思想，《靈樞・邪客》曰：「天有陰陽」；《靈樞・刺節真邪》云：

> 陰陽者，寒暑也。

現代地理氣象學研究表明，由於中國獨特的地理環境形成了鮮明的春、夏、秋、冬四個季節，又概稱「四時」，但是延至春秋後期這種概念似乎尚未完全固定。《左傳》中幾乎每年都有有關於春、夏、秋、冬的記載，卻未見「四季」一詞，而「四時」也僅有一次出現於〈昭公元年〉。該篇中記述有「元年春」，「夏四月」，「秋，齊公子鉏納去疾」，「冬，楚公子圍將聘於鄭」等，出現分一年為四時的同時，又存在分一日為四時的說法，「君子有四時，朝以聽政，晝以訪問，夕以脩令，夜以安身。」[23]不獨有偶，這種現象在《內經》中也有存在，例如《靈樞・順氣一日分為四時》載：

> 歧伯曰：春生，夏長，秋收，冬藏，是氣之常也，人亦應之，以一日

---

[22] 龐朴先生認為醫和六氣中的「陰陽從具體的象升格為氣時，便是兩種不同凡響的氣，在六氣中，它和其他四氣有抽象和具象、綱與目之不同」（引自龐朴著〈陰陽：道器之間〉，陳鼓應主編《道家文化研究》第五輯，上海古籍出版社，1994 年，4-6 頁）。

[23] 《左傳・昭公元年》晉侯有疾，求助於秦國醫和之前，「鄭伯使公孫僑如晉聘」。在晉平公與子產及醫和的對話中，前後兩次出現四時。「僑聞之，君子有四時，朝以聽政，晝以訪問，夕以脩令，夜以安身，於是乎節宣其氣，勿使有所壅閉湫底以露其體，茲心不爽，而昏亂百度。今無乃壹之，則生疾矣。」（引自楊伯峻編著《春秋左傳注（修訂本）》，1220 頁。）此處四時是指一日分朝、晝、夕、夜四個時間段，與醫和的「分為四時，序為五節」的四時是兩個完全不同的時間概念。由此可見，當時尚未固定四時專指四季。若從《左傳》這一點看《國語・齊語》中齊桓公（西元前 685 年）與管子的對話中多次出現審察「四時」以促進國家對農事的管理；〈周語下〉周靈王二十二年（西元前 550 年）出現「唯不帥天地之度，不順四時之序」（引自徐元誥撰《國語集解》，220-221，98 頁）等，其中所出現的「四時」與《左傳》的相比，難免顯得過於超前。

> 分為四時，朝則為春，日中為夏，日入為秋，夜半為冬。朝則人氣始生，病氣衰，故旦慧；日中人氣長，長則勝邪，故安；夕則人氣始衰，邪氣始生，故加；夜半人氣入藏，邪氣獨居於身，故甚也。

為了便於臨床觀察疾病的變化，《內經》醫家接受分一年四時為五個時節的同時，又分一天為四時以觀察人體的陽氣消長與病情的變化。我們雖然認為該篇是繼承醫和「分為四時，序為五節」的思想，即將一年分為五個時節，這樣才能更加切合當時的臨床實際，但又認為這或許不是一種偶然的巧合。考慮《內經》之前已經存在《上經》、《下經》等，也就是說早在醫和的時代，《內經》醫家師徒之間口耳相傳的醫學知識當中，就有涉及「五變」及五行概念的可能性。至於《左傳》所記述有關醫和「六氣說」的內容，只不過是一位史家個人對當時醫學發病理論的理解與概括而已。

《內經》醫家在四時之中創新性地增添一個「長夏」時節，這個大膽而理性的提案應該與春秋時期長期持續溫熱的氣候環境有著直接的關係，因為比現今平均氣溫大約高出將近 2°C 左右的氣候環境，延至醫和活躍的年代已經延續了二百餘年的漫長歲月。[24]以炎熱或悶熱潮濕為特徵的夏季明顯延長，這也許是我們今天難以想像的歷史事實。由於醫和的理性與智慧，開創了氣「太過為災」的發病觀，這對後來《內經》醫學研究的展開，以及古代傳統學術思想都產生過極為深刻的影響，使原始的陰陽觀念、五行觀念在《內經》得到了獨創性的發展，不僅得以構建醫學陰陽四時五行理論，奠定了《內經》成為中醫學傳統理論的框架、基石與精髓的地位，而且對於中國古代傳統哲學，以及中國古代學術思想都做出了不可磨滅的重大貢獻（詳見本篇的第三章、第四章）。

---

[24] 竺可楨先生認為「在近五千年中的最初二千年，即從仰韶文化到安陽殷墟，大部分時間的年平均溫度高於現在 2°C 左右」，「周朝早期的寒冷情況沒有延長多久，大約只一、二個世紀，到了春秋時期（西元前 770-481 年）又和暖了。……在公元前 698、590 和 545 年時尤其如此」（引自竺可楨〈中國近五千年來氣候變遷的初步研究〉，《考古學報》1972 年第 1 期，35、20 頁）。

醫和在臨床中發現不同時節之氣因太過為災，引發各種疾病，這是基於臨床實踐中堅持長期自覺觀察的基礎上提出的一個發病觀，其中有可能還參照了前輩幾代醫家的經驗。況且醫和還是一位把治病等同於治國、大有以天下為己任的先秦醫家（詳見本篇第八章）。這裡所展示出自覺的價值意識和人生的態度，正是構成古代醫學文化精神的定向與形成的標誌，而且這種自覺性在《內經》中顯現出充分的理據與系統化。醫和通過對天地自然的嚴密觀察，理性地發現了一種自然規律，而且不摻雜任何唯心的思緒，這是在現存的先秦文獻資料中當屬於首次。其中閃爍的自覺、理性和科學的精神，無疑是古代醫學科學「天人合一」的最早思想例證。它既明確地表明「天」與病患個人之間的關係，又包含著天與不同人群乃至整個社會的關係，因為太過為災還隱含著某種「癘氣」流行的可能性。

「天生六氣」可以直接引發人體各種疾病的醫學理論與解釋，使人理解或感悟了患病自身與傳統的鬼神作祟、神靈懲罰之說毫不相關，從而可以卸下壓在人們心靈深處的巨大思想包袱，使人受壓抑的精神得以解放，同時釋放了對於肉體的沉重負擔，有益於形體、疾病的康復。這可以說充分體現一種外在文化的意義。醫和受秦王之命出國給晉侯治病，並沒有開出任何療疾方藥，卻得到「良醫」的讚譽以及晉侯饋贈的厚禮而歸。其中最大的原因或許就在於醫和抵晉之前，有占卜者認為晉侯之病乃「實沈（參神）台駘（汾神）為祟」，而醫和提出的醫學理論能給予晉侯排除執政上不受任何人非議或譴責的正當理由。

我們在上文中多次提到醫工的「自覺」與「理性」，這是古代的哲學思想發生不同於一般思想的根本要件，而且人的自覺心的覺醒又是產生理性不可或缺的心理基礎。現特舉以下幾點加以闡述說明。

首先，《內經》鼓勵醫工「自強於學」（《靈樞・禁服》），覺醒的自覺心才是支撐自強的力量源泉，而且立志於學習，把知識作為一種追求自立、自強的手段，通過學習掌握醫學理論和臨床診療技術服務於病患與社會，達到自強的真正目的。身無醫術則無以救治病患，對於醫工而言，治病救人才是最大的功德。如能做到早期發現、早期治療，減輕患者的痛苦，減少病家的經濟負擔，則為上工屬於上德。[25]醫工堅持不斷學習，不斷在臨床實踐探索，從某種意義上說也就是在不斷提升自己的德行。這猶如古希臘哲學家蘇格拉底所提出的「美德即知識」。而《論語・衛靈公》曰：「知及之，仁不能守之；雖得之，必失之。」[26]勞思光先生認為，「孔子既不重視思辨，亦未肯定理論知識之客觀意義。此點日後亦成為儒家傳統中的一大問題。」[27]

第二，《內經》醫家強調臨床「治病必求於本」，所謂「本」者，就是要本於陰陽，因為他們在長期觀察天地自然變化的過程中發現，陰陽是具有普遍必然性的自然法則（詳見本篇下章）。《素問・陰陽應象大論》把陰陽原理進一步具體化，衍生出天地、綱紀、父母、生殺、逆從、神明（隱秘的和顯現的），甚至高下、左右、內外、表裡、動靜、剛柔、水火、寒暑、燥濕、盛實、男女、清濁、血氣、味氣等一系列表示相反的成對詞語，以描述自然萬物的各種不同的屬性，或抽象或具象或方位或狀態，然後以類比的形式將之運用於說明人體的臟腑組織、生理、病理、病因、病機乃至臨床的診斷、治療以及用藥的原則等。而且他們是經過臨床上長期的觀察，反覆地驗證，才逐漸地形成了一套宇宙秩序與人體互動的醫學專業知識。這一切都是在長期自覺觀察的基礎上產生的，閃爍著一種科學理念的求知精神。

第三，《內經》醫家為了求本還求真，敢於違背世俗的封建迷信觀念。為解明人體的真實結構有益於疾病的診治，對八尺之士「其死可解剖而視之」（《靈樞・經水》）。解剖人體的事實可參見《靈樞》的〈腸胃〉、〈骨度〉、〈憂恚無言〉等篇。[28]這種行為不但反映一種追求知識的理智與信念，而且還需要一股勇氣的支撐。

第四，死體解剖仍然無法圓滿地獲取人體的生理、病理知識，所以他們

---

25 〈四氣調神大論〉曰：「聖人不治已病治未病，不治已亂治未亂，此之謂也。」

26 引自楊伯峻譯注《論語譯注》，中華書局，1982 年，169 頁。

27 參閱勞思光著《新編中國哲學史》一卷，114 頁。

28 有關《內經》解剖知識的驗證，可參閱日本學者山田慶兒〈中國古代的計量解剖學〉（收入山田慶兒著《古代東亞的哲學與科技》，遼寧教育出版社，1996 年）。

還通過與健康人體的比較，觀察和辨別產生疾病人體的各種變化特徵，從整體中尋求局部的病變，並稱之為「病形」[29]，即一種疾病形態學，也是中醫學所謂「辯證」的前身。這種受限於時代科技發展的認識疾病方法，卻充分地體現出一種有機的、整體的、動態觀察的科學思想。而人體的局部與整體之所以得以有機的統一，這自然要歸功於一氣論思想的開拓。

第五，醫家敢於解剖人體，自然不會相信鬼神迷信。他們對於臨床上出現貌似鬼神舉動的病症，進行必要而耐心的解釋[30]，而且認為「拘於鬼神者，不可與言至德。」（《素問・五藏別論》）所謂「至德」，應指高深的醫學道理。[31]他們甚至還要和方士劃清界線。[32]先秦醫家為構建醫學理論而反對迷信思想這一點，並非中國所獨有，與古希臘時代的醫學表現極為相似，「自古以來，醫學就竭力將自身確立為一門具有科學基礎的專業，從希臘時代開始，醫學的基礎就是與對健康和疾病的迷信解釋相對立的自然解釋。……古希臘醫生們需要解決的問題是劃清他們與江湖郎中的界線。」[33]

《內經》繼承了醫和天生六氣的外因發病論，〈陰陽應象大論〉進一步

---

29 〈邪氣臟腑病形〉曰：「邪之中人，其病形如何？……五臟之所生，變化之病形何如？……請問脈之緩、急、小、大、滑、澀之病形何如？」；〈脈要精微論〉曰：「此為何病，病形何如？」；〈刺瘧〉：「十二瘧者，其發各不同，察其病形，以知其何脈之病也。」；〈移精變氣論〉曰：「病形已成，乃欲微針治其外，湯液治其內。」

30 《靈樞・癲狂病》曰：「狂者多食，善見鬼神，善笑而不發於外者，得之有所大喜」；《靈樞・賊風》載：「黃帝曰：今夫子之所言者，皆病人之所自知也。……唯有因鬼神之事乎？歧伯曰：此亦有故邪留而未發，因而志有所惡，及有所慕，血氣內亂，兩氣相搏。其所從來者微，視之不見，聽而不聞，故似鬼神」。〈寶命全形論〉曰：「若夫法天則地，隨應而動，和之者若響，隨之者若影，道無鬼神，獨來獨往」。

31 《黃帝內經太素》作「至治」（參閱龍伯堅等著《黃帝內經集解素問》，178 頁），這與下文「針石」與「至巧」的意思重疊，故不從。

32 《素問・五藏別論》：「余聞方士，或以腦髓為藏，或以胃腸為藏，或以為腑，敢問更相反，皆自謂是，不知其道，願聞其說。」

33 引自〔英〕布萊恩・特納著，馬海良，趙國新譯《身體與社會》，春風文藝出版社，2000 年，306 頁。

提出，

> 天有四時五行，以生長收藏，以生寒暑燥濕風。人有五藏，化五氣，以生喜怒悲憂恐。故喜怒傷氣，寒暑傷形。暴怒傷陰，暴喜傷陽。厥氣上行，滿脈去形。喜怒不節，寒暑過度，生乃不固。故重陰必陽，重陽必陰。

〈順氣一日分為四時〉曰：

> 夫百病之所始生者，必起於燥溫寒暑風雨、陰陽喜怒、飲食居處，氣合而有形，得藏而有名，余知其然也。

《素問・調經論》云：

> 夫邪之生也，或生於陰，或生於陽。其生於陽者，得之風雨寒暑。其生於陰者，得之飲食居處，陰陽喜怒。

《靈樞・口問》曰：

> 夫百病之始生也，皆生於風雨寒暑，陰陽喜怒，飲食居處，大驚卒恐。則血氣分離，陰陽破敗，經絡厥絕，脈道不通，陰陽相逆，衛氣稽留，經脈虛空，血氣不次，乃失其常。

《靈樞・論疾診尺》云：

> 四時之變，寒暑之勝，重陰必陽，重陽必陰；故陰主寒，陽主熱，故寒甚則熱，熱甚則寒，故曰寒生熱，熱生寒，此陰陽之變也。

《內經》強調以寒暑變化為主的氣候特徵，完全符合中國獨特地理位置所形成的氣候變化特點[34]，彰顯出古代醫家觀察天地自然的卓越能力。

從上面引述的《內經》條文，說明古代醫家注重結合地理環境，關注四時五節的變化，通過臨床的大量觀察與診療經驗的驗證，積累了豐富的相關醫學知識，不僅使天人合一思想得到徹底發揮，而且還從中進一步地歸納與抽象，尤其把陰陽二氣的相關理論發展到極致。我們從中可以歸結出以下幾點：

第一，根據臨床對疾病形成的長期觀察，總結出了由天而生的寒、暑、燥、濕、風等邪氣為引發疾病的外因，即遵循「外為陽，內為陰」（〈金匱真言論〉）之原則，外因為陽，內因為陰。就外因而言，一般風、署、燥為陽邪；寒、濕、雨則為陰邪，所謂「四時八風，盡有陰陽」（《靈樞・官能》）。即使夜夢為患也以為「正邪從外襲內，而未有定處，反淫於藏」（《靈樞・淫邪發夢》）。

第二，提出形體內外、臟腑組織皆以氣的形式存在，「氣合而有形，得藏而有名」，「人有五藏，化五氣，以生喜怒悲憂恐」。這符合「一氣通天」及「人以天地之氣生，四時之法成」的生命基本法則，氣既是構成形體、臟腑、器官、組織的物質，又是它們功能活動的能量源泉，所謂「陽化氣，陰成形」（〈陰陽應象大論〉）。

第三，繼承醫和「晦淫惑疾，明淫心疾」的思想，認為日常生活中一切過度之舉皆能誘發疾病，認定陰陽（房室）、喜怒、飲食、居處等為發病內因。尤其是情緒致病，即過度的心理活動而發病，如「愁憂者，氣閉塞而不行」（〈本神〉），表明氣在人體結構中的多樣性與複雜性。

第四，分辨疾病成因之外，對於人體臟腑、血氣、經絡之屬性，如〈金匱真言論〉提出，「背為陽，腹為陰」，「藏者為陰，腑者為陽，肝、心、脾、肺、腎五臟皆為陰，膽、胃、大腸、小腸、膀胱、三焦六腑皆為陽」；

---

[34] 有專家認為由於中國所處海陸位置、海陸物理熱力學的變化規律以及季風環流等因素，「春秋兩季是冬夏大氣活動中心更迭、相互消長時期」（參閱仁美鍔主編《中國自然地理綱要》修訂第三版，商務印書館，1999 年，25 頁）。

「故內有陰陽，外亦有陰陽。在內者，五臟為陰，六腑為陽；在外者，筋骨為陰，皮膚為陽」（《靈樞・壽夭剛柔》）等。表明對體內的這種臟腑、組織等的陰陽分類，並非絕對的對立關係，而是在一氣構成的人體之下，形成功能上可以相互資助、互為制約的協調而統一的關係。

第五，一氣分陰陽，繼醫和從具象到抽象的運用先例，《內經》推廣於各個領域，並根據中國獨特地理氣候環境及萬物生長收藏的規律，從四時歸結為寒暑二氣的交替，匯出「重陰必陽，重陽必陰」的變化規律，並將之運用於人體生理、病理變化的解釋，「陰主寒，陽主熱，故寒甚則熱，熱甚則寒，故曰寒生熱，熱生寒，此陰陽之變也。」

總而言之，不管是形體還是體內的臟腑器官組織，不管是十二經脈還是它們的循行部位，不管是病因還是生理病理，

> 此皆陰陽、表裡、內外、雌雄相輸應也，故以應天之陰陽也。（《素問・金匱真言論》）

而且，繼醫和太過為災的發病觀，《內經》進一步觀察發現「不及為患」的時氣特點，如〈六節藏象論〉曰：

> 氣之不襲，是謂非常，非常則變矣。……變至則病，所勝則微，所不勝則甚，因而重感於邪則死矣。

每年四時五節之間因突發「太過」或「不及」，皆能導致時氣的流行，造成各種不同疾病發生的同時，在看似四季更替不變模式的、呈現螺旋狀的循環展開之中，卻能產生了大小不等的張力，足以形成各種不等圓的延伸曲線並不斷地趨向無限。這就像中國社會歷史的發展並非單純的朝代更換，有內發的分裂與對抗，也有少數民族的侵入與融合，形成不同時期的大小不一的古代中國的版圖。「許多歷史學家指出，中國傳統中類似四季更替模式的循環

變化觀念，與近代西方的進步觀念是不相容的」[35]，這些指謫只是缺乏對中國先秦醫學的深入探索，未能對《內經》展開深入研究而已。事實上，中國傳統生命哲學原本就不同於西方哲學系統，「中國文化在開端的著眼點是在生命，由於重視生命、關心自己的生命，所以重德。德性這個觀點只有在關心我們自己的生命問題的時候才會出現。」[36]而《內經》醫家更是無時不刻地關心病患的生命，體現他們自覺堅持「以民為上，以己為下」[37]的民本思想高尚德性。先秦醫家這種立足於臨床醫療實踐，源自仁心愛人以及對生命關愛所呈現的人生態度和精神取向，可謂戰國時期百家之楷模。

《靈樞・九針論》曰：

> 一者，天也。天者，陽也。

《素問・太陰陽明論》曰：

> 陽者，天氣也。

這是《內經》詮釋「一氣通天」之說。〈陰陽應象大論〉曰：「積陽成天，積陰成地，……陽化氣，陰成形。……清陽為天，濁陰為地」，「陰陽並交者，陽氣先至，陰氣後至」（〈方盛衰論〉），一氣分陰陽二氣逐漸分化形成天地。但一氣是構成天地之本源，存在於天地形成之前，從中也就不難體會出老子「先天地生」蘊意的來源了。〈寶命全形論〉進一步拓展，「天地合氣，別為九野，分為四時，月有大小，日有短長，萬物並至，不可勝量」，氣最終成為天地宇宙、自然萬物化生的起源和結構，萬物存在的本原。對於「氣」的性狀認識，〈四氣調神大論〉曰：

---

[35] 杜維明著，曹幼華等譯《儒家思想：以創造轉化為自我認同》，29頁。

[36] 引自牟宗三著《中國哲學十九講》，上海古籍出版社，2005年，36頁。

[37] 《靈樞・師傳》曰：「上以治民，下以治身，使百姓無病，上下和親。」

天氣，清淨光明者也。

〈八正神明論〉云：

視之無形，嘗之無味，故謂冥冥，若神仿佛。

但「聖人傳（摶）精神，服天氣，而通神明」（〈生氣通天論〉）。先秦醫家認為一氣先天地而存在，似無似有，無形無味，無限小無限大，既為虛又為實等多樣性特性。儘管《內經》沒有像郭店楚墓出土的《老子》簡本那麼直言：「有狀混成，先天地生」[38]，但並不影響醫家之氣在古代傳統哲學中所占據的宇宙論和本體論的重要位置。陽氣規律性的強弱變動決定一年四時的變化與更替，同時主宰了自然萬物的化生與延續。《內經》的「一氣」，基本上還是以「有」的形式作為天地生成的起源並一直延續至今，它始終存在於自然萬物任何形式的存在之中。李約瑟博士在探討中國古代自然主義思想時，僅論陰陽、五行，卻完全忽視了「氣」這個最基本的始基。[39]

《素問・生氣通天論》曰：

夫自古通天者生之本，本於陰陽天地之間，六合之內，其氣九州九竅五藏十二節，皆通乎天氣。

再次重申人與自然萬物生於天地六合之間皆本於氣，強調在通天一氣論之下人與自然的同質性和統一性。以及人與自然的連續性。《靈樞・經別》曰：

---

38 引自荊門市博物館《郭店楚墓竹簡》「《老子》釋文注釋　甲」，文物出版社，1998 年，113 頁。其中「狀」字從裘錫圭先生讀法（參閱裘錫圭〈郭店《老子》簡初探〉，陳鼓應主編《道家文化研究》第十七輯，三聯書店，1999 年，45-46 頁）。

39 李約瑟博士僅據五行、陰陽與《易經》探討中國本土的自然主義（見李約瑟著《中國科學技術史》第二卷〈科學思想史〉第十三章），而氣才是陰陽思想與五行學說的基礎（見後詳述）。

> 人之合於天道也，內有五藏，以應五音、五色、五時、五味、五位也；外有六府，以應六律。六律建陰陽諸經而合之十二月、十二辰、十二節、十二經水、十二時、十二經脈者，此五藏六府之所以應天道。

先秦醫家以「比類」[40]的手法把天道與人體及其臟腑組織、經脈血氣等有機地結合起來。他們不僅視人及其身體與天地四時、萬物自然相合，為了更加有效地救治病患，不懈努力用心練就針刺功夫。猶如《靈樞・小針解》曰：「（針刺）調氣在於終始，一者，持心也。」他們甚至意識到，「夫九針者，小之則無內，大之則無外，深不可為下，高不可為蓋，恍惚無窮，流溢無極，余知其合於天道人事四時之變也。」（〈外揣〉）由此我們不難體會，《內經》所強調的「天道」，就是天地四時、萬物自然及其變化，而不是所謂的「道」。

《素問・四氣調神大論》把一氣在一年四時之中的變化規律稱之為「道」，同時認為能夠感悟並遵循這種規律而生活的人就能成為一名聖人或得道者。篇末還總結性地指出，

> 夫四時陰陽者，萬物之根本也。所以聖人春夏養陽，秋冬養陰，以從其根，……故陰陽四時者，萬物之終始也，死生之本也。逆之則災害生，從之則苛疾不起，是謂得道。

這種「道」不是單純的「天道」，而是一種由「四時陰陽」和「陰陽四時」各自演化所組合的「道」，就是《內經》醫家總結出來的古代傳統哲學的陰陽之道（詳見本篇下章），是他們創立並認可的一種具有普遍必然性的價值。這是一種不折不扣的「天人合一」之道，《內經》醫家倡導的天人合

---

40 《素問・示從容論》曰：「夫聖人之治病，循法守度，援物比類，化之冥冥，循上及下，何必守經」；「不知比類，足以自亂，不足以子明」（〈徵四失論〉）。

一，不僅要求心合於「天」、本體自由，而且保養形體也要順應天道變化而變，這樣才能使生命得到最佳的保障。只有保持康健的形體，才是我們追求一切的根本保證，甚至包括經濟收入與財富積累。這才是《內經》醫家為什麼會追求形而上的本質所在。不管當今的醫學如何發展，相信這種道依然適用於現代與未來。

中國傳統生命哲學中有關天人合一的研究，發起於近代馮友蘭先生的《新理學》（1939 年出版）。他認為哲學是對於人類精神生活的反思，涉及範圍有三個部分：自然、社會和個人。「自然就是中國傳統哲學中所說的『天』；社會和個人，就是中國傳統哲學中所說的『人』；人和自然之間的關係就是中國傳統哲學中所說的『天人之際』。人類的生活，無論是精神的或物質的，都是和『天人之際』有關係的，所以中國哲學認為『天人之際』是哲學的主要對象。」[41]他所說的「自然」，並非來自《內經》或《老子》，實指自然界或大自然，這個含義直至近代才出現。[42]在他撰寫《新理學》期間，金岳霖先生也在寫一部哲學著作《道論》。他們兩人互換尚未正式出版的書稿，相互啟發與影響。[43]金先生對於馮先生的哲學取向是同情和同意兼而有之，他的論文可以斷定是對《新理學》的一種回應。因為天人合一這個命題在當時中國哲學界仍然占據著中心的位置。[44]二十世紀末，天人合一的課題再次引發了一場爭論，1989 年 9 月錢穆先生在去世三個月前，提出天人合一觀「是整個中國傳統文化思想之歸宿處。」[45]余英時先生也認為，相較西方哲學而中國特色尤為突出的「『天人合一』是中國思想史上的

41　引自馮友蘭著《三松堂全集》第一卷第六章，河南人民出版社，2001 年，210 頁。

42　參閱劉笑敢〈老子之自然與無為概念新詮〉，《中國社會科學》第 6 期，1996 年；〈老子之人文自然論綱〉，《哲學研究》第 12 期，2004 年。

43　參閱馮友蘭著《三松堂全集》第一卷第六章，215 頁。

44　參閱余英時著《論天人之際：中國古代思想起源試探》，聯經出版事業公司，2014 年，172 頁。

45　引自錢穆〈中國文化對人類未來可有的貢獻〉，《中國文化》1991 年第四期。收入錢穆著《錢賓四先生全集》第 43 卷，聯經出版事業公司，1998 年，419 頁。

一個重要的基調」，現在成為了中國思想文化的一大特色。[46]但他的書中並未言及《內經》。

當我們追根溯源，探究先秦時期在道德倫理領域中，所謂的天人合一究竟處於一種什麼樣的狀態呢？也就是說人與天之間到底靠什麼進行相接的呢？他們又是如何在踐行的呢？余英時先生做過系統的探索與闡述，認為「在孔子之前，我們並未發現任何證據足以顯示，作為個別的人，也能直接與天交通」，「『天人合一』在殷、周時代確是通過『禮』的系統而實踐的」，換言之即人性基本上尚未得以開發。而「孔子不斷尋求『禮之本』而歸宿於『仁』，這是古代中國精神史上一件劃時代的大事」，因為人性基本上得到確立並開始傳播，至少在當時社會中「士」的階層。由孔子、老子、孟子、莊子等構成「中國軸心時期的『天人合一』既是回到『生命之源』（『氣』）和『價值之源』（『道』），即『人』和『天』交接的終極所在。」[47]而這所謂的「道」與「氣」都與《內經》的一氣通天論有著密切的關係。

誠然，春秋時期出現各種類型的「道」，儼然形成一種文化現象，除有道路、方法等一般性的含義之外，就是「天道」與「人道」，而兩者的區分，標誌著理性的確立與人性的誕生。《左傳》中雖然出現數處「天道」，或表天象，或表氣象，但多與災異、戰爭勝負相關聯[48]，但也有如子產所云：「天道遠，人道邇」，人們開始逐漸擺脫所謂天道主宰人事的桎梏。[49]

---

[46] 此段引自余英時著《論天人之際：中國古代思想起源試探》，172 頁。

[47] 引自余英時著《論天人之際：中國古代思想起源試探》，121，175，98，190 頁。

[48] 《左傳・襄公九年》載：「吾聞之，宋災於是乎知有天道，何故？……必始於火，是以日知其有天道也」；〈襄公十八年〉：「董叔曰：天道多在西北。南師不時，比無功。」；〈昭公十八年〉：「子產曰：天道遠，人道邇，非所及也，何以知之？竈焉知天道？」；〈昭公二十六年〉：「齊有慧星，齊侯使禳之。晏子曰：無益也，祇取誣焉，天道不謟，不貳其命。」（引自楊伯峻編著《春秋左傳注》修訂本，963-964，1043，1395，1479 頁）

[49] 相較於《左傳》，《國語》中數見的「天道」一詞則更多等同「天命」、「天意」，如〈周語中〉：「天道賞善而罰淫」；〈周語下〉：「敢問天道乎，抑人故也？對

而醫和早就從臨床醫療實踐中觀察發現疾病發生與異常氣候的關聯性，揭示了一條自然規律，這使之成為一位開闢認識天道的智者。所謂人道所追求的天人合一，道德倫理之「天」最終歸之於人心。所以，孔子與老子的道在本質上還是不同的，「儒家重在人道，而道家重在天道。……儒家的道，在形式上是在天的下面；……老子之所謂道，在形式上則是在天的上面。」[50]莊子的「氣」源於醫家的一氣通天，而孟子的「氣」同樣可以看到受醫學思想影響的痕跡。[51]

《內經》的形成與成書時期，宇宙之天基本上被道所替代，並頻繁出現「道在於一」的說法。道在於一，意味著道並不等於一，但道可以呈現於一之中。「一」可能源於古人對地平線（太一）的遐想，人為的視界與境界極度交融的產物[52]，諸如一氣發生的源頭或初始，以及一氣化生為陰陽二氣的變化過程。在《內經》中「道」源於天道，一氣通天化為天地陰陽，出現四時五節，其中所蘊含的規律、法度也就是道。《素問・玉機真藏論》曰：

曰：吾非瞽史，焉知天道」；〈晉語一〉：「然而又生男，其天道也」；〈晉語三〉：「今旱而聽於君，其天道也」；〈晉語六〉：「吾聞之，天道無親，唯德是授」（引自徐元誥撰《國語集解》，68，82，255，308，396 頁），唯有〈越語〉記述春秋晚期范蠡分析有關戰爭的言論，如〈越語下〉：「天道盈而不溢，盛而不驕，勞而不矜其功」，「天道皇皇，日月以為常」，「必順天道，周旋無窮」（引自徐元誥撰《國語集解》，575，584，586 頁）之中，多呈現自然界的規律或法則。

50 引自徐復觀著〈有關思想史的若干問題——讀錢賓四先生〈老子書晚出補證〉及〈莊老通辨自序〉書後〉，原分載《人生》169 期（1957 年 11 月 16 日）和 170 期（1957 年 12 月 2 日），後收入徐復觀著《中國學術精神》，華東師範大學出版社，2003 年，172 頁。

51 《孟子・公孫丑》上：「夫志，氣之帥也；氣，體之充也。……其為氣也，至大至剛，以直養而無害，則塞於天地之間。其為氣也，配義與道。無是，餒也。」（引自李學勤主編《十三經注疏・孟子注疏》，北京大學出版社，2000 年，74-75 頁）這是言局限於人體內的志意與氣的關係，有可能受到醫家的影響，可參見本篇第五章 285-286 頁，至於浩然之氣可以充塞天地之間的誇張說法，更可能受《上經》醫家「一氣通天」論啟發而發揮的。

52 參閱本篇下一章，240 頁注 61。

> 吾得脈之大要，天下至數，《五色》、《脈變》、《揆度》、《奇恒》，道在於一。

這些早於《內經》成書的古醫籍中，或許就有關於「道」與「一」的討論。類似的文句也出現於《素問・玉版論要》開篇之言，「揆度者，度病之淺深也。奇恒者，言奇病也。請問道之至數，五色脈變，揆度奇恒，道在於一。神轉不回，回則不轉，及失其機，至數之要，迫近以微。」〈玉機真藏論〉曰「吾得脈之大要，天下至數。五色脈變，揆度奇恒，道在於一。神轉不回，回則不轉，及失其機。至數之要，迫近以微。」先秦醫家認為一不是道，但專注於一件事就有可能發現其中之道。「一」被認定為一個極致之數，一個完全抽象之數，而且這個一歸結於「多」。先秦醫家提出「一」的概念，與古希臘始於「萬物源於水」的泰勒斯和止於「火為萬物本原」的赫拉克利特等探索始基告一段落之後的、前蘇格拉底的哲學家（約西元前 6 世紀），如塞諾芬尼，畢達哥拉斯等所講的「一」，不僅內容類似且時代也相近，但它與宗教、神學、迷信思想無關。

《內經》所認同的道，是源於臨床的診療實踐和對天道、社會、人事觀察的提升。例如《靈樞・脹論》羅列了五臟六腑脹氣病症之後，總結說：

> 凡此諸脹者，其道在一，明知逆順，針數不失。

而《靈樞・外揣》云：

> 黃帝曰：余願聞針道，非國事也。歧伯曰：夫治國者，夫惟道焉，非道，何可小大深淺，雜合而為一乎。

《靈樞・陰陽清濁》曰：

> 夫一人者，亦有亂氣，天下之眾，亦有亂人，其合為一耳。

《內經》論「道在於一」，從形而下看源於臨床的疾病診斷或判斷，人體脹氣之病繁多，病機不離氣滯不通、氣滯血瘀，所謂「夫氣之令人脹也，在於血脈之中耶」（〈脹論〉），故臨床表現為脹作痛，所以這個「一」是歸結於「多」的。從形而上說道之至數在於一，「一」被認定為一個極致之數，一個完全抽象之數，而且「一」是歸結於「多」。先秦醫家提出「一」這個命題的目的在於臨床，因為在他們那裡的「一」又為體內血氣之精即神氣或真氣[53]。今本《道德經》第六章唐突出現「穀神」一詞，所謂「穀神不死，是謂玄牝。玄牝之門，是謂天地根。」[54]但該文未見於郭店出土的簡本《老子》。《素問・六氣藏象論》曰：「五味入口，藏於腸胃，味有所藏，以養五氣，氣和而生，津液相成，神乃自生」；《靈樞・平人絕穀》曰：「五藏安定，血脈和利，精神乃居，故神者，水穀之精氣也」，脾胃乃後天之本，水穀精氣之精即神氣的發生之源。延至《傷寒論》，出現「卒眩僕不識人者，短命則死。人病脈不病，名曰內虛，以無穀神，雖困無苦」之說。[55]後世名醫成無己注釋曰：「谷神者，水穀之氣也。」[56]

延至馬王堆漢墓出土的《十六經》其中的〈成法〉記述：「黃帝曰：一者一而已乎？其亦有長乎？力黑曰：一者，道之本也。」[57]《莊子・齊物論》從齊物的視點提出：「道通為一。」陳榮捷先生對此認為，「在其他的學派裡，『道』意指一種體系，或者道德的真理。可是在這個學派（指道家）裡面，它卻是『一』，是自然的、永恆的、自發的、無名的，而且也是

53　〈離合真邪論〉曰：「推闔其門，令神氣存，大氣留止，故命曰補。……真氣者，經氣也，經氣太虛，故曰：『其來不可逢』，此之謂也。故曰：『候邪不審，大氣已過，瀉之則真氣脫，脫則不復，邪氣復至，而病益蓄。』故曰：『其往不可追』，此之謂也。……疾出以去盛血而複其真氣。……奪人正氣，以從為逆，榮衛散亂，真氣已失，邪獨內著。絕人長命，予人夭殃」。真氣也許是比神氣更早的說法。

54　引自魏・王弼注，樓宇烈校釋《老子道德經注校釋》，中華書局，2008 年，16 頁。

55　引自傅景華等點校《中醫四部經典》，中醫古籍出版社，1996 年，225 頁。

56　引自成無己著《欽定四部全書　子部　注解傷寒論》卷一，上海人民出版社，2005 年，30 頁。

57　引自國家文物局古文獻研究室編《馬王堆漢墓帛書（壹）》，72 頁。

不可描述的。它既是萬物的起源，也是萬物行程所依的途徑。」[58]徐復觀先生認為，「老子的所謂道，指的是創生宇宙萬物的一種基本動力。我不稱為『原理』而稱為『動力』，因為『原理』是靜態的存在，其本身不能創生；……但老子的道的本身，即是惟一的創生者。」他還認為，老子「書中所用的『一』字，多與道字同義。」[59]他的解釋是基於「道生一」的，因為不管是簡本《老子》還是今本《道德經》皆未出現「道在於一」之說。日本學者福永光司先生認為，「可以把『道』和『一氣』作為同等概念理解。」[60]而這個「一」最有可能就是受先秦醫家的一氣通天論及「道在於一」的影響與啟發。

孔子、墨子、名家、兵家皆未論及道與一的關係。《孟子・滕文公上》記述身為世子的滕文公出使楚國，返回過宋時再次請教孟子，孟子曰：「世子疑吾言乎？夫道一而已矣。」《孟子・盡心下》載：「孟子曰：仁也者，人也。合而言之道也。」[61]人與仁合而為一體，這才實現儒家之道。《莊子・齊物論》曰：「物固有所然，物固有所可。無物不然，無物不可。故為是舉莛與楹，厲與西施，恢恑憰怪，道通為一。其分也，成也；其成也，毀也。凡物無成與毀，復通為一。唯達者知通為一，為是不用而寓諸庸。」[62]莊周言萬事萬物乃至其或成或毀，各皆有理，非其理通於一，乃主體能順其自然摒棄異理而通於一。今本《老子》出現「道生一」，此「一」可能就是來自通天之一氣的抽象（詳見本篇下章）。作為天地主體實在的先秦醫家之一氣論，終於完成了從「有」到「無」的華麗蛻變，最終抽象成為超越一切物質世界的、「先天地生」的最高原理和總規律。

一氣在《內經》為本體，是形成宇宙論及宇宙生成論的核心，而不是假

---

[58] 引自陳榮捷編著，楊儒賓等譯《中國哲學文獻選編》，江西教育出版社，2006 年，137 頁。該書於 1963 年由普林斯頓大學出版，全書隻字未及《黃帝內經》。

[59] 引自徐復觀著《中國人性論史・先秦篇》，294 頁。

[60] 引自小野澤精一，福永光司，山井湧編《気の思想》第三章第一節，129 頁。

[61] 引自李學勤主編《十三經注疏・孟子注疏》，128，389 頁。

[62] 引自陳鼓應著《莊子今注今譯》，61-62 頁。

設的道。先秦醫學的一氣既如西方傳統哲學的「存在」之本，又具東方傳統哲學的變化之性，以及呈現人與自然連續性，其本質是清淨的、流動的、自然的、永恆的。一氣既能成全為天道，亦能昇華為道，因為一氣化陰陽四時，內涵的規律就是道（詳見下一章）。氣聚可以成人及自然萬物，《靈樞・本神》曰：「生之來謂之精，兩精相搏謂之神」，精為生命之本，但其發生還需兩性神氣相搏的催化。不管是道還是人的生成皆可體現於一之中。「道」與「神氣」似乎皆介於「無」與「有」之間，「無」既是思維想像的產物，又能呈現於實物之中。《內經》一氣貫宇宙於人心，擁有人道、自由之心的醫家，開拓創新了充滿人性關愛的診療技術之道。自醫和以及繼承其醫學思想與人生態度的先秦醫家及其編撰的《內經》，在某種意義上說，才是中國所謂「軸心時代」哲學思想的一個核心所在，這種說法應該並非言過其實（詳見下述展開）。

三，陰陽概念的形成與道

我們閱讀《內經》，就會發現古代醫家早已把陰陽理論運用得爐火純青、臻於極致，這絕非溢美之說，猶如《素問・陰陽離合論》所云：

> 陰陽者，數之可十，推之可百，數之可千，推之可萬，萬之大不可勝數，然其要一也。

實際上，在《內經》成書之前，醫學界就已存在名為《陰陽》[1]和《陰陽傳》的古醫籍。當雷公求教於黃帝：

> 請受道，諷誦用解。帝曰：子不聞《陰陽傳》乎？（《素問・著至教論》）

而且考察古代醫學的發展，春秋後期在醫和提出的「天生六氣」說中，陰、陽已作為抽象之二氣並統轄了寒熱、風雨、晦明。雖然陰、陽並非是一個片語，但不妨礙表明陰陽思想在先秦時期醫學領域中是一種具有傳統性的認識。

我們不難想像，從「陰」、「陽」的出現，至發展到「陰陽」連用——成為一個複合性名詞[2]，然後再昇華為一個抽象的概念，這裡面應該有一個組合、反思、深化的漫長演變過程。徐復觀先生詳細分析了《詩經》中出現的「陰」、「陽」、「陰陽」的詩文，作為結論指出：「《詩經》上所有的

---

1 《陰陽》古籍之名見於《素問》的〈病能論〉、〈疏五過論〉、〈陰陽類論〉等篇。

2 關於複合詞的提法，可以參閱唐鉞〈考訂古書撰作年代通則不說〉，《文史》第十五輯，1982 年；劉笑敢著《莊子哲學及其演變》，中國社會科學院出版社，1987 年，8 頁。

陰陽字，都沒有後來作為形成萬物元素的陰陽二氣的意義。」[3]例如，《詩經》中〈大雅・公劉〉贊曰：

篤公劉，既溥既長，既景乃岡，相其陰陽，觀其流泉。[4]

這是周人頌揚祖先公劉的史詩，記述他率領族人遷徙，重返農耕而視察山北山南，水源流向等情景。《漢書》曰：「詩言志，歌詠言，聲依詠，律和聲，八音克諧」[5]，該處的陰陽連用只不過應於詩律而成。但「相其陰陽」一句還是不禁讓人聯想到大汶口在相距數百里的文化遺址之中，都有出土刻有形象一致的陶文，「日在山上形象，日形與山形，俱已抽象化。」[6]我們雖然無法斷言這圖像與山陰、山陽的關係，但新石器時代的古人似乎已經察覺自然界的奧秘，極力希望留住它們才鍥刻於陶器表面。

在先秦歷史古籍《左傳》中出現過一次「陰陽」連用。《左傳・僖公十六年》（西元前 644 年）五月，宋國都城發現天降隕石，還有鷁鳥因風倒退著飛過。宋襄公就此向到訪的周內史叔興詢問凶吉。身為史官的叔興口是心非陽奉陰違，當面敷衍了宋襄公背後又對人說：

君失問。是陰陽之事，非吉凶所生也。吉凶由人。吾不敢逆君故也。[7]

吉凶係人為之事，而隕石、鷁鳥倒退飛行乃陰陽所為。此處陰陽泛指非人力所能及的自然現象，雖未賦予任何哲學含義，但已現抽象的韻味。《國語》

3　參閱徐復觀〈陰陽五行及其有關文獻的研究〉「二，《詩經》中的陰陽觀念」，收入徐復觀著《中國人性論史・先秦篇》，453-454 頁。

4　引自王秀梅譯注《詩經》，中華書局，343 頁。

5　引自漢・班固撰《漢書・禮樂志》卷二十二，中華書局，1999 年，888 頁。

6　參閱許倬雲著《萬古江河：中國歷史文化的轉折與開展》，上海文藝出版社，2006 年，45 頁。

7　引自楊伯峻編著《春秋左傳注》修訂本，369 頁。

中三見「陰陽」，〈周語〉出現二處，同樣沒有形上學的內涵。〈周語上〉載周宣王即位（西元前 827 年），虢文公諫言中引用了「稷則徧誡百姓，紀農協功，曰：『陰陽分布，震雷出滯』」，「陰陽」出自后稷之口，自然無人相信。據〈周語下〉周景王二十三年（西元前 522 年）記載，景王完全不接納單穆公與伶州鳩的諫言，決意鑄造無射鐘。伶州鳩曰：「如是而鑄之金，磨之石，繫之絲木，越之匏竹，節之鼓，而行之以遂八風。於是乎氣無滯陰，亦無散陽，陰陽序次，風雨時至」。[8]其中的「八風」、「氣」、「陰陽」皆與古代醫學密切相關，頻繁地出現於《內經》之中。

「陰陽」一詞未見於早期儒家的《論語》和《孟子》，亦未現於道家的《道德經》，這並非一件使人感到詫異之事。孔子本身「述而不作，信而好古」（〈述而〉），《論語》是經過考察、研究三代的政治、倫理之後，以克己復禮為目的，探索社會倫理，人際關係的入世理論，是由孔子後學整理而成。[9]大約二百年後的孟子致力研究儒學，駁斥各類異說，提出「性善論」健全了儒家學說體系，並倡導「養浩然之氣」。道家老子其人聚訟已久，問題繁雜尚難定論。他身為周朝的「守藏史」，特殊的工作環境與便利，使《道德經》內容廣涉政治、經濟、社會、倫理乃至軍事、醫學等諸多方面，但旨在提升道與德，以天道深化道的理論[10]，主張無為不爭、安民治國，成為有王者抱負之人的必讀著作。《莊子》內篇多處言及老聃，「凡老子未及詳論之義，莊子皆推衍而立說。」[11]莊周追求完全的自由與獨立，認為形體如塵垢，追求知識而勞生，嘲諷「醫門多疾」（〈人間世〉），意為醫學越發展疾病種類就越多[12]，可見他平時對醫家、醫理的關注。《莊子》

---

8 引自徐元誥撰《國語集解》，20，111 頁。

9 徐復觀先生認為「《論語》是經過三傳才編纂成書的。由《齊論》、《魯論》、《古論》之分，可知編纂者亦一人一地。」（參閱徐復觀著《中國學術精神》，163 頁）

10 有學者指出學界多數人承認老子的道是由天道觀念轉變而來的（見王博〈老子之道的史官特色〉，陳鼓應主編《道教文化研究》第五輯，上海古籍出版社，1994 年，63 頁）。

11 引自勞思光著《新編中國哲學史》第一卷，190 頁。

12 至於對莊周輕視文化，否定認知活動價值的批判，可參閱上注，205-215 頁。

內篇四見「陰陽」一詞，清晰可見古代醫學陰陽理論對他的影響。

〈人間世〉講述葉公子高將出使齊國之前，因為擔心齊人的傲慢使自己完不成差事而心情無比焦慮，特為此請教了孔子說：

> 事若成，則必有陰陽之患。……吾未至乎事之情，而既有陰陽之患矣。

所謂「陰陽之患」，乃指人的情志所為，或過分擔憂或高興無比所致。〈大宗師〉介紹子祀、子輿、子犁、子來四人成為莫逆之交的好友故事。子輿患病，子祀前去看望，對表現若無其事樣子的子輿，子祀感歎曰：

> 陰陽之氣有沴，其心閑而無事……。

即承認體內陰陽偏頗足以造成疾病。子來患了重病，前往探病的子犁訓斥在一旁哭泣的子來家人並安慰他。子來卻坦然回答：

> 父母於子，東西南北，唯命之從。陰陽於人，不翅於父母，彼近吾死而我不聽，我則悍矣。[13]

此處「陰陽於人」，即〈寶命全形論〉所謂「人生有形，不離陰陽，天地合氣。」在莊周的眼裡，陰陽幾乎成為各種疾病乃至人的形成的代名詞，這足以窺見當時醫學有關陰陽理論流行之一斑。

至於現行的《墨子》中，「陰陽」出現過三次。〈辭過〉第六曰：「凡回於天地之間，包於四海之內，天壤之情，陰陽之和，莫不有也，雖至聖不能更也。……天地也，則曰上下；四時也，則曰陰陽」；〈天志〉中載：「是以天之為寒熱也節，四時調，陰陽雨露也時，五穀孰，六畜遂，疾災戾

---

[13] 引自陳鼓應著《莊子今注今譯》，122、189頁。

疫凶饑則不至。」[14]其實，這三處的陰陽可以互為解釋，四季可分陰陽，如〈經脈別論〉曰：「故春秋冬夏，四時陰陽」，〈四氣調神大論〉云：「春夏養陽，秋冬養陰」，假如四時恒常，陰陽和順則風調雨順，雨露也時則五穀豐登，六畜興旺。《墨子》的陰陽雖然關係到四時、寒熱，雨露等自然界的氣候、氣象的變化，但並未涉及陰陽造化，也就不存在哲學的內涵。

《莊子・天下》指出「易以道陰陽」，以及〈繫辭〉的「一陰一陽謂之道」，這似乎成為陰陽昇華的一大轉機。徐復觀先生深入研究《易經》，統計三百八十四爻中，僅〈乾〉初九和〈坤〉初六的〈小象〉中各出現陽、陰兩字，而其餘的三百八十二爻皆無；六十四卦中僅〈泰〉和〈否〉兩卦的〈彖辭〉有陰陽二字。而其他的爻、卦更需用陰陽去解釋卻皆未出現。所以他推測，「這是陰陽觀念流行以後，秦漢的《易》學家中，有人特別重視此四卦，因而加以改寫的。」他分析認為，「從六氣（醫和六氣說）中突出來的陰陽二氣體，恰恰可以套在《周易》裡兩個基本符號中去。以陰陽為性質相反相成之二氣體，即以之作為構成萬物之二元素，……用陰陽的觀念來解釋《周易》，這才完全轉變《周易》的卜筮的迷信性質，而賦予以哲學性質的構造。」我們「何以知道用陰陽的觀念來解釋《易》，是後起的呢？不僅《易》的卦辭爻辭，無陰陽的觀念；即在《左傳》《國語》中的筮辭中，還是用由各卦所象徵的具體事務之相互關係來作凶吉判斷的解釋。」[15]

馬王堆漢墓出土的帛書本〈繫辭〉，朱伯崑先生考證後認為，通過「此文獻證明〈繫辭〉文，先秦已有之」[16]，但沒有更具體的年代定位。據統計帛書本〈繫辭〉總字數達三三四五字（包括缺損字、殘缺字和模糊不清

---

14 引自清・孫詒讓著《新編諸子集成・墨子閒詁》，中華書局，2001 年，37，201 頁。

15 參閱徐復觀〈陰陽五行及其有關文獻的研究〉「八，戰國時代陰陽觀念的演變與《易傳》的發展」，收入徐復觀著《中國人性論史・先秦篇》，引自 495，494，496，492 頁。

16 引自朱伯崑〈帛書本〈繫辭〉文讀後〉，陳鼓應主編《道教文化研究》第三輯，1993 年，46 頁。

字），較通行本〈繫辭〉多三十七字。[17]雖然通行本〈繫辭〉中有些章節不見於帛書本〈繫辭〉，但可見於帛書《要》和《易之義》。通觀帛書本〈繫辭〉全文，剛柔、動靜、乾坤貫穿於全篇，「剛柔者，立本者也。」有關陰陽文句並非開篇之文，而是在敘述「剛柔相遂而生變化」之後，「一陰一陽之謂道。繼之者善也，成之者性也。仁者見之謂之仁，智者見之謂智」，導入陰陽似乎就是一個借鑒而已。其次，提出以陰陽配對日月、寒暑，也只是在〈繫辭〉下傳，分卦為「陽卦多陰，陰卦多陽，其故何也？陽卦奇，陰卦耦」一文[18]之後。三千多字的〈繫辭〉中，涉及陰陽的內容不到幾十個文字，不僅可見陰陽在〈繫辭〉中的分量，而且借鑒與嵌入顯而易見。

但是，吸引我們興趣的是，〈繫辭〉導入的「一陰一陽之謂道」又是來自何方神聖的呢？因為它表述了一個陰陽與道密切相關的哲學理念。所以，在我們的腦海裡還是留下一連串的疑問：真正具有哲學內涵的「陰陽概念」究竟形成於何時？及其花落誰家呢？它是以什麼為背景而形成的呢？它形成的依據又是什麼呢？它與「道」之間到底存在何種關係呢？但從《詩經・公劉》延至《左傳》《國語》乃至諸子百家，在這長達數百年的漫長歲月裡，就陰陽之演變而言，史書與諸子百家確實沒有成就，想從史料與諸子著作中找出賦有哲學內涵——「陰陽概念」的形成蹤跡，幾乎是不可能的事。而且，這也是無可爭辯的事實。

天地自然雖然周而復始地沿著自己的軌跡演化，但每年每季每月的氣候氣象都不一樣，不時突發的異常氣象嚴重地威脅著自然萬物的繁衍與生存。在人間，生、老、病、死這一悲壯的生命戲劇同樣無時不刻都在上演，也是每個人都逃脫不了的經歷，不管是尊貴富有還是卑賤貧窮。在賦予生命以哲學內涵之前，首先是異常的自然環境和各種疾病帶給肉體與精神難以忍受的痛苦與折磨，以及對老化的恐懼與悲哀。死亡是人生組成的一個部分，「入

---

[17] 參閱張立文〈帛書〈繫辭〉與通行本〈繫辭〉的比較〉，陳鼓應主編《道教文化研究》第三輯，126 頁。

[18] 引自陳松長〈帛書〈繫辭〉釋文〉，陳鼓應主編《道教文化研究》第三輯，416，417，420，421 頁。

水不濡，入火不熱」（《莊子・大宗師》）的真人恐怕已不是人。但諸如此類都是醫家、醫學必須面對的現實問題，而且從一開始就成為醫家的職責與使命。醫家在臨床上堅持不懈地觀察與探索生命與天道之間的關係，尋找疾病發生的原因，探究治療與預防疾病的有效方法，考察生命的意義。更何況連朝菌、蟪蛄、螻蟻、澤雉等卑微的生命，獨足右師、支離疏等形體殘缺者、問生尋死等都能成為《莊子》生命哲學的催化劑。

為此，我們嘗試從《內經》中尋找賦有哲學內涵——「陰陽概念」的形成線索，發現〈四氣調神大論〉是一篇值得深入研究的醫學文獻。該篇為探討預防疾病的養生之道，首先簡要地描述春、夏、秋、冬四季變化的景致和氣候特點，與之相應的具體養生方法及其原理，以及順應四時養生對身體的益處和違背之可能傷及的臟腑與造成的疾病等。在「夏三月」中，觀察到不重視養生或相向而行的話，

> 逆之則傷心，秋為痎瘧。奉收者少，冬至重病。

即因夏季不重視養生或生活不慎，就會造成秋季瘧疾病的發生。根據中國瘧疾發生的潛伏期，這種說法當然不能成立。這只能說明在這篇文獻形成的時代，秋季仍然處於高溫潮濕的氣候環境之中，以致在秋季瘧疾病還時常流行[19]，與《內經》所強調的四季氣候特點：冬寒、春熱、夏暑、秋濕相符。表明該篇醫學文獻形成的時期較早，可以推斷是在五行概念尚未成立的年代。如果說可以確定陰陽概念形成於此篇的話，那就說明中國古代陰陽概念的成立要早於五行概念。我們可以從以下幾點進行論證。

第一，〈四氣調神大論〉並非為整合四季養生之道而有意識地捨棄了長夏與中央脾土。因為四季養生所針對的體內臟器：春季養肝，夏季養心，秋季養肺，冬季養腎，唯獨缺失長夏時節養脾，而且篇中從四時匯出的也只

---

[19] 參閱本書上篇〈《黃帝內經》形成的年代與地域〉第三章「醫學陰陽四時五行理論」的相關內容。

是：少陽、太陽、太陰、少陰。

> 逆春氣，則少陽不生，肝氣內變。逆夏氣，則太陽不長，心氣內洞。逆秋氣，則太陰不收，肺氣焦滿。逆冬氣，則少陰不藏，腎氣獨沈。

這與經絡理論中所謂「夏氣—太陽—心氣」的配對模式毫不相干，完全是遵循春生、夏長、秋收、冬藏的自然變化規律。而且，這種「肝—少陽」、「心—太陽」、「肺—太陰」、「腎—少陰」的配對模式，即使在《內經》中也不多見。至於少陽、太陽、太陰、少陰的提法，可能出現於六經、十一經脈形成之前。

第二，〈生氣通天論〉中出現如下的記述，

> 是以春傷於風，邪氣留連，乃為洞泄。夏傷於暑，秋為痎瘧。秋傷於濕，上逆而咳，發為痿厥。冬傷於寒，春必溫病。

這一段話在〈陰陽應象大論〉中重現，雖然語句的內容前後有所改動，但在其前頭可見「故曰」二字，明確表明這是引自前人之說。詳查《內經》之後，可以認定它是引用〈生氣通天論〉的，足以說明這兩篇文獻形成的前後關係。而〈陰陽應象大論〉是一篇在陰陽理論的大前提下，詳備地闡述五行理論的文獻，雖然沒有提及「長夏」或「至陰」。

第三，〈六節藏象論〉已經接納了「長夏」這個獨特的時節，是討論形成醫學陰陽四時五行理論[20]的重要篇章。但在五臟配對五行的模式中，

> 心者，生之本，神之變也，其華在面，其充在血脈，為陽中之太陽，通於夏氣。

---

20 參閱前注以及本篇下節「金木水火土與醫家」。

可以確認它是在〈四氣調神大論〉的基礎上展開的。因為其中對於「長夏」與土行的臟腑配對，卻把消化系統的臟器甚至膀胱等都歸於同一個類型，

> 脾胃大腸小腸三焦膀胱者，倉廩之本，營之居也，名曰器，能化糟粕，轉味而入出者也，其華在唇四白，其充在肌，其味甘，其色黃，此至陰之類，通於土氣。

由此可見，醫家創建醫學陰陽四時五行理論初始階段臟腑配對的龐雜性，他們幾乎把所有與消化系統有關的臟腑組織都納入了長夏——脾土系統。至於少陽、太陽、太陰、少陰的提法還見於《靈樞・通天》，篇中只立少陽、太陽、太陰、少陰四類，再加上「陰陽平和之人」形成五個不同人群組別，以回應「天地之間，六合之內，不離於五，人亦應之，非徒一陰一陽而已也」的理論要求，把世間之人分為五大類別。直至《靈樞・陰陽二十五人》，才開始出現「先立五形金木水火土，別其五色，異其五形之人。」

第四，〈四氣調神大論〉中兩次提及「白露不下」，這是《內經》中唯一出現「白露」一詞的篇章。所謂「白露」，即太陽到達黃經 165 度為標誌，它作為一種獨特的自然氣象或二十四節氣之一，表示孟秋時節的結束和仲秋時節的開始，連南方的氣候也從這個節氣開始入秋。《禮記・月令》曰：「涼風至，白露降，寒蟬鳴」，冷風起寒氣至，氣溫開始下降為其主要特徵。現代氣象學研究表明，早晨植物表面開始有露水進入白露節氣，夏季風逐步被冬季風所代替，冷空氣轉守為攻，暖空氣逐漸退避三舍。冷空氣分批南下，帶來了一定的降溫幅度。雖然白晝陽光尚熾熱，但夜間氣溫下降較快，水氣遇冷凝結成細小的水珠。北方地區包括黃河流域的甘肅、陝西、山西、華北等地更是少雨乾燥，易於出現揚塵風沙。但「白露不下」意味著夏季暑熱氣候依然在延續，秋季顯然被延遲而縮短了。

〈四氣調神大論〉通過闡述順應四時春生、夏長、秋收、冬藏的自然變化以養護身體的規律之後，隨即開始強調天之氣的強大作用，

> 天氣，清淨光明者也，藏德不止，故不下也。天明則日月不明，邪害空竅，陽氣者閉塞。地氣者冒明，雲霧不精，則上應白露不下。交通不表，萬物命故不施。不施，則名木多死。惡氣不發，風雨不節，白露不下，則菀槁不榮。賊風數至，暴雨數起，天地四時不相保，與道相失，則未央絕滅。唯聖人從之，故身無苛病，萬物不失，生氣不竭。

這一段文字是該篇闡述另一種來自觀察自然界異常氣候變化的重要報告，即天地之氣運行失調對萬物生命的影響與損害。我們可以從這段記述中讀取以下幾點資訊：

一，它提出天之氣的性質為清淨，即肉眼看不見手也摸不著，而且「視之無形，嘗之無味，故謂冥冥」（《素問・八正神明論》），所謂無形無跡，無色無味。在天空卻顯現著光明（古人尚未瞭解恒星發光以及地球繞太陽運轉），雖然高高在上卻永不停止晝夜、四時的消長更替，這種德性也就是《易・象傳》所說的「天行健」。

二，光明的發動意味著內在的動力，光明帶給人溫暖的感覺，即使在天明而日月不明之時，如黎明與黃昏，陰雨天以及地氣發動造成霧霾、揚塵等，但與其夜間相比仍然存在溫度的差異，古人因此感到神秘，故《內經》又謂之神明（有關神明詳見後述）。

三，由於陽氣運作的消長形成了寒熱的差異，由此出現各種異常的氣象或氣候，四時相失，氣候炎熱，狂風暴雨連作，甚至因雲霧、陰霾、揚塵乃至沙塵暴造成「沙漠化」等無情地摧殘萬物生命。有如〈生氣通天論〉所說：「陽氣者若天與日，失其所，則折壽而不彰」，即認為天與日光的陽氣對萬物生命的重要性，但兩者之間在溫度上還是存在一定的差別。

四，所謂「道」，就是一種價值的認可，自然萬物必然要遵循天道運行的規律——春生、夏長、秋收、冬藏，不管是養生還是臨床診治疾病都不能違背這個順應自然規律的價值觀，因為「道之大者，擬於天地，配於四海。」（《素問・徵四失論》）

「蒼天之氣，不得無常也」（〈六節藏象論〉），蒼天之氣規律性地形成光明，造就晝夜、明晦與四時的更替輪回，激發自然萬物的化生。〈陰陽別論〉曰：「靜者為陰，動者為陽」；〈方盛衰論〉曰：「陰陽並交者，陽氣先至，陰氣後至」，陽氣可視為一種源生動力，而陰陽則是一氣運作的內在動力，所謂「夫自古通天者，生之本，本於陰陽」（〈生氣通天論〉）也。[21]要而言之，一氣既是催生萬物的動力，又是形成萬物生命的基本物質，一切皆從「有」開始。這是《內經》有關宇宙論及宇宙生成論的基本觀點。〈四氣調神大論〉從長期觀察年復一年的四時變化規律之後總結說：

> 夫四時陰陽者，萬物之根本也。所以聖人春夏養陽，秋冬養陰，以從其根，故與萬物沈浮於生長之門。逆其根，則伐其本，壞其真矣。故陰陽四時者，萬物之終始也，死生之本也，逆之則災害生，從之則苛疾不起，是謂得道。

所謂「四時陰陽」，是從四季變換與交替之中推導出「陰陽」的一個重要內涵，如《素問・經脈別論》曰：「故春夏秋冬，四時陰陽」。該「四時」是指以空間變化為主時間為輔，例如，「春三月，……萬物以榮」，「夏三月，……萬物華實」，〈四氣調神大論〉扼要展示了占居天地一定空間的萬物，在春、夏、秋、冬四季不同氣溫的催化之下所呈現的不同變化，構成了不同的自然景觀，同時展現了從地到天、六合之間無限延伸的空間的

21　《國語》載周「幽王二年（西元前 780），西周三川皆震。伯陽父曰：周將亡矣。夫天地之氣，不失其序。若過其序，民亂之也。陽伏而不能出，陰迫而不能蒸，於是有地震。今三川實震，是陽失其所而鎮陰也。陽失而在陰，川源必塞，源塞，國必亡。」（引自徐元誥撰《國語集解》，26 頁）伯陽父以地下陰陽二氣的異常聚散解釋地震的形成與國運的關係。龐朴先生認為「這個序，指陽氣不能發乎地，去同出乎天的陰氣交通，……這個陰天陽地、陰上陽下的古老說法，同後來的觀念正好顛倒。……陰陽顛倒的時間，在文獻上留下痕跡，似乎始見於《左傳・昭公元年》醫和為晉侯看病時的對話。」（引自龐朴〈陰陽：道器之間〉，陳鼓應主編《道家文化研究》第五輯，6 頁）

變化。所以《靈樞・根結》開篇云：

> 天地相感，寒暖相移，陰陽之道，孰少孰多。

四時所顯現的、因寒熱消長帶來不同的景觀變化，這正是陰陽提供給萬物化生的能量變化所致。陰陽因此也得以抽象為萬物生化的根本。「四時陰陽者，萬物之根本也」，陰陽成為天地萬物生成的本原，也就是老子所謂「萬物之母」的道。

所謂「陰陽四時」，則由陰陽消長之特性展示一年四季的變換，揭示自然萬物沿著春生、夏長、秋收、冬藏的運行而變化，演示一個由始到終、終而復始、循環反覆——生命的再生與輪回的循環規律，體現了陰陽的另一種「生生不已」的大化精神。同時，它又是一個以時間為主的概念，展現時間流逝的順序和無限持續的永恆。「陰陽四時者，萬物之終始也，死生之本也」，陰陽又為天地萬物存在的依據，也就是老子所謂「萬物之宗」的道。陰陽既是天地萬物之本原，又是天地萬物存在的依據，它已經從天道昇華為擁有本體意義的道。所謂「一陰一陽之謂道」應該源於此。因為除此之外，〈繫辭〉之前找不到其他以陰陽論道為依據的文獻了。雖然今本《老子》的道也源於天道，「天下萬物生於有，有生於無」，道就是「無」，但卻找不出其中的過程，以致有學者從老子當任史官掌管天道的身分尋求道的形成過程。[22]而《內經》不管是論氣還是陰陽都是從「有」開始的。

在《內經》中，闡述四時與人體的生理、病理以及臨床診療之間關係的內容隨處可見，而討論「終始」的基本集中於經脈、針刺與經絡理論之中。《靈樞・九針論》曰：「調陰陽四時而合十二經脈」；強調「凡刺之道，必通十二經絡之所終始」（《靈樞・本輸》），因為十二「經脈流行不止，環周不休」（《素問・舉痛論》），《靈樞・衛氣》曰：

---

22 參閱王博著《論老子思想的史官特色》（文匯出版社，1993 年），以及王博〈老子思維方式的史官特色〉（陳鼓應主編《道家文化研究》第四輯，上海古籍出版社，1994 年）。

陰陽相隨，外內相慣，如環之無端。

所以《靈樞・終始》曰：

凡刺之道，畢於終始，明知終始，五藏為紀，陰陽定矣。

陰陽既是化生萬物生命的本原，又是萬物生命終始循環的依據，同時展示了客觀實在的宇宙時空。而時空形式的「先驗」存在，使陰陽具有了普遍必然性的哲學意義，所謂「且夫陰陽者，有名而無形，故數之可十，離之可百，散之可千，推之可萬，此之謂也。」（《靈樞・陰陽繫日月》）至此，陰陽已不止於寒熱、晦明的抽象，也不再是泛指自然現象的天道，而是華麗轉身確立名副其實的「陰陽概念」，成為揭示自然界變化的內在動力與運動規律，以及運動的存在形式與基本屬性，具有豐富哲學內涵的一個重要哲學範疇。

與上述《靈樞・陰陽繫日月》總結陰陽規律不同，《素問・陰陽離合論》曰：「陰陽者，數之可十，推之可百，數之可千，推之可萬，萬之大不可勝數，然其要一也。」同述陰陽概念，後者推進一步從「多」推導出「一」，「一」成為一個極致之數，一個完全抽象之數。這也就是說《內經》不管是從抽象的還是繁雜的臨床診斷，皆從雜多中推導出「一」，由繁而簡，符合一般歸納邏輯的推理思維。這種抽象之氣和陰陽乃至「一」的關係與古希臘早期哲學的結構自然觀[23]極為相似。但《內經》醫家並未明確地說出「道」的內涵，只是強調遵循某種規律或樣式生活的人，可以認定為得道之人。這與《老子》的「道生一」正好相反，道生一生二生三繼而化生出自然萬物，由抽象之「一」繁衍出「多」，由簡而繁，似乎有所本的演繹。正如《老子》第 39 章曰：「昔之得一者，天得一以清，地得一以寧，神得

---

23 參閱鄧曉芒〈古希臘羅馬哲學講演錄（一）〉，《西南政法大學學報》第九卷第 1 期，2007 年，16 頁。

一以靈，穀得一以盈，萬物得一以生，侯王得一以為天下貞。其致之。謂天無以清將恐裂，地無以寧將恐廢，神無以靈將恐歇，穀無以盈將恐竭，萬物無以生將恐滅，侯王無以高貴將恐蹶」[24]，一個「昔」字暴出今本《道德經》深藏的秘密。而且郭店楚簡《老子》簡本亦未見此章。

其實關於「陰陽」，《國語・越語下》還出現過一處。事發於春秋晚期，勾踐被吳王釋放歸國之後（西元前 490 年），就和范蠡商議復仇夫差。由於勾踐以往過分相信與依賴占卜迷信，結果徹底輸掉了與吳王的戰爭。正如韓非所說：「越王勾踐恃大朋之龜，與吳戰而不勝，身臣入宦於吳，反國棄龜，明法親民以報吳，則夫差為擒。故恃鬼神者慢於法，恃諸侯者危其國。」[25]范蠡認為自己精於軍事而文種強於治理內政，且當時的越國內外環境皆不利於出兵攻打吳國。所以他勸說：

> 四封之外，敵國之制，立斷之事，因陰陽之恒，順天地之常，柔而不屈，彊而不剛，德虐之行，因以為常。

勾踐聽罷暫停了復仇計畫。越王又經過五年的臥薪嚐膽，終於玄月「遂興師伐吳，至於五湖。吳人聞之，出而挑戰，一日五反。王弗忍，欲許之」。范蠡再次進諫曰：

> 臣聞古之善用兵者，贏縮以為常，四時以為紀，無過天極，究數而止。天道皇皇，日月以為常，明者以為法，微者則是行。陽至而陰，陰至而陽；日困而還，月盈而匡。古之善用兵者，因天地之常，與之俱行。……凡陳之道，設右以為牝，益左以為牡，蚤晏無失，必順天

[24] 引自魏・王弼注，樓宇烈校釋《老子道德經注校釋》，105-106 頁。

[25] 引自清・王先慎撰，鍾哲點校《新編諸子集成・韓非子集解》，中華書局，2003 年，123 頁。

道，周旋無究。今其來也，剛彊而力疾，王姑待之。[26]

徐復觀先生認為，上述兩段范蠡所言涉及的陰陽，「這都是就寒暖所推理出陰陽之氣，當在（醫和）六氣範圍之內」，以及「以天候明暗之度而言。這也與《左傳》上的材料相合。」[27]上述有關范蠡的引文不長，其中出現的陰陽與剛柔、順逆、牡牝、四時，乃至天極、常、紀、數等詞語皆已頻繁地出現於《內經》。我們姑且相信這些言論皆出自范蠡之口，他作為一位兵家與直接指揮戰爭的決策者，需要經常利用天文、地理、氣象等多方面知識，活用「常」與「變」的陰陽之道。尤其是他要親臨戰場，有機會直視兵士血肉拼搏的場景，感悟生命的尊貴，敬畏生命之心都有可能不同於諸子。[28]

《孫子兵法》開篇指出：「兵者，國之大事也。死生之地，存亡之道，不可不察也。」[29]兵家相比諸子對生命的敬畏、生死的領悟可能更為深刻。李澤厚先生曾總結了先秦時期的兵家思想，認為「以《孫子兵法》為代表的這種兵家思想已成為後世中國的思想傳統。它在《老子》那裡，便上升為哲學系統。」[30]假如我們將兵家與《內經》醫家的思想行為相比較，就能清晰地明辨兵家的思想遠不及醫家。

第一，兵家不可能像醫工那樣每天遭遇和思考別人的身體與生命，把他人的身體作為客體進行仔細觀察，使醫學知識不斷得以累積。而且不是從單一的解剖層面，還要觀察生理、病理的變化，尋求其中客觀存在的疾病規律，為臨床辨症提供必要的依據。甚至將疾病放置於宇宙空間之中，長年觀察一年四季氣候變化、不同地域環境對個人身體、群體所產生的影響，力圖

26 引自徐元誥撰《國語集解》，578-579，584-586頁。

27 參閱徐復觀著《中國人性論史・先秦篇》，引自458頁。

28 范蠡因深究陰陽之道，理解生命之尊貴，所以圍困吳軍三年而不攻，致使吳軍自潰而敗，最終「至於姑蘇之宮，不傷越民，遂滅吳」（引自徐元誥撰《國語集解》，588頁）。

29 引自銀雀山漢墓竹簡整理小組編《銀雀山漢墓竹簡（壹）》，文物出版社，1985年，摹本1，3頁。

30 詳細參閱李澤厚著《中國古代思想史》的「兵家辨證法特色」，生活・讀書・新知三聯書店，2008年，77-83頁。

發現其中的必然規律，如時氣的太過與不及。所以，在《內經》中有關陰陽、五行的辯證思想及其活用的事例隨處可見。相較於兵家的大兵團作戰，醫家則是要針對每一個病人的特殊性進行施治，這也就不足為奇了。

第二，醫工不分晝夜地感觸病患的痛苦，時常直面病亡死者及其悲痛欲絕的親屬，尤其像醫和那樣負有治病如同治國責任心的醫家來說，其境遇和心情更是兵家所無法理解。醫工之「仁心」源於「萬物悉備，莫貴於人」的認識，由此樹立起「以民為上」，「病（患）為本，工為標」（〈湯液醪醴論〉）的民本思想和職業道德。《靈樞・玉版》還批判曰：「五兵者，死之備也，非生之具。且夫人者，天地之鎮也。其不可不參乎？」而兵家之「兵者，詭道也」，一切皆為更好偽裝以取勝對方，而且不斷教化與鼓勵「士以盡死為榮，退生為辱矣。」[31]

第三，醫工的內心感謝每一位就診的患者，認為是一種緣分，給予自己一次診療的體驗與經驗，甚至造就一位名醫的機遇。這也是祖上四代行醫的一個感悟。而兵家只是「視卒如嬰兒，故可與之赴深溪；視卒如愛嬰子，故可與之俱死」[32]，一切所為都只是為取得戰爭的勝利。甚至出現「吳起吮疽」，而士兵之母聞訊反悲痛欲絕的場景（見《史記・孫子吳起列傳》）。

第四，戰爭的發動多需周密的策劃與充分的準備，事先必須考慮天時、地利、人和等各種因素，但仍然遵照「兵之形，避實而擊虛。」[33]但疾病的發生更多是突發性的，不可能像兵家有更多的預先調查，除了每天必備的應急勢態之外，更需要平時的觀察與診治經驗的積累，綜合考慮天時、地利以及出生的貴賤、性情的勇怯、家庭的貧富等諸多因素，遵照治療法則「實者瀉之，虛者補之」（詳見本篇第七章），此與兵家乃有天道與人道的雲泥之別。

第五，所謂「兵家思想」，也只是局限於一少部分為爭王奪霸，以及為其服務的謀略團體；而醫家為了讓病人更好地配合治療，需要安定病患本人

---

31 引自《六韜，吳子，司馬法》（《四部叢刊初編本》第三四三冊）。

32 引自宋・吉天寶編《孫子集注》三（《四部叢刊初編本》第三四一冊）。

33 同上注，《孫子集注》二（《四部叢刊初編本》第三四零冊）。

的情緒，以及安撫家屬的不安心情，通常以非常通俗的語言解釋相關的醫理醫術，這足以使《內經》有關氣論、陰陽、五行等傳統思想文化得以廣泛的傳播。

第六，《韓非子・飾邪》開門見山批判陰陽家之流曰：「鑿龜數筴，兆曰大吉，而以攻燕者，趙也。鑿龜數筴，兆曰大吉，而以攻趙者，燕也。劇辛之事，燕無功而社稷危。鄒衍之事，燕無功而國道絕。……非趙龜神而燕龜欺也。……故曰：龜筴鬼神不足舉勝，左右背鄉不足以專戰。然而恃之，愚莫大焉。」[34]兵陰陽家是春秋戰國時期的一股逆流，「陰陽者，順時而發，推刑德，隨鬥擊，因五勝，假鬼神而為助者也」（《漢書・藝文志》）。[35]而《內經》的醫家早就背棄巫術迷信，為了治病求真甚至敢於解剖八尺之士的死體，以明人體結構及其生理。這種理性的思維正是臨床辯證論治的根本保證。

從范蠡的言論去理解馬王堆出土的《黃帝書》（或《黃帝四經》）中有關陰陽論述就更為容易。該文物被推定形成於戰國中期，內容僅論及陰陽而不涉五行，其中〈稱〉以「道無始而有應。其未來也，無之；其已來，如之。有物將來，其刑（形）先之」開篇，從無、有議論道發生之時的狀況，結尾曰：「凡論必以陰陽之大義，天陽地陰，春陽秋陰，夏陽冬陰，晝陽夜陰。大國陽，小國陰，重國陽，輕國陰。有事陽而無事陰。信（伸）者陽屈者陰。主陽臣陰。上陽下陰，男陽女陰，父陽子陰，兄陽弟陰，……諸陽者法天，……諸陰者法地」，以天地作為陰陽分類之大綱。《十六經》的〈觀〉云：「無晦無明，未有陰陽。陰陽未定，吾未有以名。今始判為兩，分為陰陽」；〈順道〉曰：「不辨陰陽，不數日月，不志（識）四時」，也是探討陰陽形成之前的世界。《經法・四度》曰：「極陽以殺，極陰以生，是胃（謂）逆陰陽之命。極陽殺於外，極陰生於內」；《十六經・果童》

---

34 引自清・王先慎撰，鍾哲點校《新編諸子集成・韓非子集解》，121-122 頁。並參閱陳奇猷著《晚翠園論學雜著》，上海古籍出版社，2008 年，58-61 頁。

35 引自漢・班固撰《漢書・藝文志》卷三十，1386 頁。

曰：「陰陽備，物化變乃生」[36]，討論陰陽變化的規律。《黃帝四書》雖然非專論陰陽，但不難發現其重「道」而不重「氣」的特點。有學者指出其中引用了范蠡的話有近 20 處，引用了《老子》的話約有 200 條左右。[37]

畢竟天道是春秋戰國時代諸子共同關心的一件大事。范蠡作為兵家在戰爭策略中出現「因陰陽之恒，順天地之常」、「四時以為紀」、「天道皇皇，日月以為常」、「必順天道，周旋無究」，這種總結於觀察自然所獲得的「恒」、「常」、「紀」、「天道」之類的法則，對於人的理性開啟與建構，以及理智地處理戰爭事務都顯現出一定的說服力。任繼愈先生曾經認為「范蠡的天道思想在認識自然之天的本來面貌上起了很大的推進作用」，但其「著眼點是政治軍事方面的問題，而不是自然哲學方面的問題」，至於「把天道思想進一步發展成為一種唯物主義的自然哲學體系，是直到戰國時期的道家才完成的。」[38]事實上並非道家，而是醫家始終遵循「天道」於日常養生和臨床診治疾病之中（詳見本篇第七章），並從中昇華出「道」。這也是范蠡對陰陽的認識與運用所無法比擬的。春秋末期至戰國前期，應該是有關陰陽哲學概念形成的重要時期，但從孔、孟、老、莊等諸子的著述中皆未見對陰陽理論的發揮，亦未見對自商周以來長期異常氣候環境對社會造成負面影響而發聲。不言而喻，古代醫家對天地自然的觀察與關注度遠遠地超越諸子文化精英，因此也拓展了自己對天地自然認識的視野。

《論語・陽貨》載：「子曰：天何言哉？四時行焉，百物生焉，天何言哉？」《易・繫辭上》曰：「子曰：知變化之道者，其知神之所為乎。」[39]今本《道德經》第四十二章未見「陰陽」、「四時」，卻能總結出「道生

---

36 引自國家文物局古文獻研究室編《馬王堆漢墓帛書（壹）》，文物出版社，1980 年，81，83，62，79，51，66 頁。

37 陳鼓應〈關於《黃帝四經》的幾點看法〉，《哲學研究》1992 年第 8 期，51 頁。

38 任繼愈主編《中國哲學發展史》（先秦），人民出版社，1983 年，130-131 頁。

39 徐復觀先生認為十易中所引的「子曰」，皆可認為是孔子後學所傳承的孔子的話（參閱徐復觀著《中國人性論史（先秦篇）》，177，495 頁）。結合范蠡、《內經》的相關言論，徐氏的觀點可取。

一，一生二，二生三，三生萬物。萬物負陰而抱陽，沖氣以為和」如此不朽的哲學名言。而我們也不難發現第五十一章曰：「道生之，德畜之，物形之，勢成之。……道之尊，德之貴，夫莫之命而常自然」[40]一文，老子只是變換詞語殊述春生、夏長、秋收、冬藏的哲理。勞思光先生總結《道德經》主要思想為三組：「（一）常、道、反；（二）無為，無不為；（三）守柔、不爭、小國寡民——無為觀念之展開。此中，（一）組觀念為其思想之根基，（二）組則為其思想之中心，（三）組表此中心思想在人事上之應用。」[41]而這三組的相關內容皆可見於郭店楚簡《老子》簡本。實際上，可以認為（一）組中的「常」提升於「陰陽四時」；「反」通「返」字[42]，昇華於「四時陰陽」；至於「道」則抽象於「一氣」。有專家學者也承認，「老子的宇宙生成論過於空泛，在道和萬物之間缺乏中間環節，戰國道家（莊學及黃老）乃發展出氣化論以補不足。」[43]《莊子》的〈大宗師〉曰：「與造物者為人，而遊乎天地之一氣」；〈齊物論〉曰：「凡物無成與毀，復通為一」，謂天地萬物皆為「一氣」所化，生死歸一。莊周後學對氣化為一的追根溯源之中，最終道出：「故曰：『通天下一氣耳。』聖人故貴一」，所謂「故曰」即引用先人之說[44]，說明道家的「天地一氣」宇宙論確實源自醫家之說。

---

40 引自魏・王弼注，樓宇烈校釋《老子道德經注校釋》，中華書局，2008 年，117，136-137 頁。

41 引自勞思光著《新編中國哲學史》第一卷，175 頁。

42 如《論語・微子》：「使子路反見之」；《墨子・魯問》：「三年而反」；《莊子・逍遙遊》：「旬有五日而後反」。勞思光先生認為「『反』則包含循環交叉之義。」（同上注，177 頁）

43 引自陳鼓應〈〈太一生水〉與〈性自銘出〉發微〉，陳鼓應主編《道家文化研究》第十七輯，三聯書店，1999 年，397 頁。

44 徐復觀先生曾指出，「某一作者對於自己所疏釋所引用的原文，而冠以『故曰』『所謂』，有時則省作『故』，殆為先秦之通例。」（引自徐復觀〈有關老子其人其書的再檢討〉，收入徐復觀著《中國人性史（先秦篇）》，425 頁）有學者也認為，「『故曰』一詞顯然表明是引古語。」（引自陳鼓應著《管子四篇詮釋——稷下道家代表作解析》，商務印書館，2006 年，203 頁）

《內經》繼承古醫籍《上經》的「一氣通天」說，而「陰之與陽，異名同類」（《靈樞．邪氣臟腑病形》），乃一氣兩分陰陽而已。〈寶命全形論〉曰：「天覆地載，萬物悉備，莫貴於人，人以天地之氣生，四時之法成」，形成了天、地、人的三大基本格局。[45]〈六節藏象論〉曰：

> 氣合而有形，因變以正名，天地之運，陰陽之化，其於萬物，孰多孰少。

醫家的這種「一氣——→陰陽——→天地人（萬物）」之宇宙模式，應該給予今本《老子》莫大的啟發，有助它進一步的概括與抽象。《內經》論一氣從「有」開始，以氣構成宇宙論和宇宙生成論，其中又頻繁地使用道與一。假如說今本《老子》在《內經》之前業已存世，醫家何必自己另辟一氣通天之蹊徑。今本《老子》曰：「天地萬物生於有，有生於無」，對此馮友蘭先生早年認為，「萬物之生，必有其最先者，此所謂最先，不是時間上底最先，是邏輯上底最先」，「道所生之一，就是有。有道，有有，其數是二。有一，有二，其數是三。此所謂一二三，都是形式底觀念。」[46]他這樣解釋就能和《老子》第一章的「無名天地之始，有名萬物之母」相對應了。有專家也認為今本《老子》對道和萬物密切相關的有無的觀點，前後不甚一致，自相矛盾。[47]而郭店楚簡《老子》簡本出現「天下之物生於有，生於亡」，而不是「有生於無」，這一字「有」之差，解決了長期以來專家學者在解釋上的困擾。[48]馮友蘭先生在後來出版的《中國哲學史新編》中，還是吐露了心

---

45 《素問．六節藏象論》：「夫自古通天者，生之本，本於陰陽。其氣九州九竅，皆通乎天氣，故其生五，其氣三。三而成天，三而成地，三而成人」；《素問．三部九候論》：「天地之至數，始於一，終於九焉。一者天，二者地，三者人，因而三之。」

46 引自馮友蘭著《三松堂全集》第 5 卷，河南人民出版社，2001 年，46 頁。

47 參閱方立天著《中國古代哲學問題的發展史》，中華書局，1990 年，7 頁。

48 參閱陳鼓應〈從郭店簡本看《老子》尚仁及守中思想〉，陳鼓應主編《道家文化研究》第十七輯，79 頁。

中的苦惱思緒，「就《老子》42 章說，它大概是一種宇宙形成論的說法，因為它的下文說：『萬物負陰而抱陽，沖氣以為和。』照下文所說的，一就是氣，二就是陰陽二氣，三就是陰陽二氣之和氣，這都是確有所指的，具體的東西。」[49]事實上，簡本時代尚未出現這二十五個字，顯然是後人增補進去的。為此，我們也提出以下幾個疑點作為商榷意見。

第一，1993 年 10 月湖北荊門郭店一號楚墓出土了一批竹簡，其中發現《老子》甲、乙、丙三篇，丙篇《老子》之末還抄寫有《太一生水》一文。這三組的竹簡共有七十一枚，總字數大約一千七百多，約為今本《道德經》的三分之一，故多數研究者稱之為「簡本」（本文從之），有學者推定該簡本為最古老的《老子》文本，今本是在這個基礎上不斷發展、增益與更改的結果[50]，但也有不少專家學者認為此乃今本《道德經》的節抄本。[51]有學者認為，簡本《老子》的丙組與甲組存在重複文章，指的是今本《道德經》第 64 章的內容，並以此否定郭沂氏的意見。[52]實際上，這個批判觀點是站不住腳的，亦不足為據。即使以今本的 64 章作為「標準」，甲組抄錄的是其前段至「足下」（26 簡）為止；而丙組抄錄的則是 64 章的後段，且前後內容

---

[49] 引自馮友蘭著《中國哲學史新編》上卷，人民出版社，1998 年，335-336 頁。

[50] 參閱池田知久〈尚處於形成階段的《老子》最古文本——郭店楚簡《老子》〉，陳鼓應主編《道家文化研究》第十七輯。李澤厚〈初讀郭店竹簡紀要〉，陳鼓應主編《道家文化研究》第十七輯，420 頁。郭沂〈楚簡《老子》與老子公案——兼及先秦哲學若干問題〉，《中國哲學》第二十輯，遼寧教育出版社，1999 年。尚可參閱尹振環〈《老子》非成於一時，作於一人的自證〉，《學術界》2005 年第 4 期，109-117 頁。收入尹振環著《重識老子與《老子》——其人其書其術其演變》，商務印書館，2008 年，27-38 頁。

[51] 詳見崔仁義〈荊門楚墓出土的竹簡《老子》初探〉，《荊門社會科學》1997 年 5 期；王博〈關於郭店楚簡《老子》的結構與性質——兼論其與通行本《老子》的關係〉，陳鼓應主編《道家文化研究》第十七輯；陳鼓應〈從郭店簡本看《老子》尚仁及守中思想〉，陳鼓應主編《道家文化研究》第十七輯。

[52] 參閱王中江〈出土文獻與先秦自然宇宙觀重審〉，《中國社會科學》2013 年第 5 期，69 頁。郭沂〈從郭店楚簡《老子》看老子其人其書〉，《哲學研究》第 7 期，1998 年。

之間完全沒有出現重複文句。只是丙組後段中「人之敗也，恒於其且成也敗也」一文，今本改為「民之從事，常於幾成而敗之」。[53]而且，前後兩段的內容並不相同，前段講防微杜漸，未亂先治；後段乃一如既往，自然無為，今本將它們並為一章反而給人留下強作之嫌。

至於墓葬的年代，發掘報告推定為「公元前四世紀中期至三世紀」[54]，李學勤先生等利用考古類型學方法推定為公元前四世紀末。[55]關於郭店楚簡《老子》簡本中尚未出現，「道生一，一生二，二生三，三生萬物。萬物負陰而抱陽，沖氣以為和」這一節，有學者也認為《老子》的早期傳本是沒有這段話的，不應該歸於簡本抄手或編定者的有意省略，如果當時有「道生一」的思想，那「太一」的概念就不能成立。[56]我們試想當時該節詞語已經存在的話，那些抄寫者或編撰者自然不會捨掉如此高度抽象的文句去抄錄《太一天水》吧！此乃我們提出疑問之首點。這一點對於視簡本為今本《道德經》節抄本的專家學者來說，確是一個非常棘手的難題。

第二，大多數學者都認為《太一生水》與《老子》有密切相關，其「在思想上與《老子》有關還是比較可信的。」[57]李學勤先生還為此撰寫過專文進行闡述[58]，但其中似乎缺乏有力的證據。如果這與《內經》的一氣通天論相比，《太一天水》只是闡述太一創生天地、神明、陰陽、四時的過程以及四時氣候的特徵等。

---

[53] 引自李零〈郭店楚簡校讀記〉，陳鼓應主編《道家文化研究》第十七輯，474 頁和魏・王弼注，樓宇烈校釋《老子道德經注校釋》，166 頁。

[54] 參閱〈荊門郭店一號楚墓〉，《文物》1997 年 7 期。

[55] 參閱李學勤〈荊門郭店楚簡中的《子思子》〉，《文物天地》1998 年 2 期；彭浩〈郭店一號墓的年代與簡本《老子》的結構〉，《道家文化研究》第十七輯；劉祖信〈郭店一號墓概述〉，收入艾蘭，魏克彬主編，刑文編譯《郭店老子——東西方學者的對話》，學苑出版社，2002 年。

[56] 參閱李存山〈從郭店楚簡看早期道儒關係〉，陳鼓應主編《道家文化研究》第十七輯，429、432-434 頁。

[57] 引自李零著《郭店楚簡校讀記》（增訂本），北京大學出版社，2002 年，215 頁。

[58] 參閱李學勤〈荊門郭店楚簡所見關尹遺說〉，《中國文物報》1998 年 4 月 8 日，第三版。

> 太一生水，水反輔太一，是以成天。天反輔太一，是以成地。天地▨也，是以成神明。神明復相輔也，是以成陰易陽。侌易陽復相輔也，是以成四時。四時復輔也，是以成滄熱。滄熱復相輔也，是以成濕燥。濕燥復相輔也，成歲而止。故歲者，濕燥之所生也。濕燥者，滄熱之所生也。滄熱者。四時者，陰陽之所生。陰陽者，神明之所生也。神明者，天地之所生也。天地者，大一之所生也。[59]

馮友蘭先生認為，「《老子》說：『道生一，一生二，二生三，三生萬物。』道生一，所以道就是『太一』。……『一』是道之所生，所以道稱為『太一』。」[60]太一就是道，雖然與「道生一」相矛盾，但通觀郭店楚簡《老子》簡本尚未發現「一」字，況且道與天、地、王並列為四大，道也非居其他三者之上，而「人法地，地法天，天法道」，道尚有所法——自然。《老子》簡本的編撰者或抄寫者絕不會為《太一生水》而有意不抄錄相關語句。他們更有可能覺得有必要對《老子》的「道」予以提昇，才把《太一生水》一篇抄寫於其後。而《太一生水》的消失應該與這二十五字簡明扼要高度概括的文句出現直接相關。

太一生水[61]，水天相輔以成天地，神明[62]出現後而陰陽分，四時定後而寒、熱、濕、燥成，「成歲而止」但「周而又始」。而且，當時的四時氣候

---

59 引自荊門市博物館《郭店楚墓竹簡》「太一生水釋文注釋」，125 頁。

60 引自馮友蘭著《中國哲學史新編》上卷，335 頁。

61 我們認為任何一種想像或抽象的東西在自然界裡都能找到它的原形事物。所謂「太一」就是廣大無邊之「一」，也就是現代人所說的地平線。當人們登上高山之巔，遙望廣闊無邊的大海或一望無邊的平原時，所看到的地平線就是一條無限延伸的一字線。而且這一條一字線永遠都是呈現著水天相連的景象，天、地與一字之間永遠形成一個夾角，不管你追尋到地球上的任何一個地方。而神明正是從那個夾角開始透露出來的曙光，至少在肉眼觀察的時代是成立的。身入其境的視野體驗足以激發與提升人的思考境界，「這『視』與『境』水乳交融，相互相成。沒有哪個視野中能無境，也沒有哪個境界不在視野的構成之中。」（引自張祥龍先生著《海德格爾思想與中國天道》，生活讀書新知三聯書店，1996 年，頁 16 注腳）

62 有關「神明」的解釋，詳見本篇第五章，279-280 頁。

的特點是以冬寒、春濕、夏熱、秋燥為主的，其中的「春濕」應該與江淮以南春季多雨潮濕的氣候環境密切相關，這一點對於稽定該文的形成地域以及撰著者的出身地都有重要的意義。但是，這種氣候特點與《內經》中所展示的冬寒、春熱、夏暑、秋濕的四季氣候已經有了顯著的變化。如果我們能平心靜氣地就中國歷史氣候環境變遷而論，不難推斷《太一生水》的成書年代不可能早出戰國中期。因為戰國後期的氣溫已經開始明顯下降，所以《太一生水》成書時代，夏暑已經變為夏熱，秋濕也早已不見，成為秋燥的季節。

第三，今本《道德經》第四十二章若不增入「負陰抱陽」、「沖氣」這一條文，基本上就是以論道為主，旨在倡導無為而無不為，並不涉及陰陽與氣。即使是「上陰下陽」的不合情理的組合[63]，且在今本《道德經》中，既無內證亦無同時代他書的旁證，但學人依然習慣性於把它作為道家論陰陽與氣的起點。有專家學者為此感到為難，「一般以元氣解『一』，以陰陽解『二』，以和氣解『三』，但元氣、和氣都屬於漢人觀點」[64]，只是他沒有把眼光投向《內經》而已。《韓非子・解老》通篇詮釋「道」，也不見與該條文相關的內容。而且，「沖氣」一詞僅被《文子》[65]、《淮南子》、《老子河上公章句》與《漢書・五行志》引述或詮釋。《文子・九守》曰：「是以聖人以道鎮之，執一無為，而不損沖氣」[66]，沖氣已有了精氣或元氣的意蘊。《老子河上公章句》注解「沖氣以為和」曰：「萬物中皆有元氣，得以和柔，若胸中有藏，骨中有髓，草木中有中空與氣通，故得九生也」[67]，這

63　參閱本書上篇〈《黃帝內經》形成的時代與地域〉第三章73-74頁以及本篇199-200頁。

64　引自陳鼓應〈〈太一生水〉與〈性自銘出〉發微〉，陳鼓應主編《道家文化研究》第十七輯，396頁。

65　今本《文子》的真偽及其與《淮南子》的關係歷來存在爭議，自 1973 年河北定州八角廊竹簡《文子》出土，至少證明西漢初期已有《文子》流傳。有人推定其成書於戰國晚期（參閱白奚〈《文子》的成書年代問題〉，《社會科學》2018 年第 08 期）；也有人認為今本《文子》成書下限在東漢高誘注解《呂氏春秋》之前（參閱何志華著《文子著作年代新證》，香港中文大學出版社，2004 年）。

66　引自王利器撰《文子疏義》，中華書局，2000 年，154 頁。

67　引自王卡點校《老子道德經河上公章句》，中華書局，1993 年，286 頁。

可能參照了《文子・上德》中的相關內容。《漢書・五行志》曰：「凡貌傷者病木氣，木氣病則金沴之，沖氣相通也」[68]，沖氣被理解成五行循環之中的相殘沴氣。

第四，今本《道德經》第七十七章曰：

> 天之道，損有餘而補不足。人之道則不然，損不足以奉有餘。[69]

這一條文更不見於郭店楚簡《老子》簡本，因為簡本只到今本六十四章為止。日本學者山田慶兒氏認為中醫治療根本法則「損有餘，益不足」源於《道德經》[70]，這個推測有本末倒置之嫌。思想的確可以指導實踐，但哲學思想也不可能憑空臆造，更多來源於世間對實踐的探究與經驗的思考。所謂「虛則補之，實則瀉之」，這一對極其重要的治療法則，並非開始於《內經》，早在《刺法》這部古醫籍中就已經出現。[71]這不是一代醫家所能總結出來的規律，而是幾代乃至數十代醫家持續不懈的觀察，臨床反覆驗證的經驗，可以肯定它不是在短時期內形成的，而且還是演化於中國獨特的地理環境與氣候變化（詳見本篇第七章）。《道德經》只是老子個人對社會、生活的經驗總結，著者對於天道的奧妙可能心餘力絀，更多的是無可奈何。[72]

第五，《內經》論道始終從未給「道」下過明確的定義，無獨有偶，這一點與《道德經》極為相似。先秦醫家以展示道的不同存在形式為特徵，如遵從陰陽四時而生活的人，「苛疾不起，是謂得道」等。《內經》倡導防病養生生活，〈上古天真論〉曰：「夫道者，能卻老而全形，身年雖壽，能生字也」，鼓勵人們自然地延長壽命，百歲之年就是得道之日。百歲不僅完整

---

[68] 引自漢班固撰《漢書》卷二十七，1108頁。

[69] 引自魏・王弼注，樓宇烈校釋《老子道德經注校釋》，186頁。

[70] 參閱山田慶兒著《中国医学の思想的風土》，潮出版社，1995年，34-35頁。

[71] 〈調經論〉：「黃帝問曰：余聞《刺法》言：有餘寫之，不足補之。」

[72] 《道德經・七十三章》曰：「天之所惡，孰知其故？是以聖人猶難之。」（引自魏・王弼注，樓宇烈校釋《老子道德經注校釋》，181頁）

經歷了生、長、收、存，尚「能生子也」則完美地進入生命週期的循環，謳歌陰陽之道自然而為的魅力。但郭店楚簡《老子》卻提出：「物壯則老，是謂不道」[73]，他們把壯年之後的人生視為「不道之年」，這個批判顯然是有所針對的。尤其是將赤子譬為「含德之厚」，竟視老年為不道，被公認為生命與自然不可分割的《道德經》，又是如何實現「道法自然」呢？《道德經》曰：「道法自然」，專家學者並不認為「自然」置於道之上，「《老子》中的『自然』是自然而然之意似乎是學術界的共識或常識。」[74]《詩經》《左傳》《國語》皆未見「自然」一詞。《內經》強調聖人合天地人事之道必有規則、法式，同時言及「自然」，認定工匠之人發現、製作的直尺、圓規、方尺皆為「自然之物」，並將「臨深決水」、「循掘決沖」因勢利導喻為「自然」[75]，並為魏晉時期玄學名家王弼所轉述。[76]這種「自然」是指天地間潛在的規則、法式，其內涵與由陰陽概念中所蘊含之道是一致的，所謂「道在於一」也。今本《道德經》開篇第一條曰：「道可道，非常道；名可名，非常名。……」，感歎總結道的概念是件何等艱難之事。然而

73 引自李零〈郭店楚簡校讀記〉，陳鼓應主編《道家文化研究》第十七輯，4634 頁。今本《道德經》同出此文。

74 引自劉笑敢〈老子之人文自然論綱〉，《哲學研究》2004 年第 12 期，26 頁。

75 《靈樞・逆順肥瘦》載：「歧伯曰：聖人之為道者，上合於天，下合於地，中合於人事，必有明法，以起度數，法式檢押，乃後可傳焉，故匠人不能釋尺寸而意短長，廢繩墨而起平水也，工人不能置規而為圓，去矩而為方。知用此者，固自然之物，易用之教，逆順之常也。黃帝曰：願聞自然奈何？歧伯曰：臨深決水，不用功力，而水可竭也，循掘決沖，不顧堅密，而經可通也，此言氣之滑澀，血之清濁，行之逆順也。」醫家認為道是一種法度、規律，猶如直尺、圓規、方尺等自然之物與人方便。

76 「法，謂法則也。人不違地，乃的全安，法地也。地不違天，乃得全載，法天也。天不違道，乃得全覆，法道也。道不違自然，乃得其性，（法自然也）。法自然者，在方而法方，在圓而法圓，於自然無所違也。自然者，無稱之言，窮極之辭也。」（引自樓宇烈著《王弼集校釋》上冊，中華書局，1980 年，65 頁）正因為王弼僅選用了方與圓，所以認為他當時應該讀過《內經》。

這一條文在郭店楚簡《老子》中尚未出現。[77]甚至有學者指出，「如果八十章都丟掉，只剩第一章，我覺得他還是可以稱為中國第一個哲學家，因為在他之前沒有人提到『天地萬物是從哪裡來』這個問題。萬事萬物怎麼來的？」鑒此，我們是否還有必要去查尋，《內經》醫家深受今本《道德經》之影響，有意識地對道不下定義呢？

第六，對於老子其人其書，清代學者汪中（1744-1794 年）在〈老子考異〉中首先提出質疑，力主老子為戰國時人。[78]關於老子和孔子以及《道德經》和《論語》究竟誰先誰後，上世紀二、三年代，胡適先生與馮友蘭先生就各持己論，胡氏認為老子在先[79]而馮氏則以為孔子在前。[80]隨後又有梁任公及錢穆先生認為《老子》在《莊子》之後。[81]我們所熟知的有關老子的故事幾乎都是出於《莊子》，所以有學者推測，這「很有可能是莊子的虛構」[82]，但早有學者詳細分析《莊子》寓言的結構，認為《莊子》即使虛構老子，決不欲在年代上造假，「老子為孔子之師而先於孔子可稱為事實矣。」[83]徐復觀先生認為老聃其人在孔、墨之後與莊子之前，而《老子》編

---

[77] 引自陳鼓應〈道家思想與現代生活〉，愛思想網（http://www.aisixiang.com/data/133229.html）。

[78] 汪容甫〈老子考異〉（參閱歐陽哲生主編《傅斯年全集》第二卷「八，《老子》五千言之作者及宗旨」，湖南教育出版社，2003 年）。

[79] 參閱胡適〈老子略傳〉以及〈與馮友蘭先生論《老子》問題書〉，羅根澤編著《古史辨》第四冊。

[80] 參閱馮友蘭〈《老子》年代問題〉，羅根澤編著《古史辨》第四冊。

[81] 參閱梁啟超〈論老子書作於戰國之末〉（羅根澤編著《古史辨》第四冊）；錢穆著《錢賓四先生全集⑦・莊子通辨》，聯經出版事業公司，1998 年。

[82] 引自李零著《死生有命，富貴在天——《周易》的自然哲學》，三聯書店，2013 年，10 頁。不過，日本知名學者津田左右吉在他的論著《儒道兩家關係論》中早就指出，「創言《老子》書並非老子，都是莊子所假造，其意蓋欲用以解釋其所謂儒道之衝突也。」（轉引自黃方剛〈《老子》年代之考證〉，羅根澤編著《古史辨》第四冊，上海古籍出版社，1982 年，377 頁）

[83] 參閱黃方剛〈《老子》年代之考證〉，羅根澤編著《古史辨》第四冊，上海古籍出版社，1982 年，377 頁。

撰成定本時間應在《莊子》之後。[84]勞思光先生從先秦諸子批判楊朱顯學中尋求老子思想的蛛絲馬跡，最終據〈養生主〉等確認「道家之老聃」的存在，至於今本《道德經》可能出於莊子之後。[85]隨著馬王堆漢墓《老子》多種文本的出土，有學者撰文〈老學先於孔學〉。[86]李學勤先生在此基礎上進一步論證，認定「《老子》之書先成之事，可以認為是確實可據的。」[87]也有學者認為《道德經》並非老子原作，有其後學參與的部分，但保留下老子的主要思想，也反映了楚人的思想[88]，這種說法也許更符合實情。國內已有學者開始意識到有必要分離老子其人與《道德經》的關係，而且批評「國內學術界一向有為歷史名人拔高發現、提早年代的習慣。」[89]綜上所述，有必要分離老子其人與今本《道德經》，這在學術界逐漸形成了一種共識。而老子早於孔子，《道德經》晚出於《莊子》或成為主流的意見。不論《莊子》先於或晚於《道德經》，而先秦醫家的一氣通天論以及陰陽概念，對於早期道家思想的影響可能成為毋庸置疑的事實。

縱觀先秦時期陰陽概念的形成過程，〈四氣調神大論〉闡述四時養生並最終創立了陰陽概念。人們或許要問醫家為什麼討論養生還要介入哲學領域呢？實際上，所謂「養生」，自然要包含保護身形的「養身」和保養性命的「養生」兩重意義。首先，我們在日常生活中要想保持不病的身軀，就必須順應四時的氣候，遵循春生、夏長、秋收、冬藏的自然變化規律。而且，我

---

84 徐復觀先生認為《老子》「有關宇宙論這一方面的，恐怕在他只有其端緒；主要的部分，也是由其學徒所發展完成的」（引自徐復觀著《中國人性論史．先秦篇》，288，427 頁），還可參閱徐復觀〈有關思想史的若干問題——讀錢賓四先生〈老子書晚出補證〉及〈莊老通辨自序〉書後〉（收入徐復觀著《中國學術精神》，161-165 頁）以及參閱徐復觀著《兩漢思想史》第三卷，337 頁。

85 詳細參閱勞思光著《新編中國哲學史》第一卷，第四章〈道家學說〉貳。

86 參閱陳鼓應〈老學先於孔學〉，《老莊新論》，香港中華書局，1991 年。

87 參閱李學勤〈申論《老子》的年代〉，《道家文化研究》第六輯，78-79 頁。

88 參閱余明光著《黃帝四經與黃老思想》，黑龍江人民出版社，1989 年，266 頁。

89 參閱李零著《郭店楚簡校讀記（增訂本）》，北京大學出版社，2002 年，30 頁；以及李零著《死生有命，富貴在天——《周易》的自然哲學》，三聯書店，2013 年，10 頁。

們的形體也是一個空間的存在，四時著裝的更換，四季正常脈象的變化[90]等都是很好的例證。其次，〈四氣調神大論〉在四時養生中特別強調「養志」，春「以使志生」、夏「使志無怒」、秋「使志安寧」、冬「使志若伏若匿」，不但平日要「志閑而少欲，心安而不懼」（〈上古天真論〉），因為「恬惔無為，乃能行氣」（《靈樞・上膈》），故遵循四時而養志，可以使心志相通於天地自然。而且《內經》認為心藏神，志生於心，志生則神長，志平則神安，「故能形與神俱，而盡終其天年，度百歲乃去。」（〈上古天真論〉）否則，「人身與志不相有，曰死」（《素問・逆調論》），即使不死，也將患病不輕。所以，《內經》醫家從長期的觀察與實踐所總結出來的四時養生經驗中，即從探索如何防病養生與延年益壽的實踐之中，推導出「陰陽四時」和「四時陰陽」的不同哲學涵義，並組合創立了陰陽概念。其發生的本質在於《內經》醫家需要追求健康長壽行之有效的方法和具有普遍性的效果與價值，即強調保養形體與靜養心志相結合的養生重要性，它能保持全身的氣血循環順暢流通、周流不息。這種基於對從人與天地自然的長期觀察和實踐的智用，既保存有真實的觀察材料，又能從中做出切合實際的解釋和思辨性的綜合，並能夠從中抽繹出哲學意義的內涵，這是從其它任何學科無法看到的事實，更是從《易》的爻象「--，—」，以及男女的性別、性器等永遠推導不出的哲學理論。而且，《內經》醫家所創立的陰陽概念，不僅在早期道家中難以形成，也對後世儒家倡導的「中庸」之說也提供了理論基礎。[91]

---

90 〈平人氣象論〉：「春胃微弦曰平，……夏胃微鉤曰平，……長夏胃微軟曰平，……秋胃微毛曰平，……冬胃微石曰平。」

91 〈調經論〉曰：「志意通內連骨髓，而成身形五藏」，五臟在《內經》又稱「五中」，〈方盛衰論〉曰：「追陰陽之變，章五中之情」，而〈陰陽應象大論〉認為，「惟賢人上配天以養頭，下象地以養足，中傍人事以養五臟」，人的心理情志內化於五臟，如肝「在志為怒」，心「在志為喜」，脾「在志為思」，肺「在志為憂」，腎「在志為恐」，而「五臟者，中之守也」（〈脈要精微論〉）。《靈樞・口問》曰：「故悲哀愁憂則心動，心動則五臟六腑皆搖」，「五臟六腑，心為之主」（〈師傳〉），「心者，君主之官也，神明出焉。……故主明則下安，……主不明則十二官危」（〈靈蘭秘典論〉）。《中庸》開篇曰：「喜怒哀樂之未發，謂之中；發而皆中節，謂之和。中也者，天下之大本也；和也者，天下之達道也。致中和，天地位焉，萬物育焉。」喜怒哀樂這種出於五臟以及心理情緒的波動與變化，其「未發」與「發」和體內五臟及其各自功能關係密切，如五臟在體為靜為體為陰，而五臟功能則為動為用為陽。動而符合節度（即中節）的則為中和，即於五臟正常功能可控的範圍之內，那五臟功能正常運行則化物無盡，所謂「萬物育焉」。至於《中庸》的歸屬，錢穆先生認為《中庸》、《易傳》、《大學》的思想不屬於儒家系譜，皆出於老莊（參閱錢穆著〈老子書晚出補注〉），對此徐復觀先生提出反論的批判意見，指出《中庸》等思想出自儒家（參閱徐復觀〈有關思想史的若干問題——讀錢賓四先生〈老子書晚出補證〉及〈莊老通辨自序〉書後〉，收入徐復觀著《中國學術精神》，164-177 頁）。

四，金木水火土與醫家

金、木、水、火、土，這種五行序列是中國人自古以來最為習慣的，也是最為順口的一種叫法。李約瑟博士對此考查之後認為，「這是四種排列中最含糊的一個，因為它的意義雖然一點都不明顯，卻已經流傳到現代中國通俗語言中，中國每一個人都知道『金木水火土』，甚至在搖籃曲中」，並且將它定之為「『現代』序」。這種推斷是一個完全錯誤的結論，因為事實恰恰相反，這種五行序列應該算是最古老的了。它最早出現於《內經》，而且被《淮南子》、《說苑》、《白虎通義》、《論衡》等所沿用。它之所以能得到廣為流傳，這應該與古代醫工的醫療活動的廣域性，以及自《內經》以來的中醫學傳統從未間斷的持續性有著密不可分的關係。他們與病患及其家屬在有關疾病的交流中，運用五行理論解釋病情及其轉歸等是常有之事，以致民國時期的文化精英把中醫視為詭異傳統文化的泥胎兒，「嘻！吾輩死生關係之醫藥，皆此種觀念之產物。」[1]追溯五行的歷史發端，從現存的先秦文獻資料看，《周書・洪範》[2]記述周武王推翻殷商政權後迎回了箕子，箕子向武王陳述新建王朝必要的「九疇」，其中首先言及的就是「五行」，可見五行在箕子心目中的重要性。

> 初一曰五行，次二曰敬用五事……。一，五行：一曰水，二曰火，三曰木，四曰金，五曰土。水曰潤下，火曰炎上，木曰曲直，金曰從革，土爰稼穡。潤下作鹹，炎上作苦，曲直作酸，從革作辛，稼穡作甘。

---

1 引自梁啟超〈陰陽五行之來歷〉，收入顧頡剛編《古史辨》第五冊，上海古籍出版社，1982 年，353 頁。

2 關於《尚書》以及〈洪範〉篇的形成時期，學界存在不同的說法，本文以本書上篇〈《黃帝內經》形成的時代與地域〉中的觀點為準，故不做展開。

〈洪範〉五行的序列是：水、火、木、金、土，李約瑟博士也稱之為「宇宙起源序」[3]，也許是它最早被提出來的緣故，但並未涉及與天地六合、自然萬物之間的關係。而《論衡．物勢》曰：「故天用五行之氣生萬物。」[4]《孔子家語．五帝》云：「天有五行水火木金土，分時化育，以成萬物。」[5]以致有學者認為五行說的本體論要延遲到東漢乃至以後才能真正得以成立。[6]其實不然，《內經》所論的五行已經參與自然萬物的生、長、收、藏的全過程（詳見後述），《論衡》、《孔子家語》所言，不過重述了《內經》相關思想而已。

「五行」為什麼要被一個新興國家定為首要大計呢？這只能從一個新建國家必須搶占的戰略資源以安定民生國計這個視點去理解。[7]因為〈洪範〉五行只是指社會日常生活中最為常用的五種物質，它們也可以代表類別世間無限多樣物質的共通體性[8]，因為失去正體自然就不可能產生氣味，既然各自仍保有自身的氣味，也就不可能成為抽象的元素。唐君毅先生認為，「中國原始五行八卦之思想，皆無重視事物之純粹物質性之實體之思想。……實迴異於西方、印度之以地水火風等為世界之原始物質性實體之論也。西方所謂物質實體，自始即含為潛伏於感覺世界之下實在之義。」[9]所以，僅憑現

---

3 引文主要參照李約瑟著《中國科學技術史》第二卷〈科學思想史〉，科學出版社，上海古籍出版社，1990 年，279 頁及 276 頁（該譯本原為「生序」，而「現代序」則是據 2018 年上海古籍出版社出版的上海交大科學史系的新譯本《中國古代文明與技術》相關部分，見 115 頁）。

4 引自黃暉撰《論衡校釋（一）》，中華書局，1990 年，147 頁。

5 引自王肅注《孔子家語》，上海古籍出版社，1990 年，156 頁。

6 可參閱胡化凱著《中國古代科學思想二十講》，69-70 頁。

7 《國語．鄭語》曰：「先王以土與金木水火雜，以成百物。是以和五味以調口，更四肢以衛體。」（引自徐元誥撰《國語集解》，470 頁）

8 「體性」一詞沿用《尚書正義》解釋五行的「演文三重。第一言其名次，第二言其體性，第三言其氣味。」（引自清．阮元，校刻《十三經注疏．尚書正義》，中華書局，1980 年，188 頁）

9 引自唐君毅著《中國文化之精神價值》，廣西師範大學出版社，2005 年，68 頁。

〈洪範〉文本的內容，基本上無法做出具有特別內涵的形上學詮釋。[10]此外，還有兩種常見的五行序列，即五行相剋序（木、金、火、水、土）和五行相生序（木、火、土、金、水）。《內經》應該是最早系統地討論並具體活用五行生剋原理的典籍，至少在現存的先秦時期文獻資料以及出土文物中，找不到比《內經》更早的了。

《素問・藏氣法時論》開篇載：

> 黃帝問曰：合人形以法四時五行而治，何如而從，何如而逆，得失之意，願聞其事。岐伯對曰：五行者，金木水火土也，更貴更賤，以知死生，以決成敗，而定五藏之氣，間甚之時，死生之期也。

《素問・移精變氣論》曰：

> 上古使僦貸季，理色脈而通神明，合之金木水火土四時八風六合，不離其常，變化相移，以觀其妙，以知其要。欲知其要，則色脈是矣。

《靈樞・陰陽二十五人》開篇云：

> 黃帝曰：余聞陰陽之人何如？伯高曰：天地之間，六合之內，不離於五，人亦應之。故五五二十五人之政，而陰陽之人不與焉。其態又不合於眾者五，余已知之矣。願聞二十五人之形，血氣之所生，別而以候，從外知內，何如？岐伯曰：悉乎哉問也，此先師之秘也，雖伯高猶不能明之也。黃帝避席遵循而卻曰：余聞之得其人弗教，是謂重失，得而泄之，天將厭之。余願得而明之，金櫃藏之，不敢揚之。岐

---

10 有多數專家認為〈洪範〉五行並非指構成萬物的五種基本元素，而是反映了人們對五類生活物質材料的高度重視（參閱詹劍峰〈駁「原始五行說」是樸素的唯物論〉，《中國哲學》第 4 期，三聯書店，1980 年；方立天著《中國古代哲學問題發展史》，中華書局，1990 年，3 頁）。

伯曰：先立五形金木水火土，別其五色，異其五形之人，而二十五人具矣。

從上述直接言及金、木、水、火、土序列的三段《內經》引文中，我們可以讀取以下幾點相關的重要資訊：

第一，不言而喻，金、木、水、火、土這一種五行序列是《內經》首先提出的，而且還聲稱這種五行序列，「此先師之秘也，雖伯高猶不能明之也。」也就是說形成這種序列是源自於天上五大行星，只允許在師徒之間世代「口耳相傳」，說明這種五行序列流傳，在古代醫學領域擁有悠久的歷史。由於受到醫業內部「歃血為盟」傳授規矩的嚴格制約，所以在《內經》成書及其流傳於世之前，不用說諸子百家之類的外行人，就連同行的有名醫家——伯高學派也未必知曉與理解其由來。

第二，《素問・金匱真言論》記述了五行與五星的對應關係。根據古代天文學觀察行星運行的發展歷程與成就，在僅憑肉眼觀察宇宙五大行星的時代，發現的順序確實是金星（太白星）、木星（歲星）、水星（辰星）、火星（熒惑星）、土星（鎮星）。[11]隨著古代天文學的發展與觀測手段的進步，這個遠古時代的天文學「科研成果」逐漸被世人徹底忘卻，只有《內經》的醫家憑藉師徒世代口耳相傳，才得以保存並沿用這種古老的五行序列。這也間接地說明《內經》形成的年代確實比較久遠。

第三，「天地之間，六合之內，不離於五，人亦應之」，表明古代醫家對傳統的、以「五」為基數的「尚五」文化早有關注與研究，完全認同包括人在內的自然萬物皆可根據金、木、水、火、土的五行特性進行類推、分門

11　「五星之中實際距離太陽的遠近次序是辰星最近，其次金星太白、火星熒惑、木星歲星、土星鎮星圖 3。但古代限於觀測的技術水準卻以金、木、水、火、土的次序稱之」（引自丁緜孫著《中國古代天文曆法基礎知識》，天津古籍出版社，1989 年，29-30 頁）；「太陽系八大行星，古人憑肉眼觀測，以地球為中心，只能見到金、木、水、火、土五大行星」（引自張聞玉著《古代天文曆法講座》，廣西師範大學出版社，2008 年，9 頁）。

別類的傳統觀念。這樣醫學陰陽四時五行理論就能結合五行比類，在五行歸類的基礎上得到推廣與運用，使之具有普遍性的指導意義。所以，〈寶命全形論〉明確指出五行相勝，「萬物盡然，不可勝竭」。

第四，「合人形以法四時五行而治」，這是《內經》提出金、木、水、火、土的五行理論的主要目的。它是為了更好地配合臨床觀察與診療工作，即一方面在臨床根據常人的形體、膚色、脈象等變化，長期觀察其體內五臟生理功能的不同屬性，並與〈洪範〉五行進行有機的結合。例如《靈樞・熱病》曰：

> 「火者心也」，「木者肝也」，「金者肺也」，「土者脾也」，「水者腎也」。

〈五藏生成〉云：

> 心欲苦，肺欲辛，肝欲酸，脾欲甘，腎欲鹹。

另一方面又利用五行結合四時五節的時令變化，揭示五行相生與五行相剋的自然規律，緊密配合臨床實際，考察五臟之間在生理上的相互聯繫與影響，以及五臟疾病的發生、發展及其相互之間的轉化與制約等規律。

第五，「五行者，金木水火土也，更貴更賤，以知死生，以決成敗，而定五藏之氣，間甚之時，死生之期也」，這提示臨床運用五行相生相剋原理對病情變化及其預後、轉歸的判斷的重要性。這其中已經蘊含了五行相生與五行相剋的關係，而五行相生是這個原理的基礎。所謂五行「更貴更賤，以知死生，以決成敗」就是闡述五行相生[12]，因為它能「定五臟之氣」的正常循環規律，也就是「五氣更立，各有所勝，盛虛之變，此其常也。」（〈六

12 高世栻說：「貴者，木王於春，火王於夏。賤者，木敗於秋，火滅於冬。更貴更賤者，生化迭乘，寒暑往來也」（引自龍伯堅等編撰《黃帝內經素問集解》，321頁）。

節藏象論〉）所謂「盛虛之變，此其常也」的含義，即〈八正神明論〉所謂「因天之序，盛虛之時」，四時順序更迭則為「常」。在此五行相生序列的基礎上，相間的時節則為相剋關係。〈藏氣法時論〉還舉例說：「病在肝，愈於夏，夏不愈，甚於秋，秋不死，持於冬」；「病在心，愈在長夏，長夏不愈，甚於冬，冬不死，持於春」等，所謂「間甚之時，死生之期也。」

第六，《內經》醫家創立「長夏」時節，以五個時令配合五行。他們創新思想的衝動源於春秋時期良醫——醫和對臨床長期觀察的結果。醫和首先理性地提出了「分為四時，序為五節」，即分一年四季為五個時節以便更加緊密地結合臨床，應對「天生六氣」、「太過為災」的發病之說。當然，這只是該項創新研究的發生條件。比如〈金匱真言論〉曰：

> 春勝長夏，長夏勝冬，冬勝夏，夏勝秋，秋勝春，所謂四時之勝也。

〈六節藏象論〉云：

> 春勝長夏，長夏勝冬，冬勝夏，夏勝秋，秋勝春，所謂得五行時之勝。

所謂「四時之勝」或「五行時之勝」，即自東周以來持續三百餘年相對高溫的歷史氣候環境，《內經》醫家創設一個「長夏」時節，並義無反顧地和〈洪範〉五行相結合，使處於靜態的五行終於進入運動狀態，不論是以「四時」名義還是直接使用「五行時」，皆演繹順時序而相生，間時序而相剋的五行生剋原理。這為五行概念的誕生展示了兩種來自天地自然變化的基本運動規律：

一，是具有定向運動和循環不已的理論依據。

二，是從此給五行運動提供了永恆的動力。

這是其他任何一種詮釋五行學說都無法提供的東西。《內經》醫家創建的五行概念根本不同於春秋時期的五材—五行的實物認識，而是看不見摸不著高度抽象形式的五種氣的，以及兩種不同形式的循環運動。因此我們可以放膽地說：是《內經》醫家率先鑄就中國古代哲學的一大範疇——五行概念的三大核心部件，即對原始靜物五行的高度抽象，提供五行循環運動的動力和給予五行的時空性質。因為只有這種以時間、空間為「先驗」依據的五行概念才開始具備普遍必然性的哲學意義。除此之外，其它任何一種五行起源說都進不了傳統哲學的殿堂，即使是五星曆法說。金木水火土五星序列自不待言，曆法也只是紙面上的文章，甚至連「季夏」都無法予以承認。[13]

而且，這種理論的出現並不單純地體現醫家敢於創新的精神，而是建立在堅持理性、長期觀察氣候環境變化如何影響人體引發疾病的基礎之上，不管是從思想還是方法論來說，兩者無疑都符合科學精神的。《內經》醫家繼承醫和的「四時五節」思想，理性地開發出一個「長夏」時節，獨創四時五節五行理論並踐行於臨床，認為只有這樣才能符合及有利於對病患的病情觀察與診治，體現他們創建醫學陰陽四時五行理論的必要性、實用性和合理性。這是《內經》醫家創建醫學陰陽四時五行理論的根本出發點，這種思想趨向也是哲學追求的本質所在。因為這不僅展示了醫家的自覺與理性，同時也滲透著「治病必求於本」、「以病（患）為本」、「以人為貴」的精神。

根據現存的先秦文獻資料，我們無法知道醫和所說的「五節」是否就是指五行，或者《內經》中與「長夏」相關的文獻是否與他或一個名醫所聚集的醫學團體有直接關係，但這種可能性確實不能完全排除。因為《內經》成書之前已經存在不少的古醫籍，甚至有論「一氣通天」的《上經》（〈病能論〉）；講陰陽道理的《陰陽傳》（〈著至教論〉）。就五行理論來說，如《素問・玉版論要》曰：

行《奇恒》之法，以太陰始，行所不勝曰逆，逆則死；行所勝曰從，

[13] 有學者提出五星曆法說，但認為「五時其實也只有四時，即春、夏、秋、冬四時，只是為了與五方『門當戶對』，故在四時之外畫蛇添足地生造了一個『季夏』，用來和『中央』匹配。」（引自劉宗迪〈五行說考源〉，《哲學研究》2004 年第四期，36 頁）

從則活。

《奇恒》乃專論奇病的古醫籍，被《內經》多處引述。[14]《內經》不僅創新開發相關理論，而且在臨床也已經總結出應對四時五節的診脈法[15]、針刺治療法等。[16]這些都不是在短時間內就能完成的工作，同時表明他們已經從理論到臨床完整地完成了這一項醫學創新研究，並確立其成為中醫學傳統理論的重要基礎。因此，五行概念也就順理成章地成為中醫學的一個專利，醫學陰陽四時五行也就成為《內經》五行學說的第一大特徵。

第七，「上古使僦貸季，理色脈而通神明，合之金木水火土四時八風六合，不離其常，變化相移，以觀其妙，以知其要」，這是說早在《內經》之前的古代醫家，就已經開始利用五行觀察四時、八風等氣象變化對人體膚色、脈象等產生的微妙影響，並從中分辨出常態與變化的規律，理解其中的奧妙和總結其要點，以便更好地運用於臨床疾病的診斷與預後的判斷。這一點在《內經》不管是否有涉及經絡理論和針刺療法的篇章中，都有一定程度的體現。例如，《靈樞・邪氣臟腑病形》曰：

見其色而不得其脈，反得其相勝之脈，則死矣；得其相生之脈，則病已矣。

第八，「先立五形金木水火土，別其五色，異其五形之人，而二十五人

14　《素問》的〈玉機真藏論〉曰：「《揆度》、《奇恒》，道在於一」；〈病能論〉曰：「論在《奇恒》、《陰陽》中。……《奇恒》者言奇病也」；〈方盛衰論〉曰：「《奇恒》之勢乃六十首，診合微之事，追陰陽之變，章五中之情，其中之論，取虛實之要，定五度之事，知此乃足以診。」

15　《素問・平人氣象論》曰：「春胃微弦曰平，弦多胃少曰肝病」；「夏胃微鉤曰平，鉤多胃少曰心病」；「長夏胃微軟弱曰平，弱多胃少曰脾病」；「秋胃微毛曰平，毛多胃少曰肺病」；「冬胃微石曰平，石多胃少曰腎病」。

16　《靈樞・順氣一日分為四時》曰：「藏主冬，冬刺井；色主春，春刺；時主夏，夏刺輸；音主長夏，長夏刺經；味主秋，秋刺合。」

具矣。」《內經》試圖通過總結出來的五行、五色等不同特徵，對集團人群進行五大類乃至二十五小類的劃分，這是一種科學的調查方法，這樣能更系統地觀察與掌握不同人群之中的疾病發生與變化的規律，有利於臨床醫工對疾病及其變化的診斷與治療，而「不知比類，足以自亂，不足自明」（《素問・徵四失論》）也。

「尚五」文化傳統源遠流長，在先秦文史資料中可謂從〈甘誓〉開始，但〈洪範〉五行首先以地面上五種常見生活物質出現，其中並未蘊含任何哲學的意義。不管是《左傳》還是《國語》皆未見任何一種五行序列，亦未見系統地運作五行相生相剋原理的實際事例。[17]而且五行依然是靜態的五材，尚未出現任何抽象的形式。五行學說之所以能成為中國傳統哲學的一大重要範疇，關鍵在於五行生剋原理的形成和具體應用，使自然界的不同物質按一定的規律聯結在一起，不同物質之間產生相互資生與制約的有機關係。但是，這個概念的形成經歷了一個漫長的發展過程。儘管〈洪範〉之前可能存在「尚五」的文化現象，但《左傳》《國語》僅出現五材、五色、五味、五聲、五義、五正、五官、五祀而已，透露一種「援物比類」（《素問・示從容論》）的思維方法，展示一種以「五」數為基準的簡單歸納模式。根據《左傳》的編年次序，也是先見「六府」[18]之後才調整為「五材」，春秋末期終於出現了「五行」一詞。這背後就與醫家先行利用五行密切相關。

---

[17] 自丁山先生引王引之《春秋名字解詁》就《左傳》中「秦白丙子乙」（〈僖公三十二年〉），「楚公子壬夫字子辛」（〈襄公五年〉），「衛夏戊字丁」（〈哀公十一年〉）以剛柔相濟解釋相生，即得出「足證『五行相生』之說，必然盛行於春秋之世了。」（引自丁山著《中國古代宗教與神話考》，上海書店，2011 年，125 頁）僅此下這樣的結論未免過於草率。後有龐朴先生也引王引之說（見龐朴著《稂莠集》，366 頁、457 頁）。其實，早在《左傳・桓公六年》，即指出春秋命名的五大原則，申繻曰：「名有五，有信，有義，有象，有假，有類。以名生為信，以德命為義，以類命為象，取於物為假，取於父為類。不以國，不以官，不以山川，不以隱疾，不以畜牲，不以器幣。」（引自楊伯峻編著《春秋左傳注》修訂本，115-116 頁）即使干支命名，也不過屬「以類為象」，至於「五行相生」顯然過分詮釋了。

[18] 《左傳・文公七年》曰：「水、火、金、木、土、穀，謂之六府。」（引自楊伯峻編著《春秋左傳注》修訂本，564 頁）

總而言之，《左傳》出現「五行」一詞，是在昭公元年醫和倡導「四時五節」之後，而且在昭公二十五年、二十九年和三十三年，相繼出現的相關記述皆屬於「地上五行」。這與《內經》源自五星的「天上五行」形成了鮮明的對照。學術界主流意見認為，〈洪範〉「五行」是出自箕子之口，鑒此有人或許要問：為什麼「五行」要經歷五百餘年的漫長歲月，才經由「五材」、「五節」的蛻變而再次出現呢？難道《左傳》的撰著者對《周書・洪範》的記載能熟視無睹嗎？

事實上，《左傳》中有五處（其中重複一次）引用《商書》的記載，如「商書曰：惡之易也，如火之燎於原」（隱公六年）；「商書曰：沈潛剛剋，高明柔剋」（文公五年）；「商書曰：三人占，從二人」（成公六年）；「商書曰：無偏無党，王道蕩蕩」（襄公三年）。[19]除「惡之易也」未見於今本《尚書》外，其餘三處皆見於今本《周書・洪範》。[20]由此可見，西周時期還能看到有關殷商國家政治的《商書》。假定《商書》內也有〈洪範〉篇，其內容應該與今本《周書・洪範》存在很大的差異。因為《周書・洪範》是箕子為了報恩的力作，一個亡國之臣痛心反思之後的經驗總結。但是，這個〈洪範〉五行在後世《左傳》的編撰者看來不過就是「五材」而已，以致《左傳》沒有引用〈洪範〉五行也是順理成章之事。也許事情就是那麼簡單。此外，《左傳》和《國語》皆多處出現「《周書》曰」的相關引文，而《國語》卻未見引用《商書》的文句，這是否表明延至《國語》編撰的年代，《商書》可能完全被人忘卻或已經佚失。

〈生氣通天論〉多次強調只要「因時之序」，甚至連「大風苛毒，弗之能害」於身；假如反之則容易形成各種病症，

是以春傷於風，邪氣留連，乃為洞泄。夏傷於暑，秋為痎瘧。秋傷於

---

[19] 引自楊伯峻編著《春秋左傳注》修訂本，50，541，830，927頁。

[20] 席澤宗先生曾指出「《左傳》引〈洪範〉文句則成為《商書》」，但未出示具體內容。而且「我們認為〈洪範〉這篇文章可能晚出，但其中有關五行的這段話是有根據的，是西周時期的思想。」（引自席澤宗著《中國古代科學十講》，100頁）

> 濕，上逆而咳，發為痿厥。冬傷於寒，春必溫病。四時之氣，更傷五臟。

其中秋季不是易於感受燥邪，而是「秋傷於濕」，即秋季仍然容易遭受濕邪的侵襲，表明當時的秋季還是處於潮濕悶熱的氣候環境之中。這就為我們更好地理解「秋為痎瘧」，即在秋季依然有瘧疾病的流行。秋季的異常氣候環境與瘧疾流行的發生，這兩點表明該篇可能形成於戰國早期的黃河中下游地域（參閱本書上篇第三章的相關論證）。而且，從該篇的語境及語氣結構來看，對這段話中所列舉的不同季節發生的疾病，絲毫不帶有假設的口吻，完全是以臨床觀察結果為依據的。篇末還指出過食五味食物可能傷害五臟，「味過於酸，肝氣以津，脾氣乃絕。味過於鹹，大骨氣勞，短肌，心氣抑。味過於甘，心氣喘滿，色黑腎氣不衡。味過於苦，脾氣不濡，胃氣乃厚。味過於辛，筋脈沮弛，精神乃央」，披露了五行相剋原理的臨床應用。

〈陰陽應象大論〉的中篇雖然以「天有四時五行，以生長收藏，以生寒暑燥濕風」開始，但該段末了卻以「故曰」簡潔地引述了〈生氣通天論〉的這段話，

> 故曰：冬傷於寒，春必溫病；春傷於風，夏生飧泄；夏傷於暑，秋必痎瘧；秋傷於濕，冬生咳嗽。

隨後的有關五行相生的論述中，出現「木生酸，酸生肝」，「火生苦，苦生心」，「土生甘，甘生脾」，「金生辛，辛生肺」，「水生鹹，鹹生腎」。創立「長夏」時節的〈金匱真言論〉，在五行歸類中出現：肝「其味酸，其類草木」；心「其味苦，其類火」；脾「其味甘，其類土」；肺「其味辛，其類金」；腎「其味鹹，其類水」。這些表述顯然是完全接受了〈洪範〉對五行所下的定義。〈洪範〉五行曰：

> 水曰潤下，火曰炎上，木曰曲直，金曰從革，土爰稼穡。潤下作鹹，

> 炎上作苦，曲直作酸，從革作辛，稼穡作甘。

在《內經》的醫家看來，〈洪範〉五行並非單純的五材，有可以利用的內容，也有需要大力發展的部分。他們把〈洪範〉五行嫁接於體內五臟腎、心、肝、肺、脾，用以說明五臟的不同屬性與特性。〈金匱真言論〉以四時五節順序更替、周而復始的自然規律，創新構建了五行相生相剋的循環系統，首次把四季時令結合於〈洪範〉五行，並且還直接與天上五星（太白星、歲星、晨星、熒惑星、鎮星）相連。這表明《內經》醫家師徒間世代口耳相傳，他們既沒有忘卻也沒有輕視〈洪範〉五行觀念，而是在全面繼承傳統文化的基礎上，同時對五行觀念進行了創新，形成了全新的五行概念。

《素問‧異法方宜論》指出對於同一種疾病，可因不同地域採用「同病異治」的原則，闡述了東、西、北、南、中五大地域因受不同的地理環境、氣候氣象、飲食習慣等影響，形成了不同地域性常見疾病及其相應的治療方法。該篇雖然以五方立論，卻未見五方與五行相結合的內容。《內經》大多通過天之八風、五風結合五方的獨特氣象解釋五臟及其相關的器官、組織的功能。如〈金匱真言論〉開篇曰：

> 黃帝問曰：天有八風，經有五風，何謂？歧伯對曰：八風發邪，以為經風，觸五藏，邪氣發病。……東風生於春，病在肝，俞在頸項。南風生於夏，病在心，俞在胸脇。西風生於秋，病在肺，俞在肩背。北風生於冬，病在腎，俞在腰股。中央為土，病在脾；俞在脊。

〈陰陽應象大論〉云：

> 東方生風，風生木，木生酸，酸生肝，肝生筋，筋生心，肝主目。……在天為風，在地為木，在體為筋，在藏為肝，在色為蒼，在音為角，在聲為呼，在變動為握，在竅為目，在味為酸，在志為怒。

其餘四臟相類不舉。這樣在《內經》就形成了五時、五風、五方、五氣、五木、五味、五色、五聲、五音、五臟、五竅、五體、五變動，以及五畜、五穀、五嗅、五數、五星（〈金匱真言論〉）、五入、五病、五並、五惡、五液、五禁（指五味）、五發、五亂、五邪、五臟、五主、五勞、五脈（〈宣明五氣〉），五走、五裁（〈九針論〉），五禁（指治療）、五過、五逆、五奪（〈五禁〉）等龐大的五行類分，展現了以人為中心延伸向天地自然的醫學五行宇宙模式。而且，五行相生相剋原理的運用實例在《內經》中隨處可見，形成了完整的五行概念，遙遙領先於任何一個傳統學科或領域。這也成為《內經》闡述五行學說的第二大特徵。

《內經》強調創新的五行概念源自天上的五星，即五行之氣既契合「一氣通天」論，且一氣分化為陰陽二氣，再結合五行之氣，最終造就了以氣建構人體的統一性。僅僅由氣與陰陽構成的人體，猶如一個處於交叉流轉狀態的聚集體，加入了五行就像給人體上了一大具有穩定結構的支撐架構，使一個處於陰陽兩氣相互交叉流轉狀態的形體，成為一個以五臟為中心並具有相對穩定的內環境。而且，通過臟腑互為表裡關係連接分布於全身不同部位的經絡，形成一個以氣所構成的、相對安定的身體系統。

〈金匱真言論〉以

> 「外為陽，內為陰」；「背為陽，腹為陰」；「肝、心、脾、肺、腎，五藏為陰，膽、胃、大腸、小腸、膀胱、三焦，六府皆為陽。」

等作為陰陽分類的原則，並且進一步認定：

> 背為陽，陽中之陽，心也；背為陽，陽中之陰，肺也；腹為陰，陰中之陰，腎也；腹為陰，陰中之陽，肝也；腹為陰，陰中之至陰，脾也。

類似的五臟陰陽分類還見於《靈樞》的〈九針十二原〉、〈陰陽繫日月〉

等。隸屬於五行的五臟再次細分陰陽，以確定它們在性質與功能上的差異，以便能夠更加準確地把握其病理變化。十二經脈系統從一開始就分為陰陽二類，《靈樞・經脈》還將五行應用於十二經脈因經氣絕致使五臟相關組織病變的判斷。總之，在中醫的人體之中，陰陽是綱，五行是目，陰陽交錯地穿插於五行之間，有益於判斷發生不同部位疾病的性質及其變化，有利於臨床的診治。這是《內經》運用五行學說的第三大特徵，其目的就在於對疾病的準確定位與定性。

《靈樞・熱病》曰：

> 「火者心也」，「水者腎也」，「木者肝也」，「金者肺也」，「土者脾也」。

〈洪範〉五行被引入《內經》，並且成為五臟的特質與功能的主要象徵，並在人體生理層次展開五行相生相剋原理的運用。例如，〈陰陽應象大論〉曰：

> 肝生筋，筋生心，……心生血，血生脾，……脾生肉，肉生肺，……肺生皮毛，皮毛生腎，……腎生骨髓，髓生肝。

《素問・五藏生成》云：

> 心之合脈也，……其主腎也。肺之合皮也，……其主心也。肝之合筋也，……其主肺也。脾之合肉也，……其主肝也。腎之合骨也，……其主脾也。

在臨床中更多地出現五行生剋混雜存在的病變現象，例如《素問・氣厥論》曰：

> 脾移熱於肝，則為驚衄。肝移熱於心，則死。心移熱於肺，傳為鬲消。肺移熱於腎，傳為柔痓。腎移熱於脾，傳為虛腸澼，死不可治。

也就是說脾熱傳於肝，乃木遭土的反剋，可能出現肝熱驚嚇，流鼻血；而肝熱傳心，為木生火而加劇心火，易於使心病病情惡化；當心熱傳於肺，屬火剋金，易於形成多飲多食的糖尿病；而肺熱傳於腎，乃金生水，出現筋縱無力；腎熱傳於脾，為水受土的反剋，脾失運化，久則形成虛症，或者出現下利膿血。五行相生又稱母子關係，生我者為母，我即為子；五行相勝則分為所勝與所不勝兩種。如〈玉機真藏論〉曰：

> 五藏受氣於其所生，傳之於其所勝，氣舍於其所生，死於其所不勝。病之且死，必先傳行至其所不勝，病乃死。

這是五行相生相剋原理混合應用於體內臟腑疾病的傳化，以及判斷疾病的轉歸，可謂《內經》五行學說的第四大特徵。

五行相生相剋原理同樣揭示了自然事物之中存在著相互資生、傳化與互相制約、剋制的一般變化規律。《孫子兵法・虛實》和《墨子・經下》都提出「五行無常勝」，這也許是來自實踐經驗的反思，或警示實戰中不能刻板地遵循五行相剋理論。墨子後學提出「火鑠金，火多也。金靡炭，金多也」（《墨子・經說下》）等詮釋，現代也有學者步墨子後學之塵，指出以數量的多寡而制衡的必要性。[21]其實這種批評在秦末漢初已經出現，1999 年湖南沅陵虎溪山一號漢墓出土的《閻氏五勝》中[22]，就提出「衡平力鈞則能相

---

[21] 丁山先生認為五行「隨時隨地的彼此相剋，只看量的多寡。……也是申墨子所謂以多量剋勝少量的理論。」（引自《中國古代宗教與神話考》，119 頁）席澤宗先生在引用墨子五行說後認為「五行相剋的次序，不一定都是對的，關鍵取決於數量」（引自《科學史十講》，102 頁）。

[22] 參閱湖南省文物考古研究說〈沅陵虎溪山一號漢墓發掘簡報〉，《文物》2003 年第 1 期，51-55 頁。

勝，衡不平力【不】鈞則不能相勝」，而且「閻昭曰：舉事能謹順春秋冬夏之時，舉木水金火之興而周還之，萬物皆興，歲乃大育，年讎（壽）益延，民不疾役（疫），……故常以良日支干相宜而順四時舉事其國日益。所謂順四時者，用春甲乙，夏丙丁，秋庚辛，冬壬癸。……所謂困日者，春戊己，夏庚辛壬癸，秋甲乙，冬丙丁。」[23]其中，五行的土行及其匹配四時五節的「長夏」或「季夏」已被取消，所以順時相生之中不見干支「戊己」，逆時相剋之中夏季並列「壬癸」與「庚辛」。這說明作者閻昭提交該文給吳王之前，即使前有《管子》和《呂氏春秋》，竟然大膽地刪除了「土—季夏」，這只能說明當時湖南的古黔中地區的氣候環境，甚至連「季夏」時節都已經容納不下了。所以，鑒此可以推測該文形成於秦末漢初氣候偏於寒冷的時期。

但是，在《內經》中早已存在以量來說明五行相剋的用例。〈六節藏象論〉曰：

> 未至而至，此謂太過，則薄所不勝，而乘所勝也，命曰氣淫。

時節未至而當值邪氣已經來襲，致使發生感染戾氣之類的疫病。此時所不勝與所勝之兩臟皆可能受病，只是在程度上有輕重不同而已，即所謂「變至則病所勝則微，所不勝則甚，因而重感於邪，則死矣」。這可謂《內經》五行學說的第五大特徵。

作為第六大特徵：就是人體的五臟五行系統並非封閉式的，而是完全開放式的，不僅向著天地自然全方位開放，向內還能涉及情志變化而為患。如〈陰陽應象大論〉曰：

> 天有四時五行，以生長收藏，以生寒暑燥濕風。人有五藏化五氣，以

---

[23] 引用文參照劉樂賢〈虎溪山漢簡《閻氏五勝》及相關問題〉，《文物》2003 年第 7 期，67 頁。

生喜怒悲憂恐。

「怒傷肝」，「喜傷心」，「思傷脾」，「憂傷肺」，「恐傷腎」；

「精氣並於心則喜，並於肺則悲，並於肝則憂，並於脾則畏，並於腎則恐」。（《素問・宣明五氣》）

這表明人體外可能感受四時五節不正邪氣為患，內可因五臟遭受情志過度所傷而病。至於情志方面疾病的治療，〈陰陽應象大論〉還指出：「怒傷肝，悲勝怒」，「喜傷心，恐勝喜」，「思傷脾，怒勝思」，「憂傷肺，喜勝憂」，「恐傷腎，思勝恐」。臨床上可以針對性地利用五行相剋的原理治療情志病，自古以來就有不少相關的報告。

《內經》創建醫學陰陽四時五行並創立醫學五臟五行理論，使體內臟腑疾病的傳導與轉化有了一定的規律可循，便於臨床疾病的觀察與診治，以及更好地判斷疾病的預後、轉歸。同時，這些理論也有利於向病患及其家屬說明或解釋病情及其變化與轉歸，這也是五行概念得以被社會廣為傳播的一個主要途徑。

此外，〈陰陽應象大論〉曰：

天有四時五行，以生長收藏，以生寒暑燥濕風。

其中的五行，即五行時，並與四時以「生、長、收、藏」，這在〈玉機真藏論〉解釋各種脈象時得到了進一步的詮釋：

東方木也，萬物之所以始生也；……南方火也，萬物之所以盛長也；……西方金也，萬物之所以收成也；……北方水也，萬物之所以合藏也；……中央土以灌四傍。

尤其是「中央生濕，濕生土，……其在天為濕，在地為土」（〈陰陽應象大論〉），「中央土」融於四方之中，與木、火、金、水一起參與萬物在四季化生的全過程。只要天地存在，四時五行之氣就會永恆地存在。據此就不難理解《內經》所述的五行與自然萬物之間的密切關係。這表明在《內經》的成書年代，五行開始參與自然萬物的生、長、收、藏，它也就成為萬物化生的本原。所以，《內經》的五行學說明確地介入萬物生長的過程，成為萬物存在的根據，也就具備了哲學本體論的意義。

總而言之，自殷商以來有關五行的五種物質選定，以及幾種簡單的分門別類，如五色、五味、五聲等，一直延續到春秋後期，雖然五行或被稱為「五材」，但內容基本沒有發生新的變化。進入春秋末期，上層社會對於五行觀念出現超出物質、感覺的範圍，趨向精神、道德的抽象歸類動向，如五正、五官、五祀、五義等，但這也只是「尚五」文化在思維上的一些拓展。由於它們都屬於靜態結構的分類，缺乏各類之間的動態融合或能量轉化，其根本原因在於尚未出現五行相生或相剋的序列。即使承認《左傳》《國語》出現「火勝金」、「水勝火」和「土木勝」這三個事例[24]與五行有關，但它們也無法連貫成為五行相剋的循環模式，形成不了循環不已的態勢，實現不了賦予五行之「行」的動之本義。[25]

24　《左傳》哀公九年鄭國受宋人圍攻，「晉趙鞅卜救鄭，遇水適火。……史墨曰：盈，水名也。子，水位也。名位敵，不可干也，炎帝為火師，姜姓其後也。水勝火，伐姜則可。」昭公三十一年十二月載晉國發生日食。史墨解釋說：「庚午之日，日始有謫，火勝金，故弗剋」（引自楊伯峻編著《春秋左傳注》修訂本，1652-1653 頁，1514 頁）。有人認為上述皆屬於五行相剋事例（參閱胡化凱著《中國古代科學思想二十講》，中國科學技術大學出版社，2013 年，61 頁）。但徐復觀先生引《左傳正義》的解釋，對日食例存疑；對占卜例持否定意義（參閱徐復觀〈陰陽五行及其有關文獻的研究〉，收入《中國人性論史．先秦篇》，463 頁）。《國語．晉語》曰：「松柏之地，其土不肥。今木土勝，臣懼其不安人也。」（引自徐元誥撰《國語集解》，455 頁）

25　「正像陳夢家先生說，五『行』是永遠在流動著的循環運動之中的五種強大力量，而不是消極不動的基本物質」（轉引自李約瑟著《中國科學技術史》第二卷〈科學思想史〉，267 頁），但未見具體出典。

鑒此，我們把「尚五」和「比類」歸入五行發展的「形而下」階段，即使出現小規模的五行歸類模式或圖式，但所呈現的也只是一種靜態物質的劃分，未能顯示變化的生命特徵，所以可以視之為五行的原始觀念。至於展現出較大規模的五行歸類宇宙模式，除了《內經》之外，就是《管子》的〈幼官〉、〈幼官圖〉、〈四時〉、〈五行〉等篇，以及戰國後期的《呂氏春秋・十二紀》。但是，在這些篇章中除《內經》之外，並未出現五行相生相剋原理的具體運作的事例。[26]因此，我們把五行出現高度抽象的形式，相生相剋原理的形成，及其具體運作的相關事例都納入「形而上」，即能彰顯五行哲學內涵的視為五行發展成熟階段，並將之稱為「五行概念」或「五行學說」，表示五行理論整體趨於成熟。這樣可以使我們能夠清晰地看到五行文化的發生、發展與趨向成熟的整個過程。

《孟子・滕文公下》曰：「楊朱、墨翟之言盈天下，天下之言，不歸楊則歸墨。……楊，墨之道不息，孔子之道不著。」[27]經過孟軻的奮進與發揚，到了韓非子的時代，「世之顯學，儒墨也」（《韓非子・顯學》）。五行概念在戰國中期，已經受到兵家的批判。《孫子兵法》曰：「兵刑（形）象水之行，避高而走下，兵勝避實而擊虛，故水因地而制行，兵因敵而制勝。兵無成執無恒刑（形），能與敵化之胃（謂）神。五行無恒勝，四時□常立，日有短長，月有死生。」[28]《墨子》提出：「五行毋常勝」，可能與兵家的軍事行動有關。這些表明從春秋後期至戰國中期約二百餘年間是五行概念發展的重要時期，但其主要活躍於民間文化之中。道家的《道德經》和《莊子》內外篇，早期儒家的《論語》、《孟子》均未出現五行之說。郭店楚墓出土的竹簡〈五行〉，雖然未涉金木水火土，但印證了荀子的批判，所謂「案往舊造說，謂之五行，甚僻違而無類，幽隱而無說，閉約而無解。案

---

26 《管子・五行》以 72 日為基準，以木、火、土、金、水分五個時節，基本形成五行相生，但依然未見具體的運作事例。

27 引自李學勤主編《十三經注疏・孟子注疏》，178 頁。

28 引自銀雀山漢墓竹簡整理小組編《銀雀山漢墓竹簡（壹）》，摹本 65-66，12-13 頁。

飾其辭而祇敬之曰：此真先君子之言也。子思唱之，孟軻和之。」[29]（《荀子・非十二子》）

《史記・孟子荀卿列傳》曰：「鄒衍，後孟子。鄒衍睹有國者益淫侈，不能尚德，若大雅整之於身，施及黎庶矣。乃深觀陰陽消息而作怪迂之變，〈終始〉、〈大聖〉之篇十餘萬言。其語閎大不經，必先驗小物，推而大之，至於無垠。先序今以上至黃帝，學者所共術，大並世盛衰，因載其禨祥度制，推而遠之，至天地未生，窈冥不可考而原也」；《史記・封禪書》載：「自齊威、宣之時，騶子之徒論著〈終始〉、〈五德之運〉，及秦帝而齊人奏之，故始皇採用之」，「騶衍以陰陽主運顯於諸侯，而燕齊海上之方士傳其術不能通，然則怪迂阿諛苟合之徒自此興，不可勝數也。」[30]但是，其中所涉及有關陰陽消息、終始以及五行相剋原理的運用等，都是《內經》討論過的基本問題。

自梁任公撰〈陰陽五行說之來歷〉一文批判陰陽五行以來，學者專家以及李約瑟博士皆傳承其說，認為鄒衍是五行學說的唯一創始者。由於他們缺乏對《內經》的研究，推測《黃帝內經素問》成書於漢初。[31]事實上，鄒衍只是把五行相剋原理導入政治，運用於演繹封先秦時期建王朝的政權更迭，即所謂「五德之運」的創始者，而不是五行概念的創立人。如果我們要追溯其源頭，那就應該歸結於《內經》醫家創建的五行概念。

縱觀先秦時期五行的發生、發展以及五行概念的形成過程，古代醫家可能自春秋後期就開始致力於五行理論的開發，他們在比較溫熱潮濕的氣候環境中，經過二、三百年長期而持續的觀察，臨床反覆實踐與驗證，創建了醫學陰陽四時五行理論，並奠定了中醫學傳統理論的基礎，同時也鑄就了名副其實的五行概念。從這種五行思想的發生、發展，尤其是五行理論的形成關鍵時期，閃耀著先秦醫家的自覺、理性與智慧。他們追求治病求本求真的精

---

29 引自梁啟雄著《荀子集解》，中華書局，1983 年，63 頁。

30 引自漢・司馬遷撰《史記》，中華書局，1959 年，（卷七十四）2344 頁，（卷二十八）1368-1369 頁。

31 參閱李約瑟著《中國科學技術史》第二卷〈科學思想史〉，286 頁，254 頁。

神，以及以人為貴、以民為上、以病（患）為本、敬畏生命的人道思想，都是促使「尚五」文化華麗轉身為哲學範疇的重要內因。他們把四時五節的時令變化和〈洪範〉五行相結合，不僅啟動了〈洪範〉的五行，而且將其嫁接於人體五臟以演繹五臟的功能，旁證了〈洪範〉五行並非戰國後期的偽作。[32]這些都是在戰國中期之前的諸子百家和其它學科中難尋齊全的東西。《內經》醫家歷來強調金、木、水、火、土的五行序列，意在彰顯自己所開闢的五行乃源於天上的五星，旨在提升五行理論的可信度，有益於醫學陰陽四時五行理論的推廣。儘管這個序列與五行生剋循環系統無關，但因為受眾無數而使之廣為流傳。

《內經》醫家創建五行概念，旨在闡明體內五臟的特性與功能，及其相關的六腑、組織、器官，乃至循行於體內和體表的經絡，使它們之間在結構與機能上得以緊密相聯。這樣使體內臟腑組織之間在生理上相互資生與制約的作用進一步加強，以保持身體機能的平衡與穩定。而在病理上五行生剋原理主要用於說明臟腑間的互相影響以及疾病的傳變，這樣有利於臨床的診斷與治療，觀察病情的變化，判斷預後和轉歸。但是，這些規律不是一成不變的東西，必須以臨床為準，區別對待靈活應用為上。雖然《內經》創建的五行概念隸屬於氣論和陰陽概念之下，主要起穩定體內臟腑功能的作用，但它在古代哲學史上的意義，毫無遜色於氣論和陰陽這兩大概念。因為《內經》的五行理論清晰地介入萬物生成的根本，所以具備了哲學本體論的意義。而且，站在哲學的角度還需要強調的一點是：儘管詳細查閱先秦諸子以及其它學科的相關資料，都不能找到像《內經》那樣有發生、發展的過程，又有本質的追求；有自己的主張與實踐，又有完整的理論；形成既具有自覺性，又有系統性的哲學特色的五行概念。《內經》醫家名副其實地創建了五行概念

32 自劉節《洪範疏證》將其推定為戰國末期之作以來，梁啟超、顧頡剛、欒調甫、張西堂、屈萬里等學者相繼把〈洪範〉成書推定在戰國的不同時期，即使戰國前期，也未必被《內經》醫家所利用。徐復觀將其定為在周初，劉起釪推定於商末。由於「叔多父盤」和「㸚公盨」的銘文露世，李學勤〈〈洪範〉的成篇年代〉、裘錫圭、朱鳳瀚、李零等學者都將〈洪範〉成於西周。

的內在價值與文化意義，這是無可爭辯的歷史事實。由於《內經》醫家對五行概念的貢獻，使之在古代哲學史上占有重要地位，也對秦漢時期五行概念的運用與擴張產生了深刻的影響。

五，思想、精神與志意

「思想」一詞除《內經》外，不僅未見於現存的先秦文獻資料，亦未見兩漢以前的所有文史古籍。東漢末期經學家何休注《公羊傳・恒公二年》「納於大廟」曰：「廟之為言貌也，思想儀貌而事之。」[1]延至三國及隋唐期間，開始在少數的詩句中出現，如曹植在《磐石篇》中唱道：「仰天長太息，思想懷古邦」[2]，他熱衷於長生不老的方術，可能研讀過《內經》等古醫籍。直至南宋末期，彙編朱熹與弟子問答語錄的《朱子語類》中才出現過一處[3]，而更多的則出現於明朝的《西遊記》、《金瓶梅》、《封神演義》等小說之中，「思想」一詞才為人們所熟知。如果按以往常見的文詞考證而言，《內經》可能落下成書於三國之後或為後人增補所致的結論。[4]但無可非議的是，「思想」確實為戰國中期之前醫家獨創的一個詞彙，因為《內經》中出現過二處。《素問》的〈上古天真論〉曰：

外不勞形於事，內無思想之患，以恬愉為務。

而〈痿論〉曰：

故《本病》曰：大經空虛，發為肌痹，傳為脈痿。思想無窮，所願不得，意淫於外，入房太甚，宗筋弛縱，發為筋痿，及為白淫。

---

[1] 引自東漢・何休注，唐・徐彥疏《春秋公羊傳注疏》，上海古籍出版社，1990 年，48 頁。

[2] 參閱魏・曹操，曹丕，曹植著《三曹詩集》，三晉出版社，2008 年，158 頁。

[3] 《朱子語類・十七》曰：「若動時收斂心神在一事上，不胡亂思想，東去西去，便是主一。」（引自《朱子語類》卷第一百二十，中華書局，1988 年，2888 頁）

[4] 有專家認為《內經》增補於魏晉或南北朝，甚至補遺於唐宋（參閱張燦玾著《黃帝內經文獻研究》修訂版，科學出版社，2014 年，34 頁）。

後者還是可能是引自《內經》之前的古醫籍《本病》。而且，「思想」這個詞語不僅作為思緒、情欲的總稱，還揭示了人的心理活動堪比無窮的宇宙，如《素問・湯液醪醴論》所謂「嗜欲無窮，而憂患不止，精氣馳壞。」這足以與德國哲學家叔本華提出的哲學概念——「wille」（意欲）[5]匹敵。雖然《內經》並未賦予「思想」任何哲學的內涵，但醫家已經觀察到欲望所致過度的情緒性心理活動，足以成為誘發各種疾病的內因，甚至對機體造成極為嚴重的後果。[6]

當然，我們可以根據〈痿論〉篇中的相關記述，去斷定「思想」這個詞語形成時期確實超前，畢竟同篇還有二、三有力的證據。〈痿論〉載：

> 歧伯曰：肺熱者，色白而毛敗；心熱者，色赤而絡脈溢；肝熱者，色蒼而爪枯；脾熱者，色黃而肉蠕動；腎熱者，色黑而齒槁。

其中所展示的「肺—白色—皮毛，心—赤色—脈絡，肝—青色—爪甲，脾—黃色—肌肉，腎—黑色—牙齒」有關五行歸類，完全與《內經》醫學四時五行分類模式相符。而且，篇中還提出骨痿病的形成原因與病理，

> 有所遠行勞倦，逢大熱而渴，渴則陽氣內伐，內伐則熱舍於腎，腎者，水藏也，今水不勝火，則骨枯而髓虛，故足不任身，發為骨痿。故《下經》曰，骨痿者，生於大熱也。

尤其是其中以「水不勝火」推導出骨痿病的病機。從該篇所描述的醫學四時

5　中文對叔本華哲學概念中的 wille（意欲）翻譯多用「意志」一詞，有專家認為「叔本華概念中的『wille』，其現象卻是盲目，沒有目的的欲望、意願、恐懼等，與認知沒有直接的關係。所以意欲實為更加精確、貼切的中文譯詞」（引自〔德〕亞瑟・叔本華著，韋啟昌譯《人生的智慧》「譯者序」，上海人民出版社，2007 年，6 頁）。

6　〈本神〉曰：「喜樂者，神憚散而不藏。愁憂者，氣閉塞而不行。盛怒者，迷惑而不治。恐懼者，神蕩憚而不收。」

五行分類模式，以及運用五行相剋分析其病因病理，可以相互印證它形成於戰國中期之前。至於古醫籍《本病》成書於何時，目前更是無從考證。但是，這些足以窺視古代醫家跳躍的思想火花及其先行性之一斑。

「精神」一詞與「思想」有著顯著的不同，它已經頻繁地出現於《內經》，但仍然未見於《逸周書》、《左傳》、《國語》、《論語》、《孟子》、《老子》、《莊子》內篇、《墨子》、《管子》等先秦著述，直至《莊子》的外篇和雜篇，以及《荀子》、《韓非子》、《呂氏春秋》才陸續出現。由此可見古代醫學詞彙傳導於社會，被人文精英認可、接納與使用是需要一個很長的消化過程。其中，可能還與先秦醫家自身嚴守醫業師徒傳授的傳統規矩，保守醫學文獻資料等有密切關係。筆者在十餘年前出版的拙著《論古代房中術的形成與發展——中國固有「精神」史》中，已經慎重地推測《黃帝內經》一書形成於戰國中期[7]，因當時尚未完成系統性的論證，只能暫把《內經》有關「精神」的論述詮釋於諸子之後，但已把它定義為「固有精神」並展開專題討論。[8]之所以稱之為「固有精神」，是認為有必要區別從西方哲學舶來的、近代以來廣為使用的「精神」一詞。

〈本神〉曰：

> 故生之來謂之精，兩精相搏謂之神。

《靈樞・決氣》云：

> 兩神相搏，合而成形，常先身生，是謂精。

這種與生俱來的精氣和神氣，我們稱之為「先天性精神」。人一旦從母體出生，就需要飲食入胃的營養物質，而且經過機體的消化與吸收，源源不斷地

---

7 參閱拙著《古代房中術的形成與發展——中國固有「精神」史》附篇〈論古代固有「精神」概念的形成與發展〉，460-461 頁注 41。

8 參閱上注及第一篇第三章「固有『精神』概念的形成」。

補充體內的精氣與神氣，我們又把源於營養物質生化而成精氣和神氣稱之為「後天性精神」。這種由「先天性精神」與「後天性精神」融合組成的體內物質，我們定義為「固有精神」，它並沒有哲學的內涵。〈金匱真言論〉曰：「夫精者，身之本也」，精氣與神氣作為體內的主要物質滋養形體及其各種不同的功能，但它伴隨著形體的成長、壯實、老化與衰微，且與壽命有著密切的關係，故〈上古天真論〉曰：

故能形與神俱，而盡終其天年，度百歲乃去。

當人死亡之時，並非形神同時消失，如〈天年〉曰：

百歲，五藏皆虛，神氣皆去，形骸獨居而終矣。

《靈樞・小針解》云：

其死也，無氣以動，故靜。

逐漸冰冷而僵硬的軀體，仍然可以存續一段時間，當時消失的只是所有的生命體徵與形體的所有功能。

其實，這種現象並非人所獨有，《莊子・德充符》提及小豬拋棄了死去母豬的事例，乃母豬已經喪失分泌母乳的生理功能[9]；還有被宋人「揠苗助長」後枯萎的麥苗，這種現象幾乎遍及了所有的動物與植物。所謂的「形」即形體，包括軀體和軀體內各種臟腑組織，它們的成長及其功能的正常運作都需要「固有精神」提供能量，因此體現了「固有精神」的物質性、依存性

---

[9] 《莊子》曰：「適見㹠子食於其死母者，少焉眴若，皆棄之而走。不見己焉爾，不得類焉爾。所愛其母者，非愛其形也，愛使其形者也。」（引自陳鼓應著《莊子今注今譯》，156 頁）郭象注曰：「使其形者，才德也」；成玄英釋曰：「才德者，精神也」。

和增生性，我們又稱之為「生命力」。[10]它既是物質又是能量，既具有繁衍與發展的動力，又有維持與延續生命的能力。這是《內經》醫家對傳統哲學中的「形神觀」做出的醫學回應，表明他們對形神離合問題的基本觀點與立場。「固有精神」也就完全不同於西方哲學體系中，與形體呈現分離狀態的精神[11]，即蘇格拉底所謂肉體與靈魂的分離。

所謂「五藏皆虛，神氣皆去」，意味著「神氣」並非單一的，而是包含著「精氣」，為兩者兼有的綜合性物質。猶如《素問・痹論》曰：「陰氣者，靜則神藏，躁則消亡」，所謂「陰氣」也就是以精氣為主的「精神」（詳述見後）。《靈樞・經水》曰：

> 五藏者，合神氣魂魄而藏之。

《靈樞・本藏》曰：

> 五藏者，所以藏精神血氣魂魄者也。

---

10 參閱拙著《古代房中術的形成與發展——中國固有「精神」史》附篇〈論古代固有「精神」概念的形成與發展〉。

11 西方傳統哲學而言，所謂「精神」也就是「靈魂」（或心靈），自智者學派開始身體與靈魂的關係就被視為一個重要命題。之前的畢達哥拉斯學派就已經涉及靈魂與身體問題，他們認為人的死去只是靈魂從一個人轉移到另一個身體之中，靈魂能夠通過理智、思辨、音樂等形式得以淨化。柏拉圖則認為，靈魂是整個宇宙的主導原則，是支配身體的力量，是生命的源泉，甚至可以離開身體而存在。系統地闡述「精神」當首推黑格爾，因為黑格爾的博大哲學體系可以用「精神」這個詞來概括。西方哲學史上認為，構成世界的本原是「努斯」（Nous），而黑格爾說：「Nous 表明了精神的準確意義。」（引自黑格爾著，賀麟譯《小邏輯》，商務印書館，1981 年，第 48 頁）他所說的精神實際上是把握人類知性、情感、意志的思維方式，而且把表像、經驗、思辨作為精神的三個層次，探索思維在它們之間由低向高的發展過程。所以黑格爾認為，精神「滲透了人的一切自然行為，如感覺、直觀、欲望、需要、衝動等，並從而使自然行為在根本上成為人的東西，成為觀念和目的，即使這僅僅是形式的。」（引自黑格爾著，楊一之譯《邏輯學》上卷，商務印書館，1981 年，第 8 頁）

〈本神〉云：

血，脈，營，氣，精神，此五藏之所藏也。

《靈樞・營衛生會》曰：

營衛者，精氣也；血者，神氣也，故血之與氣，異名同類焉。

〈八正神明論〉也認為，

血氣者，人之神，不可不謹養。

《靈樞・平人絕穀》曰：

五藏安定，血脈和利，精神乃居，故神者，水穀之精氣也。

該篇還以實際觀察為依據，提出「故平人不食飲七日而死者，水穀精氣津液皆盡故也。」人若得不到後天性的血氣、精神之氣的及時補充，就會導致氣血衰微而危及生命。考察上述摘引的語句及其語境，不難看出神氣或神包含著精氣，或精氣也內涵神氣，而且精神蘊藏於血氣之中，血氣盛則精神旺，血氣弱則精神虛。這種狀況除了身體基礎體質的強弱可以體現之外，饑餓的時候也表現得非常突出，因為飲食入胃的水穀之精氣就是血氣的直接來源。

飲食入胃之精微可以化成血氣以供人體活動能源之用，多餘的則精化為精神之氣存蓄體內；而精神之氣在必要的時亦能降解為血氣以救急，《內經》所謂「味歸形，形歸氣，氣歸精，精歸化」（〈陰陽應象大論〉）。在日常生活中，有食補精氣的說法，尤其在藥膳方面就有大補氣血與填補精髓之不同，所謂「味厚著為陰」與「氣厚者為陽」（同上）是也。這就是重心於補心與補腎的不同，也就是針對生命（心、神、脈、生之本）和壽命

（腎、精、骨、身之本）不同層次的區別。例如大出血不止即刻危及生命，而日中多次射精並不影響生命。故臨床運用獨參湯急補元氣以攝血的救急，或以厚味填精氣以固攝。一般人以為在性生活中暴斃身亡者乃精瀉不止所致，事實上多數人因性行為過激或情緒亢奮，引發心動過速引發心肌梗塞等（參閱拙作《古代房中術的形成與發展》第二篇）。現代醫學也不認同生殖系統可致人急性死亡，而國人重視精氣的思想行為應該與極度重視傳宗接代的傳統文化有關。

《內經》雖然認為魂魄也依附於五臟與血氣，例如「肝藏血，血舍魂」，「肺藏氣，氣舍魄」（〈本神〉），但醫家可能只是接納了古代文化的傳承[12]，並沒有具體闡述其生理功能與作用，更沒有在病理與臨床診治中有所展示。在《靈樞・淫邪發夢》中闡述因為邪氣內襲「與營衛（血氣）俱行，而與魂魄飛揚，使人臥不得安而喜夢」，列舉出陰陽氣盛的十二種氣盛之夢和陰陽氣虛的十五種氣虛之夢，並認定以針刺補瀉治之，皆可收到立竿見影的療效。因為他們解剖過死體，認為魂魄的本質也就是一種氣，自然也就不相信鬼神，把死亡理解為從神氣消失到形體消亡的過程，也就不相信和不承認魂魄存世以及靈魂不朽。然而他們反復強調著書立說的重要性，所謂「著之竹帛，使能者踵而傳之後世」（〈玉版〉），即創造知識留給後人。所以《內經》基本未見與宗教思想有關的言論。這充分體現了醫家的理性與自覺，或許他們慎重地為自己設定了一條底線——盡可能地「醫巫分離」。〈邪客〉曰：

> 心者，五藏六府之大主也，精神之所舍也。

精與神的融合形成了一個複合性名詞，而且散見於《素問》的〈上古天真論〉、〈生氣通天論〉、〈湯液醪醴論〉、〈脈要精微論〉、〈徵四失論〉

---

12 《左傳・昭公七年》載：「子產曰：能。人生始化曰魄，既生魄，陽曰魂，用物精多，則魂魄強，是以有精爽至於神明，匹夫匹婦強死，其魂魄猶能馮依於人，以為淫厲，況良霄。」（引自楊伯峻編著《春秋左傳注》修訂本，1292 頁）

以及《靈樞》的〈平人絕穀〉、〈本藏〉、〈邪客〉諸篇之中，說明「精神」這個概念已得到當時醫家的廣泛認同。同時可見「精神」這個詞，是其他任何一個古學科都很難產生的一個術語。

《素問‧宣明五氣》認為，

> 心藏神，肺藏魄，肝藏魂，脾藏意，腎藏志，是謂五藏所藏。

雖然五臟各自有不同的分擔，但依然離不開心的主導作用，如《素問‧靈蘭秘典論》曰：

> 心者，君主之官也，神明出焉。……故主明則下安，以此養生則壽，歿世不殆，以為天下則大昌。主不明則十二官危，使道閉塞而不通，形乃大傷。

《內經》以貧民百姓司空見慣的封建君主統治形式，形象地比喻心在人體中擁有主導性的地位，其主要作用表現於神明對形體的控制能力。神明通過「心主身之血脈」（〈痿論〉）結合心內儲藏的精神之氣，以疏導血脈管道的形式對形體進行調整與制約。雖然〈本藏〉認為「人之血氣精神者，所以奉生而周於性命者也」，但

> 志意者，所以御精神，收魂魄，適寒溫，和喜怒者也。……志意和則精神專直，魂魄不散，悔怒不起，五藏不受邪矣。

所謂「神明」與「志意」，皆指人的意識、思維等。實際上，〈本神〉是一篇專門探討思維意識與人生之源關係的文獻，它從人的生成角度系統地闡述思維意識生成的一個過程。《內經》醫家認為，氣的存在為先而思維意識生成於後，且分別由天、地，德、氣，神、精，魂、魄，即自然人文發展的要素直接參與人的誕生。而思維意識則產生於一個以心為中心的、五行五

藏複雜而協調的大系統：心、脈、神、舌；脾、營、意、口；腎、精、志、耳；肝、血、魂、目；肺、氣、魄、鼻之中。所謂舌、口、耳、目、鼻，即由五官直接與外界環境的接觸，接受感覺與體驗，通過心之「任物」承載，逐步地促進意、志、思、慮的發育與成熟，形成一個人的記憶[13]、意志[14]、存變（察變）[15]、遠慕（立志）[16]，處物（判斷、處理），最終成就了智力。同時還從臨床疾病的角度，系統地論證了因不同情志為犯所導致五藏病變的臨床表現，在精神方面如「神傷則恐懼自失」，「意傷則悗[17]亂」，「志傷則喜忘其前言」，「魂傷則狂亂不精，不精則不正當人」，「魄傷則狂，狂則意不存人」，主要表現為自我迷失，健忘，記憶喪失、精神錯亂，甚至癲狂發作等。

總之，〈本神〉以「凡刺之法，先必本於神」開篇，強調神氣在人體的重要作用，尤其是提出「心藏脈，脈舍神」的結構，但與「心藏神」（〈宣明五氣〉）；「心者，神之舍也」（〈大惑論〉）；「心主身之血脈」（〈痿論〉）等理論並不矛盾。由於「人之所以生者，血脈也」（〈大惑論〉）；「心之合脈也，其榮色也」（〈五藏生成〉），人的神氣隨時可以

---

13 所謂記憶並不局限於大人，小孩甚至幼兒一樣存在記憶，只不過他們的記憶存在的時間比較短暫。兒童性理學研究表明；2 個月大的嬰兒能記事 24 小時，18 個月大的嬰幼兒能記事 3 個月。

14 1960 年代有一個著名的研究：研究人員讓一群四歲小孩抵制棉花軟糖的誘惑 15 分鐘，並許諾如果抵制成功，將在 15 分鐘結束時再獎勵他們 2 塊棉花軟糖。實驗結果顯示，眼睛一直盯著軟糖的小孩多失敗，而能把自己的注意力從軟糖移開的多成功。研究人員就把注意力移開軟糖的方法教給那些曾經失敗的小孩，結果在再次實驗中，他們也獲得了成功。所以研究者認為，小孩的「意志力」只是一個習得行為，而非天生屬性。

15 《爾雅·釋詁》曰：「存，在也，察也。」（引自李學勤主編《十三經注疏·爾雅注釋》，北京大學出版社，1999 年，52 頁）

16 《康熙字典》曰：「〔古文〕慕……。【說文】習也，愛而愛而習翫模範之也。【史記·司馬相如傳】慕藺相如之為人，更名相如。」（引自《漢典網》）

17 《莊子·大宗師》曰：「悗乎忘其言也。……〔釋文〕悗乎……王雲：廢言也。」（引自劉文典著《莊子補正（上）》，雲南人民出版社，1980 年，215 頁）

直接呈現於身之脈象和色象之中，是醫工臨床觀察、判斷病患死生的極其重要指標。針刺治療更是不在話下，「是故用針者，察觀病人之態，以知精、神、魂、魄之存亡，得失之意，五者以傷，針不可以治之也。」

〈生氣通天論〉曰：

> 蒼天之氣清淨，則志意治，順之則陽氣固，雖有賊邪，弗能害也，此因時之序。

空氣的清靜與否直接影響了人的精神乃至健康狀態，對於古人而言自然無法治理大氣，只能順之而自治。但就人體而言，志意、神明可以制御身體的精神、血氣，對外足以提高機體適應自然環境的調節能力；對內可以控制、調整自身的情緒以保持五臟功能和諧，氣血通暢，身心康健。形體和神明、志意才是構成傳統哲學中真正的「形神觀」，神明和志意通過調節「固有精神」對形體以及情緒起到制約作用。從現代生理學與心理學看，《內經》論「心」確實尚未分清兩者之間的關係，屬於一種兩者兼有的融合體。但可以確定「固有精神」與人的意識、思維等功能無關，純屬體內的一種精微物質。

神明在《內經》大體可以分為兩類：一類是有關自然界現象或規律，例如〈陰陽應象大論〉曰：

> 清陽上天，濁陰歸地，是故天地之動靜，神明為之綱紀，故能以生長收藏，終而復始。

> 陰陽者，天地之道也，萬物之綱紀，變化之父母，生殺之本始，神明之府也。

神明之所以能成為陰陽、天地變動之綱紀，可能和白晝、黑夜交作的黎明及黃昏時分，即太陽出沒前後天空中出現相對短暫的光明有關。[18]古人尚不懂地球繞太陽移動直接影響陽光照射之事理，所以對早、晚出現之光亮曾經充滿過神奇的感覺，但絲毫不沾染宗教迷信的色彩。《說文》解「府，文書藏也」[19]，意味著陰陽就是神明的蘊藏之處，或神明聚集、發動的地方，且天地、陰陽之動靜，四時的生、長、收、藏之循回往復，神明為它們的運作提綱挈領。從天地四時的形成到父母合氣造人，皆始於神明，可謂「天人合一」之原點。

另一類則是有關人的思維、意識，如〈刺節真邪〉曰：

> 此刺之大約，針之極也，神明之類也，口說書卷，猶不能及也。

醫家認為針刺治療的極致這種臨床經驗是一種神奇的技藝，是語言文字所無法表達的一種感覺，尤其是針刺的手法，猶如東漢時期太醫丞郭玉所謂的「醫之為言意也。」（《後漢書・方術列傳下》）況且，九針雖小，「夫大則無外，小則無內，大小無極，高下無度」（《靈樞・禁服》），這與先秦醫家修煉的思想境界密切相關。天地之神明與人心之神明可以遙相呼應，「聖人傳（摶）精神，服天氣，而通神明。」（〈生氣通天論〉）這也就是說通過修煉道德與形體的人，全心全意為病患、精益求精於醫術的醫家自能實現心合於「道」即〈小針解〉所謂「調氣在於終始一者，持心也」。《靈樞・外揣》所謂「非道何可大小深淺離合而為一乎」，即在臨床診療實踐中集中精神，可以使主體回歸於本然。

《靈樞・癲狂病》討論各種類型癲狂病的症狀與針刺治療，記述各種臨床的症狀與表現，如「狂言，驚，善笑，好歌樂，妄行不休者，得之大恐。」《素問・陽明脈解》曰：「病甚則棄衣而走，登高而歌，或至不食數日，逾垣上屋，所上之處，皆非其素所能也。」所有的病態行為及其所展現

---

[18] 早在十餘年前，筆者就提出「神明」為日出之前和日落之後的光，詳細參閱拙著《古代房中術的形成與發展——中國固有「精神」史》，98頁注55。

[19] 引自《說文解字》，192頁。

出來的、爆發性氣力都是日常行動所無法比擬的。〈脈要精微論〉就其原因解釋說：

> 衣被不斂，言語善惡不避親踈者，此神明之亂也。

神明產生混亂的原因：在於對「固有精神」失去了正常的制約，「固有精神」所爆發出來的能量猶如脫韁的野馬，是幾個常人的力量所無法制服的。假如用現代醫學術語表述，這種病症就叫「歇斯底里症候群」或「癔病」，是一種較常見的精神疾病。佛洛伊德等提出心理被壓抑和潛意識的衝動等概念解釋此病的發病機理。[20]自古就有修道者試圖通過冥思、內視等修煉方法，開發、利用與發揮這種體內所儲存的能量，如《莊子・大宗師》所謂「登高不栗，入水不濡，入火不熱」的真人。《潛意識的力量》的作者，約瑟夫・墨菲博士以科學的態度闡明了潛意識的存在，大力鼓勵人們挖掘自己內心深處的潛意識力量，達到心想事成的境界，實現自己的夢想人生。

〈本神〉曰：

> 所以任物者謂之心，心有所憶謂之意，意之所存謂之志，因志而存變謂之思，因思而遠慕謂之慮，因慮而處物謂之智。

---

[20] 1895 年，佛洛伊德與布洛伊爾發表了《癔病的研究》，用性心理被壓抑和潛意識的衝動等概念解釋癔病的發病機理，並提出了轉換性癔症的概念。但此類常見的精神分裂症可以說是一群原因不明的心病總稱。Bleuler 於 1911 年就稱之為「精神分裂病群」。1950 年使用抗精神病藥以阻斷腦內多巴胺受體而收效。多巴胺分泌量增多可以使人的感情出現高揚、奔放，所以有人提出多巴胺分泌過剩形成精神分裂症的假說。檢查分裂症患者髓液發現多巴胺代謝產物 homovanillic acid 明顯增加。測定死亡患者的腦組織，也確認多處存在多巴胺的合成酶 tyrosine hydroxylase（TH）顯著增高。這些都支持多巴胺的假說（參照 S.H.スナダイ一著，加藤信譯《狂気と脳》海鳴社，1976 年；融道男〈精神分裂病，何が乱れるのか〉久野宗監修《脳を知る》秀潤社，1999 年）。

認為人之志意思慮智，即意識、思維、智慧等都與心密切相關。而且，「志意」在《內經》也已成為複合性名詞。比如〈湯液醪醴論〉云：

> 精神不進，志意不治，故病不可愈。

〈疏五過論〉曰：

> 論裁志意，必有法則。

〈徵四失論〉云：

> 精神不專，志意不理。

〈本神〉曰：

> 魂魄飛揚，志意恍亂。

> 志意者，所以御精神，收魂魄，適寒溫，和喜怒者也。（〈本藏〉）

甚至出現以「志意者」開始的詮釋語句。然而，這個「志意」與「精神」一樣未見於先秦古籍《左傳》、《國語》、《論語》、《孟子》、《道德經》、《莊子》內篇，偶見《墨子・號令》與《莊子》雜篇。「志意」純屬傳統哲學「形神觀」中的「神」，即現代精神的範疇。形神觀從屬於現代哲學的主體論，是討論存在與思維相關問題的重要表現形式之一。《內經》醫家認為人的志意和神明皆為心的主要功能，它對形體起著主導性的制約作用，但它不具備物質性，所以人的思維、意識等活動都需要「固有精神」來提供能量。〈疏五過論〉曰：

暴樂暴苦，始樂後苦，皆傷精氣，精氣竭絕，形體毀沮。暴怒傷陰，暴喜傷陽，厥氣上行，滿脈去形。

〈湯液醪醴論〉云：

嗜欲無窮，而憂患不止，精氣弛壞，榮泣衛除，故神去之而病不愈也。

過度的思想情欲不僅可以損傷形體，甚至致使疾病無法很好康復；而情欲、房室不節則直接傷精耗神，是損耗體內「固有精神」的大敵。所以〈上古天真論〉指出，

虛邪賊風，避之有時，恬惔虛無，真氣從之，精神內守，病安從來。

以恬愉為務，以自得為功，形體不敝，精神不散，亦可以百數。

若能很好地克制自己心中的欲望，不胡思亂想就能更好地內守「固有精神」，使形與神之間保持相對平衡，維持身體不病的健康狀態，即使長壽百歲也是有實現的可能性。相反則如〈陰陽應象大論〉所云，「年四十，而陰氣自半也，起居衰矣。」這意味著超前地揮霍體內的陰氣即「固有精神」[21]，老化也因此提前十年開始，這與其中儲藏於心、腎之「先天性精神」消耗有著直接的關係。

《內經》通過臨床觀察認為，四十歲出現未老先衰的男性，主要是因為房室過度所致，例如〈上古天真論〉曰：

21　參閱拙著《古代房中術的形成與發展——中國固有「精神」史》第二篇第四節「房中基礎理論的確立」。

> 以酒為漿，以妄為常，醉以入房，以欲竭其精，以耗散其真，不知持滿，不時御神，務快其心，逆於生樂，起居無節，故半百而衰也。

這意味著一個人的生命力已經開始明顯萎縮，壽命正在縮短。同時，《內經》又把生育能力作為生命力的一種標誌，而且與「夫道者，能卻老而全形，身年雖壽，能生子也」（〈上古天真論〉）的相比較，提示其中最大的不同之處就在於一般人不懂修煉房中術，不瞭解有關「七損八益」的理論，不理解房中術對生命與壽命的重要性。而道者修煉房中術的目的在於強身健體，老當益壯，延年益壽，甚至追求「通於神明」，試圖在主體回歸於本然的瞬間尋求解脫。[22]延至漢代出現的神仙道教，更是把房中術作為修道成仙的方術。[23]

但是，叔本華（Arthur Schopenhauer, 1788-1860）認定盲目的性欲衝動就是意志（wille 或譯意欲）。因為它既能維持自己的生存又能繁衍後代，也就等同於延長自己的生命，所以又稱之為「生命意志」。他強調「自願的、徹底的不近女色是禁欲或否定生命意志的第一步」，而且「生命意志的否定是必須以不斷的鬥爭時時重新來爭取的。這是因為身體既是意志本身，不過是在客體性的形式中，或只是作為表象世界中的形象而已」，「沒有意志，因此也就沒有表象，沒有世界。」[24]他試圖通過禁欲乃至絕食等，不斷地陶冶性情，抑制意志，走向大徹大悟，以求得人生的徹底解脫。

《內經》有關「七損八益」有益於男性不致早衰的真實含義，直至馬王堆漢墓出土竹簡《天下至道談》後，才得以確認原屬於古代房中術的相關理論。該文詳細列舉七損八益的具體內容，並總結說：「氣有八益，又有七損。不能用八益去七損，則行年四十而陰氣自半也，五十而起居衰。」[25]

---

22 參閱上注，第三篇〈古代房中導引術〉。

23 參閱上注，第六篇〈還精補腦房中術〉。

24 參閱〔德〕亞瑟・叔本華著，石沖白譯，楊一之校《作為意志和表象的世界》，商務印書館，2009 年，518，533，559 頁。

25 引自馬王堆漢墓帛書整理小組《馬王堆漢墓帛書》，文物出版社，1985 年，163 頁。

《內經》僅採納了古代房中術中與臨床醫學有關的內容，同意在性生活中只要注意「七損八益」的原則，可以保全自身的精氣神氣，又能適當地滿足個人性欲要求。至於《內經》是否就是參照了《天下至道談》目前尚難以確定。歷史上至少延至兩漢時期，房中術還是附屬醫學的重要分支，直至東漢末期隨著教團道教的出現才開始變樣。[26]《內經》強調防病養生以保全體內的神氣精氣，《管子》黃老學派繼承此說，並實踐於修心養性。學界基本認為精即氣（氣之精微），所以神氣精氣可以並為「固有精神」。

男女通過「合氣」，即性愛行為使各自體內的精氣相互結合，在合二為一的過程中產生神氣，形成了一種全新的物質——「固有精神」並可以化生為胎兒。它以一種物質的形式存在於人體之內，同時不斷地得到後天營養物質的補充，通常與形體、心智俱長齊衰。它依附於血氣憑藉心脈循環運行於全身，一方面起著滋養、保護形體的作用；另一方面提供能量以維護、促進心（腦）的神明、志意等思維、意識功能，維持人的正常心知活動。總而言之，「固有精神」以提供能量的形式維持傳統哲學形神觀中形與神的和諧，並與形、神二者形成一種鐵三角樣的關係，但它本身不參與任何思維、意識、智慧等心智功能的活動。[27]這也是以往研究傳統哲學形神觀中被忽視的一個基礎認識問題，以致有學者認為中國哲學並沒有在能量和物質之間做出區別。[28]

「固有精神」還能滋生著人在社會生活中不可缺少的耐力、毅力或意志力。[29]在某種意義上說，耐力、毅力、意志力的重要性並不亞於人的意識、

---

26 參閱拙著《古代房中術的形成與發展——中國固有「精神」史》第五篇〈黃赤混氣房中術〉。

27 參閱上注的附篇〈論古代固有「精神」概念的形成與發展〉。

28 參閱陳榮捷著《中國哲學資料》（New York, Princeton: Princeton University Press, 1969），784 頁（轉引自杜維明著，曹幼華等譯《儒家思想：以創造轉化為自我認同》，25 頁及注 3）。

29 日本學者大木幸介早就提出了身體耐力形成的分子模型（《心の分子メカニズム》紀伊國屋書店，1982 年，72 頁；《やる氣を生む腦科學》，講談社，1993 年，168 頁）。他認為耐力是人抵抗來自外界的重壓（stress）所形成的，並推測它是體內合

思維功能。有人認為「意志力」與意識有關，也就是指某種意識對肉體的支撐作用，比如信仰的力量。但是，這絕不是突發奇思就能撐得住一種信仰，輕而易舉地實現某種夢想，而是必須有一個經過實踐行動不斷磨練而不斷加深認識的過程，最終成為一種永恆的能量。就如《孟子》倡導的「養浩然之氣」也一樣離不開「固有精神」。孟軻強調「配義與道」，最後指出「必有事焉勿正心勿忘勿助長也」（〈公孫丑上〉）[30]，即在日常行事之中逐漸加深認識，謹記在心，但不強為而養之。這是一種通過持續性的日常行為逐漸培養人的韌性、毅力的過程。

一般人日常堅持的生活態度與習慣行為皆屬於一種「修煉」，它與「固有精神」有著密切的關係。就如文人讀書寫字，農民種地耕耘，熟練工生產製造，婦女操勞家務等，人們日復一日地重複著各自的動作，同時也是在修煉著「固有精神」。在日本，幾乎所有的興趣學習都被上升為「道」，如「書道」、「茶道」、「花道」、「劍道」、「弓道」、「柔道」等等，表明實踐活動結合適當的理論可以提升日常興趣修煉的效果。這就能解釋為什麼一般人即使沒有很高的文化修養，一樣能夠自信、從容、一如既往地對待自己的平凡生活，而且在平凡的生活中不時地產生不平凡的「創新」。這裡就關係到「固有精神」的轉變性、開發性與還原性等不同性質。「固有精神」是構成人體的一種特殊物質，作為人體的特別潛能可以呈現多層次的功

成的一種神經肽。外界的重壓（包括各種修煉、學習等）反覆作用於身體，使人體的環境產生變化，受到相應的神經刺激，腦內的下丘腦垂體就會根據核酸記憶的遺傳情報合成腦內前驅蛋白質（POMC, preproopiomelanocortin）。這種前驅蛋白 POMC 通過合成系統的脂質膜，便分解為 ATCH（促腎上腺素），β－內啡肽，促黑素細胞激素（MSH）等。ATCH 可以直接解除肉體的重壓，調整體內環境；β－內啡肽具有類似麻藥的作用，在人感到痛苦時有使人產生愉悅、幸福之感，可以消除精神上的重壓；促黑素細胞激素從根本上提高腦的活動。這些綜合的作用就能抵抗重壓並不斷地強化人的耐力（參閱拙作《古代房中術的形成與發展——中國固有「精神」史》，471 頁注 55）。

30 這一句話引起後世爭論頗多，漢趙岐《孟子》注文以及清顧亭林《日知錄》各有所見，具體可參閱勞思光先生的意見（見勞思光著《新編中國哲學史》一卷，129-130 頁）。

用。[31]

縱觀《內經》有關「心」的論述，可以發現當時的醫學水準尚無法把生理學與心理學進行明確的區分，心所呈現的是一種生理與心理的融合體，它既有參與脈管血氣循環的生理功能（詳見本篇第九章），又有意識、思維等認知與情感的心理功能，而且還有儲存「固有精神」作為能量以支持與強化心的生理與心理功能的作用。這為先秦諸子倡導的修養身心問題提供了醫學基礎知識。「思想」與「精神」這兩個詞語都源自醫家的獨創，經過兩千餘年的漫長歲月，「思想」一直停留於「妄想」、「思念」之類的釋義。直至百餘年前日本政府實行明治維新，以西洋文化對「思想」、「精神」等進行更實易表、重新包裝之後再輸入中國，使它們成為具有內涵性與外延性的哲學範疇。例如「毛澤東思想」，是指把西方革命理論與中國革命實踐相結合的產物，是經過一代人集體奮鬥的智慧結晶，包含著一套豐富的內容，但並不屬於任何個人。而「雷鋒精神」，則是孤兒出身的雷鋒在軍隊衣食住行得到基本保障之後，以其平凡的一生踐行「為人民服務」以回饋社會的一種行為。這完全屬於個人的認識與實踐，體現了一個人的生命哲學，所以不好說成「雷鋒思想」。這並不是小人物不能用「思想」，大人物不好用「精神」的選擇詞彙的問題。這個經過近代舊瓶換新酒的精神，仍然擺脫不了《內經》「固有精神」的身影，就像時下人們見面寒暄：「今天精神不錯吧！」所以，現代的日本學術界仍然承認「精神」一詞源於中國，並且意識到「它蘊藏著深廣無限的東洋之知。」[32]

或許有人要問，《內經》醫家治病救人，為何還要介入思想、精神、志意之類呢？其實，醫工治病求本，追究發病原因，人的胡思亂想就是形成疾病的一個重要內因，而觀察的人的精神狀態不僅為了診斷疾病，而且還是臨床上早期發現、早期治療的主要手段。倉公淳于意上報朝廷的二十五個病案中，他就發現幾個「無病而亡」的病例。《內經》要求醫工日常「一曰治

31 參閱拙作《古代房中術的形成與發展——中國固有「精神」史》，480 頁。

32 參閱《平凡社大百科事典》（平凡社，1985 年）與《日本大百科全書》（小學館，1995 年）的「精神」項。

神，二曰知養身」（見〈寶命全形論〉），而在臨床診療實踐中，全力關注患者的形與神的變化。觀察發現病患形體的變化稱之為「病形」，〈官能〉曰：「正邪之中人也微，先見於色，不知於其身，若有若無，若亡若存，有形無形，莫知其情」，如能察覺其神氣[33]的微妙變化，「是故上工之取氣，乃救其萌芽；下工守其已成，因敗其形。」鑒此，〈八正神明論〉提出醫工必須結合季節氣候、日月運行等具體情況，「觀其冥冥者，言形氣榮衛之不形於外，而工獨知之。」甚至可以以此判定一位醫工是否只是辨形[34]而治已成之病的「下工」，還是能通神而救病於萌芽的「上工」。〈八正神明論〉曰：

> 神乎神，耳不聞，目明心開而志先，慧然獨語，口弗能言，俱視獨見，適若昏，昭然獨明，若風吹雲，故曰神。

我們謂之「通神」，並非醫工診查病患時聚精會神地去尋找臨床的症狀和體徵，而是憑藉醫家平時練就的診病功夫，在潛意識瞬間的中早期的病變，即神與神遇，「志先」慧然獨悟，如風吹雲般昭然獨明，所謂「神醫」也。猶如倉公只是望見齊丞相舍人奴僕的臉色及飲食舉動，即告知其主人可能「無病而亡」，由於無任何症狀而不受重視，結果奴僕如期泄血身亡，以致連其師都贊許倉公為「國工」（見《史記・扁鵲倉公列傳》）。

---

33 〈八正神明論〉曰：「故養神者，必知形之肥瘦，榮衛血氣之盛衰。血氣者，人之神。」

34 〈八正神明論〉曰：「形乎形，目冥冥，問其所病，索之於經，慧然在前，按之不得，不知其情，故曰形。」

六，智者養生與天壽

《內經》把人的壽命定為百歲，這是一個比較明確的長度單位，但完全可以將它理解為一個時間＋空間的存在。因為數字只是代表一個抽象的標號，具有形體的生命是在不斷成長、壯大，當它到達一定年紀時又開始逐漸地萎縮、衰微。這是一個不依據人的意識而存在的、不斷改變的、實在客觀的變化過程。所以就壽命而言，從出生零歲開始到百歲終極，這是一個時空結合的、自我演化的緩慢過程。這種變化類似於一年四季的演變，個人壽命可以有終極，但就家族、種族、人類而言則是生生不已。不言而喻，狹義的生命誕生是從「有」開始的，但在古代人的眼裡生命又是一個從無到有又歸於「無」的過程。百歲生命雖然是一個實體，卻又是在不斷地變化，而且在現實的社會生活中還具有非凡的文化價值。由於一般人難以到達其境，故《內經》又稱之為「天年」、「天壽」、「天命」，之所以加上一個「天」字，不僅可以激發人們不要輕易地丟失自己壽命之意識，而且〈生氣通天論〉認為，只要自覺地注意自身的日常生活，

> 謹和五味，骨正筋柔，氣血以流，湊理以密，如是則骨氣以精。謹道如法，長有天命。

其中之「道」所具有的內涵，就如〈陰陽應象大論〉所云：

> 是以聖人為無為之事，樂恬憺之能，從欲快志於虛無之守，壽命無窮，與天地終。

而聖人心中的「無為」、「虛無」所體現的生命境界就是「道」的一種象徵。

上述《內經》提及的日常飲食要「謹和五味」，可以理解為要注意飲食

內容的結構和合理的膳食安排。當今中國也已經進入「飽和飲食」的時代，且不論日常飲食的營養結構，實際上人們已經不是因為感覺到饑餓而需要飲食三餐，只是為習慣性的三餐而安排飲食。假定機體原為消化吸收三餐的飲食，每天只需要花費四、五個小時的話，而現今則要運轉八、九個小時或十來個小時，甚至終日為消化而忙碌。這就像一台消化型的機器，以往每日只需運作四、五個小時，即可以休息近二十小時；而現在則需要開動半天時間，甚至二十四小時。消化運作時間不斷延長，休息時間相對縮短，機器的磨損，故障的發生對其壽命的消耗與影響可想而知，所謂「因而飽食，筋脈橫解」，「筋脈沮馳，精神乃央」（〈四氣調神大論〉）是也。所以，適當的饑餓、禁食或限制飲食可能使人更加健康。現代生物學實驗證明了人體細胞的自噬作用存在於酵母細胞之中，當酵母細胞挨餓的時候，自噬體會迅速累積於液泡之中，即通過使細胞挨餓的方式可以激發細胞自淨自生的自噬。這個自噬機制的發現者大隅良典氏也因此獲得 2016 年度諾貝爾生理學或醫學獎。

〈天年〉記述黃帝問曰：

> 人之壽百歲而死，何以致之？歧伯曰：使道隧以長，基牆高以方，通調營衛，三部三里起，骨高肉滿，百歲乃得終。

《內經》醫家把壽命比喻為隧道的延長和基牆的增高，以隱喻形體成長過程中肉眼可見和不可見的兩大部分：一是以軀體為主的生命空間逐漸地得以壯實的形象，二是以體內不可見的精神志意、血氣營衛不斷地成熟與流動。《內經》認為生命空間是由氣及其變化所構成的，氣隨著年齡每十歲的增長就有著不同的變化，

> 人生十歲，五藏始定，血氣已通，其氣在下，故好走；二十歲，血氣始盛肌肉方長，故好趨；三十歲，五藏大定，肌肉堅固，血脈盛滿，故好步；四十歲，五藏六府十二經脈，皆大盛以平定，腠理始疏，榮

> 貨頹落，髮頗斑白，平盛不搖，故好坐；五十歲，肝氣始衰，肝葉始薄，膽汁始滅，目始不明；六十歲，心氣始衰，若憂悲，血氣懈惰，故好臥；七十歲，脾氣虛，皮膚枯；八十歲，肺氣衰，魄離，故言善誤；九十歲，腎氣焦，四藏經脈空虛；百歲，五藏皆虛，神氣皆去，形骸獨居而終矣。

古代醫家經過幾代人堅持不懈的系統觀察，終於以氣的化生與演變刻畫出百年的生命之道，並以此作為一種衡量年齡與形體相結合的健康指標。[1]世人可以據此查找自身的現有狀態與真實年齡之間的差距，激發他們自覺心的覺醒和思想的開放，有機會去思考如何改善自己的日常生活乃至選擇養生之道。所以，真正的道，絕非單純形體變化的壽命，還具有生命整體性的特徵，生命及其變化的規律，壽命只是表示生命存在的一種變化形式而已。

《內經》醫家根據臨床實際觀察結果，提出人的生命以四十歲至五十歲之間為其成長的巔峰期，大約四十五歲以後隨著氣的逐漸衰弱生命進入了正常的老化行程，這與現代老化醫學的研究成果基本上是相一致的。所以在臨床觀察這個問題上，醫學是不分中西古今的。由於只有極少的一部分人可以超越百歲，絕大多數人卻難以到達其境，所以〈天年〉記述黃帝的關注，

> 人之壽夭各不同，或夭壽，或卒死，或病久，願聞其道。

在現實生活中有不少人夭折短命，有因各種原因猝死的，更多的則是發生意外事故（包括外傷、車禍）以及各種疾病，這些都是生命演化進程中的突變。而且，這些生命的變異都帶有時間節點，這種帶有時間的變化給生命過程增添了多種的樣式。這些與形體相關的生命多樣性也只是生命整體性中的一種表現而已，而一個人的生活方式及其指導思想，才是生命整體性組成的一個重要部分。就其特點闡述如下：

1　參閱拙著《古代房中術的形成與發展——中國固有「精神」史》最後所附的圖表。

第一，《內經》醫家認為疾病的發生是可以預防的，而且這種預防疾病發生的方法與個人的生活習慣，尤其是與個人的思維方式有著極為密切的關係，因為它關係到這種生活習慣的養成與自覺的堅持。比如《靈樞・通天》分人群為五大類，其中所謂

> 陰陽和平之人，居處安靜，無為懼懼，無為欣欣，婉然從物，或與不爭，與時變化，尊則謙謙，譚而不治，是謂至治。

這是倡導一種生活樣式，一種生活態度，一種生活表現，一種生活追求，一種人生修養——陰陽和平之人。〈上古天真論〉還指出，

> 夫上古聖人之教下也，皆謂之虛邪賊風，避之有時，恬惔虛無，真氣從之，精神內守，病安從來。

綜上所述，《內經》醫家認為預防疾病的發生有兩大要點：

其一，是防備外來邪氣的侵襲，所以要有「與時變化，尊則謙謙」的思想與生活態度。我們要有敬畏自然的思想，關注氣候、氣象的變化，隨著時節的更換而變化自己日常生活的習慣與內容，從服裝、被飾、食材、飲食等多個方面。

其二，是盡可能保持虛無恬淡的心態。而且這種精神狀態要落實於日常生活之中，「是以志閑而少欲，心安而不懼，形勞而不倦，氣從以順，各從其欲，皆得所願。故美其食，任其服，樂其俗，高下不相慕」，或者「嗜欲不能勞其目，淫邪不能惑其心，愚智賢不肖不懼於物，故合於道。」這樣也許就「能年皆度百歲，而動作不衰者，以其德全不危也。」《內經》沒有給「道」下過明確的定義，但認為縱使有嗜欲的迷惑，但能迷途知返、自我意識、自我修正而不傷及身心；不管是愚鈍還是聰明，只要正確面對事物的人，一樣都有可能合乎於道。

第二，侵犯人體的「虛邪」、「賊風」，是天地自然所發動的，但它均

衡無私地發送給萬物，其中當然也包括人類在內，這恰恰說明「天」[2]或「天道」不偏不倚的公正性。所以《靈樞・五變》強調說：

> 夫天之生風者，非以私百姓也，其行公平正直，犯者得之，避者得無殆，非求人而人自犯之。

這使我們很自然地聯想到今本《道德經》第五章所謂「天地不仁，以萬物為芻狗」之說。而「五變」中最為重要的一點就是：所謂「自犯」，即指出破壞身體健康或造成疾病發生的間接原因或主要責任，皆在於當事人自身。〈生氣通天論〉曰：

> 蒼天之氣清淨，則志意治，順之則陽氣固，雖有賊邪，弗能害也，此因時之序。……失之則內閉九竅，外壅肌肉，衛氣散解，此謂自傷，氣之削也。

所謂「自傷」或「自犯」，是在追究疾病發生的責任問題，由於自己的志意失治，不能「因天之序」，不能順應天地自然的變化所造成對健康或身體的損害。這就是《內經》給患病者或損害健康的責任方所下的定義。這是為更好地開啟每一個人對健康與疾病認識的自覺心，對於提升人們日常防病意識是一個至關重要的起點。這種思想在世界醫學之林中也是極為少見的。幾年前國務院辦公廳印發的《中國防治慢性病中長期規劃（2017-2025 年）》中明確指出：要倡導「每個人都是自己健康的第一責任人」的理念，可以認為這只是《內經》思想的現代延續。

第三，天氣乾淨清新會使人思維明晰，心情舒暢，形體衛外之陽氣就能

---

[2] 在先秦的古籍中，《內經》可能是出現最多有關「天」的詞語，如天地，天年，天壽，天癸，天師，天氣，天明，天運，天命，天度，天道，天子，天光，天忌，天殃，天文，天下，天時，天和，天周，天宿等，即使天忌，天殃也與鬼神、迷信無關。

自固而不易生病。這是天氣對人的志意的正常影響，但人的志意對氣的統攝作用僅限於體內，所以《孟子》云：「夫志，氣之帥也」。〈本藏〉曰：

> 此人之所以具受於天也，無愚智賢不肖，無以相倚也。然有其獨盡天壽，而無邪僻之病，百年不衰，雖犯風雨卒寒大暑，猶有弗能害也。

《內經》醫家認為天地萬物與人同為氣所構成，雖然公平地感受來自天之邪氣，有的人生病了，但有的人確實不生病，即使時逢非常兇險的疫氣流行，古代如此，現在也一樣。這種人體的不同反應與遭遇，根本就在於他們能否隨四時氣候的變化而應變，對突發異常氣象能否「避之有時」，而日常保持一種「恬惔虛無」的心態則是根本所在。這樣才能使體內的真氣能感知而順應天地之氣，以內守自身的「固有精神」，調和情緒以抵禦外來之邪氣。

但是，還「有其不離遮罩室內，無怵惕之恐，然猶不免於病」，而且「是謂因形而生病，五變之紀也。」（《靈樞・五變》）因為這可能還與先天因素以及個人體質等有關。例如〈本藏〉曰：

> 五藏者，所以參天地，副陰陽，而運四時，化五節者也。五藏者，固有小大、高下、堅脆、端正、偏傾者，六府亦有小大、長短、厚薄、結直、緩急。

雖然五臟六腑與天之氣休戚相關，但每個人體內臟腑的大小、形態、質地、位置等都存在一定的差異。這些個體的差異性，有的可能是依據解剖實體時勘查所知，更多的則是憑藉臨床觀察為主，故〈本神〉曰：「視其外應，以知其內藏，則知所病矣。」這些是從醫學的角度解釋絕大部分人無法走完百歲人生的一種理由，同時也說明研究醫學理論可以更好地為實現百歲人生而保駕護航。

《內經》醫家基於臨床的長期觀察，提出了一種由內外因組合而成的綜合性發病觀。這種由於邪氣或時氣太過而為患，雖然「其（天）行公平正直，犯者得之，避者得無殆」，但其中仍然有不少人因為個體的差異性而發病。例如《素問・皮部論》曰：「皮有分部，脈有經紀，筋有結絡，骨有度量，其所生病各異」，或者「因形而生病」（〈五變〉）。《內經》所闡述的綜合性發病觀，可以認為它符合一種科學的理論得以成立。因為這其中已經明確地蘊含著像羅素所提出的有關科學知識成立的所謂兩個基本原則——外延性原則（principle of extensionality）和原子性原則（principle of atomicity）。[3]羅素認為外延性原則這個命題，也就是由量來決定的，它並不受任何主觀的影響；而原子性原則認為對象的全部是可以被分析或分解成若干部分，也就是說部分可以進行獨立地、單獨地被瞭解。[4]《內經》認為臨床上有必要對患病的個體進行詳細的分析，因為他們五臟六腑的形態大小、組織結構的厚薄、臟器部位的高低等都存在著一定的差異，而這些差異的存在也是造成他們在感受外邪來襲的情況之下，是否發病的內在重要因素。

第四，〈舉痛論〉總結說：

> 百病生於氣也，怒則氣上，喜則氣緩，悲則氣消，恐則氣下，寒則氣收，炅則氣泄，驚則氣亂，勞則氣耗，思則氣結。

所羅列的九氣之中除了寒、炅（熱）之外，其餘的「七氣」大多因為情志、欲望所致的病變，約占全體的百分之六、七十。即使在當今的世界，情志為患的抑鬱症卻成為主要疾患之一，根據世界衛生組織（WHO）的最新報告，預計到 2020 年抑鬱症將成為導致人類死亡和致殘的第二大類疾病[5]（去

---

[3] 詳細可以參閱伯特蘭・羅素著，賈可春譯《意義與真理的探究》第十九章「外延性與原子性」，商務印書館，2009 年。

[4] 對於外延性與原子性的詮釋可參閱牟宗三著，林清臣記錄《牟宗三先生全集（30）・中西哲學之會通十四講》第三講，聯經出版事業公司，2003 年。

[5] Barbw D.H. 著，劉興華譯《心理障礙臨床手冊》3 版，中國輕工業出版社，2004 年，287-354 頁。

年開始由於突變，新冠病毒的全世界範圍傳染所致的死亡率，可能遠超抑鬱症而占據首位）。《內經》強調情志為患，但並不禁止人的一切欲望，而是提倡儘量「少欲」或「適欲」。只要「嗜欲不能勞其目，淫邪不能惑其心，愚智賢不肖不懼於物」；勞作、活動等不超出限度即可。[6]這些都只是要求人們在日常生活中保持一個度，而且最好能夠形成一種生活常態，培養成一種良好的生活習慣或生活樣式，這樣也就合乎於「道」了。

至於，〈上古天真論〉提出的所謂「真人」與「至人」，他們都是遠古時代的修道者，真人「故能壽敝天地，無有終時」，而至人「亦歸於真人」。實際上，他們並不存在於世間，僅僅作為一種長壽與道德相融合的偶像，一種珍惜生命的人生價值，一種社會嚮往的目標，或者說是一種「超越的」理想。在現實的生活中，只有聖人和賢人才是人們可以追求的人生榜樣。聖人「處天地之和，從八風之理，適嗜欲於世俗之間，無恚嗔之心，行不欲離於世，被服章[7]，舉不欲觀於俗，外不勞形於事，內無思想之患，以恬愉為務，以自得為功，形體不敝，精神不散，亦可以百數。」所以，除了能夠順從天地四時的自然規律，在世俗社會中凡事行之有個度之外，更重要的還是自己內心必須具有強大的自我調節功能，始終能保持一種良好的心態，這才是保證形體與精神維持平衡的關鍵所在。

〈上古天真論〉、〈天年〉乃專篇論述壽命與道，卻始終未現「養生」一詞。〈四氣調神大論〉闡述春三月要應春氣行「養生之道」，但這只是和

---

6 〈經脈別論〉曰：「故飲食飽甚，汗出於胃。驚而奪精，汗出於心。持重遠行，汗出於腎。疾走恐懼，汗出於肝。搖體勞苦，汗出於脾。故春秋冬夏，四時陰陽，生病起於過用，此為常也。」

7 「被服章」，《新校正》，丹波元簡等都認為是衍文，其實不然。仔細玩味「無恚嗔之心，行不欲離於世，被服章，舉不欲觀於俗」，不管它們是對偶還是對仗，不難發現「被服章」之前可能脫落了文字，若加入「不」字，與「無恚嗔之心」的「無」字或能對稱，且文句意思更為暢通。「被」字古通「披」，如屈原《九歌．山鬼》：「若有人兮山之阿，被薜荔兮帶女蘿。」（引自林家驪譯注《楚辭》，中華書局，2009 年，66 頁。）《史記．平原君虞卿列傳》：「而君之後宮以百數，婢妾被綺縠，餘粱肉，而民褐衣不完，糟糠不厭」。（引自《史記》卷七十六，2369 頁。）

夏三月的「養長之道」，秋三月的「養收之道」，冬三月的「養藏之道」一樣，並不具有「養生」的完整內涵。其中，春三月「以使志生」；夏三月「使志無怒」；秋三月「使志安寧」；冬三月「使志若伏若匿」，即根據四時氣候的特點倡導以自養心志為先。〈靈蘭秘典論〉曰：「故（心）主明則下安，以此養生則壽。……主不明則十二官危，使道閉塞而不通，形乃大傷，以此養生則殃」，強調心志對體內臟腑功能調節的重要性，所謂「養生」只有保障生命之意。但〈本神〉提出，

> 故智者之養生也，必順四時而適寒暑，和喜怒而安居處，節陰陽而調剛柔。如是，則僻邪不至，長生久視。

這才是《內經》中比較完整表達「養生」概念的出典，可以說它展現出《內經》養生保健醫學的真髓，也是《內經》醫學文化的重要組成部分。

所謂「智者養生」，它是根據疾病發生的三大要因提出三大預防保健的基本措施：

第一，是要順應四時變化以防備外邪襲表。

第二，是要隨時調和個人的情志，安居樂處，杜絕疾病的內生。

第三，是要注意節制房室行為，適當運動身體蓄精養神，以此達到增進健康、延年益壽的目的。

《內經》所提出的養生內容，沒有涉及任何特殊修身養性的功夫，完全是以預防疾病發生作為主要方針和基本策略。這也就成為《內經》倡導智者養生的最大特點。它是建立在一個自覺意識過程的基礎之上，也是任何人都可能做到的，只有自己認識養生保健的重要性，想做並持之以恆，就可以養成一種良好的生活方式或習慣。大眾可以輕鬆愉快地進行養生保健，自覺於日常生活之中的防病，這才是《內經》倡導養生方式的最大價值所在。

為能加深自覺防病的理解與體會，筆者甚至認為一個人在三、四十歲之間最好有患一場病的機會，因此可以切身感受疾病在身的痛苦與不便，深刻感悟健康對個人、家庭乃至社會的重要性。而且，這個時段的身體尚處於壯

實期，有利於康復；超過四十歲以後患病，通常多為大病，況且身體老化已經開始，不利於疾病的徹底修復。

「智者」或許被認為需要豐富的智識與經驗，但實際情況也許並非如此。現存古代龐大數量的《地方誌》中都設有「耆壽」專項，收載當地少數長壽者的簡單調查資料，而且大都有比較明確的生死年代與壽命的記錄。他們中的絕大多數人沒有修煉特別的方術與功夫，平時並不關注延年益壽的方法或秘訣，也沒有特別的享受與奢望，更多的只是安心於自己平淡的生活，長壽只不過是他們日常習慣性「修德」的一個伴隨結果[8]，所謂以無用為大用。猶如《莊子・人間世》所說：「夫支離其形者，猶足以養其身，終其天年，又況支離其德者乎。」[9]實際上，長壽不僅在古代社會，即使在現代也已顯示出一種強大的文化價值，而且在世界範圍內正在產生巨大的社會影響與經濟效益。

所謂「智者」，〈陰陽應象大論〉曰：

> 智者察同，愚者察異。愚者不足，智者有餘。有餘則耳目聰明，身體輕強，老者復壯，壯者益治。

這裡內含一種非常獨特的、所謂「智者察同」的思維方式。首先，先秦醫家作為養生的倡導者提出了一個觀點，即從各種不同的群體中，發現與收集其中長於保持身體健康之人的共同優點。這些人在日常生活中，從飲食、起居等各方面都能自覺地有規律地生活，適當地預防而不患重大的疾病，這樣就能使他們體內的精氣有餘而精神充沛，保持耳目聰慧，身體輕便，老當益壯。而不是通過訪問調查極為少數的長壽者，檢查與推測他們與長壽有關的各種因素，比如居住環境的特殊水質，富含硒元素的地方性果蔬食材等，這些顯然都不是有利於推廣的「長壽經驗」。就像當今社會，很多人退休後旅

---

8 參閱拙著《古代房中術的形成與發展——中國固有「精神」史》，3-4 頁。

9 引自陳鼓應著《莊子今注今譯》，138 頁。

居所謂「長壽地區」，結果造成那個地區的居民人數驟增，清靜的環境突然變成擁擠嘈雜，甚至人滿為患，垃圾遍地。其次，作為普通的養生愛好者可以向聖人學習，例如《靈樞・九宮八風》曰：

> 謹候虛風而避之，故聖人日避虛邪之道，如避矢石然，邪弗能害，此之謂也。

「智者」一詞見於《國語》、《墨子》與《孟子》。至於「養生」一詞，《左傳》、《論語》、《道德經》均未見，《國語》出現二處，《孟子》一見，分別為侍養、教養與贍養之義。[10]《莊子・養生主》闡述養生主旨，從身體直至生命。春秋後期、戰國初期的社會，著書立說已然成為一種風潮，知識驟增遂氾濫成災，有目的地選擇知識乃明智之舉，但莊周開篇就認為追求知識對養生無益，在為善未獲讚譽，為惡未受刑懲的社會裡，可以憑「緣督以為經」而養身、全生、盡年。所謂「緣督以為經」，《說文》釋「緣，衣純也。從糸彖聲」[11]，督為督脈[12]，《內經》早有詳細的介紹，《素問・骨空論》曰：「督脈者，起於少腹以下骨中央，……貫脊屬腎」，又是唯一直接參與十二經脈流注的奇經八脈（見《靈樞・營氣》）。況且，《素問・靈蘭秘典論》曰：「腎者，作強之官，伎巧出焉」；而《素問・脈

---

10 《國語・晉語》曰：「葬死者，養生者，死人復生不悔，生人不愧，貞也」；《國語・越語》曰：「於是葬者，問傷者，養生者，吊有憂，賀有喜，送往者，迎來者，去民之所惡，補民之不足」（引自徐元誥撰《國語集解》，289，570 頁）；《孟子・離婁下》：「孟子曰：養生者不足以當大事，惟送死可以當大事。」（引自李學勤主編《十三經注疏・孟子注疏》，220 頁）

11 引自《說文解字》，275 頁。

12 郭嵩燾說：「船山云：奇經八脈，以任督主呼吸之息，身前之中脈曰『任』，身後之中脈曰『督』。『緣督』者，……循虛而行。」（郭慶藩集釋引）轉引自陳鼓應《莊子今注今釋》，95 頁。（郭象）注：「順中以為常也。」（成玄英）疏：「緣順也。督中也。」李雲，郭崔皆同（參閱劉文典著《莊子補正》，雲南人民出版社，1980 年，104 頁）。所謂「中」，實際上就是指督脈。

要精微論》在提出：「夫五臟者，身之強也」的前提下，闡述頭、背、腰、膝、骨對人體的強身支撐及其病理，指出「腰者，腎之府，轉搖不能，腎將憊矣。……骨者，髓之府，不能久立，行則振掉，骨將憊矣。得強則生，失強則死。」由此可見民間流傳的按摩或叩擊脊背部以強身保健的歷史悠久，〈養生主〉與醫經的關係也就毋庸贅述了。故事「庖丁解牛」告誡人們不是考慮如何保護刀具，而是要瞭解牛的解剖結構，方能得心應手、駕輕就熟，保全刀的使用壽命。養生也是一樣的道理，首先要明瞭社會的複雜結構，熟悉居住的地理、氣候環境，然後順應天地自然的變化規律，這樣才能使自己「安時處順」，保護好生命。

事實上，《內經》倡導的養生，與早期道家的所謂「養生」還是有著本質的區別。我們可以通過以下兩點的比較予以闡明：

第一，醫學是一種經過不間斷的臨床觀察與診療經驗的積累所構建的知識，如果能較好地理解疾病發生的原因，人體的結構以及生理病理的變化，就能更加主動地順應天道四時的運行規律，進行相應而積極的預防措施。而且，人的思想活動一般多依附於健康的軀體之上，一旦有病痛纏身，只能是萬念俱灰。但老莊道家不僅視形體為皮囊，而且基本上反對知識，尤以莊周為甚，認為追求無限增長的知識無異於傷生。〈人間世〉曰：「德蕩乎名，知出乎爭。名也者，相軋也；知也者，爭之器也。二者兇器，非所以盡行也」；〈養生主〉曰：「吾生也有涯，而知也無涯。以有涯隨無涯，殆已」；〈大宗師〉云：「墮肢體，黜聰明，離形去知，同於大通。」[13]今本《道德經》曰：「絕聖棄智，民利百倍」（第十九章）[14]；「使我介然有知，行於大道，唯施是畏」（第五十三章）；「古之善為道者，非以明民，將以愚之。民之難治，以其智多」（第六十五章）。

其次，先秦醫家倡導的「養生」，雖然要求本體駐於「虛無」、「無為」，因為《靈樞・上膈》曰：「恬憺無為，乃能行氣」，這是以一氣通天

---

[13] 引自陳鼓應著《莊子今注今譯》，108，94，205 頁。

[14] 郭店楚簡《老子》甲本十九條為「絕智棄辯，民利百倍」。參閱李零〈郭店楚簡校讀記〉，陳鼓應主編《道家文化研究》第十七輯，463 頁。

的醫學理論為基礎的。因為當人思緒萬千之時，就會感到心胸脹滿，甚至喘不過氣來，故〈舉痛論〉曰：「思則心有所存，神有所歸，正氣留而不行，故氣結矣。」而且，《內經》醫家並不會忽視觀察客體，遵循天道、四時的變化，其思想價值的根源內存於心，外歸於天。而老子《道德經》提倡「無為而無不為」[15]，基本上屬於一種無謂的等待，結果多窒礙難行。莊子的「養生」，更是等待自然的「全生」而已，並非具有真正自覺地認識生命寶貴的價值觀，更缺乏通過自我努力，增進健康、延年益壽的文化意義。勞思光先生曾批判說：「蓋道家既不求任何完成，形軀、認知、德性皆在否定之列，故即可將一切追求視為『傷生』或『傷性』。」[16]

總而言之，〈上古天真論〉倡導的養生充分體現了一種具有形上學的傳統哲學思想。它首先利用人們對遠古時代傳說中的長壽者的嚮往與憧憬，塑造出「真人」與「至人」高大的文化形象，而事實上這種人是不存在的，或說是一種「超越的」存在。這種超越的哲學境界雖然來自生活中的經驗與現實，但又不被經驗與現實所限制，具有了突破一切現實的缺點以致可以超脫到理想的境界。其次，這種理想並不是空幻或虛構的，而是以百歲長壽者以及個別超過百歲者作為其相應高度的價值，而且這種高度的價值在現實中又可能出現或存在。所以，它又把這種理想的境界作為「上古聖人之教下」的形式而返回到人間現實的世界之中，通過男女成長過程及其生殖的原理、能力等醫學理論的解說，得到了進一步的落實，並利用個別得道高齡者生子的事例[17]逐漸使超越的理想成為了一種現實。最後，它再次利用這種現實成就開啟一種新的理想，提出任何人都能實現成為「賢人」與「聖人」的可能性。因為，它提出一條不論何人皆可通往的聖人長壽之道，倡導一種自覺地「順天之時」、「因時之序」的防病養生修性的生活方式，只要持之以恆皆

15 今本《道德經》十八章、三十七章、三十八章等皆見「無為而無不為」之說。

16 引自勞思光著《新編中國哲學史》一卷，210 頁。

17 近代著名畫家齊白石 83 歲高齡與年輕女子結婚生子。據《棗莊快報》視頻報導：2019 年 10 月 25 日上午 9 時許，在棗莊市婦幼保健院內，一位 67 歲的田氏女性經剖腹產手術出生一個重達 2560 克的女嬰。當然，他們只是一般人而不是得道者。

有可能達到目的。這是一種積極的生活態度，也是一種明智的生存抉擇。

〈上古天真論〉所鋪設出來一種追求和實現聖人長壽之理想價值的完整過程，猶如方東美先生所提出的論證「超越形上學」理論依據。方先生通過廣泛收集儒、道兩家有關形成聖人的零散文獻記述，經過系統的分析與詮釋之後，得出「一切超越價值的理想不是只像空氣般在太空中流動，而是可以把它拿到現實的世界、現實的社會、與現實的人生裡，同人性配合起來，以人的努力使它一步步實現。在這種情形下，形上學從不與有形世界或現實世界脫節，也絕不與現實人生脫節，而在現實人生中可以完全實現。如此，『超越形上學』在理想價值的完全實現方面看來，又一變而為『內在形上學』，一切理想價值都內在於世界的現實、人生的實現」[18]的結論。事實上，經過詳細查閱先秦時期的文獻資料，不管是早期的儒家還是道家，他們幾乎沒有像《內經》對延年益壽如此系統之論述，更不可能集中地出現於一篇文章之中。如果方先生在生前有幸研讀過《內經》，想他一定會為之感到驚歎不已。

而且，《內經》所倡導的智者養生思想，並未止步於人生觀，而是實踐人生境界與百歲生命的完美結合，足以使主體和客體實現長期融合的實踐指南。《內經》醫家經過認真的反思與批判，他們向古人、先人汲取智慧的同時，對個人的生活乃至生存的方式進行了最佳的選擇，倡導人們改變個人的整個生活方式並企圖社會的移風易俗。這與西方哲學的肇始之際，一種著眼於實踐以實現某種改觀和轉變的哲學思想極其相似。法國哲學家皮埃爾·阿多系統地研究了古希臘多數哲學家的生活方式之後認為，「哲學學派尤其與某種生活方式的選擇和生存抉擇相一致，它要求個人生活風格的完全改變，一個人整個存在的改變，最後是對以某種方式的存在和生活的渴望。」[19]他

---

18 方東美著《原始儒家道家哲學》，（臺灣）黎明文化事業公司印行，民國七十二年，16-17頁。

19 引自〔法〕皮埃爾·阿多著，張憲譯《古代哲學的智慧》，上海譯文出版社，2007年，〈前言〉，4頁。

們還把目光轉向世界的東方，認為「古人也許比我們更為接近東方人」[20]，並直接引述中國哲人有關「中國哲人全是程度不同的蘇格拉底」[21]等文句，發出「所謂的『哲人』或者智慧的熱愛者，在我們由此理解這些稱呼的意義上，「能夠尋找在東方哲學中的生活模範，而且這些離古代的模範並不是那麼的遠」的感想。[22]

事實上，在先秦時代的哲人或智者之中，《內經》的醫家才是擁有主體真正自由的哲人和保護生命的智者。他們創新針刺療法，創建了經絡理論，把自己的智慧化成舉世矚目的醫學知識。他們以「智者察同」獨特的思維方法，總結出以防病為主的健康養生理論並與實踐緊密結合，創出一種合乎於「道」的生活方法，充分彰顯了東方哲學的特色，成為唯一能與西方哲學媲美的東方明珠。他們倡導為自由意志而活，並且以身作則，以自己的智慧幫助、感化周邊的人。他們既不像孔子為了追求自己理想而疲憊身心，幾經危難自嘲為「喪家之犬」；也不像老子在垂暮之年出走異國他鄉，被迫在邊關撰寫留下《道德經》。

20　轉錄自上注，303 頁。

21　轉錄自上注，303-304 頁。

22　參閱上注，304 頁。

七，虛實補瀉與天道

《內經》醫家繼承了醫和的「天生六氣」、「淫為六疾」的發病思想，立足於臨床自覺而認真地觀察天地自然的變化對人體的影響，及其發生疾病之間的關聯性，從「陰淫寒疾、陽淫熱疾」之中尋求切合於臨床診療實際的規律或法則，結果以中國獨特的地理位置所形成的氣候特點作為切入點，與傳統的陰陽觀念相結合，建構起中醫學臨床診療的基本理論。如〈三部九候論〉曰：

> 令合天道，必有終始，上應天光星辰曆紀，下副四時五行，貴賤更互，冬陰夏陽。

由於中國地處廣袤遼闊的歐亞大陸東部和浩淼無垠太平洋的西岸之間，一年之中雖然可以分為春、夏、秋、冬四個季節，但因為夏季和冬季要比春季和秋季相對較長，基本上形成以冬天和夏天，即寒冷與暑熱作為主要標誌的氣候特徵。《內經》醫家對此進一步結合自己所創立的陰陽概念進行了理性的總結，就如《靈樞・論疾診尺》所說：

> 四時之變，寒暑之勝，重陰必陽，重陽必陰；故陰主寒，陽主熱，故寒甚則熱，熱甚則寒；故曰：寒生熱，熱生寒，此陰陽之變也。

遵循這種獨特的地理氣候環境可以歸納為以寒熱為主，陰陽消長，極則互為轉化、循環不已的變化規律，同時「循法守度，援物比類」（〈示從容論〉）以適用於人體的生理、病理變化，猶如《素問・水熱穴論》黃帝問曰：

> 人傷於寒而傳為熱，何也？歧伯曰：夫寒盛，則生熱也。

總而言之，這皆源起於〈刺節真邪〉所謂「陰陽者，寒暑也」——天道變化之綱紀。

〈寶命全形論〉據此而推導出，

> 天有寒暑，人有虛實。

的相對應理論；〈八正神明論〉則進一步闡述這個理論形成的依據，

> 法往古者，先立《針經》。驗於來今者，先知日之寒溫，月之虛盛，以候氣之浮沈，而調之於身，觀其立有驗也。

披露了自《針經》以來就是以日月運行之象類推於身體的變化，日有寒溫交替，月有盈虛圓缺，故氣有浮沉之徵，病有虛實之變。《內經》是論述以針刺治療為主的醫學典籍，〈八正神明論〉開篇載：「黃帝問曰：用針之服，必有法則焉，今何法何則？歧伯對曰：法天則地，合以天光」，進而詳細解釋了日月運行的規律對體內血氣循行的影響，

> 是故天溫日明，則人血淖液而衛氣浮，故血易寫，氣易行；天寒日陰，則人血凝泣而衛氣沈。月始生，則血氣始精，衛氣始行；月郭滿，則血氣實，肌肉堅；月郭空，則肌肉減，經絡虛，衛氣去，形獨居。

〈離合真邪論〉云：

> 天地溫和，則經水安靜；天寒地凍，則經水凝泣；天暑地熱，則經水沸溢。

即天熱或月初升至月圓，則人體血盈氣浮，肌肉堅實，經脈充盈，氣血流

暢，天暑地熱，則氣血沸騰橫溢；而天氣轉冷或月虧，則氣血循行緩慢，氣虛血滯，經絡空虛，肌肉軟縮，天寒地凍形體捲縮，則氣血凝泣不行。

至於，《靈樞・歲露論》中少師提出有關月亮盈虛與海水潮汐對人體血氣運行、肌肉充盈、腠理開閉等所產生的影響，可能純屬於一種臆想。[1]因為潮汐是海洋受月球與太陽的吸引力造成的鉛直運動，不可能存在所謂海水「西盛」與「東盛」的現象，即使不同地域的潮汐在時間上也只是存在先後的差異。但是，氣候寒熱、月缺月盈、潮漲潮退對於人體血氣運行的影響，在日常生活中易於體驗，尤其當手腳局部碰破，擦傷出血之時。

鑒於以上所述，我們基本上可以確認《內經》醫家依據天道運行所形成的自然規律，導出「以寒為虛」、「以熱為實」，從觀察人體的生理現象進而發展為解釋病理變化的一個過程。《素問・瘧論》開篇指出：「夫痎瘧皆生於風」，因風邪由表內襲，出現寒熱交作的、典型的臨床症狀，所以治療根據所謂

> 夫《經》言：有餘者寫之，不足者補之。今熱為有餘，寒為不足。夫瘧者之寒，湯火不能溫也，及其熱，冰水不能寒也，此皆有餘不足之類。

由此可見，實證與虛證是以臨床表現的症狀為主進行判斷。有餘與熱邪，則為實症；不足與寒邪，則為虛症，形成了病因與病理或者病因與病性相結合的判斷標準。《靈樞・論痛》還認為，「同時而傷，其身多熱者易已，多寒者難已」，以寒熱作為推測病症的預後轉歸。但是，人體出現寒熱、虛實等臨床症候及其病理反應並非一成不變，即使在同一人體之中，尤其在危重病患身上甚至就是瞬息之間的變化。這種複雜多變的病症現象，在張仲景《傷寒論》的六經傳變之中隨處可見。《素問・針解》以頗有哲理的辭語概括

---

1 〈歲露論〉曰：「人與天地相參也，與日月相應也。故月滿則海水西盛，人血氣積，肌肉充，皮膚致，毛髮堅，腠理郄，煙垢著。……至其月郭空，則海水東盛，人氣血虛，其衛氣去，形獨居，肌肉減，皮膚縱，腠理開，毛髮殘，膲理薄，煙垢落。」

說：

言實與虛者，寒溫氣多少也。

不管臨床病症千變萬化，把握病患所呈現的寒熱症狀之多少，可以協助我們推斷病症虛實程度之輕重。

《素問・刺志論》認為常人之中也有虛實之分，因為人們平常的體態、飲食量、脈象等都存在一定的差異，只要不出現疾病的變化，即使「氣實形實，氣虛形虛」，「穀盛氣盛，穀虛氣虛」，「脈實血實，脈虛血虛」等都可以視之為一種常態。但是，一旦出現反常態的徵象，如「氣虛身熱」，「穀入多而氣少」，「脈盛血少」等則應視之為病態，可以依據其臨床變化的特徵推測病因，並從中總結出「氣實者，熱也；氣虛者，寒也」，從病理推導出病性以判斷疾病的性質。

疼痛是臨床中極為常見的一種症狀，而且可以出現於各種病症之中。〈舉痛論〉解釋引發疼痛的病理機制說：

經脈流行不止，環周不休。寒氣入經而稽遲，泣而不行。客於脈外則血少，客於脈中則氣不通，故卒然而痛。

認為寒氣入侵是造成痛症的主要病因，並形成「不通則痛」的病機。「寒氣客於脈外則脈寒，脈寒則縮蜷，縮蜷則脈絀急，則外引小絡，故卒然而痛，得炅則痛立止」，客於肌膚的寒氣遇熱或給予適當的按摩則可使疼痛緩解。〈調經論〉解釋說：

風雨之傷人也，先客於皮膚，傳入於孫脈，孫脈滿則傳入於絡脈，絡脈滿則輸於大經脈，血氣與邪並客於分腠之閑，其脈堅大，故曰實。實者外堅充滿，不可按之，按之則痛。……寒濕之中人也，皮膚不收，肌肉堅緊，榮血泣，衛氣去，故曰虛。虛者聶辟氣不足，按之則

> 氣足以溫之，故快然而不痛。

臨床實踐表明通過按壓病患體表出現疼痛的部位時，若疼痛呈現加劇甚至拒按等反應則為實證；反之喜按患處或按之疼痛得以緩解，甚至轉而不痛則為虛證。臨床上可以通過按壓疼痛之處出現不同的反應以判斷病性之虛實，這在《傷寒論》與《金匱要略》中已廣泛運用，成為判斷使用攻下湯劑的重要指標。筆者早在 1981 年就著述了〈《金匱要略》腹部診斷法初探〉[2]和〈腹部診斷法在六經辨證中的運用〉兩篇論文，系統地整理了有關張仲景腹部診斷法在傷寒及雜病中的應用經驗，以及探索腹部診斷法的淵源。〈舉痛論〉高度重視應用按壓法檢查與鑒別臨床上出現各種疼痛的性質，但後世的中醫師卻過於倚重脈診，即使當下診室內設置著整潔的診床，也極少被利用，這不能不說是一種弊病和遺憾。

《素問・通評虛實論》從篇名可知其論述之宗旨，開篇記述

> 黃帝問曰：何謂虛實？歧伯對曰：邪氣盛則實，精氣奪則虛。帝曰：虛實何如？歧伯曰：氣虛者肺虛也，氣逆者足寒也，非其時則生，當其時則死。餘藏皆如此。

這段針對虛實的簡短問答，是寒熱虛實理論的一大轉化與拓展，由病因與病理相結合所形成的「以寒為虛、以熱為實」的理論，進一步發展為結合體內臟腑、組織的特性，以及血氣循行等病變特點，全面衡量與把握體內邪氣和機體抗病能力的強弱，提出綜合性判斷病症之虛實，而不再單純拘泥於「寒為虛、熱為實」之一端。這樣便能更加切合於「實則瀉之，虛則補之」這個享有盛名的治療法則。

---

2 該論文曾得到北京中醫學院傷寒教研室主任劉渡舟先生的推薦，大學還特許印刷二百份准許參加當年在河南南陽舉辦的「第一屆張仲景國際學術研討會」（1982 年）。後因筆者所在省衛生廳主管部門所謂參加會議人員的名額調整，最後未能得以出席交流。但至今仍可在「孔夫子舊書網」上查到有關該篇論文的信息。

所謂「虛則補之，實則瀉之」，這是一對極其重要的治療法則，但它並非《內經》醫家首創，早在《刺法》這部古醫籍中就已經出現。《素問・調經論》開篇載：

> 黃帝問曰：余聞《刺法》言：有餘寫（瀉）之，不足補之。

《刺法》一書被《內經》多處引用，如《素問》的〈評熱病論〉、〈腹中論〉皆有「論在《刺法》中」之說；而《靈樞》的〈官針〉、〈海論〉、〈逆順〉等篇也都有直接引用《刺法》的文句。成書於《內經》之前的《刺法》一書，可能還有《針經》的別稱，它出現於〈八正神明論〉與〈九針十二原〉。〈瘧論〉載：「經言：有餘者寫之，不足者補之」，該篇還出現二處「經言」，相同的文句皆見於〈逆順〉，一處直接記載言出《刺法》，另一處則用「故曰」。[3]由此可以佐證，所謂「經曰」係指言出《針經》，也可能就是《刺法》。

至於「不足有餘」與「虛實補瀉」的提法，頻繁地出現於《內經》。《素問》中言及「不足有餘」的有十五篇，話及「虛實補瀉」的共十一篇，兩者兼見的僅有五篇。《靈樞》中論及「不足有餘」的有二十一篇，言及「虛實補瀉」的共二十二篇，兩者兼有的多達十二篇，似乎「不足有餘」的提法早出於「虛實補瀉」。但從現存的先秦文獻資料看，《左傳》僅言及不足，但未見有餘及虛實並用之例。《國語》只見一處有餘不足，出於《吳語》有關越國的國策，未見虛實並用之例。《論語》中曾子留下「有若無，實若虛」之言，尚未見不足有餘並用之例。《孟子》則兩者皆無。《孫子兵法》曰：「守則不足，攻則有餘」；「兵勝避實而擊虛」。[4]《墨子・非攻

3　〈瘧論〉載：「《經》言無刺熇熇之熱，無刺渾渾之脈，無刺漉漉之汗，……故《經》言曰：方其盛時必毀，因其衰也，事必大昌。」〈逆順〉載：「《刺法》曰：無刺熇熇之熱，無刺漉漉之汗，無刺渾渾之脈，……故曰：方其盛也，勿敢毀傷，刺其已衰，事必大昌。」

4　引自銀雀山漢墓竹簡整理小組編《銀雀山漢墓竹簡（壹）》，摹本39，66；8，13頁。

中》數見有餘不足，未見虛實並用之例。《莊子・德充符》曰：「虛而往，實而歸」，內篇僅此一例。《道德經》第三章曰：「虛其心，實其腹」；第七十七章云：「有餘者損之，不足者補之。天之道，損有餘而補不足。人之道，則不然，損不足以奉有餘。」可見自春秋後期以降，不足有餘與虛實補瀉的說法陸續出現，但終不及醫家運用之頻繁，這應該與先秦醫家廣泛涉及臨場診療實踐，善於總結治療經驗有直接關係。今本《道德經》贊成這個法則，並對於社會應對不足有餘的反常現象，以天道與人道分別進行了概括性的反思與批判，這從邏輯上講不管是經驗總結還是就時間之順序，都應該有先後之分。

〈調經論〉載黃帝問曰：「何謂有餘？何謂不足？歧伯對曰：有餘有五，不足亦有五，帝欲何問？帝曰；願盡聞之。歧伯曰：神有餘有不足，氣有餘有不足，血有餘有不足，形有餘有不足，志有餘有不足，凡此十者，其氣不等也。帝曰：人有精氣津液，四支九竅，五藏十六部，三百六十五節，乃生百病，百病之生，皆有虛實。」實際上，這是以五臟虛實病症為例而展開的，雖然五臟各有所藏，「心藏神，肺藏魄，肝藏魂，脾藏意，腎藏志」（見〈宣明五氣〉），但仍以血氣為本，因為氣血是神志、魂魄的載體；血氣濡養、灌注五臟六腑及其相關的器官、組織。故歧伯曰：

> 血氣者，喜溫而惡寒，寒則泣不能流，溫則消而去之。是故氣之所並為血虛，血之所並為氣虛。帝曰：人之所有者，血與氣耳。

實際上，就是形成一種氣的虛實，包括內外因素所致的病理變化，如《靈樞・背腧》曰：「氣盛則寫之，虛則補之」。

醫家經過臨床觀察認為，體內血、氣有容易受到環境氣溫寒熱影響的特性，由此逐漸釀成各種不同的體質，進而終成虛實不同的病症，因此這種以血氣虛實的病理變化可以拓展到全身的所有疾病。〈調經論〉就是一篇專論虛實的文獻，不僅列舉了五臟的虛實，還討論了外邪、內傷所致的虛實病症，而且根據陰陽理論進一步提出，

《經》言：陽虛則外寒，陰虛則內熱，陽盛則外熱，陰盛則內寒。

的形成機理，解釋各種病症的臨床表現。這樣以「寒為虛、熱為實」而展開，進而促成病機與部位的表裡、病性的陰陽相結合，基本上已經形成了後人所謂「八綱」辯證的理論基礎。篇中還提出了相應的針刺手法，「寫實者氣盛乃內針，針與氣俱內，以開其門如利其戶，針與氣俱出，精氣不傷，邪氣乃下，外門不閉，以出其疾，搖大其道，如利其路，是謂大寫，必切而出，大氣乃屈」。而補虛治療的手法則為「持針勿置，以定其意，候呼內針，氣出針入，針空四塞，精無從去，方實而疾出針，氣入針出，熱不得還，閉塞其門，邪氣布散，精氣乃得存，動氣候時，近氣不失，遠氣乃來，是謂追之。」其中，瀉實就是瀉熱，補虛即溫熱是針刺療法的一大要點。〈背腧〉還總結了利用灸法進行補瀉的手法，「以火補者，毋吹其火，須自滅也；以火寫者，疾吹其火，傳其艾，須其火滅也」。

先秦醫家創新開發並利用粗細、長短不等的針具，施治於虛實不同的病症，收到補虛、瀉實的臨床療效，這確實令人感到不可思議，特別對其中的具體手法等更是激起人們的濃厚興趣。〈針解〉記述曰：

黃帝問曰：願聞九針之解，虛實之道。歧伯對曰：刺虛則實之者，針下熱也，氣實乃熱也。滿而泄之者，針下寒也，氣虛乃寒也。

作為患者對針刺治療的針感反應，同樣可以印證「以寒為虛」、「以熱為實」的基本原則。這樣也便於與患者直接交流，說明以及體會針刺治療的效果，理解醫理的解釋。〈八正神明論〉根據日、月運行規律提出針刺治療的原則以及相應的手法，

是以天寒無刺，天溫無疑（凝）。月生無寫，月滿無補，月郭空無治，是謂得時而調之。

寫必用方，方者，以氣方盛也，以月方滿也，以日方溫也，以身方定也，以息方吸而內針，乃復候其方吸而轉針，乃復候其方呼而徐引針，故曰寫必用方，其氣而行焉。補必用員，員者行也。行者移也。刺必中其榮，復以吸排針也。故員與方，非針也。

所謂「方」與「圓」，並非言針具的形狀，而是指針刺治療時使用瀉與補的不同手法，但必須結合日、月運行以及醫工、病患的態勢，同時還要求配合患者的呼吸，選擇吸氣時刺入與撚轉針具，呼氣時出針的手法；而施行補法治療時則相反行之。

但是，《靈樞．官能》卻記載著與上述完全相反的補、瀉手法，即瀉法用圓，補法同方。[5]這是一篇比較特殊的文獻，通篇是以黃帝為中心而展開的有關針刺專論。黃帝通過與歧伯等數位不同醫學流派的醫家進行充分的交流，深入地探討醫理、醫術之後，特別對針刺的理論與手法等作出的總結性論述，而且歧伯將之作為「聖王之道」的典冊。也許正是因此，後世醫家才得以保存完全不同的治療手法。對於《素問》與《靈樞》完全相向的方、圓手法的臨床應用，至少可以給我們四點重要的啟示：

第一，這印證了《內經》確非出自一人之手的著述。

第二，西漢初期校訂古書籍時侍醫李柱國主持校審方技類醫籍，其中對《內經》的內容並未進行隨意的編校或統一的改動，更不用說不諳醫術醫理的主校者劉向、劉歆父子了。

第三，先秦古醫書不在秦始皇焚書令之列，而且是以「卷」的形式抄錄而成（見《漢書．藝文志》），說明《內經》可能自古就抄錄於縑帛，隨意改動並非易事。

第四，連當時的侍醫對其中使用相反針刺手法的內容均未做出統一的校

---

5 《靈樞．官能》曰：「寫必用員，切而轉之，其氣乃行，疾而徐出，邪氣乃出，伸而迎之，遙大其穴，氣出乃疾。補必用方，外引其皮，令當其門，左引其樞，右推其膚，微旋而徐推之，必端以正，安以靜，堅心無解，欲微以留，氣下而疾出之，推其皮，蓋其外門，真氣乃存。」

正，說明醫界對針刺治療的方、圓手法早已存在爭議。同時也表明《內經》醫家對此保持一種開放性的態度，因為任何一種知識理論，其本身必有局限，所謂「道隱於小成」（《莊子・齊物論》）的可能性。

《素問・奇病論》指出：「《刺法》曰：無損不足益有餘，以成其疹，然後調之。所謂無損不足者，身羸瘦，無用鑱石也；無益其有餘者，腹中有形而泄之，泄之則精出而病獨擅中，故曰疹成也。」這是針對懷胎數月的孕婦因患病而施行特殊性的處置，它屬於一種變通治法，所以才不惜違背如此重要的治療法則，並提出這種治療的具體禁忌和危害性。這完全是來自臨床經驗的判斷，中醫診治一切以臨床為上，即使重要的治則也不是一成不變的教條。但也有專家認為該條文與孕婦治療無關。[6]實際上，臨床還需要考慮另一種情況，即《靈樞・病本》所謂「病發而不足」的病症，由於身體羸瘦，即使感受外邪發病身體反應並不強烈，這與「病發而有餘」形成截然不同的病理反應。[7]

〈寶命全形論〉總結說：

> 今末世之刺也，虛者實之，滿者泄之，此皆眾工所共知也。若夫法天則地，隨應而動，和之者若響，隨之者若影，道無鬼神，獨來獨往。

我們從中可以體會到在《內經》成書的時代，虛實補瀉的治療法則已經完全為所有學習針刺技術的醫工所熟知、接受與掌握，只有真正理解了它「法天則地」的形成原理，臨床運用才能得心應手。由此推測，《刺法》不但遠早

6　孫鼎宜說：「此節釋《刺法》無損不足益有餘以成其疹之義，非關妊娠言。注家以妊娠當之，殊失。」（引自郭靄春著《黃帝內經素問校注語釋》，天津科學技術出版社，1999年，280頁）。

7　〈病本〉的內容又見於《素問・標本病傳論》，可能是後者在合併前者的基礎上，增加了不同疾病傳變的臨床觀察實例，並以大小便閉塞不通判斷病情的預後和轉歸。而且，其中還參插了不少有關辯證哲學的內容，如「小而大」，「少而多」，「淺而博」，以及「以淺而知深，察近而知遠」等。

於《內經》成書，而且《內經》也只是在探討、詮釋、深化與拓展這一治療法則。篇中還極力倡導作為醫工要想嫺熟地掌握針刺技術，必須給自己確立「五法」，其中特別強調「一曰治神，二曰知養身」，因為「用針之要，無忘其神」（〈官能〉），而且針刺「調氣在於終始，一者持心也」（〈小針解〉）。所以醫工需要「練神」與「養身」，保持不病的身體，這樣才能以自己健康之軀的呼吸、脈搏作為標準，測算病患的呼吸與脈象的次數，準確判斷病情、療效及其變化與轉歸。「治神」則要求醫工在平日堅持修身養性，煉就一番「功夫」，作為臨床辨病施行針刺治療的前提。這種必要性即使在當下，還是有專家認真踐行這一要求。[8]

判斷臨床病症性質的不足或有餘，進行針對性的補虛或瀉實治療，也只是一種根據機體陰陽消長的動態狀況，使用調整性的治療手段，旨在啟動體內的自我修復功能，產生協調性的治療作用。二十世紀六十年代由於受唯物辯證法哲學思潮的影響，把陰陽學說等同於矛盾法則，將陰陽與矛盾——對立統一規律直接掛鉤。當時也有中醫專家把矛盾與統一運用於中醫陰陽理論的解釋。[9]《內經》運用一氣通天論詮釋人體和宇宙，陰陽二氣是在一氣之中的運作，不管是人體還是天地自然，所呈現的是一種永恆的、有規律性的消長與轉化。所謂「對立」，這種現象即使在人體存在，那也只是在消長變化過程中的短暫呈現。《內經》並不贊成對正處於邪正對峙狀態下的病情進行干預性治療。例如，〈逆順〉曰：

> 上工，刺其未生者也；其次，刺其未盛者也；其次，刺其已衰者也。下工，刺其方襲者也；與其形之盛者也；與其病之與脈相逆者也。

其中所謂「其形之盛者」，則不屬於「調」刺的治療範圍。

8　詳細參閱左常波〈從微針調氣探討丹道修煉本原〉，收入楊炳忻，杜鬒主編《醫學的未來②》，湖北科學技術出版社，2017 年，77-88 頁。

9　參閱邢玉瑞，王小平，魯明源著《中醫哲學思維方法研究進展》中有關綜述陰陽部分，中國中醫藥出版社，2017 年，258 頁。

〈離合真邪論〉曰：「《經》言氣之盛衰，左右傾移，以上調下，以左調右，有餘不足，補寫於滎輸」，說明根據病情的實際情況針刺「五輸穴」進行調治，而且這種選擇針刺健側肢體的穴位以治療患側病症，以及選取針刺下部的輸穴治療上部疾病的針刺理論早見於《針經》。〈調經論〉曰：

> 五藏者，故得六府與為表裡，經絡支節，各生虛實，其病所居，隨而調之。病在脈，調之血。病在血，調之絡。病在氣，調之衛。病在肉，調之分肉。病在筋，調之筋。病在骨，調之骨。

根據疾病的不同部位以及臟腑組織的表裡內外的相互關係，採用由表及裡的調治方法，使病邪得以向外疏散。例如病在筋骨的足痿病，「各補其滎而通其俞，調其虛實，和其逆順，筋脈骨肉，各以其時受月，則病已矣。」（〈痿論〉）一般而論，滎穴主身熱，輸穴主骨節疼痛，肺熱乃痿症發病的主要原因，故〈痿論〉曰：「肺者，藏之長也，為心之蓋也，有所失亡，所求不得，則發肺鳴，鳴則肺熱葉焦。」治療當根據病機以及生理功能，順從疾病的發展，通過調補相關的滎穴以促使肺主氣，為心之華蓋的功能恢復，有益於心主身之血脈機能，使全身血氣流暢，筋骨氣血自然和順，有如〈海論〉所強調「得順者生，得逆者敗；知調者利，不知調者害。」

《靈樞．刺節真邪》是一篇具有總結針刺治療技術的重要文獻，提出刺有五節與五邪。所謂「五節」，即振埃、發矇、去爪、徹衣和解惑。

> 振埃者，刺外經，去陽病也；發矇者，刺腑俞，去腑病也；去爪者，刺關節支絡也；徹衣者，盡刺陽之奇俞也；解惑者，盡知調陰陽，補瀉有餘不足，相傾移也。

振埃例舉治療上氣咳喘，胸滿胸痛的選穴；發矇例舉治療耳聾，目冥的選穴與手法；去爪解釋四肢關節、腰脊疼痛，陰睪積液等病理；徹衣例舉治療內外熱相搏，身熱如火而不得汗的選穴；解惑則例舉治療中風偏癱之類的原理。但〈五禁〉認為，在特定的日期，「五節」治療的選穴甚至部位都屬於禁忌，如「甲乙日自乘，無刺頭，無發蒙於耳內。丙丁日自乘，無振埃於臂喉廉泉」等，這些與術數有關的說法則有待臨床進一步實證。而五邪為治療癰腫、大邪、小邪、熱邪、寒邪提供不同的治療方法。儘管五節與五邪之間病症有輕重緩急之別，但強調針刺治療要「與天地相應，與四時相副，人參天地，故可為解。」篇中例舉「治厥者，必先熨調和其經，掌與腋，肘與腳，項與脊以調之。火氣已通，血脈乃行。然後視其病，脈淖澤者，刺而平之；堅緊者，破而散之，氣下乃止。」治療以寒者熱之為原則，首先應用溫熱器具直接熨調肢體、關節乃至項背，使氣血流暢，然後再診查經脈之虛實，進行虛則補之，實則瀉之。扁鵲過虢國時，曾自告奮勇救治了虢國太子的「屍厥」亦屬此列（見《史記・扁鵲倉公列傳》）。

總而言之，源於天地自然、陰陽四時變化之寒熱，導入人體以判別疾病乃至體質之虛實，創制小小的銀針治病，臨床上要考慮日升日落、月盈月虧、氣象變化、氣候冷暖、地理氣候等自然環境諸多因素，兼顧局部與整體而選穴，利用氣血周流不休的經絡系統，根據陰陽理論進行虛實補瀉調治，對臨床各種病症，以四兩之力可收撥動千斤之效。《素問・三部九候論》載歧伯曰：

> 必先度其形之肥瘦，以調其氣之虛實，實則寫之，虛則補之。必先去其血脈而後調之，無問其病，以平為期。

所謂「用針之類，在於調氣」，「虛實得調，其氣存也」，「寫其有餘，補其不足，陰陽平復」（〈刺節真邪〉），使體內因疾病失衡之陰陽得以重新平復。所以，通過針刺療法，調虛實，調臟腑，調氣血，調逆順，上病下調，下病上調，病左調右，病右調左等以調整機體出現的陰陽偏頗，充分體現針灸療法的調治藝術。而且，只有真正理解了天道自然運行變化的規律，及其對人體疾病產生影響的原理，才能掌握調治要訣而成為真正的上工。

八，醫工的職責、道德與理想

在現存的先秦時期文獻資料中，有關古代醫學及其發展，以及古代醫工的醫療活動、社會地位和生活狀況等記載確實非常少見，直至西漢著名史學家司馬遷才開始為民間的醫家立傳。但是，在《左傳》中卻意外地留下了春秋時期三種不同類型醫官的簡短記述，他們分別是醫衍、醫緩和醫和。因此，我們有必要把這三種類型的醫官作為古代醫工的縮影，比較與考察《內經》中所展現出來的醫家形象，進一步分析與探討《內經》時代醫工的職責、道德和理想，以及古代醫官的思想、言行對《內經》時代醫工的人生態度、醫德教育等所產生的影響。

〈僖公三十年〉記載：「晉侯使醫衍酖衛侯。甯俞貨醫，使薄其酖，不死。公為之請，納玉於王與晉侯，皆十瑴，王許之。秋，乃釋衛侯。」[1]醫衍聽命於晉文公準備在送給衛成公的藥中下毒，卻同時又受賄於甯俞，請求少放毒藥的量使衛成公不至於斃命。醫衍屈服於政治勢力，樂於依附權貴，又貪圖錢財。他的道德敗壞，直接把醫術、醫藥作為殺人的兇器，完全喪失了作為醫工的應有職責與道德。

另一位是醫緩。〈成公十年〉曰：「晉侯夢大厲，被髮及地，搏膺而踴，曰：殺余孫，不義。余得請於帝矣！壞大門及寢門而入。公懼，入於室。又壞戶。公覺，召桑田巫。巫言如夢。公曰：何如？曰：不食新矣。公疾病，求醫於秦。秦伯使醫緩為之。未至，公夢疾為二豎子曰：彼，良醫也，懼傷我，焉逃之？其一曰：居肓之上，膏之下，若我何？醫至，曰：疾不可為也，在肓之上，膏之下，攻之不可，達之不及，藥不至焉，不可為也。公曰：良醫也。厚為之禮而歸之。」[2]這就是家喻戶曉的成語「病入膏肓」的出典。有人質疑醫緩，認為他可能事先與桑田的巫者勾結，清楚地瞭

---

[1] 引自楊伯峻編著《春秋左傳注》修訂本，478 頁。

[2] 引自楊伯峻編著《春秋左傳注》修訂本，849-850 頁。

解晉景公噩夢的內容及其個人的秉性，輕而易舉地糊弄了權貴，沽名釣譽、欺世盜名。類似行徑的醫者在古代社會中並不少見。

關於醫和，據〈昭公元年〉記載，他奉秦景公之命出使晉國為晉平公療疾。當時他可能是一位年逾半百的醫家，有著豐富的臨床診療經驗和良好的職業口碑。與其同年代的思想家老聃李耳供職於衰朽的周王室；而當時的孔子還只是一個十歲的幼童。[3]儘管醫和與孔子可能在年齡上相差幾十歲，職業與生平也完全不同，但他們在思想及其造化仍然存在諸多可比之處。

首先，醫和把為人治病的重大責任等同於治國，可見他視醫業為天職，這盞心中的明燈一直指引著他的人生之道。這種自覺的自我要求，充分地展示了他的人生態度。而且，他圓滿地解決了平公的疾患，獲得了「良醫」的美譽，以實踐證明了自己的言行。成年之後的孔子曰：「士志於道」（《論語・里仁》），這同樣表明了他的人生態度。儘管他一生顛沛流離，但始終踐行「克己復禮」，志在恢復周朝的社會制度，其根本就在於自覺心的覺醒。

其次，醫和提出「天生六氣」發病之說，認為疾病的發生與異常的氣候氣象變化關係密切。這在中國思想史上乃首倡的「天人合一」之例，成為揭示「天道」變化規律的開端。而孔子改變殷、周以來通過「禮」與「天」進行交通的手段，開發人心之「仁」直接通天的「天人之際」，逐漸開闢出「人道」。而「天道」與「人道」則標誌著理性的確立和人性的誕生。

第三，醫和自覺地堅持臨床觀察，甚至結合幾代先人的臨床經驗指出「分為四時，序為五節」的必要性，為《內經》開創醫學陰陽四時五行理論布設了雛形。孔子全力構築「仁、義、禮」的儒家基本理論體系，倡導與促進仁、義變為一種社會的秩序或制度。孔子所表現出的人生態度和自覺的價值意識，被公認為中國哲學的開山鼻祖。[4]不過相比之下，醫和以及《內

---

[3] 根據《史記・孔子世家》記載，孔子生於周靈王二十一年，即魯襄公二十二年。

[4] 馮友蘭先生早年認為，「（二）孔子的行為，與希臘之『智者』相彷彿。（三）孔子的行為及在中國歷史之影響，與蘇格拉底之行為及其在西洋歷史上之影響相彷彿。」（引自馮友蘭著《中國哲學史（上冊）》，中華書局，1961 年，71 頁。本書初版為

經》醫家對於中國古代哲學的貢獻也就更加顯而易見了。

醫工在《內經》中或稱之「工」，或稱之「醫」，或統稱為「醫工」，延至西漢初期倉公淳于意由於學醫天賦過人，還被其師公孫光讚譽於「國工」。所以本書皆以醫工稱謂，盡可能地接近那個時代。醫工有「良工」、「粗工」或「上工」、「中工」、「下工」之別；又有「良醫」、「愚醫」之分。〈疏五過論〉比較集中地出現上述多種名稱，該篇對醫工的臨床診治過失進行了系統性的批判與反思，所見複數稱謂亦不足為奇。《說文解字》曰：「工，巧飾也。象人有規榘也。與巫同意。凡工之屬皆從工」；又釋：「醫，治病工也。殹，惡姿也，醫之性然。得酒而使，從酉。王育說。一曰殹，病聲。酒所以治病也。《周禮》有醫酒。古者巫彭初作醫。」[5]工在先秦時期為「百工」的總稱，醫在當時也只是百工中的一種。而且不管是工還是醫，似乎都與巫覡有關，故有「醫源於巫」的說法。[6]《禮記・王制》曰：「凡執技以事上者，祝、史、射、御、醫、卜及百工」[7]，醫似乎已經從百工中得以獨立，顯示出醫療技術對維護封建王室成員身體健康的重要性。《周禮・天官》分出醫師、食醫、疾醫、瘍醫與獸醫五類，各配備不等人數的上士、中士、下士，醫工已經完全脫離了「工」。雖然目前尚無「工」早於「醫」的確鑿證據，可以推斷「醫」的稱謂要晚出於「工」。在

民國二十年）。唐君毅先生認為「孔子之真精神，亦中國哲學之真精神所自始也」（引自唐君毅著《中國文化之精神價值》，廣西師範大學出版社，2005 年，37 頁）。牟宗三先生認為「中國可以說哲學，應該是從春秋戰國時代說起，從先秦諸子說起。既然從春秋戰國開始，那麼只能從孔子開始」（引自牟宗三著《中國哲學十九講》，上海古籍出版社，2005 年，40 頁）。勞思光先生認為「孔子於周末創立儒學，方是中國最早的哲學。所以，就時間次序說，孔子既是第一個建立中國哲學理論的人，中國哲學史的論述，即應從孔子開始」（引自勞思光著《新編中國哲學史》一卷，75 頁）。

5 引自《說文解字》，100，313 頁。

6 有關醫與巫術的分析，可以參閱李建民著《生死之域——周秦漢脈學之流源》，62-68 頁以及相關的注釋。

7 引自李學勤主編《十三經注疏・禮記正義（上）》，北京大學出版社，1999 年，410 頁。

《內經》良醫和愚醫僅出現一次，絕大多數都是以「工」說事的。

或許有人對《說文解字》有關「工」與「醫」的詮釋，它們之間存在著明顯的落差而感到意外。事實上，「暴秦之後產生的兩漢思想，這時期政治武功昌明，實際上卻是精神墮落的時期，這一點司馬遷看得很清楚。兩漢幾乎都是『雜家』而沒有一位創造性地思想家，一般儒生專搞陰陽五行、穿鑿附會，對於秦政的遺毒卻未能加以補救，所以司馬遷以『漢承秦弊』四字概括。」[8]事實上還不盡於此，由於秦始皇、漢武帝為滿足自己的統治欲望，一味地追求長生不死。他們熱衷於鬼神，迷信仙丹神藥，頓時朝廷上下神仙思想烏煙瘴氣，裝神弄鬼的方術人士更是飛揚跋扈、不可一世，以坑蒙拐騙的手段騙取名利地位，而且屢見不鮮，嚴重污染了世俗社會。《內經》為醫工所樹立的高尚品德和崇高理想，更非《史記》、《漢書》所載的淳于意、樓護之流所謂漢代名醫所能躬行實踐的（參閱本書附篇〈試探《黃帝內經》的編撰者〉）。

中華文明在世界文明之中，明顯地表現出文化早熟的現象。牟復禮先生比較了世界古代文明之後，發現中國先秦文化史中明顯缺乏創世神話。他認為局外人感到很難探明的基本點是，在古代的和現代的、原始的和文明的各民族中，唯獨中國人顯然沒有創世神話。也就是說，他們認為世界和人不是被創造出來的，而是自發自生的宇宙的主要構成因素。在這個宇宙中，不存在外在於它本身的造物主，上帝、終極因、絕對超越的意志。[9]他選擇考察中國宇宙起源論這一獨特性並做出大膽的推斷，雖然引發了國際漢學研究者的爭論，但卻給我們研究《內經》提供了一個重要啟示：中國文化的早熟可能與古代醫家的自覺行為和理性思維有著密切的關係。《內經》形成年代的醫家已經走出了巫術的叢林，基本上看不到與巫覡有關的身影和記述，甚至

---

8 引自方東美著《原始儒家道家哲學》，38 頁。

9 參閱〔美〕牟復禮著，王立剛譯《中國思想之淵源》，北京大學出版社，2009 年，19 頁。

與術士也劃清了界限。[10]醫工為了求真而解剖八尺之士的屍體，他們早就不相信鬼神之類的原始信仰，甚至公開聲明拒絕為沉迷於鬼神的病患提供診療服務。

醫工以治病救人為本，盡心盡力地解除病患的身心痛苦。他們堅持「以人為貴」、「以民為上」、「以病（患）為本」，充分體現他們的仁心人道，以及平等待人的倫理觀。他們敬畏生命，立志於治病如治國，所以「自強於學」，不斷刻苦學習，堅持臨床實踐，研製發明針刺療法與經絡理論，更多地積累臨床診療經驗，提高臨床診療水準。而且他們不斷學習，不斷臨床實踐，這一追求知識的過程也就是不斷進德的過程。猶如古希臘哲學家蘇格拉底所說的「道德即知識」。他們不會像孔孟儒家只重視養「浩然之氣」，甚至「有殺身以成仁」；也不會像老莊道家藐視知識，鄙視形體為皮囊。《內經》中之所以出現對各類醫工的不同稱謂，旨在皆凸現他們掌握診療技術水準的高低與臨床療效的優劣。而且，這是根據他們在臨床中治療病患的效果，以及出現失誤的幾率進行綜合評價之後所確定的。例如〈邪氣臟腑病形〉載：

> 黃帝問於歧伯曰：余聞之，見其色，知其病，命曰明。按其脈，知其病，命曰神。問其病，知其處，命曰工。……歧伯答曰：夫色脈與尺之相應也，如桴鼓影響之相應也，不得相失也，此亦本末根葉之出候也，……能參合而行之者，可以為上工，上工十全九。行二者，為中工，中工十全七。行一者，為下工，下工十全六。

《內經》反對臨床上使用單一的診察方法以自示醫術高明的做法，要求綜合應用各種檢查手段以求準確的診斷效果。而且，《內經》自覺地設立評定醫工的業務標準，所確立的評定醫工業務能力的方法為《周禮·天官》所參照

10　〈五藏別論〉：「黃帝問曰：余聞方士，或以腦髓為藏，或以腸胃為藏，或以為府，敢問更相反，皆自謂是，不知其道，願聞其說。」

與利用，「歲終，則稽其醫事以制其食。十全為上，十失一次之，十失二次之，十失三次之，十失四為下」[11]，最終成為封建王室評定醫官俸祿的管理制度。

《內經》習慣地把治病喻為「治亂」，這可以說是一大特點。「亂」字在《內經》中出現頻率很高，多達近八十處。病機以「氣亂」或「亂氣」以及「血氣亂」、「陽氣亂」為主；病位分「邪氣散亂」、「內亂」或「亂經」；其次為「脈亂」或「亂脈」；再則為「神明亂」、「精氣亂」、「精神亂」、「志意亂」；治療分「未亂」和「已亂」以判斷病情發展的不同階段。《靈樞・五亂》論述據四時五行分治十二經脈出現的常見疾病，並以黃帝的口吻說：「允乎哉道，明乎哉論，請著之玉版，命曰治亂也。」〈陰陽清濁〉記述：

> 黃帝曰：余問一人，非問天下之眾。歧伯曰：夫一人者，亦有亂氣，天下之象，亦有亂人，其合為一耳。

孟子總結天下政治規律時指出：「天下之生久矣，一治一亂」（《孟子・滕文公下》）[12]，所以治病與治國有著一個共同的特點就是治亂。《內經》醫家認為，「治小與治大，治國與治家，未有逆而能治之也，夫惟順而已矣。順者，非獨陰陽脈，論氣之逆順也，百姓人民皆欲順其志也。」（〈師傳〉）《說文》釋「志，意也。從心之聲。」[13]這明確地表明先秦醫家的一種政治觀，直接表達對社會政治的一種倡議，即順從民意而治的政治思想。

《內經》醫家把治病提升到治國的高度，旨在增強醫工的自尊，培養一種責任心或職業道德，敬畏國家，敬畏病患，其結合點就在於敬畏生命。而且，把治病與治國緊密地聯結在一起，足以激勵學醫者在思想上樹立起更為

---

11 引自李學勤主編《十三經注疏・周禮注疏》（下），北京大學出版社，1999 年，108 頁。

12 引自李學勤主編《十三經注疏・孟子注疏》，176 頁。

13 引自《說文解字》，217 頁。

遠大的理想，為自己未來的生命增添奇光異彩，以期實現自己的人生價值。《內經》的「治病如治國」，更強調治亂於早期的思想，本質上反對大亂大治，內含反對革命的蘊意，這也許與他們祖先「湯武革命」的經歷有關（參閱本書附篇〈試探《黃帝內經》的編撰者〉）。有個外交家說過，人活得下來，絕對不會革命。《墨子・兼愛》曰：「聖人以治天下為事者也，必知亂之所自起，焉能治之；不知亂之所自起，則不能治。譬之如醫之攻人之疾者然，必知疾之所自起，焉能攻之；不知疾之所自起，則弗能攻。治亂者何獨不然？」[14]這顯然啟發於《內經》醫家之說。

所謂「治病與治國」論，《國語・晉語》載：「平公有疾，秦景公使醫和視之，出曰：不可為也。是謂遠男而近女，惑以生蠱；非鬼非食，惑以喪志。良臣不生，天命不佑，若君不死，必失諸侯。」晉國老臣趙文子聽後認為醫工不應該干涉國政並表示不快，隨即反問醫和說：「醫及國家乎？」醫和也立即回應說：

上醫醫國，其次疾人，固醫官也。[15]

醫和認為自己作為醫官之上醫，治國比治病更為重要，儘管治病與治國的道理是一樣的。關於醫和與趙文子的問答未見於《左傳》，所以很難判斷這個「治病與治國」論是《內經》繼承了此說，還是《國語》編撰者有感於《內經》之說。《莊子・人間世》在編造顏回與孔子的對話之中，也言及治國、治亂與醫家的關係。《靈樞・外揣》曰：

黃帝曰：余聞九針九篇，余親受其調，頗得其意。夫九針者，始於一而終於九，然未得其要道也。夫九針者，小之則無內，大之則無外，深不可為下，高不可為蓋，恍惚無窮，流溢無極，余知其合於天道人

14　引自孫詒讓著《新編諸子集成・墨子閒詁》，98 頁。

15　引自徐元誥撰《國語集解》，434-435 頁。

> 事四時之變也，然余願雜之毫毛，渾束為一，可乎？歧伯曰：明乎哉問也，非獨針道焉，夫治國亦然。……余願聞針道，非國事也。歧伯曰：夫治國者，夫惟道焉，非道，何可小大深淺，雜合而為一乎。

歧伯從「道」的高度闡述了針刺治病與治國的相近道理以及共通的內涵，因此強調醫道、醫理、醫術的博大精深。《內經》沒有明言「道」的內涵，卻反復強調「道在於一」，尤其是使用小小銀針治病，不僅一針一穴的選擇、針法的運用皆要求爐火純真，且務必關注天地四時、人事情感之變化，「調氣在於終始，一者持心也」，此所謂「妙哉！工獨有之者，盡知針意也」（《靈樞‧小針解》），施治過程握針之手與心混然成一，醫工用神妙手法招回病患之神，此合乎道也。

《內經》認為學習醫理醫術必須深刻理解天地陰陽、萬物自然的變化規律，以及自然萬物的生、長、收、藏的化生之理，這不僅有益於提高個人的思想境界，而且以此作為參照在臨床診療疾病的過程中就可能減少差錯，對於提高臨床療效也是極為重要。為民治病通常僅針對病患個人，而國君乃一國之主，家國天下，人主患病則國失主宰就可能出現國亂，造成國家政治動盪不安甚至亡國之大難。假如人生有幸得到治療國君疾苦的機會，治病即治國自然也就順理成章了。侍醫夏無且在荊軻刺殺秦始皇時，急投擲藥囊於荊軻，方使皇帝得以拔劍殺死刺客的機會。事後，秦始皇感概地說：「無且愛我，乃以藥囊提荊軻也。」[16]雖然他當時並非是給秦始皇治病，但也算是一個侍醫忠心於「治國」的注腳，否則中國歷史的發展也許就不一樣了。

學醫之工必須具有天賦與優良的素質，這也是古代醫家找尋傳人的勞苦之處，所謂《針論》云：「得其人乃傳，非其人勿言」（《靈樞‧官能》）。結成師徒關係雖情同父子，口耳相傳醫理醫術，但傳授經驗、秘方之時還需要履行「割臂歃血之盟」（〈禁服〉），這些醫業行規致使古醫籍難於流傳社會。《靈樞‧師傳》曰：

---

[16] 引自《史記》八十六卷，2535 頁。

> 黃帝曰：余聞先師，有所心藏，弗著於方。余願聞而藏之，則而行之，上以治民，下以治身，使百姓無病，上下和親，德澤下流，子孫無優，傳於後世，無有終時，可得聞乎？歧伯曰：遠乎哉問也。夫治民與自治，治彼與治此，治小與治大，治國與治家，未有逆而能治之也，夫惟順而已矣。

先秦醫家對於學醫之人不僅注重醫學理論的傳授，臨床診療技術的掌握和運用，而且還要特別重視幫助他們更好地樹立學醫的崇高目的與理想。認真學習與熟練掌握醫理醫術，往大處說就是「治民」，能為萬千庶民百姓解除疾病的困苦與折磨，直接服務於社會；往小處看就是「自治」，可以為自家父母、兄弟姐妹、親戚朋友提供醫療保健的方便，保一個家族之安康，但應該以萬民的生命與國家的利益為先。而且，在治病療疾的過程中，務必順從病患的意向，尊重他們的意見，動之以情，曉之以理。這兩點不用說在先秦時代，即使在現代社會的醫療活動中也是值得發揚光大的行為與精神。這基本上包含了當今醫學倫理學教育中所強調的三大基本原則：病人利益第一，尊重病人與公正。

醫工雖然可以依據其在臨床診治病患的療效，有良工、粗工以及上工、中工、下工之分，但在醫工中作為最高的象徵還有「聖人」，我們稱之為「醫家聖人」。現把《內經》中與「聖人」有關的主要文句摘錄如下：

〈四氣調神大論〉曰：「是故聖人不治已病，治未病，不治已亂，治未亂，此之謂也。」

〈異法方宜論〉曰：「故聖人雜合以治，各得其所宜。故治所以異而病皆愈者，得病之情，知治之大體也。」

〈示從容論〉曰：「夫聖人之治病，循法守度，援物比類，化之冥冥，循上及下，何必守經。」

〈疏五過論〉曰：「聖人之術，為萬民式，論裁志意，必有法則，循經守數，按循醫事，為萬民副。……故曰：聖人治病也，必知天地陰陽、四時經紀；五藏六府、雌雄表裡，刺灸砭石、毒藥所主，從容人事以明經道，貴賤貧富，各異品理，問年少長、勇怯之理；審於分部，知病本始，八正、九候，診必副矣。」

〈方盛衰論〉曰：「是以聖人持診之道，先後陰陽而持之，《奇恒》之勢乃六十首，診合微之事，追陰陽之變，章五中之情，其中之論，取虛實之要，定五度之事，知此乃足以診。」

〈逆順肥瘦〉曰：「聖人之為道者，上合於天，下合於地，中合於人事，必有明法，以起度數，法式檢押，乃後可傳焉。」

《靈樞・玉版》曰：「聖人不能使化者為之，邪不可留也。……故聖人自治於未有形也，愚者遭其已成也。……故聖人弗使已成，而明為良方，著之竹帛，使能者踵而傳之後世，無有終時者，為其不予遭也。」

我們從上述相關條文中，可以總結出成為「醫家聖人」的必備條件：

一，早期發現，早期治療，尤其對於危害性較大的疾病，應具有防範於未然的防病思想與應急措施。

二，全面熟練地掌握醫學理論知識與臨床診療技術，提倡綜合性診療的同時，要求切合病患的實際病情，採取異病同治，同病異治，且皆能獲得良效。

三，臨床診療要詳細詢問病史，個人以及家庭經濟等狀況，結合四時仔細察顏觀色，參考色、脈的變化審查疾病所屬部分，瞭解疾病的根本原因。

四，診治疾病必須深刻理解天地陰陽、四時五行、地理氣候等與臟腑、經絡理論之間的相互關係，明瞭氣候環境變化影響人體及其產生病變的規律。要以陰陽理論指導診脈察色，明確五臟病況，綜合臨床診察所見，判別病症虛實為要。

五，臨床能靈活地掌握各種治療手段，如針灸、中藥、按摩等各自針對性的疾病與病症，比附人事變遷掌握診治常規，既要遵循古訓法度，又不墨守陳規，而且根據病情機動應用，推陳出新。

六，掌握的醫術應該成為眾人的典範，辨病論治必有法則，遵守常規法則，按醫學原則診治疾病，醫術為萬民，醫事助萬民。

七，制定醫療法則，符合天地自然及社會人事的變化規律。制定統一醫療標準，內容切實可行，形成明確的章法而且便於傳授。

八，具有遠大的理想與抱負，善於總結臨床診療經驗，著書立說，傳授於後人以造福人類，成為真正意義上的生命延續。

先秦醫家不管是強調早期治亂的思想，還是對疾病發生、流行的擔憂與觀察，內含的憂患意識無疑都是催生《內經》哲學思想的一大要素。有學者指出，憂患意識是發生早期人文精神萌芽的基本動力，例如殷周之際的「此一憂患意識，爾後實貫注於各偉大思想流派之中。儒家墨家不待說；先秦道家，也是想從深刻的憂患中，超脫出來，以求得人生的安頓。」[17]我們「生命的出路就是找到理想，為社會服務，聰明才智大者服千萬人之務，小者服一己之務，以使命消除命限。」[18]刻苦學習，認真實踐醫理醫術只為治病救人，樹立起人生的理想，實現自己人生的價值。作為醫工既可以貢獻「仁心」於國於民，又能盡孝於父母，如古人所言「為人子而不讀醫書，猶為不孝也。」[19]而且，還能為親朋好友盡「義」，這與儒家倡導的道德倫理相一致。但是，《內經》中幾乎沒有出現孔子所強調的「仁義孝悌」之類的詞語，雖然使用不少「不仁」一詞，但也只是用於描述各種疾病如厥症、痹症等所致的肢體、肌膚等感覺麻木不仁的症狀。偶有一處批評針刺療法的「逆治」[20]，原屬死症誤判而施治，可能引發醫患糾紛，故〈玉版〉曰：「能殺生人，不能起死者也」，並稱之為「不仁」。把殺人行為說成不仁，這可能是有關「仁」一種比較原始說法。孔子之「仁」不在行為而直屬於心，且「殺身成仁」則彰顯自殺的偉大。後世人們稱讚中醫為「仁心仁術」，有辭

17　參閱徐復觀著《中國人性論史・先秦篇》，28-29 頁，引自 289 頁。

18　引自杜保瑞著《中國生命哲學真理觀》，6 頁。

19　引自宋・史崧〈黃帝靈樞經敘〉，人民衛生出版社，1981 年。

20　〈玉版〉曰：「其腹大脹，四末清，脫形，泄甚，是一逆也；腹脹便血，其脈大時絕，是二逆也；咳溲血，形肉脫，脈搏，是三逆也；嘔血，胸滿引背，脈小而疾，是四逆也；咳嘔，腹脹而飧泄，其脈絕，是五逆也。如是者，不及一時而死矣。工不察此者而刺之，是謂逆治。」

書言此典故出於《孟子·離婁上》。[21]《內經》醫家應該不會刻意避諱孔孟之說，在《內經》的形成時期，孔子後學可能尚未整理完備《論語》，或尚未刊行於世。〈疏五過論〉中兩處提及「事有五過四德」，但未涉及「四德」的具體內容，也未做過任何解釋。「四德」一詞僅見於《左傳》。〈襄公九年〉記載穆姜身前卜筮之事，得「遇艮之八」，卻不贊同史官所謂「是謂艮之隨。艮之隨，隨，其出也」的解釋，認為「有四德者，隨而無咎，我皆無之，豈隨也哉？我則取惡，能無咎乎？必死於此，弗得出矣！」[22]

醫道根植於天道，醫家甚至可以在小小的針具與神妙的針術之中，追求「小之則無內，大之則無外，深不可為下，高不可為蓋，恍惚無窮，流溢無極，余知其合於天道人事四時之變也，然余願雜之毫毛，渾束為一」（《靈樞·外揣》）的世界。就天地自然而言，一根小小的銀針，確實無法顯現大小、高下、離合之分，一旦全身心地投入為治好疾病這個目的，在臨床治療實踐中不但可以實感道之高深玄妙，而且在心靈深處九針之道已經完全融入天地之道。《內經》提出的「小之則無內，大之則無外」的宇宙觀，對後世道家思想產生過一定的影響。《莊子·天下》曰：「惠施多方，其書五車，其道舛駁，其言也不中。厤物之意，曰：『至大無外，謂之大一；至小無內，謂之小一』。」[23]惠施是莊周的好友，喜好方術，閱書無數，也許他沒有放棄研讀古醫籍。

《莊子·天下》篇曰：「聖有所生，王有所成，皆原於一。……以天為宗，以德為本，以道為門，兆於變化，謂之聖人」，提出了所謂「內聖外王之道」。[24]馮友蘭先生認為這是中國哲學的一個主要傳統，乃傳統哲學追求的最高境界，也是中國哲學的精神所在，並詮釋說：「『一』底真理，就是內

---

21 參見「漢典網」成語解釋的「仁心仁術」條目。

22 引自楊伯峻編著《春秋左傳注》修訂本，964-965 頁。穆姜自解曰：「元，體之長也；亨，嘉之會也；利，義之和也；貞，事之幹也。體仁足以長人，嘉德足以合禮，利物足以和義，貞固足以幹事」，該文或以「元亨利貞」為「四德」。

23 引自陳鼓應著《莊子今注今譯》，887 頁。

24 引自同上注，855 頁。

聖外王之道」，「內聖是就修養的成就說，外王是就其在生活上底功用說。……聖人的人格，是內聖外王的人格。照中國哲學的傳統，哲學是使人有這種人格底學問。所以哲學所講底就是中國哲學家所謂內聖外王之道。在中國哲學中，無論哪一派哪一家，都自以為是講『內聖外王之道』，……他（指〈天下〉篇的作者）以為當時各家，都沒有得到道術之全，……他們所得到底只是道術的一部分，或一方面，只是他們的『一家之言』，不是道術，而是『方術』。」[25]這個批判仍然不夠嚴謹。的確先秦諸子的哲學思想只重視社會、人倫的道德價值，講生不講死，屬於「入世的哲學」。在批判者的眼裡，視個人與宇宙的合一為聖人的最高成就，即聖人個人不僅在理論上而且在人生的實踐中完成這個合一。但實際上，這一時期還是有符合這種所謂「內聖外王之道」條件的哲人，他們就是《內經》的醫家。歧伯把黃帝總結出有關針刺醫理醫術認定為「聖王之道」的典冊（見《靈樞・官能》）。

《內經》除了從醫學專業的角度要求醫工在臨床診療中不斷積累經驗，努力提高診療技術水準，爭取不斷地技術與理論創新之外，還要求醫工自覺地踐行兩種不同的思想：一種是不斷地增進自身的道德修養，完善自己的人格；另一種是仔細觀察與認真學習天地陰陽、自然萬物的變化規律，在增進理解醫學理論和提高診療水準之中，實現道的思想境界。這二者也就成為醫工必須具備的道德與精神。而且，這兩種思想應該與古代醫工的職業性質有著密切的關係，可能從很早開始就成為醫工的現實需求與思維方式，可以排除受到所謂「儒家」和「道家」思想影響的可能性。相比早期儒家，醫工自覺「以人為貴」，認為「夫人者，天地之鎮也」（〈玉版〉），敬畏生命。其次，臨床治療以「以民為上」，「以病（患）為本」，順病家之志意，其「仁心」境界並不亞於孔孟儒家。相較於早期道家，首先，醫工對天地四時不間斷的觀察，是為了儘早發現太過或不及的時氣可能帶來的疫病，早期發現早期治療，防患於未然。其次，中醫學理論的形成與天地四時之間有著密切的關聯性，「因天之時」、「因時之序」防病治病成為一大基本原則。學

25　引自馮友蘭著《三松堂全集》第 5 卷，緒論 6-7 頁。

習、理解與掌握天地自然的變化規律，乃醫工分內之事，其目的與道家的完全不同。[26]所以在某種意義上說，這些皆屬於醫工的職責範疇之內。

總而言之，先秦醫家自覺而理性地長期觀察氣候環境變化與疾病發生之間的關聯性，積極尋求疾病發生的規律與形成的原因，因而創建了醫學陰陽四時五行理論，對一氣、陰陽、五行三大概念的形成與確立做出了重大的貢獻。他們在臨床上把遵循天道變化的規律作為宗旨，創新性地研發各類針具，發明無創傷性的針刺療法，在前人的基礎上完善了經絡理論。他們立足於「自強於學」與敬畏生命，恪守於自己職業的職責與道德，在臨床診治中踐行遵天道、因四時，志在創新與著述良方傳世，走出一條既不同於儒家，也不同於道家，更不同於墨家的醫家之道。醫工的一生就是一個日常式的實踐過程；是一個刻苦學習、堅持探索的過程，包括醫術、醫理與醫道；是一個每天與病患進行主客換位的思考過程；是一個診療經驗和醫學知識不斷沉澱與累積的過程；是一個尊重知識、熱愛知識、努力為知識添磚加瓦的一生；是一個自心不斷淨化和進德的過程；也是一個日積月累地實現自己人生價值的過程，而這一切正是以生命與實踐編寫傳統生命哲學的過程。至於是否可以實現「醫家聖人」的理想，這不是他們自身所能決定的事情，最終只能交給社會乃至歷史去評定。東漢名醫張仲景就是一個很好的例子，由於他生前所總結的臨床診療經驗集——《傷寒雜病論》得到醫界的廣泛認同，逝後千餘年才逐漸被醫界與社會推上「醫聖」之座。[27]這就像孔子勉強自稱為君子，落魄之時自嘲如「喪家之犬」，子貢稱之為賢者[28]，而聖人也只是後世的封冊。

---

[26] 李約瑟博士認為道家反對知識只是針對儒、法的虛假，以及經院哲學的封建倫理，而追求則屬於道與自然界的知識，或洞察自然的知識（參閱李約瑟著《中國科學與技術史》第二卷〈古代科學思想〉第十章的〈道家對知識與社會的態度〉，109-110 頁）。

[27] 參閱余新忠〈醫聖的層累造成（1065-1949 年）〉，《歷史教學》2014 年第 14 期（總第 699 期），3-13 頁。

[28] 《論語・子張》曰：「衛公孫朝問於子貢曰：仲尼焉學？子貢曰：文武之道，未墜於地，在人。賢者識其大者，不賢者識其小者。莫不有文武之道焉。夫子焉不學？而亦何常師之有？」（引自楊伯峻《論語譯注》，中華書局，1982 年，203-204 頁）

九，《內經》的知識論與道德哲學

「凡是人都有生老病死」，這句話在康德的批判哲學中屬於「先天分析判斷」的一個例子。分析判斷可分為「先天」與「後天」，所謂「先天」即先於經驗或不依賴經驗的，故「後天分析判斷」不能成立。[1]分析判斷雖具有嚴格的普遍性和必然性，但內容未能超出原概念本身，故不能帶來任何新知識。康德認為，知識就是判斷，單純的概念並非知識，連在一起的概念形成判斷，在內容上有所肯定或否定的，才能構成一種知識。真正能夠增加或擴充已有知識的，只能依賴於綜合判斷。它也有「先天」與「後天」之分，「先天綜合判斷」不僅擁有擴充知識的功能，又具有普遍必然性，是知識的主要來源；而「後天綜合判斷」必須求助於經驗。康德不否定知識源於經驗的經驗論者的基本原則，但「經驗」一詞在他那裡有狹義和廣義之分，狹義的經驗指感性經驗，即感性的原料或表象；而廣義的經驗即感性和知性相結合而成的知識[2]，也就是「知識從經驗開始」與「知識產自經驗」的不同。康德認為，絕大多數的數學、自然科學、形而上學中的判斷都屬先天綜合判斷。他系統地論證了「先天綜合判斷如何可能的」，就是為了解決「自然科學知識如何可能的」，「科學的形而上學如何可能的」之問題，因而使之成為《純粹理性批判》中最為基本與核心的課題。

至於我們人是怎麼出生，怎麼老化，怎麼生病，怎麼死亡，自古以來就是人們渴望瞭解的知識，自然成為《內經》醫學知識的主要內容。討論有關

1　「經驗判斷就其本身而言全都是綜合的。若把一個分析判斷建立於經驗基礎上則是荒謬的」（引自康德著，鄧曉芒譯，楊祖陶校《純粹理性批判》，人民出版社，2004年，9頁）。

2　康德認為「我們的一切知識都從經驗開始，這是沒有任何懷疑的」，由於對象刺激我們的感官，既產生了表象，又促使我們的知性活動起來，把這些表象加以比較、聯結或分開，把感覺印象這樣一些粗糙的材料構成關於對象的知識，即經驗（引自並參閱康德著，鄧曉芒譯，楊祖陶校《純粹理性批判》，1，51頁）。

疾病或病症的形成原因、臨床表現、生理病理的變化、臨床診治方法及其規律、預後轉歸等內容雖然占據了《內經》的絕大部分篇幅，但對於出生、老化乃至防病養生、延年益壽，以及醫工的人生修養、職業道德等也都有其獨到的認識。先秦醫家是如何使之成為可能，並形成一套比較完整的醫學知識體系，這正是值得我們現在深入研究的一個重要課題。但專家學者一致認為中國古代哲學歷來關注人生及其價值，倫理道德問題尤其受重視，基本上不重視知識，甚至摒棄知識。牟宗三先生認為中國傳統歷來忽視知識，只有實用科學沒有理論科學。他將中國科學傳統分為兩組：天文、律、曆、數歸入屬於理論性科學；把醫、卜、星、相以及煉丹納入實用性的經驗科學傳統，而且認為，「中醫不是科學，但說中醫沒有用是很難講的，……西醫是屬於科學的，科學是屬於量的，化質為量；而中醫是質的，……但現實上不一定準，若是神醫，那就一定看得很準，但那有那麼多的神醫呢？大多是庸醫。」[3]這可能只是憑藉他的日常生活經驗的泛論。近年，有學者提出中國傳統哲學為「本體知識論」，「隨著中國知識論同形上學、本體論和倫理學的一起發展，中國哲學沒有提出像康德和其他後康德分析哲學家們提出的知識論是不爭的事實」。[4]

對於康德，牟宗三先生評價說：「世界上自有歷史以來，從沒有一個人能像康德這樣達到真正的哲學專家之地步。」[5]因為康德在哲學研究上實現

---

3 參閱牟宗三著《牟宗三先生全集（30）．中西哲學之會通十四講》，99-101 頁。

4 成中英〈中國哲學中的知識論（上）〉，《安徽師範大學學報（人文社會科學版）》2001 年 2 月，第 29 卷第 1 期，7 頁。這個觀點似乎在學界已成定論，「中國傳統哲學資源中應該說還沒有關於知識理論的內容。基本說來，知識論並不是中國傳統哲學的內容」（引自胡軍〈知識論與哲學——評熊十力對西方哲學中知識論的誤導〉，《北京大學學報（哲學社會科學版）》第 39 卷第 2 期，2002 年 3 月，43 頁）。

5 引自牟宗三著《牟宗三先生全集（30）．中西哲學之會通十四講》，47 頁。牟先生認為西方哲學的精華集中在三大系統：柏拉圖傳統，萊布尼茲、羅素的傳統和康德的傳統。「康德在《純粹理性批判》中批判萊布尼茲的地方是非常嚴密的，……在講經驗知識、科學知識的範圍內，羅素有好多思想都是來自康德。……古代的哲學由古希臘起到康德以前的哲學都匯歸到康德處，康德以後的哲學都由康德開出」（引自同書，34、44、46、47 頁）。

了「哥白尼式的革命」，即徹底地轉換了思維方式，「讓對象必須符合知識」，完全否定了人可以認識事物本體的可能性，所認識的只能是事物的現象，從而使主體不再去合乎對象，而是讓客體必須圍繞主體轉。這就從根本上扭轉了傳統的「知識必須符合對象」的認識關係，從而開啟了知識論的新方向，成就了西方哲學史上一次偉大的變革。他在《純粹理性批判》中明確指出：「我們的一切知識都開始於感官，由此前進到知性，而終止於理性，在理性之上我們再沒有更高的能力來加工直觀材料並將之納入思維的最高統一性之下了。」[6]就我們認識知識的能力而言，有感性、知性與理性。感性通過五官被動地接受對象，同時啟動存於心靈的內、外不同的感覺形式即時間和空間，使主觀的表象所涉及的對象有了客觀的意義。而成為具有真實意義的知識，還必須依靠知性的「十二範疇」等，把直觀雜多的對象進行加工整理。理性的認識功能即純粹理性[7]，它不與對象發生關係，只能運用知性範疇去整合知性知識，將其統一在最高原理之下，就像《內經》的醫家所創立的陰陽概念。因此，不妨讓我們沿著康德的「先天綜合判斷」的邏輯理路逐步地揭示《內經》的醫學知識及知識哲學的形成。

在醫學的臨床上，首先，醫工與病患之間天然地形成一種不可分割的主客關係，而且醫工作為主體一直處於主導的地位，始終起著能動性、根本性的作用，這些都是無庸置疑的事實。其次，根據《內經》記述的古代醫工的診療過程，醫工一般首先問詢患者的病況、病史，然後通過自身的五官及雙手，仔細觀察與檢查患者身上出現的各種症狀、體徵甚至排泄物，這個階段有充分利用以往的臨床經驗對患者的主訴、症狀、體徵等進行甄別與篩選，去偽存真。其實，這中間還存在大量類似康德所說的圖型或圖式。[8]所謂

6　引自康德著，鄧曉芒譯，楊祖陶校《純粹理性批判》，261 頁。

7　我們這裡僅指純粹理論理性（狹義），廣義理性還包括純粹判斷力和純粹實踐理性。判斷力應用於藝術，而實踐理性運用於意志自由，可參閱康德著《判斷力批判》的「導言」部分，具體運用詳見本文有關分析長壽與醫德的部分。

8　「圖型」（Schema）是康德《純碎理性批判》第二卷〈原理分析論〉兩個重要組成部分中的主要部分。圖型不是範疇，它既不是來自知性也不是來自感性，作為感性與知

「圖型」，作為一種哲學概念是康德開啟的先河，是康德批判哲學的一個關鍵性概念，而且在他的整個批判體系中占有非常重要的地位。在康德的圖型理論裡，包含經驗性圖型和先驗性圖型兩種類型，最有意義的還是經驗性圖型。《內經》中有關藏象、經脈象、脈象、病症、病形等多屬於經驗性圖型，至於陰陽概念、五行概念等則可歸入先驗性圖型。

病症發生於機體，人體原本就是一個具有空間的存在物。而且病症在患者身上的發生、變化與發展都有相對明確的時間性。這些時空的形式條件，即康德所謂「先天知識的原則」。醫工還需要進一步結合對患者的按診（包括脈診）、色診等檢查結果，進一步驗證自己的判斷，同時結合各種醫學理論，盡可能以一種病機解釋患者的主訴以及所出現的諸多症狀與體徵。這是中醫臨床倍受強調的一種觀點，因為這個病機就是與病症發生的本質直接相關，直接關係治療的方針，指導針刺的選穴或處方藥物的組合。這些由感性提供經驗性的直觀的過程，以康德的話說：「這些直觀通過知性而被思維，而從知性產生出概念。」[9]醫工還需要結合各種相關的醫學概念對病症進行定位、定性以及對預後、轉歸等進行綜合性的判斷。

中醫臨床檢查確與經驗關係密切，特別在四診的階段，包括以往見習、實習中所見所聞以及自身的體驗，乃至從各類書籍獲取的臨床知識。即通過感官與觸摸獲取病患的雜多質料，進行理性的鑒別與排除，參雜使用臟腑、氣血、陰陽、五行等理論。其中也包括經驗性圖型（色相、脈象、病症圖型等），先驗性圖型（藏象、八綱、陰陽、五行圖型等）的應用，通過逐步的

性的仲介，屬於人類的一種主體能力亦稱為想像力。它可分為生產想像力（Productuve Einbildungkraft），描摹想像力（Nachbildende Einbildungkraft），再生想像力（Reproductive Einbildungkraft）和先驗想像力（Transzendentale Einbildungkraft），前三者都與感性經驗或現象有關，而最後者才是完成圖式的特殊能力。康德認為，「一切經驗地或後天給予的概念稱為經驗概念；一切先天地給予的概念稱為知性概念」（引自康德著，徐景行譯《邏輯學講義》，商務印書館，1991 年，85 頁）。所謂知性概念即純粹概念，亦稱先驗概念。康德批判哲學的一切知識追溯到先驗原理而止，因此康德的圖型理論亦可分為「經驗性圖型」和「先驗性圖型」。

9 引自康德著，鄧曉芒譯，楊祖陶校《純粹理性批判》，25 頁。

定位、定性後確立一個診斷。這整個過程非常類似：現象—感性雜多—經驗表像—經驗性圖型—經驗性概念—先驗性圖型—範疇的程式，從兩頭向中間不斷地合攏[10]，最終形成一個臨床綜合診斷。現象來源於病患，不言而喻是診斷鏈條的一個起點，而知性先天地提供範疇也是一個起點，所以只能從兩端向中間尋求合攏。在這個程式中，兩類圖型排列其中可以使我們對疾病的認識不斷得以清晰，如果沒有它們也許就剩下如《五十二病方》中、簡單的症狀羅列加治療（詳見下述）。而且兩類圖型以先驗性圖型更為重要，比如脈診、病形等圖型基本上屬經驗性範疇；而藏象、八綱、陰陽等則為先天知性範圍。假如抽掉病形圖型，症狀、體征無法置於病症概念之下，對象只能停留於知覺而不能形成經驗知識。如果去掉八綱、陰陽等圖型，後果則更為嚴重，不僅辨證無望繼續下去，綜合性診斷也就無法成立。

對於疾病或病症的認識與累積，以及各種概念、理論的構建決非個人力量所能為，而是經歷無數世代醫工的不懈努力與艱辛付出的結果。根據《內經》記載，在其成書之前的醫學領域就已經存在諸多的古醫籍，見於《內經》的書名就有《上經》、《下經》、《陰陽傳》、《揆度》、《奇恒》、《從容》、《五中》、《診經》上下篇、《脈法》、《脈要》、《大要》、《針經》、《針論》、《九針》九篇、《九針》六十篇、《九針》八十一篇等。有專家經詳細分析後統計認定為五十三種[11]，這也是個可以參考的數字。通過這些古醫籍的名稱，我們可以推定除了少數有關醫學理論專著之外，大多數為臨床實踐經驗的總結，甚至已有被奉為經典的。

而且，《內經》的絕大多數篇章皆以師徒問答的形式編撰而成，但提問者並非被動求教的一般學生或徒弟，而是以黃帝的身分，在威儀孔時的氛圍中質疑問難，以「願聞……」開始提問的形式多達 130 餘處（除外七大論）。其中又以「願聞其故」、問「故」要求解釋各種成因的最為多見，其餘的順序為詢問「說、方、道、事、情、解、診、處、數」等，基本上都是

---

10 參閱並引自曹俊峰〈論康德的圖式學說〉，《社會科學戰線》1994 年第 6 期，53 頁。

11 馬繼興著《中醫文獻學》，62-63 頁。

涉及各種理論、原理、方法、法則等概念性問題。這些表明提問者在臨床上早已認識許多病症，只是對疑難病症及少見症狀等仍然存在諸多疑點，尤其涉及有關發病、病理、治療原則等理論解釋方面，迫切希望為師者對相關問題能做出更為圓滿的解答或說明。實際上，這也充分展示了《內經》所沉積下來的醫學知識的深度與廣度。《內經》中還存有二十餘篇非問答式的文獻，根據書中篇章的安排順序，推測可能是出自黃帝學派[12]之手。

〈著至教論〉載黃帝問雷公曰：

> 子知醫之道乎。雷公對曰：誦而頗能解，解而未能別，別而未能明，明而未能彰。

該篇所總結出的「誦、解、別、明」四個步驟的學習方法，不僅揭示了當時學醫弟子首先要背誦醫學典籍，並在老師的解讀下加深理解，隨後在醫療實踐中深入學習明辨病症，通過知行的結合，即理論學習與臨床實踐相結合的形式徹底掌握醫學知識，而且已經形成一套基本有效的訓練方法。這說明延至《內經》形成時代的醫學知識已經有相當程度的沉積。該篇提出這套學習中醫的傳統方法：誦、解、別、明，顯然不是針對初學者，而是具有一定基礎醫藥學知識的學生而言。猶如《史記・扁鵲倉公傳》中的淳於意，他先受教於公孫光，「受方化陰陽及傳語法」並「盡受他精方」，且在「試其方，皆多驗，精良」的基礎上，再次師從公乘陽慶，「受其脈書上下經、五色診、奇咳術、揆度陰陽外變、藥論、石神、接陰陽禁書，受讀解驗之」。[13]其中的「讀」，類似於《內經》的誦；「解」則為相同的內容；而「驗之」可理解為「別」與「明」。

總而言之，「誦」即通過背誦醫學經典的原文，正確理解經文描述的內容，在自己的心中對各種醫學概念有了初步印象，其中包括理論的、臨床

---

[12] 日本學者山田慶兒最先提出《內經》是集幾個不同學派的文獻而成，例如黃帝派、歧伯派、伯高派、少俞派和少師派（參見山田慶兒著《中国医学の起源》，284 頁）。

[13] 引自《史記》卷，2150-2151 頁。

的，也包含各種經驗性圖式。所謂「解」，包括自身對經典的理解和師傅對經典的解釋，即師傅對於經典醫學理論及相關臨床事例的解惑，這樣既能加深對經典內容的正確理解，又對臨床有初步的印象與認識，進一步加深對經驗圖式的掌握。而「別」即鑒別與歸類，通過臨床對各種概念加以對號入座，認定各種不同的體徵、脈象、色象、病症、病形等的臨床特徵，並充分利用「比類」的作用。〈示從容論〉曰：「不引比類，是知不明也」，該篇專論「從容」，強調「明引比類、從容，是以名曰《診經》，是謂至道」。《內經》醫家認為，「從容」與比類相似，皆屬於診斷學的範圍，是臨床上一種比較實用的診療方法。所謂「容」，有「模式」、「模型」、「象式」之義[14]，而「從容」則為「遵循模式」、「依照象式」等義也就昭然在目。「比類」又是《內經》中常見的一個術語，而「類」也包含一類經驗性圖型，臨床有必要加深對經驗性圖型的類別。所謂「明」，可以理解為對「知」即醫學知識體系的掌握，以及明確臨床的診斷與治療。而且通過與經驗性圖型的聯結，對疾病或病症作出正確的判斷。在這個過程中，判斷力[15]是發揮著極為重要的作用，而康德的圖型理論是構成判斷力的先驗學說兩篇中的第一篇。

假如根據康德的判斷力學說，《史記・扁鵲倉公列傳》中的扁鵲毋庸置疑是一名神醫。首先，他的判斷力完全是被長桑君使用藥物開發出來。長桑

14　參閱武長蓉，甄廣朋〈《黃帝內經》「從容」釋〉，《陝西中醫》第 14 卷第 4 期，1993，年 189 頁。

15　康德強調判斷力是一種特殊才能，而且認為只有通過實踐的反覆練習才有可能獲得。他例舉了醫生、法官、政治家，認為他們通過系統教育和專業培訓，就專業知識而言可以成為各個業的行家，但在具體事例的運用上難免會經常犯錯。究其原因不外乎天生判斷力較弱，或者缺乏事例方面的鍛煉與砥礪。因為康德這種「判斷力的形成離不開實踐」的觀點可以上溯到亞里斯多德的實踐哲學。他明確指出「實踐智慧」就與處理普遍和特殊的關係有關。他例舉醫生的工作，「如果一個醫生只懂道理，而沒有經驗，只知道普遍而不知其中的個別，行醫就會屢遭失敗。治療更主要的是治療個人。」（引自苗力田主編《亞里斯多德全集》第 7 卷《形而上學》，中國人民大學出版社，1993 年，28 頁）他們所說的這個觀點與中醫的極為相似。

君經過長時間觀察，發現他乃一個「非常人也」，相中他並決定他為自己的繼承人之後，又掏出「懷中藥」，咐其以「上池之水」煎服三十日。服藥之後的扁鵲則能「視見垣一方人」，即具有了穿透人體的視力，能「盡見五臟癥結」，勝似 X 光機拍攝的照片一樣可直視他人體內五臟的病象。而倉公淳於意的判斷力則與扁鵲有著很大的差異，但他有一定學醫的天賦。他只是接受公乘陽慶的師傳，經過手把手的傳授得來，臨床診斷中基本上遵循《脈法》，其中可能存在著諸多不同的圖型，算得上一位精明的醫工，而不是良醫或上工。《內經》所謂「得其人乃傳，非其人勿言」（〈官能〉），強調的就是如何選擇醫理醫術繼承人的問題。學醫需要一種「天賦」，康德也是這樣認為的。[16]

《內經》所融合的古醫籍多是先秦醫家在長期的臨床實踐中，通過觀察病患身體的外在表象（包括主訴、症狀、體徵等）逐步地認識、總結出的各種疾病或病症，並經過臨床診治的摸索不斷積累起來的診療經驗。他們通過臨床上無數次的挫折與失敗，在痛苦的反思和理性的覺醒之中，逐步地構築起各種相關的醫學理論與診治原則。當然，這一切都是建立在醫工與病患之間形成一種不可分割的主客關係之上，這也是《內經》的知識論之所以能夠得以成立的先決條件。但事實上，在收載眾多古醫籍的《內經》中，保存的治療方藥卻異常之少，總共不過十三方。這與龐大的經絡理論、針刺技術及其相關醫學理論的內容相比猶如九牛一毫，甚至不值得一提。〈腹中論〉醫治鼓脹病「以雞矢醴」，治療血枯病「以四烏鰂骨一藘茹二物」製成丸藥；〈病能論〉治怒狂陽厥的「服以生鐵洛為飲」，還有治酒風病以「以澤瀉、術各十分，麋銜五分，合以三指撮」；〈壽夭剛柔〉治寒痹內熱病症使用外用的藥熨處方；〈經筋〉療足陽明筋急者使用「馬膏」，治筋緩者「以白酒和桂，以塗其緩者，以桑鉤鉤之」；〈邪客〉用以決瀆壅塞，大通經絡的半

16 康德認為，「雖然知性能用規則來進行教導和配備，但判斷力卻是一種特殊的才能，它根本不能被教導，而只能練習。因此判斷力也是所謂天賦機智的特性，它的缺乏不是任何學習所能補償的。」（引自康德著，鄧曉芒譯，楊祖陶校《純粹理性批判》，135 頁）

夏湯（秫米一升，冶半夏五合，徐炊）；〈癰疽〉治療脅部的敗疵病使用「坐陵、翹草根各一升」等。不管是冠有「病名」或止於「症候」，皆與使用的方藥之間形成「病症—方藥」的對接形式，這顯然屬於一種經驗的藥或方，一種治療疾病或病症的比較簡單的思維模式。

而且，這種模式亦見於馬王堆漢墓出土的《五十二病方》。有專家統計《五十二病方》中有完整藥名和藥物的共有 189 方，其中單味藥組成的就有 110 方，約占全部醫方總數的 60%。[17]這種以單驗方為主的治療提示來自比較原始的民間醫療經驗。況且，《五十二病方》中還出現不少有關「祝由」、「禹步」等治療病方，同樣表明來自民間醫療的可能性。即使成都老官山漢墓出土的醫簡《六十病方》，也存在類似的治療病方。由於至今無法明確斷定《五十二病方》以及《六十病方》的形成年代，我們以《內經》的成書年代為前提，它們與《內經》中豐富多彩的病症、病因、臟腑理論以及經絡理論、針刺療法等進行比較，可以發現戰國中期之前治療病症的方藥知識顯得極度匱乏，眾多種類的病症都未見可供選擇的有效方藥，兩者之間存在著巨大的落差。我們寧可認為當時臨床上缺乏有效治療方藥的可能性最大，而不應該考慮《內經》醫家為推廣針灸療法而有意貶低藥物療法。

因為，不管是《素問》還是《靈樞》都有諸多專論疾病或病症的篇章，如〈熱論〉、〈瘧論〉、〈氣厥論〉、〈咳論〉、〈痹論〉、〈痿論〉、〈風論〉、〈厥論〉、〈刺腰痛〉、〈腹中論〉、〈奇病論〉、〈大奇論〉、〈寒熱病〉、〈癲狂病〉、〈熱病〉、〈厥病〉、〈雜病〉、〈周痹〉、〈決氣〉、〈脹論〉、〈水脹〉、〈癰疽〉等。除外唐・王冰增補的《素問》七大論，《內經》記載的病症已多達四百餘種。例如關於厥證，除了《素問》的〈氣厥論〉，《靈樞》的〈厥病〉專篇之外，還散在地出現《內經》之中多達六十餘篇，以不同「厥」為病症名稱也多達四十餘種。如〈厥病〉內記述的各種頭痛、心胸痛的病症，其中「真頭痛」（類似顱內占位）、「真心痛」（類似心梗）等死症，中醫至今依然束手無策。在《內

17 馬繼興著《馬王堆古醫書考釋》，湖南科學技術出版社，1992 年，134 頁。

經》論及病症時多使用比較固定的語言格式，常見有「……病者，……」，「病名曰……」或「……名曰……」，「命曰……」，「……發為……」，「……傳為……」，「……則為……」等。在這些關於病症的各種分析、判斷的記述形式中，有先天分析判斷，但更多的是先天性綜合判斷，其中還參挾著有關病因、病理等理論性的分析與詮釋。

中醫的疾病或病症的圖型化與西醫的疾病的圖像化有著本質的區別。西方醫學可謂以解剖、生理、病理為基礎建構起來的，它們基本上皆屬有證可查的圖像，如人體解剖、局部解剖、生理模型、病理圖片、X 光圖片、超聲波、CT、核磁共振、病理切片、血液檢查、乃至細胞、細菌、遺傳基因等。從整個人體、器官、細胞、分子皆有比較明白的圖像，不論基礎理論的教學還是臨床診斷與治療皆依靠或根據圖像，既簡單又明瞭，跟哲學根本扯上關係。因此有人認為西醫是一種標準化的教育，也許事實就是那樣，很難想像離開圖像的現代醫學教學。而中醫則完全不同，儘管《內經》留存部分有關人體解剖的資料，但古代醫工基本上沒有接受過人體解剖的教育，這是古代醫工與現代西醫的最大不同。《內經》論述的疾病或病症一般都屬於經驗性概念，所謂經驗性圖型與經驗性概念密切相關。經驗性概念是後天的，是在經驗基礎上形成的，其中色診和脈診是《內經》醫家臨床診斷疾病或病症的重要組成部分。醫工認知一個具體的病症或病形，這個病症概念所包含的規則中色象與脈象是不可或缺的。

簡單的色象可謂圖像，屬於相對比較直觀的、易於理解與掌握的經驗知識。當它們進一步變化呈現一種混色，如剛透露出死色的各種徵象則屬於經驗性圖型。猶如〈五色〉曰：「其色粗以明者為間，沉夭者為甚，其色上行者病益甚，其色下行如雲徹散者病方已。五色各有藏部、有外部、有內部，色從外部走內部者，其病從外走內，其色從內走外者，其病從內走外。……（色）沉濁為內，浮澤為外，……五色各見其部，察其浮沉，以知淺深；察其澤夭，以觀成敗；察其散摶，以知遠近；視色上下，以知病處；積神於心，以知往今。……色明不粗，沉夭為甚；不明不澤，其病不甚。其色散，駒駒然未有聚，其病散而氣痛，聚未成也。」它們形成色變所具有的一般性變化規律，既有群體性的特徵又有結構的抽象化，成為了醫工集存心中的圖型。

中醫基本上不存在圖像（除一些單純的色象外），不管是理論還是臨床都存在諸多的圖型，例如藏象理論就是一個典型的先驗性圖型。〈六節藏象論〉記述：「帝曰：藏象如何？」歧伯例舉曰：「腎者，主蟄，封藏之本，精之處也，其華在發，其充在骨，為陰中之少陰，通於冬氣。」這裡並未涉及人體腎臟的位置、形態等解剖圖象，而是提出一個以腎的功能為中心的綜合性概念。具體包括：1，特性及主要功能；2，精氣儲存之處；3，可觀測的部位；4，可觸摸地方；5，與自然環境的互動。〈本神〉曰：「腎藏精，精舍志」；〈金匱真言論〉曰：「精者，身之本也」，〈上古天真論〉詳細介紹腎中精氣對人體的生長發育和生殖功能的密切關係。〈靈蘭秘典論〉曰：「腎者，作強之官，伎巧出焉」，有人疑「作強」為「作疆」之誤，欲解之為製作「疆弓」的官員，但無法圓滿解釋〈脈要精微論〉中「夫五藏者，身之強也。……得強則生，失強則死」（參閱本篇第六章）。腎為技巧的出處，可能是把有關於腦的技巧歸之於腎而已。例如〈衛氣失常〉曰：「骨之屬者，骨空（腔）之所以受益而益腦者也」；〈解精微論〉曰：「至陰者，腎之精也。……腦者，陰也，髓者，骨之充也。……志者骨之主也」；〈平人氣象論〉曰：「藏真下於腎，腎藏骨髓之氣也」。上述對腎的各種功能解釋皆隸屬於五行理論之下。〈陰陽應象大論〉曰：「北方生寒，寒生水，水生鹹，鹹生腎，腎生骨髓，髓生肝，腎主耳。其在天為寒，在地為水，在體為骨，在藏為腎，在色為黑，……在竅為耳，在味為鹹，在志為恐，恐傷腎」，「北方黑色，入通於腎，開竅於二陰，藏精於腎」（〈金匱真言論〉），根據五行理論的類分，基本上都能整合於五行概念之下，故可歸之先驗性圖型。

《內經》論及腎風病，急性發作也稱為風水病。〈奇病論〉曰：「有病痝然如有水狀，切其脈大緊，身無痛者，形不瘦不能食，食少，名為何病？歧伯曰：病生在腎，名為腎風。腎風而不能食善驚，驚已心氣痿者，死」；〈論疾診尺〉曰：「視人之目窠上微癰（擁），如新臥起狀，其頸脈動，時咳，按其手足上，窅而不起者，風水膚脹也」。〈水熱穴論〉曰：「諸水皆生於腎乎。……腎者，牝藏也，地氣上者屬於腎，而生水液也，故曰至陰。勇而勞甚則腎汗出，腎汗出逢於風，內不得入於藏府，外不得越於皮膚，客於玄府，行於皮裡，傳為胕腫，本之於腎，名曰風水。所謂玄府者，汗孔也」；〈經脈別論〉認為：「持重遠行，汗出於腎」。由於過度負重辛勞而汗出受風，本傷在腎，腎五行主水一旦失司，水濕挾風溢於肌膚之內，形成全身性浮腫。水氣迫肺凌心而見時咳，心氣衰弱故出現善驚。雖然主症是全身浮腫，但食少或不能食已經危及生命，因為水濕為犯至腹中積水抑制並壓迫脾胃的運化功能。原因與結果是一對範疇，從因果關係看，過勞汗出與傷腎，以及腎虛與全身浮腫在客觀上形成了雙重的因果關係。過勞汗出是原因，腎傷是結果，既是因果關係，它們所造成的腎虛又是引發浮腫的主要原因，而全身浮腫則為腎虛的結果。

〈評熱病論〉認為腎風可因誤用針刺引發風水，「虛不當刺，不當刺而刺，後五日其氣必至。……至必少氣時熱，時熱從胸背上至頭，汗出，手熱，口乾苦渴，小便黃，目下腫，腹中鳴，身重難以行，月事不來，煩而不能食，不能正偃，正偃則咳，病名曰風水」，並解釋病機與症狀曰：「邪之所湊，其氣必虛，陰虛者，陽必湊之，故少氣時熱而汗出也。小便黃者，少腹中有熱也。不能正偃者，胃中不和也。正偃則咳甚，上迫肺也。諸有水氣者，微腫先見於目下也。……水者陰也，目下亦陰也。腹者至陰之所居，故水在腹者，必使目下腫也。真氣上逆，故口苦舌乾，臥不得正偃，正偃則咳出清水也。諸水病者，故不得臥，臥則驚，驚則咳甚也。腹中鳴者，病本於胃也。薄脾則煩不能食，食不下者，胃脘隔也。身重難以行者，胃脈在足也。月事不來者，胞脈閉也，胞脈者屬心而絡於胞中，今氣上迫肺，心氣不得下通，故月事不來也」。所謂「邪之所湊，其氣必虛」，這是疾病或病症發生的最基本病機，也是一個高度的抽象，它適合所有疾病或病症發生的解釋，包括了機體的整體或局部的虛弱。「陰虛者」乃過勞汗出所致的，「陽必湊之」即風邪來犯，因為風為陽邪。腎風是一個病症概念，它引出了諸多的症狀、體徵以及相關的病因、病機和利用臟腑理論、陰陽概念、五行概念的詮釋，其中大多數屬於先天性綜合判斷，使病症在理論上得到統一的解釋，因此也得以大量地擴充了醫學知識。

腎風病名出現於《內經》的幾個不同篇章，說明該病症複雜多變，在臨床上需要認真加以鑒別診斷，即各種排除性的診斷，因此又引出了多種不同的病症概念。如〈水脹〉提出：「水與膚脹、鼓脹、腸覃、石瘕、石水，何以別之？歧伯答曰：水始起也，目窠上微腫，如新臥起之狀，其頸脈動，時咳，陰股間寒，足脛腫，腹乃大，其水已成矣。以手按其腹，隨手而起，如裹水之狀，此其候也。」所謂「候」就是指水腫的症候或病形。浮腫發生從目到腳、由上至下的整個發展過程，但臨床上還需要和膚脹病、鼓脹病、腸覃病等進行鑒別。所以歧伯繼之指出：「膚脹者，寒氣客於皮膚之間，鼕鼕然不堅，腹大，身盡腫，皮厚，按其腹，窅而不起，腹色不變，此其候也」，全身浮腫以按壓出現凹陷性為特徵，類似於現代醫學的急性腎炎或腎病綜合徵。鼓脹病則「腹脹身皆大，大與膚脹等也，色蒼黃，腹筋起，此其候也」，以腹脹為主，腹部筋脈暴露且膚色蒼黃，類似於肝硬化腹水。至於腸覃者，「寒氣客於腸外，與衛氣相搏，氣不得榮，因有所繫，癖而內著，惡氣乃起，瘜肉乃生。其始生也，大如雞卵，稍以益大，至其成，如懷子之狀，久者離歲，按之則堅，推之則移，月事以時下，此其候也」，即腹腔內有占位性病變，腫物不斷增大但移動性尚好，在女性與月經無關，疑似腹內的良性腫瘤。而「石瘕生於胞中，寒氣客於子門，子門閉塞，氣不得通，惡血當寫不寫，衃以留止，日以益大，狀如懷子，月事不以時下」，疑似女性子宮肌瘤之類。

〈百病始生〉曰：「氣有定舍，因處得名」；〈六節藏象論〉提出，「氣合而有形，因變而正名。」《內經》認為天地自然萬物與人及其形體皆由氣聚而成，疾病的發生必然引起形體的變化。〈脈要精微論〉曰：「此為何病，病形何如？」表明古人既探討疾病，也研究病形。〈邪氣臟腑病形〉專論病形變化，

> 黃帝曰：邪之中人，其病形如何？歧伯曰：虛邪之中身也，灑淅動

形。正邪之中人也微，先見於色，不知於身，若有若無，若亡若存，有形無形，莫知其情。

例如，「黃帝問於岐伯曰：五臟之所生，變化之病形何如？岐伯答曰：先定其五色五脈之應，其病乃可別也」；「黃帝曰：請問脈之緩、急、小、大、滑、澀之病形何如？」通過診察色、脈的變化，可以診斷不同的疾病與病形。

〈刺瘧〉曰：

瘧者，其發各不同，察其病形，以知其何脈之病也。

即醫工還可以根據疾病發作的不同症狀與體徵，判斷發生於不同經脈的病形，一旦「病形已成，乃欲微針治其外，湯液治其內。」（〈移精變氣論〉）所以《內經》提出的「以形正名」思想也就成為確定各種病症的理論依據，而古代醫學領域出現「正名」概念[18]，應該是一件非常自然之事。醫家根據臨床經驗並利用各種醫學理論，把雜亂無章的症狀、體徵等歸納起來確立疾病或病症的概念，可謂一種「正名」的具體運用。

所謂辨別或判定「病形」，就是在人體上辨別出與常人的不同形態。這對於不同的疾病，或其發展的不同階段來說，可能出現一種相類似的疾病狀態，如表證、裡證、虛證、實證、寒證、熱證等。後世所謂「八綱辨證」，其基本理論在《內經》已經形成雛形。它們是諸多經驗性的直觀在知性概念的指導下總結出來的，所以可以反映於所有的疾病或病症之中。它們既不屬於疾病也不屬於病症；既是來源於疾病或病症，又是獨立於它們之外的八大症候群。主要針對疾病或病症的屬性結合外邪、血氣營衛、痰濕、淤血等作

[18] 《國語・晉語》記載晉文公元年即魯僖公二十四年（西元前 336 年）文公修舉內政並提出「舉善援能，官方定物，正名育類」。假如「正名」一詞確實出自文公之口，那《內經》與《論語・子路》之「正名」皆有所依。而〈六節藏象論〉出現「長夏」時節，並指出「所謂得五行時之勝，各以氣命其藏」，故該篇當形成於戰國中期之前。

出判斷。例如表證、裡證大體釐清了疾病發生在人體的外、內兩大不同部位；寒證、熱證則指向疾病的屬性；而虛證、實證可謂是結合寒、熱以判斷疾病的性質；陰證、陽證更是對寒熱、虛實的進一步歸納。八綱辨證通常不是臨床最終的診斷，而是疾病診斷過程中的階段性的、輔助歸類性質的判斷，尤其在疾病診斷不明而需要治療的情況下，可以結合臟腑理論等作出權宜性的診斷。它們作為圖型的先驗條件是在時間上表現為現實性，可以存在幾小時或更短時間，也可能存在幾天或幾個月甚至更長的時間，這與疾病或病症的輕重緩急直接相關。

病形或病症是相對於確立各種疾病的直向研究而言，可謂當深入探索疾病處於瓶頸時期的一種橫向拓展，也可以說它是「智者察同」的一個研究結果。《內經》強調「治病必求於本」，醫家為求真雖然進行過死體解剖，但依然得不到正常人的生理功能知識，更不用說病理變化的東西，以至難以發展形成以疾病為主軸的醫學體系。其中最大的原因應該是受限於時代的科技發展。現代醫學臨床出現諸多以「×××綜合症」的命名診斷，一樣在訴說著臨床要確立一種疾病的艱辛。漢代醫家開始把辨認「病形」進一步發展為「辯證」，而《內經》中尚未見「證」或「症」字，但已頻繁出現「候」字。它具體使用有動、名詞之分，作為名詞使用的部分基本上具備了「症候」的內涵。例如，〈決氣〉對於精、氣、津、液、血的急性虛脫都提出主症，

> 精脫者，耳聾。氣脫者，目不明。津脫者，腠理開，汗大泄。液脫者，骨屬屈伸不利，色夭，腦髓消，脛痺，耳數鳴。血脫者，色白，夭然不澤，其脈空虛。此其候也。

這段簡短的引文中還包含有關問診、色診（望診）與脈診（切或觸診）等內容。

先秦醫家分天地四時為五行時，結合臟腑的功能，不斷地設定與修正臟腑的不同生理與病理變化，臟腑從生理到病理都是一種源於臨床長期觀察

的、經過實踐反覆驗證與反省的成果。它們顯然不是以解剖所見的臟器為準，「左肝右肺」就是一個典型的例證。《內經》基本上屬於通過師徒口耳相傳得以留下的文字記載。〈五藏生成〉曰：「五臟之象，可以類推。五臟相、音，可以意識。五色微診，可以目察。能合脈、色，可以萬全。赤，脈之至也喘而堅，診曰：有積氣在中，時害於食，名曰心痹。得之外疾，思慮而心虛，故邪從之。」這是例舉綜合藏象理論以說明如何運用於臨床病症的診斷，而且進行了病症和病因的分析。所謂「心痹」，類似於現代醫學的冠心病，有因過度思慮等精神因素，或用餐進食時過快、過飽，因此容易引發已經形成狹窄的冠狀動脈的供血不足，造成心絞痛的發生。《靈樞・厥病》還記述：「真心痛，手足清至節，心痛甚，旦發夕死，夕發旦死」，則是心痹進一步發展出現急性心肌梗塞的臨床症狀，預後是極其兇險的。這些記錄都證明瞭《內經》醫家對臨床觀察的實用價值。

所謂診斷病症的方法，它是臨床對疾病長期觀察的經驗結晶，並非單純為了診斷，而且還是判斷疾病的預後和轉歸的重要手段。《內經》視色診、脈診為最重要的診斷方法，〈移精變氣論〉曰：「治之要極，無失色脈，用之不惑，治之大則」，同時還留下一段介紹色診和脈診神奇由來的記述，

> 歧伯曰：色脈者，上帝之所貴也，先師之所傳也。上古使僦貸季，理色脈而通神明，合之金木水火土四時八風六合，不離其常，變化相移，以觀其妙，以知其要，欲知其要，則色脈是矣。色以應日，脈以應月，常求其要，則其要也。夫色之變化，以應四時之脈，此上帝之所貴，以合於神明也。所以遠死而近生，生導以長。

這表明色診、脈診早有師傳，不僅傳承的歷史悠久，而且還結合陰陽、五行概念形成了觀察病症變化的規律。〈陰陽應象大論〉曰：

> 善診者，察色按脈，先別陰陽；審清濁，而知部分；視喘息，聽音聲，而知所苦；觀權衡規矩，而知病所主。按尺寸，觀浮沈滑澀，而

知病所生；以治無過，以診則不失矣。

〈五藏生成〉也認為，「夫脈之小大滑澀浮沈，可以指別；五藏之象，可以類推；五藏相音，可以意識；五色微診，可以目察。能合脈色，可以萬全。」而且，臨床上還可以從膚色的變化去判斷五臟之氣以決斷生死。例如，

生於心，如以縞裹朱；生於肺，如以縞裹紅；生於肝，如以縞裹紺；生於脾，如以縞裹栝樓實，生於腎，如以縞裹紫。此五藏所生之外榮也。

故色見青如草茲者死，黃如枳實者死，黑如炲者死，赤如衃血者死，白如枯骨者死，此五色之見死也。

青如翠羽者生，赤如雞冠者生，黃如蟹腹者生，白如豕膏者生，黑如烏羽者生，此五色之見生也。

原本通過顏色、聲音、溫度、按摸等感覺而視、聽、觸到的主觀形狀，它們是不可能形成知識的。「由於這些只不過是感覺而不是直觀」，「理應不被看作事物的性狀，而只被看作主體的變化，這些變化在不同的人那裡也可能是不同的。」[19]《內經》中所謂的色診、脈診等作為經驗性診病的手段自當屬於這一類問題，還存在因人而異的臨床判斷。但是，康德在「純粹知性一切綜合原理的系統展示」一節中，論證了「知覺的預測」與「量的連續性」的關係。他首先認為，所謂「空間和時間都是 quanta continua」（即連續的量），雖然「感覺的質任何時候都只是經驗性的，而根本不能先天地被表象（例如顏色、味道等等）」，但是「一切感覺雖然本身都只是後天被給

---

[19] 引自康德著，鄧曉芒譯，楊祖陶校《純粹理性批判》，33 頁。

予的，但它們具有一個程度這一屬性卻可以先天地被認識。……我們能夠先天認識的東西只是某種惟一的質，也就是連續性，……我們所能夠先天認識的東西卻無過於其內包的量，即認識到它們有一個程度。」[20]其次，由於病證的發生與色、脈等變化之間存在著時間的序列關係，即它們之間存在因果律，沒有病症的發生與存在，也就無所謂色、脈等變化的存在意義。[21]再次，色、脈等變化都是發生在同一個實體，即在同一個空間中被知覺，且它們都存在普遍的交互作用之中。[22]假如遵從圖型理論，醫工診察病患的脈搏，在時間關係上則屬於協同性，即一種交互作用的行為。康德認為，「就是一個實體的規定和另一個實體的規定按照一條普遍規則的同時並存」。[23]總之，關係範疇即本體性，因果性和交互性是經驗知識成為可能三大基本條件，而知性的統覺則依靠存有論的概念進行綜合，因此中醫的色診、脈診等臨床診斷手段也就成為了知識。至於中醫臨床的色診、脈診等科學判定，則有待結合現代科學技術的研究成果進行規範與統一。

從康德的圖型理論看，色診與脈診之所以能成為圖型，首先它們都直接與血氣在脈管中運行關係密切。血氣運行於經脈之中，脈象形成自不在話下；膚色則是體內血氣通過經絡呈現於體表。《內經》的經絡理論，其形成空間架構的基礎就是經脈與血氣理論，血氣無時不刻地運行其中以濡養全身的臟腑、器官與組織，維持人體的正常功能活動。異常的色、脈與正常的區別就在於時間上的不同，也包括正常的臟腑、經絡等圖型與異常的，即病態的各類圖型的區別。因為正常的圖型在時間上處於無時不刻沒有間歇的，也就是血氣在經脈流動的必然狀態。一旦各種原因，諸如外邪入侵或情緒內動

---

20 引自康德著，鄧曉芒譯，楊祖陶校《純粹理性批判》，161，165 頁。

21 參閱康德著，鄧曉芒譯，楊祖陶校《純粹理性批判》，175-189 頁，「B.第二類比」。

22 參閱康德著，鄧曉芒譯，楊祖陶校《純粹理性批判》，190-197 頁，「C.第三類比」。

23 引自閱康德著，鄧曉芒譯，楊祖陶校《純粹理性批判》，143 頁。〈脈要精微論〉和〈平人氣象論〉對醫患之間的診脈都作出了一定的規定，甚至根據不同的季節規定基礎脈象等。

造成血氣流動的停滯，即在一個特定的、現實的時間段出現了病態的圖型。正如康德所說：「現實性的圖式是在一個確定的時間中的存有。必然性的圖式是一個對象在一切時間中的存有。」[24]

《內經》醫家根據長年觀察的自然現象，即把自然界所呈現不同的四季自然景觀的變化，經過知性的思維加工提出「四時陰陽」與「陰陽四時」兩種不同的變化規律，這不僅使陰陽具有了時間、空間的客觀存在意義，而且由於知性的想像能力的創新，最終完善了「陰陽概念」。〈陰陽應象大論〉開宗明義指出：

> 陰陽者，天地之道也，萬物之綱紀，變化之父母，生殺之本始，神明之府也，治病必求於本。

在這句對陰陽概念的推論中，除了「治病必求於本」外，可謂「直接推理」或「知性推論」，因為它是以「四時陰陽」與「陰陽四時」作為基礎的知識；而「治病必求於本」即治病必本於陰陽理論，則需要另一個判斷才能產生的結論，康德將這一推論稱作「理性推論」。[25]因為這個判斷還需要借助「四時陰陽」與「陰陽四時」在醫學領域推廣應用的結果作為依據。「四時陰陽」主四季變換、陰陽消長之規律，故〈四氣調神大論〉曰：「從陰陽則生，逆之則死；從之則治，逆之則亂」，強調治病、養生等皆應順從之。「陰陽四時」則重在由始至終、終而復始的循環規律，如「經脈流行不止，環周不休」（〈舉痛論〉），營衛之氣「陰陽相隨，外內相貫，如環之無端」（〈衛氣〉），故醫工「可使行針艾，理血氣而調諸逆順，察陰陽而兼諸方」（〈官能〉）。因此陰陽概念不僅成為解釋自然萬物與機體的變化總規律，同樣也成為了醫工診療病症的根本所依。

〈刺節真邪〉曰：

24　參閱康德著，鄧曉芒譯，楊祖陶校《純粹理性批判》，143 頁。

25　參閱康德著，鄧曉芒譯，楊祖陶校《純粹理性批判》，264 頁，「B.理性的邏輯運用」。

> 陰陽者，寒暑也。

〈根結〉云：

> 天地相感，寒暖相移，陰陽之道，孰少孰多。

認為引發陰陽消長變化現象的質料，為中國所處獨特的地理環境形成的特徵性氣候——寒、暑之氣的規律性交替變換所致。但是，諸如四時的寒熱交替，日月晝夜，山南山北等自然現象並非中國所獨有，亦非醫工獨自的感受。人們不禁要問：為何陰陽理論能在中國獨有千秋呢？為何先秦醫家對此情有獨鍾呢？而且能在諸子百家之中獨占鰲頭呢？事實上，早在春秋後期，秦國良醫——醫和提出「六氣」發病說，其中就有「陰淫寒疾，陽淫熱疾」之判斷，即陰涼過盛則形成寒性疾患，而熾熱陽盛則引發熱性疾病。〈陰陽應象大論〉中黃帝提問：

> 法陰陽奈何？歧伯曰：陽勝則身熱，腠理閉，喘粗為之俯仰，汗不出而熱，齒乾以煩冤，腹滿死，能冬不能夏。陰勝則身寒汗出，身常清，數栗而寒，寒則厥，厥則腹滿死，能夏不能冬。

醫家根據臨床的長期觀察，不僅發現病證的形成與自然環境關係密切，而且寒、熱病症的特徵與氣候寒熱變化極其類似，由此推導出以陰陽為綱的各種變化。〈調經論〉研討各自的病理機制，如「帝曰：陰盛生內寒奈何？歧伯曰：厥氣上逆，寒氣積於胸中而不寫，不寫則溫氣去，寒獨留，則血凝泣，凝則脈不通，其脈盛大以澀，故中寒」；而「帝曰：陽盛生外熱奈何？歧伯曰：上焦不通利，則皮膚緻密，腠理閉塞，玄府不通，衛氣不得泄越，故外熱。」同篇還針對「陽虛則外寒，陰虛則內熱」等做出病理解釋。《內經》中由陰陽概念所衍生的各種診療法則比比皆是。

　　康德認為，「我們要擴展我們的先天知識，為此我們必須運用這樣一些原理，它們在被給出的概念上增加了其中不曾包含的某種東西，並通過先天綜合判斷完全遠遠地超出了該概念，以至於我們的經驗本身也不能追隨這麼遠。」[26]對他所提出的「知性為自然立法」，牟宗三先生形象地解釋說：「所謂『知性為自然立法』，立法是立的那些使對象可能的基本條件，對象是在這些條件中成為對象。我們平時所說的自然法則是對象在特殊情況下所有的各種特殊法則。……知性立法是立憲法式的最高條件，不是立那些特殊法則。」[27]由此可見，《內經》醫家為陰陽所創立的概念，可謂「知性為自然立法」的一個最高典範。使陰陽理論完全可以適用於四季分明，乃至僅出現寒暑或涼熱兩季變換的任何國度，即使地處赤道的國家。[28]這就是經絡理論與針刺療法之所以能夠走出國門、推向世界的根本性的理論保證。

五行概念也是一個「知性為自然立法」的範例。原始的五行觀念——金、木、水、火、土，作為五種物質的存在並不具備普遍性和必然性，例如在先秦時代的社會金屬礦產的發現就存在很大的偶然性。而且五行作為五個種類靜止的物質，它們之間並不存在運動與循環的可能性，由於只是停留在一個觀念狀態的階段，無法形成一種抽象的系統知識。醫和鑒於自西周以來持續二百多年、大約高出現代平均氣溫近 2°C 左右的炎熱氣候環境之中，理智地提出「分為四時，序為五節」之說。〈六節藏象論〉曰：「春勝長夏，長夏勝冬，冬勝夏，夏勝秋，秋勝春，所謂得五行時之勝，各以氣命其藏。」醫家根據當時的氣候實際狀況，調整了四時並在其中劃分出一個「長夏」，形成春、夏、長夏、秋、冬五個時節。這樣不僅使五行獲得了徹底的抽象，而且一定時期的時間和空間形式使其具備了普遍必然性。由於「五時一五行」形成了順時節相生，間時節相剋的兩種五行循環的運行規律，使五行之「行」真正地運動起來，這才形成了五行概念。

〈本藏〉曰：「五藏者，所以參天地，副陰陽，而運四時，化五節者

---

26 引自康德著，鄧曉芒譯，楊祖陶校《純粹理性批判》「導言」部分，14 頁。

27 引自牟宗三著《牟宗三先生全集（30）・中西哲學之會通十四講》，204 頁。

28 因為處於赤道的國家也存在明顯的雨季和旱季。這是由於太陽直射點的南北移動，致使氣候帶南北偏移造成一年中的降水量差異。

也」，借五行之氣連接體內五臟六腑，以〈洪範〉五行類推五臟的屬性及其所歸屬的器官、組織，以說明五臟的生理功能與病理變化，使病症在診斷與治療上能有相對明確的定位。其次，運用五行的生、剋、乘、侮規律，使病症的傳變在臨床上有一定的規律可尋。這是《內經》醫家繼承醫和思想的又一個偉大的結晶。而且《內經》習慣以「四時五行」稱呼，旨在強調醫學領域出現的五行概念來自於天時。例如〈陰陽應象大論〉曰：

> 天有四時五行，以生長收藏，以生寒暑燥濕風。人有五藏，化五氣，以生喜怒悲憂恐。

五行之氣既可成為外邪侵犯人體之表，形成時令感冒，內又能使五臟功能產生失調，引發情志異常形成內生性的病症。

相比於五行概念，陰陽概念在《內經》的應用極其廣泛，意味著這個概念蘊藏著無限發展與創新的空間。猶如《靈樞・陰陽繫日月》曰：

> 夫陰陽者，有名而無形，故數之可十，離之可百，散之可千，推之可萬，此之謂也。

陰陽和五行的概念，顯然屬於《內經》醫家的創造的想像力的產物，歸屬於純粹知性概念（範疇）的圖型，即先驗性圖型。諸如山陰、山陽，五種單純的物質金、木、水、火、土可以是簡單的感覺圖象。時間是織就一切現象之網，天地自然所有的現象都必須在時間之中，才能構成現象的必然的普遍的條件。而空間外在的現象，如東、西、南、北、中相對固定與抽象的五方，就無法與時間聯結在一起。由於五方很難與時間發生關係，所以成為圖型的可能性幾乎為零。圖型是以時間為構成中心，把範疇與雜多都納入時間仲介之中，但不能缺失先驗的想像力把感覺印象按某種規律性的不變形成排列起來的作用。陰陽概念是按四季變換的永恆不變的規律排列起來的，形成了不變的四季的更替與循環；而五行概念拓展於四時五節，同樣形成了不變的運動模式，在順則相生、間則相克的兩大不變的運作規律之下得以構建。在這兩大圖型中，它們都受到時間方式的規定，表現為一切時間中存在的模式，即在永恆的流逝之中四季開展有序的輪換，所以它們是普遍的又是必然的。想像力在這中間，不僅使主體聯結了感性與知性，使個別過渡到一般，實現了以主體為核心的主客體的統一，創造一種普遍必然性的哲學認識，並形成一套新的科學知識。五行從「尚五」到概念的創生經歷了從量到質變的飛躍。但《內經》醫家對五行概念的應用顯得比較謹慎，主要運用於構建臟腑理論，勉強與經絡理論掛個鉤，對其從未像陰陽概念那樣廣為宣揚。

中國人習慣性地把陰陽概念和五行概念並稱為陰陽五行說，這種提法並不合理也不正確。假如我們從知識哲學高度上看，就能輕易地發現兩者在形成的本質上存在著一定的差異，而且，五行概念是在陰陽概念的基礎上發展而成的，因為「五時—五行」的陰陽消長是形成五行相生相剋循環的動力來源。《內經》雖然認為陰陽與四時五行都是來自天時，都是來自對天地自然、氣候環境變遷的長期觀察獲得的結果，都具有先天的時間空間形式，但四時五行的普遍必然性卻存在很大的局限性。因為那種高溫持續的氣候環境並不是永恆不變地存在，即使曾經延續了幾百年，但在漫長的時光長河裡，它仍然屬於偶然發生的事件。如果與以四季更迭以及年復一年、周而復始這兩大特徵為基礎的陰陽概念相比較，不管氣候環境處於高溫抑或低溫的狀態下，都無法改變陰陽所具有永恆的普遍必然性。因此，這一點鑄就了五行概念的「先天不足」，成為其飽受詬病與揶揄，甚至遭受批判的真正結症所在。這是通過形上學的分析才能夠得出的結論，而其它任何形式的批判都只是隔靴搔癢而已。

儘管四時五行與原始的五行觀念結合之後，形成了相生相剋的規律，但在中醫臨床的實際運用中，更多地只是利用原始五行金、木、水、火、土的特性詮釋五臟功能，及其相關的臟腑、器官、組織等的歸類，形成一個以五臟為中心的生理、病理系統。至於把五行生剋原理運用於說明臟腑之間的關係，決不是靜止、孤立、按步照搬地推演，而是以臨床常見病症為基準選擇性地加以利用而已。例如有關臟腑病症的傳變與治療，「虛則補其母，實則瀉其子」（《難經・六十九難》），「木剋土」[29]等。實質上，這些都是來自臨床實踐的觀察與治療的經驗，只是利用五行概念加以詮釋而已，決不是事先出於五行推演的結果。

總之，病症是一種概念，由於疾病所處的不同階段而出現不同的主訴、症狀、體徵等，而且還參雜各種醫學理論的解釋和判斷而組成，形成了一種先天性綜合判斷。[30]單純的病症之名並不是知識，就像《詩經》、《左傳》等典籍中也出現少數的古病症名稱，甚至如《說文解字》、《釋名》等字書中有關病症的注釋。但《內經》是通過師生問答討論病症的形成，解釋病症的成因及各種症狀的生理、病理等變化，而且在內容上有肯定的，也有否定的，通過一個綜合判斷的過程，才構成了真正的醫學知識，所以在某種意義上說的確知識就是判斷。在先天性綜合判斷的概念中，賓詞和主詞[31]之間存在普遍必然性的聯繫，而且賓詞不包含在主詞之中，所以得以擴充和增加知識的內容。但是，對於病症所實施的一切治療，都應該屬於後天性綜合判斷。因為不僅其賓詞不包含在主詞概念之中，而且還必須借助於臨床實際運用的經驗，才能發現它們與主詞之間的聯繫。例如，《靈樞・雜病》治療「腹痛，刺臍左右動脈，已刺按之，立已；不已，刺氣街，已刺按之，立已」，主詞「腹痛」後面出現的針刺穴位與手法等，皆非賓詞，與腹痛概念無關。雖然《內經》中絕大多數病症沒有可供選擇的治療方藥，但多數都導

29 《難經・七十七難》曰：「見肝之病，則知肝當傳之於脾，故先實其脾氣」；《金匱要略》曰：「見肝之病，知肝傳脾，當先實脾」。

30 「以這樣一種方式，當我們把先天直觀的形式條件，把想像力的綜合，以及這種綜合在先驗統覺中的必然統一性，與一般的經驗知識發生關聯，並且說：一般經驗可能性的諸條件同時就是經驗對象之可能性的諸條件，因而它們在一個先天綜合判斷中擁有客觀有效性——這時，先天綜合判斷就是可能的。」（引自康德著，鄧曉芒譯，楊祖陶校《純粹理性批判》，151 頁）

31 有專家認為，很多書把 Subjkt（英文 subject）和 Prädikat（英文 predicate）翻譯為「主詞」和「賓詞」，但康德所談的是邏輯上的判斷問題，所以在邏輯上叫「主項」和「謂項」比較妥當。參見康德著，龐景仁譯《任何一種能夠作為科學出現的未來形而上學——導論》，商務印書館，1997 年，211-212 頁。

入了針灸療法。

經絡理論與針刺療法是組成《內經》的主要部分，醫家對機體分布的經脈顯然有過廣泛而深入的觀察與探索。比如〈診要經終論〉總結出十二經脈各自不同的死亡徵兆；〈刺腰痛〉記述不同經脈所引發腰痛的不同症狀，甚至還有解脈、同陰、陽維、衡絡、會陰、飛陽、昌陽、散脈、肉裡等在後世名不見經傳的經脈，以及它們所出現的各種腰痛症狀和具體的針刺部位。〈厥論〉記述不同經脈所產生厥症的不同症狀及其不同的轉歸等臨床表現，以及判斷救急治療與原發病症治療的先後次序。〈脈解論〉提出六經不同的常見主症，並且運用陰陽消長的理論進行詳細的解釋。這些都足以作為經脈的相關知識為經絡理論奠定了基礎。

《內經》中存在著「經絡」與「經脈」兩個名詞互用、混用的情況。[32]〈經脈〉為了區別經脈與絡脈，雷公設問：

> 「何以知經脈之與絡脈異也？黃帝曰：經脈者，常不可見也，其虛實也以氣口知之。脈之見者，皆絡脈也」；「十二經脈者，伏行分肉之間，深不可見」；「諸絡脈皆不能經大節之間，必行絕道而出入，復合於皮中，其會皆見於外。故諸刺絡脈者，必刺其結上。甚血者雖無結，急取之以寫其邪而出其血。」

古代醫家顯然是把分布於人體的血管視為經脈系統的主體，而且根據血脈分布部位的深淺進行了分類，刺絡放血療法就是一個最好的例證。

《靈樞・經脈》被公認是一篇有關經絡理論最晚形成的篇章，其中不僅完整地定型了十二條經脈（肺手太陰、大腸手陽明、胃足陽明、脾足太陰、心手少陰、小腸手太陽、膀胱足太陽、腎足少陰、心主手厥陰、三焦手少陽、膽足少陽、肝足厥陰）在身體的分布概況及其發生的常見病症，而且完全形成了臟結陰脈、腑連陽脈，六陰六陽陰陽相對的格局。並且利用寸口脈

32 參閱趙京生著《針灸關鍵字概念術語考論》，人民衛生出版社，2012年，32頁。

以測五臟；人迎脈測六腑，通過寸口與人迎的脈搏強弱的比較以判別臟腑病症的寒熱虛實和選擇針刺治療的原則。另外，還進一步闡述與五臟相關的五條經脈氣絕之時，所出現的臨床症狀及其生理病理，並利用五行理論予以總結。此外，篇中還記述了包括任脈、督脈、脾之大絡共十五條經脈別支的循行與絡穴，及其虛實病變出現的不同病症。

至於督脈、任脈、沖脈、帶脈等的體表分布概況及其常見病症的記述，詳見於〈骨空論〉、〈逆順肥瘦〉、〈動輸〉等篇，這樣又使歸屬經絡的病症得到進一步擴充。此外，正經旁出的十二經別（見〈經別〉）加強與臟腑之間的聯繫；十二經筋（見〈經筋〉）的循行雷同十二經脈，使全身肌肉隸屬於十二經脈；十二皮部（見〈皮部論〉）即十二經脈在體表的分布。它們與十二正經聯結形成一個內接臟腑、外連肌肉骨節、體表皮膚的龐大的人體經絡系統。

但是，不管是正經還是經別、經筋、皮部均未見相關氣穴（即穴位）的記載，唯有十四經脈及脾之大絡的別支中各附一個腧穴，治療其隨症之虛實，這也許只是一種嘗試性的安排。〈氣穴論〉開篇黃帝問曰：

> 余聞氣穴三百六十五，以應一歲，未知其所，願卒聞之。

但實際上，現存《內經》的腧穴數尚未及半數[33]，而且這些穴位的歸經還經歷了漫長歲月的演變過程。據針灸專家考察認為，「《黃帝內經》中已記有十一條經脈肘膝以下的五腧穴，並提到手足三陽經、任、督脈及沖脈等九脈脈氣所發的部分腧穴」外，直至「隋唐時期，腧穴歸經有了突破性的進展，首先由楊上善將《黃帝明堂經》所載 349 穴全部歸入相應的經脈。」[34]這說明〈經脈〉整理出來的所謂正經循行路徑，最初可能不是為針灸治療選擇最

---

[33] 有人考證只有 160 穴（詹永康，向之中〈十四經 365 穴增補歸經芻議〉，《湖南中醫雜誌》1987 年第 3 期）；有人考證只有 155 穴（路樹超，陳思思〈從《黃帝內經》腧穴數目演變看腧穴發展〉，《中華中醫雜誌》2011 年 9 月，第 26 卷第 9 期）。

[34] 引自黃詳龍著《中國針灸學術史大綱》，678-679 頁。

佳的穴位，而是為臨床不同病症的分類歸經。正如《靈樞・刺節真邪》所問：

> 黃帝曰：有一脈生數十病者，或痛，或癰，或熱，或寒，或癢，或痹，或不仁，變化無窮，其何故也？

各種病症按經脈循行歸類的做法並非《內經》醫家的首創，馬王堆漢墓出土的《足臂十一脈灸經》（以下簡稱為《足臂》）和《陰陽十一灸經》（以下簡稱為《陰陽》）中已經出現。雖然至今尚無法確定它們的形成年代，但至少可以說明我們認識以下幾點事實：

第一，兩篇灸經均未記述施灸治療的具體部位或穴位，且《陰陽》中僅少陰脈的記述出現一處「灸」字，以至有人因此對《陰陽》的「灸經」命名持不同的意見。[35]這兩篇灸經至少給我們一個提示：灸法的部位或穴位與十一脈的關係，在當時的臨床上存在尚未得到廣泛認同的可能性。

第二，兩篇灸經已經把臨床上發現的諸多病症，選擇性地歸類於十一條脈之上，尤其是《陰陽》每脈「是動則病」之後皆有病症的統計數字，十一脈共計為 76 個病症，這是一個不爭的事實。由此我們可以認為，十一條脈最初就是一種病症歸類的系統。

第三，古代醫家在無數次施灸治療的實踐中，逐漸意識並開始總結出起於手足不同部位的、各自延伸向軀體的十一條脈，且它們之間並無相互關聯的徵兆。

第四，十一脈的出現，給灸法的臨床運用提供了一定的理論基礎，有利於灸法的臨床使用與推廣，也為針刺療法的開展提供了依據。

總之，從知識論方面考察，儘管這兩篇灸經並未形成任何知識，但我們可以把它們作為認識經絡理論以及針灸療法的一個起點，考察《內經》有關經絡理論、針灸療法的知識的形成、擴充與發展。

---

[35] 參閱廖育群著《岐黃醫道》，22 頁。

〈經脈〉在記述每一條經脈循行路徑之後，就列出該經脈的「是動病」症和「是所生病」症，這是分別繼承了《足臂》的「其病」，和《陰陽》的「是動則病」、「其所產病」記載病症於每條經脈循行路徑之後的記錄方式。尤其是《陰陽》還被抄錄於張家山漢墓出土的竹簡《脈書》之中。該書開篇記述身體不同部位所出現的不同病症，緊接著就是《陰陽》的內容，並在介紹「臂少陰之脈」之後總結說：

> 凡陽脈十二、陰脈十、泰（大）凡廿二脈，七十七病。[36]

這表明抄錄者也認為十一脈是一種病症歸類的方法。而《靈樞・經脈》收錄「是動病」症大約 60 餘種，「是所生病」症為 140 餘種。例如肺手太陰經，

> 是動則病肺脹滿，膨膨而喘咳，缺盆中痛，甚則交兩手而瞀，此為臂厥。是主肺所生病者，咳，上氣，喘渴，煩心，胸滿，臑臂內前廉痛厥，掌中熱。氣盛有餘，則肩背痛，風寒汗出中風，小便數而欠。氣虛則肩背痛，寒，少氣不足以息，溺色變。

由於《內經》對諸多病症都有一定程度的記述與詮釋，所以病症也就成為經絡理論體系之所以能成為系統知識的基本要素。其次，因經脈循行途徑促使後世醫家對腧穴歸經的不斷探索，直接與相關病症的治療產生關係，使經絡理論系統趨於完善，也為後天綜合判斷提供了依據。再次，我們從〈經脈〉還能看到有關經絡理論的知識擴充規律：

首先，它把臟腑理論融入了經絡系統，「夫十二經脈者，內屬於府藏，外絡於肢節」（〈海論〉），經脈與五臟六腑之間形成配屬相連，循行於體

---

36 引自張家山二四七號漢墓竹簡整理小組《張家山漢墓竹簡》，文物出版社，2006 年，124 頁。

表的經絡通過分支內絡於所屬的臟腑，形成了人體的組織結構、生理機能的一部分。例如，〈經水〉曰：「經脈者，受血而營氣。」〈本藏〉曰：

> 經脈者，所以行血氣而營陰陽，濡筋骨，利關節者也。……是故血和則經脈流行，營復陰陽，筋骨勁強，關節清利矣。

主詞經脈與賓詞臟腑、血氣、筋骨、關節皆屬不同的概念，通過血氣的功用形成了先天綜合判斷。經脈運行血氣營養臟腑以及全身的筋骨、關節等組織。《內經》的臟腑理論是以五臟為中心的，而五臟又是以心為中心，「五臟六腑，心為之主」（見〈師傳〉、〈五癃津液別〉），而「心者，君主之官也」（〈靈蘭秘典論〉），似乎是心在推動血氣循行於經脈，其實不然。心在生理功能上只有兩大主要特徵：

一是，「心主身之血脈」（〈痿論〉）的功能，即「心主脈」（見〈宣明五氣〉、〈九針論〉）或者「心之合脈也」（〈五藏生成〉）。所謂「主」字，《說文解字》曰：「燈中火主也」[37]，可以理解心為血脈之主或主管身之血脈，這不論從屠宰的動物身上還是直接解剖「八尺之士」而視之（見〈經水〉），都能看到心臟緊接大血管所呈現的類似章魚的形狀。雖然心和血脈在人體同為一個空間，但從「心」這個主詞還是推導不出「血脈」這個賓詞，它們分屬兩個不同的概念，所以這還是屬於先天綜合判斷。血脈與肌肉、皮膚、筋、骨都是隸屬於五臟的組織，而且《內經》並不賦予心具有類似現代醫學的心臟所擁有類似泵的功能。

二是，「心藏神」（見〈宣明五氣〉、〈調經論〉），主神志。〈邪客〉曰：「心者，五臟六腑之大主也，精神之所舍也」；〈天年〉曰：「神氣舍心」；〈大惑論〉曰：「心者，神之舍也。」〈靈蘭秘典論〉曰：

> 心者，君主之官，神明出焉。

---

[37] 引自《說文解字》，105頁。

> 積神於心，以知往今。（〈五色〉）

總之，神、神明或神志，屬於人的精神、意識領域，是看不見摸不著的東西。根據〈刺禁論〉記載，針誤「刺中心，一日死，其動為噫。刺中肝，五日死，其動為語。刺中腎，六日死，其動為嚏。刺中肺，三日死，其動為咳。刺中脾，十日死，其動為吞。」類似記載亦見於〈四時刺逆從論〉和〈大惑論〉。心一旦被刺傷，距離死亡時間最短，對此〈邪客〉解釋曰：「心傷則神去，神去則死矣」，認為是神志消亡直接所致。心雖然擁有類似君主的地位，但君主身亡並非等同於亡國，它們之間並不具有普遍必然性。〈六節藏象論〉曰：

> 心者，生之本，神之變也。

提出了心是人的生存或生命存在的根本保證這樣一條普遍規則，它是在有關於心「全部經驗的整體上對知性的運用作出規定」，所以這是一個純粹理性概念或先驗理念。[38]因為精神、意識是人的唯一標誌，記憶在於心中且不停地變化，它的停止或消失意味著生命的結束。〈平人氣象論〉雖然認為「人以水穀為本，故人絕水谷則死」，但根據〈平人絕穀〉的觀察，一般人即使不食不喝也能生存七天。當然也有例外，〈刺禁論〉確認過誤「針頭中腦戶，入腦立死」這種臨床所見的事實，但《內經》形成時代可能由於當時缺乏對腦部疾病有效的救治手段，先秦醫家最終放棄了對腦的深入研究，只能把精神、意識納入臟腑系統。[39]

其次，十二經脈形成一個如環無端，營衛血氣周流不休於其中的循環系統。〈營氣〉展示營衛之氣在十二經脈的運行次序，〈營衛生會〉曰：「營在脈中，衛在脈外，營周不休，五十而復大會，陰陽相貫，如環無端。衛氣

---

38 參閱康德著，鄧曉芒譯，楊祖陶校《純粹理性批判》，275 頁。

39 詳細參閱本書上篇〈《黃帝內經》形成的時代與地域〉第四章，144 頁注 60。

行於陰二十五度，行於陽二十五度，分為晝夜，故氣至陽而起，至陰而止。」而且，〈癰疽〉曰：「中焦出氣如露，上注溪穀，而滲孫脈，津液和調，變化而赤為血。血和則孫脈先滿溢，乃注於絡脈，皆盈，乃注於經脈，陰陽已張，因息乃行。」有醫史專家批判了中醫界誤讀《內經》，將心作為經脈氣血循環系統的主導，並認為「氣血生成與運行等生理活動中心是『胃』」。[40]誠然，《靈樞・五味論》認為，五味入胃經過消化之後以氣的形式「各有所走」，但〈動輸〉強調曰：

> 胃為五藏六府之海，其清氣上注於肺，肺氣從太陰而行之。其行也，以息往來，故人一呼脈再動，一吸脈亦再動，呼吸不已，故動而不止。

手太陰肺經作為十二經脈之首，且人的呼吸晝夜不分、分秒不停，參與人體脈動的認識是不可否認的事實。而人之飲食一日三餐或兩餐，且集中於白晝。人們或問在餐間、夜晚，五臟六腑、十二經脈又靠什麼作為呢？當人不吃不喝之時，其動力又何在呢？

〈海論〉認為體內存在四個「海」，除特定的氣海在膻中，髓海在腦部之外，「胃者水穀之海」，胃足陽明經為「五藏六府之海也」之說，見於〈五藏別論〉、〈太陰陽明論〉、〈逆調論〉、〈痿論〉、〈經水〉、〈師傳〉、〈五味〉、〈動輸〉等篇。〈玉版〉進一步解釋：

> 人之所受氣者，穀也。穀之所注者，胃也。胃者，水穀氣血之海也。……胃之所出氣血者，經隧也。經隧者，五藏六府之大絡也，迎

[40] 詳細參閱廖育群，傅芳，鄭金生著《中國科學技術史（醫學卷）》，科學出版社，1998 年，106 頁。專家們還認為《素問・經脈別論》中的「食氣入胃」之「食氣」非指水穀之氣，乃神仙道家吐納之術的運用（詳細參閱同書 109 頁）。在《內經》，食氣等同於水穀之氣，只是本處針對血脈而言。《論語・鄉黨》曰：「肉雖多，不勝食氣」可以印證。《內經》養生強調控制情志、日常防病為主，從未引進方術之類。

> 而奪之而已矣。

它認為五臟六腑能主動地通過各自的經隧（可以理解為較大的經脈段）吸取經胃消化生成的氣血，所以陽明胃經也被稱為「五藏六府之海也」。

而「沖脈者為十二經之海也」之說，見於〈痿論〉、〈骨空論〉、〈海論〉、〈逆順肥瘦〉、〈動輸〉、〈五音五味〉等篇。〈逆順肥瘦〉曰：

> 夫沖脈者，五藏六府之海也，五藏六府皆稟焉。

認為沖脈是五臟六腑及其相連的十二經脈領受血氣的一個來源，它雖然不是血氣化生之源，卻是人體儲存血氣精氣之地。[41]且「沖脈者，起於氣街，並少陰之經，俠齊上行，至胸中而散。……沖脈為病，逆氣裡急」（〈骨空論〉），「其下者，並於少陰之經，滲三陰」（〈逆順肥瘦〉），說明沖脈的上行支與肺經，下行支與腎經都有緊密的聯動關係。〈動輸〉所云：

> 經脈十二，而手少陰，足少陰，陽明，獨動不休。

即認為這是因沖脈和胃經這兩海之間的經脈周流不休的循環所致，也體現了〈陰陽應象大論〉所謂「六經為川，腸胃為海」的思想。胃和沖脈位處人體的一前一後，兩「海」之間的經脈就成為時受海納、時被灌注的百川。胃乃食入水穀化生血氣營衛之海，而沖脈在經脈循環中則起著儲存、滲透、灌注氣血的重要作用。[42]這樣，血氣營衛在經脈的循行宛如河川受大海潮漲潮落

---

41 〈上古天真論〉曰：「（女子）二七而天癸至，任脈通，太沖脈盛，月事以時下，故有子」；「（男子）二八腎氣盛，天癸至，精氣溢瀉」。

42 〈逆順肥瘦〉記述沖脈「其上者，出於頏顙，滲諸陽，灌諸精；其下者，注少陰之大絡，出於氣街，循陰股內廉入膕中，伏行骭骨內，下至內踝之後屬而別。其下者，並於少陰之經，滲三陰；其前者，伏行出跗屬，下循跗，入大指間，滲諸絡而溫肌肉。」

的影響，況且《內經》認為人體小宇宙和天地陰陽的運行息息相關。

〈衛氣〉曰：

> （營衛）陰陽相隨，內外相貫，如環之無端。

〈脈度〉曰：

> 氣之不得無行也，如水之流，如日月之行不休，故陰脈榮其藏，陽脈榮其府，如環之無端，莫知其紀，終而復始，其流溢之氣，內溉藏府，外濡腠理。

〈經水〉曰：

> 凡此五藏六府十二經水者，外有源泉，而內有所稟，此皆內外相貫，如環無端，人經亦然。

這種與天地自然相通、獨特的經脈系統可能更符合那個時代的思想，有利於針刺療法的推廣。針刺治療可以補虛瀉實，著實令人感到不可思議，尤其用是一根針就能獲得補虛的效果。〈終始〉曰：

> 凡刺之道，畢於終始，明知終始，五藏為紀，陰陽定矣。陰者主藏，陽者主府，陽受氣於四末，陰受氣於五藏，故寫者迎之，補者隨之，知迎知隨，氣可令和，和氣之方，必通陰陽。

《內經》醫家認為，針刺治療還必須理解臟腑經氣在人體各部循行的順逆走向，除通過直接刺激改善局部病變之外，還能通過有效地疏通經氣的循行，使機體得以主動地調整體內因疾病所致的陰陽偏頗，從而實現補虛的目的。由此可見陰陽理論在針灸領域運用的重要性。

經脈系統同樣視為一種圖型，從經脈發展的歷史考察更是一目了然。首先，《陰陽》、《足臂》最初只有關於「脈」的記述，並無任何「經」的跡象。兩書十一條的脈各自獨立，互不相干。它們有長有短，走向也不盡相同，有向心的也有是離心的，各脈之間尚無相互聯結、互相傳遞的記述。這些尚未和體內藏腑連接之脈，在體表的分布也不盡相同，整體上看分布區域比較局限，亦未形成所謂「表」和「裡」對應的經脈關係。幾經先秦醫家的努力與發展，先後出現了「十二經脈」，「十五絡脈」，「奇經八脈」，還有「絡脈」，「孫絡」，「經別」，「經水」，「經筋」等。最終使十二經脈、奇經八脈等主要經脈在人體上出現比較固定的分布與走向，形成比較明確的循行路線。

經絡系統，最初由點（有效氣穴）、線段等逐漸地連接起來，雖然存在多種猜測，但至今尚未出現比較確切的經絡起源說。縱使在科研手段比較豐富的當下，科研人員仍然無法在人體中發現和經絡有關的物質性東西，說經絡理論是先秦醫家的創造的想像力的產物亦不為過。人們或許要問：如何從諸如《陰陽》的圖像最終變為經絡圖型呢？最初形成的圖像還只是屬於知覺之類，並不屬於知識，也就是說如何從「再生的想像力這種經驗性能力的產物」[43]轉變為圖型理論呢？脈早已在《陰陽》中被分為陰脈和陽脈，然後它們與五藏六腑、營衛血氣理論相結合，把自身置於臟腑概念、血氣理論之下，這才開始使經絡系統成為具有真正意義上的知識。正如康德說的，要做到這一點，「這些形象（圖像）不能不永遠只有借助他們所標明的圖型才和概念聯結起來。」[44]

《靈樞・四時氣》曰：「四時之氣，各有所在，灸刺之道，得氣穴為定。故春取經、血脈、分肉之間，甚者深刺之，間者淺刺之。夏取盛經孫絡，取分間，絕皮膚。秋取經俞，邪在腑，取之合。冬取井滎，必深以留之」；〈根結〉云：「歧伯曰：天地相感，寒暖相移，陰陽之道，孰少孰

---

[43] 引自康德著，鄧曉芒譯，楊祖陶校《純粹理性批判》，141頁。

[44] 引自康德著，鄧曉芒譯，楊祖陶校《純粹理性批判》，141頁。

多，陰道偶，陽道奇。發於春夏，陰氣少，陽氣多，陰陽不調，何補何瀉？發於秋冬，陽氣少，陰氣多，陰氣盛而陽氣衰，故莖葉枯槁，濕雨下歸，陰陽相移，何瀉何補？奇邪離經，不可勝數，不知根結，五臟六腑，折關敗樞，開闔而走，陰陽大失，不可復取。九針之玄，要在終始；故能知終始，一言而畢，不知終始，針道鹹絕。」所謂根、結、終、始，都是經絡中的關鍵節點。從臨床治療有效的點逐漸連成線，即使形成《足臂》、《陰陽》的十一條脈，還是無法成為知識。手少陰心主之脈是「因天之序」（〈邪客〉）進行增補，遵天道一年十二個月整合為十二經脈。這就是醫家的創造的想像力的作為成果，一方面根據十一脈的感性經驗，另一方面則是靠知性統覺綜合統一。先有不完整的圖像，後才形成〈經脈〉的完整的經絡圖型。這個創制核心的指導思想則是以《內經》陰陽概念為基礎的，因為先秦醫家反復強調「經絡之相貫，如環無端」（〈邪氣藏腑病形〉）無限循環系統的必要性。

在《內經》中雖然表明經脈各標有長度，如〈骨度〉曰：「先度其骨節之大小、廣狹、長短，而脈度定矣」，這可以理解為一種經驗性圖型。[45]其次，人體大大小小的經絡中都流通著營衛血氣，它們的運行不難理解為經驗性圖型和先驗性圖型的結合，因為其中流淌的營衛血氣是以時空為背景而設定的。先秦醫家通過與天道運行的類比，完成了經絡系統在任何時空中的存在，實現了具有普遍性與必然性的存在價值。同時，通過這個時間的規定完成了主體對客體的建構，把客體建構成符合自身的規律和需要，也符合主體的追求目的。這完全是創造的想像力所為，猶如康德所說：「我們知性的這

---

45 〈脈度〉曰：「手之六陽，從手至頭長五尺，五六三丈。手之六陰，從手至胸中，三尺五寸，三六一丈八尺，五六三尺，合二丈一尺。足之六陽，從足上至頭八尺，六八四丈八尺。足之六陰，從足至胸中六尺五寸，六六三丈六尺，五六三尺合三丈九尺。……督脈、任脈各四尺五寸，二四八尺，二五一尺，合九尺。凡都合一十六丈二尺，此氣之大經隧也。經脈為裡，支而橫者為絡，絡之別者為孫絡。……氣之不得無行也，如水之流，如日月之行不休，故陰脈榮其藏，陽脈榮其腑，如環之無端，莫知其紀，終而復始，其流溢之氣，內溉臟腑，外濡腠理。」〈骨度〉曰：「是故視其經脈之在於身也，其見浮而堅，其見明而大者多血，細而沉者多氣也。」

個圖型法就現象及其單純形式而言，是在人類心靈深處隱藏著的一種技藝（Kunst），它的真實的操作方式我們任何都是很難從大自然那裡猜測到、並將其毫無遮蔽地展示在眼前的。」[46]

針刺穴位的有效治療無疑是一種臨床經驗的結晶，它在經絡上定位之後形成了經驗性圖型。穴位概念如同康德在圖型理論中所例舉的「狗」[47]一樣，它包含著一種規則，這個規則即穴位之所以為穴位的基本形態和結構[48]，不管在身體的任何部位，以及循行途徑上所選定的任何點。當你著力想像時，它就似乎存在；當你想要把它畫出來時，它肯定不再是圖型，而只是一個具體的圖象，因為康德認為圖像的產生是在圖型之後的[49]。《內經》醫家之所以認定經絡理論需要結合運用陰陽概念，五行概念，藏腑理論，血氣理論等，因為他們迫切需要這些理論作為自己在臨床上，對由經驗所總結出來的治療法則、穴位組合以及針刺治療的有效性等，作為向同行以及世人推廣時必要的說明或解釋的理論依據。後世出現的所謂「經絡循行圖」、「經絡分布圖」、「穴位分布圖」等，也充分說明經絡理論是一種圖型。

《內經》形成的年代，「夫經脈十二，絡脈三百六十五，此皆人之所明知，工之所循用也。」（〈徵四失論〉）而且，已經總結出「病在上者下取之；病在下者高取之；病在頭者取之足；病在腰者取之膕」（〈終始〉），即針刺遠離病症所在部位反而能獲得更佳療效的治療法則。秦漢以降，歷代

46 引自康德著，鄧曉芒譯，楊祖陶校《純粹理性批判》，141 頁。

47 「狗這個概念意味著一條規則，我們的想像力可以根據它來普遍地描畫出一個四足動物的形狀，而不局限於經驗向我們呈現出來的任何一個惟一特殊的形狀，也不局限於我能具體地表像出來的每一個可能的形象。」引自康德著，鄧曉芒譯，楊祖陶校《純粹理性批判》，140-141 頁）

48 《素問・氣穴論》載：「岐伯曰：孫絡三百六十五穴會，亦以應一歲，以溢奇邪，以通榮衛。……疾瀉無怠，以通榮衛，見而瀉之，無問所會。帝曰：善。願聞溪穀之會也。岐伯曰：肉之大會為穀，肉之小會為溪。肉分之間，溪穀之會，以行榮衛，以會大氣。……溪穀三百六十五穴會，亦應一歲。其小痺淫溢，循脈往來，微針所及，與法相同。」

49 「各種形象（圖像）是憑藉並按照這個示意圖（圖型）才成為可能的」（引自康德著，鄧曉芒譯，楊祖陶校《純粹理性批判》，141 頁）。

醫家在《內經》的基礎上進行不懈地探索，通過臨床的經驗積累與反覆驗證，最終完成了輸穴歸經的系統工程，使經絡系統趨於完善。儘管先秦醫家經歷了人體解剖的實際觀察，儘管他們對以血脈為主的經脈系統的認識還是比較籠統，儘管從現代醫學角度視之，經絡系統屬於多層次、多功能的綜合體，涉及靜脈、動脈、淋巴管，乃至肌肉、神經等組織，但鑒於針灸治療的有效性，世界衛生組織倡導針灸療法並有組織地推廣向全世界，科研人員為了闡明其中的科學性，借助各種現代儀器歷盡幾十年的艱辛付出，至今尚未找到經絡系統在人體中的組織結構及其相關物質。不管未來的研究會得出什麼樣的結論，但在這個經脈系統中的每一個病患或病症，它們發生於一個時空的事實是不會改變的，從知識論而言是可以成立的。基於以上的認識，〈經脈〉所謂「經脈者，所以能決死生，處百病，調虛實，不可不通」，這個先天綜合判斷的結論是可以得以成立的。

《內經》創立經絡理論、針刺療法是中國醫學史上的一個偉大創舉。它提供了一種對人體幾乎不造成創傷的醫療技術，一種使諸多病症得以治癒獨特的理論系統。《內經》不但吸收了有關經脈循行、經絡分布、針刺穴位、針刺手法等古文獻資料，還薈萃了各種病症的針灸治療的經驗。為了構建一種嶄新的醫學理論，它還彙集了大量有關人體的解剖、生理、病理、病因，以及預測的疾病轉歸等多數的古醫籍。並且，《內經》無疑是不遺餘力地推廣針刺療法的主要推手。針灸治療在康德的哲學體系中，可以列入技藝性（Geschicklihkeit）命令[50]，它屬於假言命令的一種，一切科學的實踐部分，「它的任務是向我們指出，什麼樣的目的是能夠達到的，以及怎樣去達到這一目的。……至於目的是否合理、是否善良的問題這裡並不涉及，而只是為了達到目的，人們必須這樣做」，就如「一個醫生為把病人完全治癒做出的

50　「一切科學都有一個實踐部分，它的任務是向我們指出，什麼樣的目的是能夠達到的，以及怎樣去達到這一目的。這些為達到某種目的而作出的指示，一般地叫做技藝性命令。」引自康德著，苗力田譯《道德形而上學原理》，上海人民出版社，1988年，66頁。

決定」[51]，其決定只是為了意圖的實現。這是一種分析的實踐命題，就像針刺療法它給人們指定了治療手段，針對病症選擇相關穴位以及相應手法，以便達到預定的、可能的目的。康德甚至還以醫生急救患者為例，提出了「實用的信念」概念。[52]

與技藝性命令相類似的機智命令（Klugheit）也是一種假言命令。康德認為，這是「有關自己幸福的工具的選擇，……行動不是出自本身，而是作為實現另外目的的工具、手段」，幸福是一個由多因素組合且很不確定的概念，「他想要財富嗎？這將給他帶來多少煩惱、妒忌和危險哪！……他想長壽嗎？誰能向他保證，這不會變成長期的痛苦呢。」[53]總而言之，對此人們無法找到一個萬無一失的原則，所以只能聽從以往的經驗並從中去尋找借鑿。中國文化自古就把長壽、健康安寧、老終天年與修養美德、富裕並列為幸福的標誌。《尚書・洪範》把「五福」與「六極」作為建國的第九條執政大綱，按現代社會的說法類似於國民福祉的社會福利事業。所謂「五福」，

> 一曰壽，二曰富，三曰康寧，四曰攸好德，五曰考終命。

所謂「六極」，

> 一曰凶短折，二曰疾，三曰憂，四曰貧，五曰惡，六曰弱。

鄭康成曰：「未齔曰凶，未冠曰短，未婚曰折。……凶短折皆是夭枉之

---

[51] 引自康德著，苗力田譯《道德形而上學原理》，66 頁。

[52] 康德把信念分為「偶然的信念」和「必然的信念」，而「醫生必須對處在危險中的病人有所作為，但他不瞭解這種病。他觀察現象，判斷這可能是肺結核，因為他不知道有更好的判斷。他的信念甚至就他自己的判斷來看也只是偶然的，另一個人也許可以得出一個更好的判斷。我把這種偶然的、但卻給現實地運用手段於某些行動上提供根據的信念稱為實用的信念。」（引自康德著，鄧曉芒譯，楊祖陶校《純粹理性批判》，624 頁）

[53] 引自康德著，苗力田譯《道德形而上學原理》，67 頁、69 頁。

名。」[54]這應該是中國文化史上最早有關幸福和不幸的歸類，其中大部分都是與醫學直接相關的課題，諸如長壽、健康、終老和短命、夭折、疾病、憂鬱等，各被列為幸福與不幸的要項。而且，長壽被推為幸福之首，比修養道德更加受到重視，即使是普通的人，但比他人顯著增長的壽命已然成為一種修養道德的價值豐碑。在古代數目龐大的《地方誌》中一般都設有「耆壽」專項，詳細收載當地的長壽老者，這種傳統有可能發源於〈洪範〉。

《內經》非常注重長壽問題，有多章專篇的論述，認為「能年皆度百歲，而動作不衰者，以其德全不危也。」（〈上古天真論〉）這些長壽者並非屬於隨著年紀的不斷增大與體力的逐漸虛弱，致使愛好或欲望相對性減少而形成與世無爭的道德偶像，其中甚至年老還具有生育能力。[55]先秦醫家對人的成長變化、終極壽命以及如何保持健康而進行養生等問題早已進行深入探索。經過長期的觀察結果，《內經》把人的終極壽命定為百歲，而且還兼顧了長壽者的健康品質的一些指標。它希望所有人皆能達成如此的幸福目標，並為此提供了一系列行之有效的養生方法，勸導和鼓勵人們要極盡「天年」而生。

〈口問〉在總結疾病發生原因時指出：「夫百病之始生也，皆生於風雨寒暑，陰陽喜怒，飲食居處，大驚卒恐」，即造成疾病的原因不外乎外犯於風濕寒熱之時令邪氣，或飲食不節，或居所潮濕；內生於情志失調，或房室不節等。疾病的發生直接危害人體的健康，嚴重的甚至造成病殘或死亡，因此日常的防病養生也就成為保護生命，增進健康，增強體質以達到延年益壽的首要任務。對此，〈本神〉提出了「智者養生」的概念，

> 智者之養生也，必順四時而適寒暑，和喜怒而安居處，節陰陽而調剛柔。如是則僻邪不至，長生久視。

54　引自孫星衍撰《尚書古今文注疏》，中華書局，1986年，319-320頁。

55　〈上古天真論〉曰：「帝曰：有其年已老而有子者何也？歧伯曰：此其天壽過度，氣脈常通，而腎氣有餘也。……帝曰：夫道者，年皆百數，能有子乎？歧伯曰：夫道者，能卻老而全形，身年雖壽，能生子也。」

這是針對疾病產生的三大類原因，提出了全方位的、日常性的預防措施。

《內經》醫家首先認為，為預防遭受外邪的侵襲，就要理解自然界的變化規律，關注諸如四季氣候更迭，颳風下雨、氣溫冷暖等氣象變化，充分認識順應天地之道，順從自然變化規律生活的重要性與必要性。猶如〈四時調神大論〉所說的，「陰陽四時者，萬物之終始也，死生之本也，逆之則災害生，從之則苛疾不起，是謂得道。道者，聖人行之，愚者佩之」，其中就有遵道而得道之人，為人們樹立了養生的榜樣。其次，《內經》一方面介紹上古聖人的養生方法，希望大家將之作為一種人生的楷模；另一方面強調學習「七損八益」等，即學習相關的醫學保健知識的必要性，

> 知之則強，不知則老。……愚者不足，智者有餘，有餘則耳目聰明，身體輕強，老者復壯，壯者益治。（〈陰陽應象大論〉）

再者，減少心中欲望，調和自己的心態，保持愉悅的心情以防病從內而生，其關鍵在於「恬憺無為，乃能行氣。」（《靈樞・上膈》）他們試圖證明善於學習防病養生等醫學知識與方法並勇於實踐的智者，不僅可以恢復自身的健康，還能強壯機體的各種功能。

綜上所述，我們不難認定所謂「智者」，就是一類善於學習的人，敢於實踐的人，並且是有理性、有意志的人。[56]他們以防病為主進行日常的養生活動，希望能達成「天壽」圓滿。不過，總有些人可能為如何得以長壽而整日煩惱，甚至憂心忡忡度日如年，他們從一開始或被來自醫學思想所驅使和支配。而這種被動的意志按康德的話說，便不是自主自律的，也就不具備普遍必然性。因為只有徹底自發的意志、發於人性的理性才具有普遍性必然性。那麼，古人又是如何做到突破這個思想禁錮而獲得意志自由的呢？〈陰陽應象大論〉展示了聖人的養身之法及其思想境界，

---

56 〈本神〉曰：「心有所憶謂之意，意有所存謂之志，因志而存變謂之思，因思而遠慕謂之慮，因慮而處物謂之智」，這是該篇在闡述智者養生之前，特別為「智」所作的詮釋。

> 是以聖人為無為之事，樂恬憺之能，從欲快志於虛無之守。故壽命無窮，與天地終。

實際上，他們並沒有把追求長壽作為自己的人生目標，壽命雖然有定數，但卻不為所謂的「定數」而煩惱憂心，一切順其自然，每日寧靜而安詳地生活，顯示出自由的意志。壽命可以是有限的，但也可以成為無窮無盡的，這一切都取決於人心。只要心是無限的，就能到達「與天地同終」的思想境界，從智者的養生實踐步入聖人的思想境界。這是傳統從智者養生通往聖人養身的心路，也就實現心志與壽命的超越。

〈上古天真論〉曰：

> 是以嗜欲不能勞其目，淫邪不能惑其心。

所謂「目者，其（心）竅也」（〈解精微論〉），「目者，心之使也。」（〈大惑論〉）心一方面想從欲和快志，這屬於感性的有限之心的常有表現；而另一方面又能做到守住虛無，展現無限之心的特殊技能，即所謂「虛靜之工夫」，其中隱藏著一種修身養性的技術。[57]聖人養身以自由的意志一切能順從自然而為，保持樂觀向上的情趣，寧靜安詳地生活。這也是牟宗三先生所說的「道心觀照」或「道心玄覽」的作用。他認為，「康德不將道心放在人身上，這使兩主體錯開：一主體是有限的，是瞭解現象；另一主體是瞭解物之在其自己，則放在上帝處。然其實我們人身上便有兩主體，無限心亦在我們之內，而物質在其自己便在我們的無限心之主體上呈現。」[58]所謂的「道心」，「才是道家所嚮往的，據此，可建立本體界的存有倫。」他認為，道心與儒家的「良知之明覺」，以及佛家的「智心」或「般若智」類

---

[57] 參閱拙著《古代房中術的形成與發展——中國固有「精神」史》第三章「古代房中導引術」。

[58] 引自牟宗三〈道家的「無」底智慧與境界形態的形上學〉，收入《牟宗三先生全集（27）》，230頁。

似。[59]這也就是說在自然生命之上，不斷地排除一切外在的感性之欲，就能實現一種超越的道德理性。

〈上古天真論〉嚴厲批判了當時那些恣情縱欲、放蕩不羈、不愛惜生命的行為，

> 今時之人不然也，以酒為漿，以妄為常，醉以入房，以欲竭其精，以耗散其真。不知持滿，不時御神，務快其心，逆於生樂，起居無節，故半百而衰也。

那些縱情遂欲的行為只是追求一時的愛好與快樂，在中國人傳統道德觀念中一向被視為不道德的行為，它與智者養生形成了鮮明的對照。對於這兩者完全可以套用西方倫理哲學中的感性與理性來稱舉。智者在康德道德哲學中，可謂是完全排除了感性的理智者，他們學習醫學知識並付之於實踐，注重日常生活中的防病措施，且能很好地調節自我情志，其行為對於愛護生命、維護健康來說具有普遍必然性的意義，但它不可能成為延年益壽的唯一保障，所以智者養生也不可能成為保障達成長壽的惟一準則。被人形容為「哥德巴赫」猜想的長壽，內含複雜多樣的因素，而且都是來自後天的經驗，即使現代醫學對長壽的研究主要也都是在收集個例調查的基礎上展開的。所以，智者養生實際上只是一種理性的勸告，而長壽本身就不是一個理性觀念。智者希望延年益壽，有的把長壽作為一種目的以滿足自己的幸福意圖，這種行為的實踐有可能淪為滿足幸福所追求的工具，因為誰也無法給出能如願以償達成長壽的百分之百的保票。

在康德的道德哲學中，欲望、愛好等情感因素是受到徹底排斥，凡是情感的就是感性的，即使敬重道德的情感也是一種「獨特的情感」，但最終還是隸屬於感性。[60]鑒此重新審視聖人的養身概念，其中仍然允許「從欲快

---

[59] 參閱牟宗三《儒家的道德的形上學》，收入《牟宗三先生全集（27）》，216-217頁。

[60] 「我把道德原則也算作幸福情感，因為任何一種實踐上的關切，都通過事物所提供的

志」，這顯然與智者養生存在很大的差異。被傳統視為「超越者」的聖人養身，並沒有徹底排除感性的東西，而是允許在守住虛靜無為的主體內兼修房中術之類。康德認為，「一種混雜的道德學說，一種把出於情感和愛好的動機與理性概念拼湊在一起的學說，則一定使心意搖擺在兩種全無原則可言的動因之間，止於善是偶然的，趨於惡卻是經常的。」[61]猶如古人所崇尚的房中術，其修煉的行為已經完全違背了實踐命令[62]，因為它把女性作為自己的一種延年益壽的手段。這暴露出先秦醫家思想的局限性，儘管《內經》並未公開、直接地倡導房中術，也只是在個別篇章中極其簡約、隱蔽地引述而已。[63]我們固然不會以康德道德哲學去批判兩千多年以前的古人的思想行為，因為至少延至漢代，房中術仍然屬於古代醫學中的一種方技。

《內經》醫家繼承了醫和持續觀察天地自然與疾病發生之間的關係，勇於結合氣候環境變化於臨床醫學的優良傳統，不僅創新了陰陽概念和五行概念並運用於醫學領域，而且「人以天地之氣生，四時之法成」（〈寶命全形論〉），把遵循天道作為醫學理論與臨床診療的根本法度，自然出現人之形體結構「與天地相應者也」（〈邪客〉）、「人與天地相參也」（〈歲露論〉）的醫學思想；「與天地相應，與四時相副，人參天地」（〈刺節真邪〉）；營衛之氣運行「與天地同紀」（〈營衛生會〉）等天人合一的醫學理論。診脈必須從陰陽四時五行「與天地如一」（〈脈要精微論〉）；咳嗽治療一樣要「人與天地相參」（〈咳論〉）等。這些都為萌發與實現「壽命無窮，與天地終」超越思想提供了肥沃的溫床。〈生氣通天論〉曰：「夫自古通天者，生之本，本於陰陽。……九竅、五臟、十二節，皆通乎天氣。其

滿足而增加人的舒適，不管這種關切是直接的不計利得，還是考慮到利得而發生」（引自康德著，苗力田譯《道德形而上學原理》，96頁的*注）

61 引自康德著，苗力田譯《道德形而上學原理》，61-62頁。

62 「你的行動，要把你自己身中的人性，和其他人身中的人性，在任何時候都同樣看作是目的，永遠不能只看作是手段。」（引自康德著，苗力田譯《道德形而上學原理》，81頁）

63 關於「七損八益」的內涵，至少漢代以降注釋《內經》的醫家全然不知，直至馬王堆漢墓出土《天下至道談》之後，方知屬於古代房中術的內容。

生五，其氣三，數犯此者，則邪氣傷人，此壽命之本也」，這種主體從有限轉向無限的境界，則完全依賴於心所具有「慧然獨悟」、「昭然獨明」的神氣功能。[64]因為〈六節藏象論〉曰：「心者，生之本，神之變也」，心與生命、壽命息息相關。由此可見，《內經》自身所擁有的得天獨厚的醫學理論，足以支持聖人養身所萌生的思想境界。

康德在道德哲學中除了上述假言命令之外，「道德命令」則是唯一的「定言命令」，即「要只按照你同時認為也能成為普遍規律的準則去行動。」落實到責任上，「責任的普遍命令，也可以說成這樣：你的行為，應該把行為準則通過你的意志變為普遍的自然規律。」[65]責任或義務（Pflicht）是一個極其重要的概念[66]，它在康德的道德哲學中占有中心的地位。康德通過三個命題闡述這個概念，「只有出於責任（aus Pflicnt）的行為才具有道德價值」，「一個出於責任的行為，其道德價值不取決於它的所要實現的意圖，而取決於它所被規定的準則」和「責任就是由於尊重規律而產生的行為必要性。」在這三個的命題中，對「責任的尊重」是「責任的動機」和「責任的形成」這兩個命題的總結。他又將責任分為四類：對自己和對他人的完全與不完全的責任，即可詮釋為：保全性命（選擇自殺），信守承諾（不能說謊），發展天分和濟困扶危。如果把醫家「治病救人」這種行為落實於責任上，可以納入對自己和他人的不完全責任，也就是既能發展自己的天分，又能時常去濟困扶危。

〈師傳〉曰：

且夫王公大人，血食之君，驕恣從欲輕人，而無能禁之，禁之則逆其

---

64 〈八正神明論〉曰：「帝曰：何謂神？歧伯曰：請言神，神乎神，耳不聞，目明心開而志先，慧然獨悟，口弗能言，俱視獨見，適若昏，昭然獨明，若風吹雲，故曰神。」

65 引自康德著，苗力田譯《道德形而上學原理》，72-73 頁。

66 有專家詮釋曰：「對人來說責任具有一種必要性，也可叫做自我強制性或約束性，所以在（康德）倫理學上，責任和義務兩者並沒有什麼本質不同，都是一個人必須去做的事情」（引自康德著，苗力田譯《道德形而上學原理》代序，6 頁）。

> 志，順之則加其病，便之奈何？治之何先？歧伯曰：人之情，莫不惡死而喜生，告之以其敗，語之以其善，導之以其所便，開之以其所苦，雖有無道之人，惡有不聽者乎？

這段問答明示了治病與救人的不同內涵。疾病或病形，是人體的一種病理反應，也就是一組現象即質料；而患者要明瞭自身所患的疾病及其對治療的態度則屬於主體問題，文中「無道之人」即倚仗權勢又缺乏道德修養的人。猶如《史記》中扁鵲見蔡桓公的故事，蔡桓公堅稱自己「無疾」，三番五次地拒絕神醫扁鵲提出的治療建議，這種諱疾忌醫的結果無異於選擇自殺。醫工抓住人之貪生怕死的本性，動之以情，曉之以理，勸其願意配合治療可謂「救人」。不管是說服了病患使其配合治療，還是應病家求治而施治，救人是目的，這對於醫工和病患來說都是關乎人性的根本問題。而治病只是一種有著實踐的必然性的手段，但醫工主觀的願望並非都能達成治癒疾病的客觀目的。治病行為是一種表現為積極的、善的不完全責任，在客觀上不要求一定成功，但在主觀上會全力以赴，盡自己的能力積極參與其中。當然，先秦醫工也保留選擇病患的權利，比如「拘於鬼神者，不可與言至德。惡於針石者，不可與言至巧。病不許治者，病必不治，治之無功矣。」（〈五藏別論〉）

醫工「自強於學」即開啟了自覺之心，不管是醫學理論還是臨床診療經驗，都有待自我強制的理性行為，堅持不懈的努力學習才能得以掌握。如〈疏五過論〉所強調的，

> 聖人之治病也，必知天地陰陽、四時經紀、五藏六府、雌雄表裡、刺灸砭石、毒藥所主，從容人事，以明經道，貴賤貧富，各異品理，問年少長，勇怯之理，審於分部，知病本始，八正九候，診必副矣。

作為一名醫工必須全面通曉與醫學有關的理論知識，熟練掌握所有的醫療方法與手段，而且在診療中需要詳細瞭解病患的家庭出身、經濟狀況、個人品

性、年齡等與病症密切相關的社會醫學知識。這些都是醫工在臨床診療中所要承擔醫療責任的基本保障，同時又是他們施展自己專業才華的可靠資源。醫工作為一類理性之人，他們必然為治癒病患貢獻自己的才華。這些只是從對自己不完全責任方面的分析，若再從對他人不完全責任方面看，治病可能使病患轉危為安、早日恢復身體健康，儘管客觀上並不能保證每次治病都能獲得預期的療效，何況在醫療技術比較貧乏的古代社會。總之，治病救人可以說是出於一種克盡職守的義務感[67]，醫工主觀上把它當作準則實行，這不僅能夠不斷地完善自我（包括醫術），同時也能獲得一定的利益（如酬金、謝禮等）與名聲。

〈師傳〉載黃帝曰：

> 余聞先師，有所心藏，弗著於方。余願聞而藏之，則而行之，上以治民，下以治身，使百姓無病，上下和親，德澤下流，子孫無優，傳於後世，無有終時，可得聞乎？歧伯曰：遠乎哉問也。夫治民與自治，治彼與治此，治小與治大，治國與治家，未有逆而能治之也，夫惟順而已矣。

從這段問答可以看到，先師口授心傳的並非神奇的醫術，而是作為一名醫工所要具備的責任與尊嚴，內修自身，治病救人要以民為上，以己為下，以民無受疾苦為己任，提出了一個崇高的道德目標。《內經》鼓勵醫工要有像帝王治理國家的胸襟、膽略和理念一樣去對待治病這件事。而帝王多是為保全自己所擁有至高無上的權力，廣闊領土和無盡財富；但醫工卻只是給患者治病，解除他們身上的病痛疾苦，是不會去霸占他們的身體乃至私物。況且帝王治國與醫家治病，醫家甚至比帝王更加徹底地排除了個人情感因素，全身心地投入其中，否則將功虧一簣。如〈徵四失論〉批判曰：「精神不專，志

---

[67] 康德發現，在普通人的理性中存在明確的道德法則，而且這種法則是作為一種事實存在的，「在普通人的理性對道德的認識裡，找到了它的原則。」（引自康德著，苗力田譯《道德形而上學原理》，53 頁）

意不理，外內相失，故時疑殆。診不知陰陽逆從之理，此治之一失矣。」東漢太醫丞——郭「玉仁愛不矜，雖貧賤廝養，必盡其心力，而醫療貴人，時或不愈」而遭到漢和帝的詰問，他承認說：「夫貴者處尊高以臨臣，臣懷怖懾以承之。」[68]他恐懼權貴的心理，恰恰暴露了自己依附權貴的私心作怪。

但是在現實社會中，從事醫療工作被認為是一個受人羨慕、體面的職業，有人把醫業當作一種旱澇保收的營生手段，甚至也有人欺騙病人的錢財乃至國家的醫療保險金等。不言而喻，他們的動機裡隱藏著為個人的金錢與名聲，或許期待治療重症或擁有權貴的病患以獲取更多的禮金和更大的聲譽，相反不送禮的病家可能受到白眼，預交不足醫療費用的就得不到常規治療（當然也不否定有部分醫生的動機可能只是為治病救人）。事實上，醫生履行的職責已被同等的酬金以及禮金所兌現，收禮行為已經引發社會的不滿與批判，甚至出現地方行政機構鼓勵民眾舉報醫生收禮紅包的條例規定，這表明醫生尊嚴的消失和道德的淪喪。如果說「治病救人」的行為只是後果合乎責任的話，也就沒有多大的道德價值，甚至完全失去了道德價值。

可是，〈四時調神大論〉還極力地推崇遵循陰陽四時的法則預防疾病，早期發現、早期治療，即，

> 聖人不治已病治未病，不治已亂治未亂。

《靈樞・逆順》云：

> 上工治未病，不治已病。

〈八正神明論〉曰：

> 上工救其萌芽，……盡調不敗而救之，故曰上工。

---

68 引自《後漢書》卷八十二下，中華書局，1999年，1847頁。

即他們把早期發現、早期治療作為防治病症的準則，這也是臨床上「順治」的最高典範。它不僅要求醫工要具備精湛的醫術，才能做到早期發現和早期治療，而且其中還蘊含著兩種崇高的思想：

一是，強調醫工日常要重視預防疾病發生的工作，要以防病作為己任。

二是，體現醫家高尚的道德品質，不為名望，不謀私利，絕不把治病作為自己揚名、發財的機會。

這就足以旁證把「治未病」作為自己行動準則的醫家，他們是從內心重視自己的責任、尊嚴與道德，其動機之純淨日月可鑒。康德極力主張評價一個行為是否符合道德，不是考察他的行為帶來的結果，而是考查其行為初衷的動機。這就是他有關道德的著名動機論。

「治未病」的行為，其動機絕對是出自醫家治病救人的崇高使命感。而且他們深信只有更早期地發現病症，才能使病患更少地遭受疾病的折磨與痛苦，最大限度地減少病家為治病所花費的經濟負擔。但是，醫家可能還要為此忍受來自病患及其家屬、親友的誤解、非議、反對乃至歧視。這從扁鵲見蔡桓公的故事中神醫屢遭冷遇的場景得以佐證；或許應驗了《莊子・人間世》所謂「醫門多疾」的嘲諷。醫家之所以能夠堅決排除個人的喜好以及各種情緒的干擾，這完全是以自主的意志忠於職守的表現。康德曾明確地指出，在一切道德評價中最重要的一件事，就是行為的成立必須本於職責，本於對法則的敬重。[69]

《內經》把醫工分為「上工」、「中工」和「下工」，上工被視為醫家聖人，上工即上德，這與古希臘哲學家蘇格拉底提出「美德即知識」的思想，可以說是完全是一致的。醫家把「治未病」作為臨床診療中必須追求的目標，儘管世俗多把救治危重病患的醫工視為「神醫」。「治未病」是他們自願為自己立法，而且他們的行動準則完全符合普遍法則。因為從病症的發生、發展的規律來看，越早發現，越早治療，就能更加容易地治癒疾病，使

69 「一個出於責任的行為，意志應該完全擺脫一切所受的影響，擺脫意志的對象，所以，客觀上只有規律，主觀上只有對這種實踐規律的純粹尊重。」（引自康德著，苗力田譯《道德形而上學原理》，50頁）

病患恢復得更快、更好。這完全是一種意志自律即自由意志的表現，不僅目的是善的，且手段也是善的，彰顯一個徹底善良的意志。[70]他們既不是為了愛好，也不是出於同情心，「而最高的，無條件的善卻只能在這樣的意志中找到。只有為有理性的東西所獨有，對規律的表象自身才能構成，我們稱之為道德的，超乎其它善的善。」[71]《內經》醫家以他們的臨床實踐明確地證明了自己的自由意志。所以我們可以認為，所謂傳統「醫者仁心」不應該泛指所有的醫工，而自願踐行「治未病」的醫家才是最佳人選。因為他們的「仁心」是完全出於對責任的負責與尊重，並不因熱心治療小病、輕症而怕被人嘲笑、自找煩心，絲毫不參雜個人的情感，這一點又不同於孔孟儒家。[72]

總而言之，《內經》醫家踐行了自己提出「治未病」的法則展示人類的一種最高的道德價值。首先，它可以百分之百地證實醫家出於責任之初始動機的純潔性。其次，它表明這是對醫工的專業實力與道德品質兩方面近乎苛刻的要求，所以這不可能成為每一個醫工的行動準則。[73]再次，《內經》希望所有醫工都能自願地擔負起這種義務，也因此可以獲得「上工」的榮耀。但這種稱號往往不會來自病家，更多的只是一種自我的贊許或心理上的滿足。[74]因為一般人並不理解自己被早期發現、早期治癒的疾病或病症的重要性。但是，醫家還是絲毫不受任何外來的干擾與強制，完全出於自身的自由

---

[70] 康德認為，「由於它，一切善良意志，才能使自己的準則自身成為普遍規律，也就是每個有理性的東西加於自身的，唯一的規律。不以任何動機和關切為基礎。」（引自康德著，苗力田譯《道德形而上學原理》，98-99 頁）

[71] 引自康德著，苗力田譯《道德形而上學原理》，50-51 頁。

[72] 關於孔孟之「仁」內含情感性問題的分析，可參閱楊澤波〈孔孟心性之學的分歧及其影響〉，《學術月刊》1991 年第 10 期。

[73] 康德認為，「一個有理性的東西，儘管他自身一絲不苟地按照準則行動，卻不能指望其他的人對此也同樣地恪守不渝，也不能指望自然王國和它井然的秩序以及他作為一個由他而可能的目的王國合格成員相一致。」（引自康德著，苗力田譯《道德形而上學原理》，92 頁）。

[74] 「由於，樹立以善良意志為自己最高實踐使命的理性，在實現這一意圖時，所得到的也只能是一種己所獨有的滿足。」（引自康德著，苗力田譯《道德形而上學原理》，46 頁）

意志。這種對責任高度負責的行為，體現了他們對責任的高度尊重，彰顯其主體的自由。他們都是目的王國的成員，既是普通的立法者，又是忠實的實行者。《內經》醫家所踐行的「治未病」法則，正是康德所追求的最高的實踐原則。[75]早在戰國時期，醫家的「治未病」的思想還被推廣於政治。[76]

我們以康德二百多年前完成的、為重建崩塌的形而上學而展開三大理性批判，在知識和實踐的領域中所構建的知識論與道德倫理學的基本原理，詳細地考察並系統地解析了兩千多年前形成的醫典《內經》的相關內容，發現在戰國中期之前不僅實在所謂的知識哲學，而且還存在有異於早期的儒家與道家的道德哲學。《內經》充分展現出一種不同於傳統的、獨特的思想與思維方式，這應該與先秦醫家的職業以及他們的文化歸屬有直接關係（參閱本書附篇〈試探《黃帝內經》的編撰者〉）。由於中國傳統哲學缺失對知識論之自覺，所以只能借用康德發明的「思想上的顯微鏡」來考察先秦醫家的思維模式，發現其中奧妙而已。

醫學歷來以珍重臨床經驗而稱著，即使現代醫學在臨床診斷與治療中依然存在不少的經驗之談，因為任何的物理性、化學性、生物性的檢查以及藥物治療都無法達到百分之百的效果。而且，《內經》已經完全不同於出土醫學文獻《五十二病方》與《六十病方》那樣零散無章的醫療經驗，而是憑藉自己創新的一氣論、陰陽概念和五行概念，構築起一個比較完整的醫學理論體系，尤其是獨創了針灸療法並奠定了針灸醫學的基礎理論——經絡學說。

---

75 最高實踐原則即「實踐命令：你的行動，要把你自己身中的人性，和其他人身中的人性，在任何時候都同樣看作是目的，永遠不能只看作是手段。」（引自康德著，苗力田譯《道德形而上學原理》，81 頁）

76 《國語・楚語下》記載大約在楚昭王臨終之際（西元前 489 年），要楚平王庶弟子西繼承王位，令尹子西堅持不受，想要召回平王太子建的兒子白公勝。沈諸梁子高規勸他說：「夫誰無疾眚！能者早除之。舊怨滅宗，國之疾眚也，為之關藩籬而遠備閑之，猶恐其至也，是之為日惕。若召而近之，死無日矣。」（引自許元誥撰；王樹民，沈長雲點校《國語集解》，中華書局，2002 年，530 頁）我們雖然無法準確確定《內經》「治未病」思想源於何時，但從該記述的情節與語境而言，他們顯然是受醫家「治未病」思想的影響。

《內經》接納了以往的臨床經驗，總結並形成了大量的疾病或病症概念，而且借助於一氣論、陰陽五行理論，對病症的發病原理、病因病機、生理病理等進行必要的詮釋，卓有成效地拓展與擴充了醫學內容，構成了中醫學知識的一大來源。

另一方面，《內經》在《陰陽十一脈灸經》等基礎上擴展為十二經脈，並且導入了臟腑理論、陰陽理論等，使十二經脈分別連接五臟六腑及其相關的器官、組織，以臟腑互為表裡的關係組成十二經脈如環無端、周而復始的循環系統，展示了陰陽理論在經絡系統中的主導地位與指導臨床實踐的重要性。同時經絡理論繼承了《陰陽十一脈灸經》等病症歸經的傳統分類法，把大量的病症分別歸經於十二經脈。從現存的《內經》來看，經絡系統對於腧穴歸經還只是停留在嘗試階段，其最初的一個目的還是為了病症歸經的分類。這使《內經》創建的經絡學說也成為中醫學知識的又一大來源。陰陽理論由於具有永恆的普遍必然性，所以完全適應於世界上四季分明、乃至以寒熱或冷暖氣候變化為主的國度；而五行理論由於其在普遍必然性上存在著「先天的缺陷」，所以不可避免地存在一定的局限性。《內經》臟腑理論把人的整個頭部結構以及腦部疾患排除於醫學理論之外，就是一個很好的例證。還有後世所形成的所謂「運氣學說」，從根本上說就不存在普遍必然的指導意義。

中國傳統文化把長壽視為一種修德的結果，人生的一種幸福，不僅是個人的幸福，也是整個家庭、家族乃至一個鄉鎮、地方的一種榮光。對於長壽者而言，長壽或許曾經是他們的一種理想，但更多的只是一個千千萬萬條生命的偶然結晶，不是誰人皆可奢求之物。《內經》提倡的智者養生就是一種理性的勸告，理性地執行它確實能更好地保護生命、維護健康，但不能作為長壽的保證。《內經》給出長壽百歲的年齡極限指標，同時還報告長壽者尚存完好視力、繁衍能力等健康品質指標。但長壽並不等同於幸福，實踐表明不甚健康的長壽者並不幸福。但也不可否認智者在長期控制自己的愛好、欲望的過程中，可以不斷地完善自己的人格與提升自己的道德修養。在《內經》標榜的聖人養身中，中國傳統文化認為虛靜無為的功夫可以使人的心志與壽命得到超越，但在康德道德哲學中則卻被視為不可能之事。而且其中所摻雜的房中術內容，完全違背了人性，為了自己的幸福而把他人作為手段。

〈官能〉載：「《針論》曰：得其人乃傳，非其人勿言」，被選中的人且「願以受盟」並經過「歃血之盟」（〈禁服〉）成為正式學醫弟子，他們「自強於學」，作為一個理性存在者必然致力於自己的天分發展，並能視之為一種責任或義務。發展天分被康德列舉為「對自己的不完全責任」，但在《內經》中可以視為「對自己的完全責任」。醫工把「治病救人」作為臨床的行動準則，也就是通過自身的意志使之成為一條普通的法則。但康德的這條道德的最高法則卻受到後人的詬病和批判，黑格爾就認為「不論在實踐方面或理論方面都不能達到實在性」。[77]有學者認為康德僅僅是為人們的道德實踐提供一個理想的目標，其命令的行為在現實中實行時卻發生了衝突，從而這種道德法則的普遍性即便在形式上也大打折扣。[78]現今的醫療事實也許就是如此，在當今的現實社會中，由於醫療技術至上主義、行業拜金主義盛行，醫護人員時常遭受病患家屬的打罵，甚至被刺殺身亡事件的多發，使醫患關係陷入深重的危機之中，隨著社會經濟的發展醫患之間似乎除了契約關係之外，剩下的就是無盡的訴訟。

〈寶命全形論〉曰：

> 天復地載，萬物悉備，莫貴於人。……人能應四時者，天地為之父母。知萬物者，謂之天子。

人類是天地自然之中最為珍貴的，而天地自然主宰著人類，故人必須順應四時氣候變化的規律，去認識世界萬物並利用它們造福自己。這是《內經》提出的人與自然關係的兩大要點：第一，天地通過氣與陰陽的造化，創生了世

---

[77] 引自黑格爾著，賀麟，王太慶等譯《哲學史講演錄（第四卷）》，商務印書館，1978年，290頁。

[78] 參閱鄧曉芒〈康德的道德形而上學及其與儒家倫理的比較〉，《道德與文明》2020年第2期，9、11頁。

界萬物和人類，而人為萬物中最為珍貴的。第二，因為是「天」之子，故人必須順應天地自然、四時變化的規律，而人可以認識世界萬物並利用它們。這也是《內經》醫家長期實踐經驗的一個重要結晶。醫家在長期的臨床實踐中，觀察與探索天地自然對人體以及疾病產生的影響，不僅發現了大量的疾病或病症形成的原因、變化規律，創新了陰陽概念和五行概念，並運用於解釋人體的生理、病理等，形成包括臟腑理論、經絡理論在內的大量醫學知識，同時還發明了對人體無創傷性的針刺治療，掌握了遵循四時變化診療疾病的方法，以及發現順應四時變化的防病養生。他們同時也深刻地認識了自己，把治病救人作為天經地義的義務，尤其是極力踐行「治未病」並視之為「上工」的責任。為了保護生命、維護健康，他們可謂「才能找到在目的上無條件地立法，因而只有這種立法才能使人有能力成為終極目的，全部自然都是在目的論上從屬於這個終極目的。」[79]《內經》醫家創新了的一氣論、陰陽概念與五行概念，成就了中國傳統哲學的三大範疇。他們發明的針刺療法以及經絡理論也已走出國門貢獻於世界。這些卓越的文化與技巧[80]皆產生於理智的醫家，他們充分地利用自然界中的造物，包括具有物質性的和非物質性的，不僅為當時的人們生存的終極目的提供了一個防病養生、早期醫療的目的系統，也為今天的我們與世界留下了豐厚的遺產。

康德為挽救被休謨徹底否定了以歸納經驗為主的科學知識，通過對「先

---

[79] 引自〔德〕伊曼努爾・康德著，鄧曉芒譯，楊祖陶校《判斷力批判》，人民出版社，2002年，294頁。康德認為，人類除了具有認識能力和實踐能力還有反思判斷力，它針對人與自然的合目的論關係可分為審美判斷力和目的論判斷力。後者借用理性的目的原則把自然界設想為一個目的論系統來思考事物為何存在。而且，在自然界中除了人找不到能夠優先成為創造終極目的的存在物。人可以通過自己的理性利用自然界中的一切為自己造福，而人的文化也就成為自然的最後目的，也是創造本身的終極目的。

[80] 康德指出，「那種通過人類與自然的聯結應當作為目的而得到促進的東西必須在人本身中發現：那麼這種目的或者必須具有這種方式，即人本身可以通過大自然的仁慈而得到滿足；或者這就是對能夠被人利用（外在的和內在的）自然來達到的各種各樣目的的適應性和熟巧。前一種自然目的會是幸福，後一種目的則將是人類的文化。」（引自康德著，鄧曉芒譯，楊祖陶校《判斷力的批判》，287頁）

天綜合判斷何以可能」、「科學知識何以可能」、「科學的形而上學何以可能」的徹底追問與理性辯護，展開了他著名的三大理性批判之路。他探索科學知識的形成原理，根本目的還是在於探究本體的道德倫理。從蘇格拉底的「美德即知識」的思維定式，到康德的對道德形而上學的推進，也就是從《內經》到康德，社會倫理道德不斷地趨向惡化，人心奸詐與自欺，蓄意顛倒道德法則，或許已經達到登峰造極的地步，唯獨中醫學傳統卻在不斷地趨於完善。它是否屬於科學知識的範疇，當下仍然存在各種完全不同的看法。但自《內經》開始至西方醫學的傳入，二千多年來中醫就一直被中華民族所擁有，人們似乎無論如何也沒有對之有過放棄，即使像近代民國政府試圖以立法的形式摧毀中醫的年代，但最終中醫還是頑強地生存下來。而且至今仍然以學院的形式擴大傳授與發展，在臨床中被廣泛地運用著，即使在本世紀初重大傳染病非典（SARS 病毒感染）的救治，乃至當下遭肆虐全球的新冠病毒（COVID-19）感染的新冠肺炎重症患者的救治中都能收到較好的臨床效果。其中，著名中醫專家張伯禮因抗疫有功而被授予「人民英雄」的稱號。所以從國家到民間，國人所持有的這種態度顯然不是思想輕浮的產物，畢竟是一種值得我們深思的社會現象。

我們深入而系統地研究《內經》，運用康德所發明的「思想上的顯微鏡」，發現一種不同尋常的、先秦醫家所獨有的思考規律。他們在觀察與診療疾病時所憑藉的感性、直覺還有理性，在認識疾病過程中所發揮出來的感覺、想像、記憶、知性和判斷等，使古代醫學知識在其來源、形成方式、結構及其要素，乃至知識增長規律等方面都具有獨到之處。這些對於中醫學之所以能成為一門獨立學科的途徑、契機與法度，都起到強固的支撐作用。而且，還使我們更加深刻地理解智者養生、聖人養身的智慧及其對保護生命、維護健康的重大意義；重新認識了先秦醫家崇高的品德和卓越的道德倫理。我們全面地論證了《內經》知識論的實在與成立，以及先秦醫家所踐行「治未病」思想的道德價值，這無疑是一個重大的發現與發掘，同時也為《內經》蘊藏的博大精深的學術思想感到無比的震驚。我們無限地敬仰與由衷地佩服先人的偉大智慧，這對於我們更加全面地認識與評價中國醫學傳統的學術思想，以及應對中醫藥學未來發展可能面臨問題等都有著積極而有益的指導意義。這對於當下的醫學教育強烈要求「以人為本」、「呼喚人文回歸」，無疑是一個不可多得的教材。而且，對於我們重新認識與評價《內經》的哲學思想，確立它在中國傳統哲學和傳統學術發展史上的獨特地位，以及讓世界重新認識中國傳統哲學的範疇與價值，無疑都具有極其重要的現實意義。

十，結論

經過「新儒家」幾代學者殫精竭慮地研究，搜檢上至《尚書》、《易經》、孔孟、老莊，下至宋明理學各大名家的思想言論，同時與西方古今哲學家的各種思想理論進行詳細的比較與合理的批判，在充分反思的基礎上，重新詮釋並構建了完全不同於西方哲學的中國傳統生命哲學系統。但就現存的先秦文獻資料而言，在孔孟以《尚書》、《易經》為理論基礎所創建的儒家學派的倫理道德中，早期的儒家學說畢竟疏於對天地、萬物的考察與反思，直至《中庸》、《易傳》、《大學》等才開始大膽地吸收了醫家、道家有關天地萬物的化生思想，勉強地彌補了儒家倫理道德體系的不足之處。[1]而且在事實上，《孟子》、《莊子》乃至《道德經》都不同程度受到先秦醫學思想的影響，吸收了《內經》的一氣論，陰陽概念，以及氣化等相關醫學理論。然而，在這幾代新儒家學者的研究論著中，均未見涉及《內經》的相關哲學內容，自然也就失去發現《內經》的開創性哲學思想的機會，這不能不說是一大遺憾。深究其中的原因，仍然隱約可見「五四運動」時期學術界冷酷無情地批判、鄙視、嘲諷中醫的思潮所殘留的餘毒彌散於他們身心的陰影。而中醫界人士或忙於臨床診療事務，或因自五四運動遭受無端批判以來深陷自卑的泥潭，無力溯源清流發現與發掘中醫學及其傳統醫學理論形成與發展的內在動力、邏輯與規律，習慣性地拾揀諸子百家的相關思想言論作為中醫傳統理論的發端。

探索其中的學術原因，可能因為更多的人都輕信或沿誤《內經》形成於西漢的《淮南子》或《春秋繁露》之後的說法，以為《內經》的陰陽五行理

1 錢穆先生指出：「此乃《中庸》、《易繫》作者襲取《莊》、《老》『天地自然』之新觀念，而復會歸於儒家之『仁道』觀念以說。」（引自錢穆〈關於老子成書年代之一種考察〉，發表於民國十九年《燕京學報》第八期，收入《錢賓四先生全集⑦》，《老莊通辨》，39 頁）。其它可參閱陳鼓應〈《易傳・繫辭》受老子思想的影響〉，〈《易傳・繫辭》所受莊子思想的影響〉和〈彖傳與老莊〉等。

論源於鄒衍，甚至董仲舒之流的思想。《淮南子》編撰者分別在〈天文訓〉和〈地墜訓〉中闡述了五行相生、相剋的原理[2]，從其分別使用天干地支參差不齊的配對，以及三種糧食作物為主的播種與收成的季節錯位，作為詮釋五行相生、相剋的形式來看，他們這種特別用心勞神、另闢蹊徑、勉而為之的背後應該與《內經》首先運用了四時五節時令有關。事實上，《內經》出現的「長夏」，「至陰」[3]，「秋咳傷濕」，秋季瘧疾流行，乃至冬寒、春熱、夏暑、秋濕的氣候特點等，都是在持續三百餘年溫熱潮濕的歷史氣候環境之下，所造就的特殊詞彙，罕見的疾病現象以及獨特的氣候特徵，因此誕生了醫學陰陽四時五行理論，成就了陰陽概念與五行概念。尤其是《內經》醫家自覺地遵循天道，根據醫學陰陽四時五行思想創設的診脈法以及針刺療法等，都是經過長期的臨床實踐與反覆驗證的經驗結晶，絕不是短時期內靠閉門靜坐、冥思苦想就能造出來「車」。《內經》所展現的宏大格局，深邃的哲學思想，以人為貴、以人為本的崇高理念，以治國的胸懷對待治病的人生態度等等，在哲學思想深陷於泥潭，柔和陰陽的緯書、符命、圖籤普天蓋地，尤其氣候環境趨向寒涼的兩漢時期是完全不可能出現的。

「兩漢四百餘年，雖無大哲學家出現，然此一階段中學統大亂，偽書曲說跌出，……儒家陷於此中，不能自拔，於是漢代哲學思想日漸墮落。讖緯妖言橫行天下，而中國哲學至此沒落。」[4]至於董仲舒撰《春秋繁露》，其

2　《淮南子・天文訓》曰：「甲乙寅卯，木也。丙丁巳午，火也。戊己四季，土也。庚辛申酉，金也。壬癸亥子，水也。水生木，木生火，火生土，土生金，金生水」；〈地墜訓〉曰：「木勝土，土勝水，水勝火，火勝金，金勝木，故禾春生秋死，菽夏生冬死，麥秋生夏死，薺冬生中夏死」（引自劉文典撰《新編諸子集成・淮南鴻烈集解》上卷，中華書局，124，146 頁），但穀物的收成並不符合四時的秋收、冬藏的規律。

3　《素問・咳論》曰：「乘秋則肺先受邪，乘春則肝先受之，乘夏則心先受之，乘至陰則脾先受之，乘冬則腎先受之」；《素問・痹論》曰：「以冬遇此者為骨痹，以春遇此者為筋痹，以夏遇此者為脈痹，以至陰遇此者為肌痹，以秋遇此者為皮痹」。「至陰」應該與長夏期間持續高溫多雨潮濕的季節有關（參閱本書上篇第三章「醫學陰陽四時五行理論」的相關論證內容）。

4　引自勞思光著《新編中國哲學史》二卷，10、14 頁。

中有關陰陽五行的主要論述應該都是參照《內經》的，尤其對五行相生、相剋原理不做任何的理論鋪墊。[5]他不解釋所運用的五行相生、相剋原理的基礎理論，不惜違背儒家重人性之傳統，將宇宙論用於奉承帝王君主，把陰陽五行推廣於政治人事、倫理道德。先不說董仲舒在〈五行對〉中只能勉強地套用「季夏」[6]，當漢武帝制誥董仲舒曰：「蓋聞『善言天者必有徵於人，善言古者必有驗於今』」（《漢書・董仲舒傳》），如果此語出自董仲舒本人，他在回答中就不必以「臣聞」開始進行回復。事實上，這句話正是來自《素問・舉痛論》的開篇之言[7]，這表明漢武帝讀過或聽臣子們說過《內經》的這些話。從劉向撰《七錄》已經收錄《內經》十八卷來看，《淮南子》的編撰者、董仲舒、司馬遷、劉向等人都有讀過《內經》的可能性，司馬遷之所以使用「天生五行」說[8]，與其說受師傅董仲舒的學術影響不如說已經接受了《內經》的五行概念。他決意為傳說中的名醫扁鵲和現實中的良醫淳于意立傳，也許正是因為被《內經》醫家的智慧所震撼而為。

有學者從本體論、宇宙論和認識論提出中國哲學的三大基調——存在的

---

5 例如，〈五行相生〉：「天地之氣，合而為一，分為陰陽，判為四時，列為五行。」〈五行對〉：「水為冬，金為秋，土為季夏，火為夏，木為春。」〈五行之義〉：「木居左，金居右，火居前，水居後，土居中央。」〈天辨在人〉：「金木水火，各奉其所主以從陰陽，……故少陽因木而起，助春之生也。太陽因火而起，助夏之養也。少陰因金而起，助秋之成也。太陰因水而起，助冬之藏也。」〈人副天數〉：「天地之符，陰陽之副，常設於身。身猶天也，數與之相參，……故小節三百六十六，副日數也。大節十二，副月數也。內有五臟，副五行數也。外有四肢，副四時數也。」分別引自董仲舒著，凌曙注《春秋繁露》，中華書局，1975 年，457，379-380，391，409-410，442-443 頁。

6 據古氣候研究表明漢「武帝時代是從暖期轉入了小冰期的過渡期，氣候波動的幅度很大」（引自陳佐良〈再探戰國到兩漢的氣候變遷〉，《中研院歷史語言研究所季刊論文類編》歷史編・先秦卷・三，中華書局，2009 年，2871 頁）。

7 《素問・舉痛論》載：「黃帝問曰：余聞善言天者必有驗於人，善言古者必有合於今。」

8 《史記・曆書》太史公曰：「蓋黃帝考定星曆，建立五行」；〈天官書〉太史公曰：「分陰陽，建四時，均五行，……天有日月，地有陰陽。天有五星，地有五行。」（引自《史記》卷二十六，1256 頁；卷二十七，1342 頁）

連續、有機的整體和辯證的發展。[9]先秦醫家自覺而理性長期觀察疾病的發生和天地之氣變化之間的關係與規律，結合氣的原始觀念創造性地提出一氣通天論，以一氣解釋天地的生成，推衍人與自然萬物的化生皆以陰陽「合氣」的形式，一切皆從「有」開始。《內經》一氣分陰陽，陰陽二氣相互相成、彼此消長、極則轉化，形成天地自然的變化、以及天人之間的協調而統一的整體關係。〈保命全形論〉最先系統地回答了對應人類數千年來所面臨的三大終極問題：第一，我是誰？我是氣；第二，天地自然萬物皆由氣所構成；第三，我和世界的關係溶於一氣之中，因我有思維意識，知天地萬物，故最為尊貴，但我會遵循天道、四時而活。〈四氣調神大論〉強調養生要結合四時春生、夏長、秋收、冬藏的變化和循環不已的規律，再創陰陽概念，使陰陽既成化生天地萬物的本原，又為生生不已之依據。這兩大具有普遍性、必然性的規律也就成為《內經》醫家所不敢背離的最高法則——道。

關於「道」，《內經》言及十餘處，有的篇章甚至與天道交互而論，卻始終對它未下過明確的定義。先秦醫家認為道存在於天地四時、自然萬物、社會生活以及人心之中。道既是生命發生的源生動力，又是天地自然、萬物世界之中存在的根本法則。他們雖然認定精或精氣為生命誕生之本，但生命的發生尚需要一種催化動力，即兩性神氣的相搏。這個發生初始內涵著有形源於無形，無形之『無』為元，並為所有之『有』所本。天地由一氣化生，離不開以陽氣先動的陰陽合氣，看似『無』實為『有』。「無」乃思維的產物，但可以呈現於事物之中。不管是人還是天地萬物，皆遵循陰陽概念之法則，故臨床「凡刺之法，先必本於神」（〈本神〉），「治病必求於本」（〈陰陽應象大論〉），本於陰陽。

先秦醫家強調「道在於一」，「一」為通天之一氣，為始基，又為一極致之數，完全抽象之數，且它是歸結於「多」的。這完全不同於《老子》先假設道，「道生一」，「一」為生「多」之源，同時放棄了抽象。故《老

9　參閱杜聿明〈試談中國哲學中的三大基調〉，《中國哲學史研究》1981年第1期，3-13頁。

子》之道具有生殖意義的一種本原，而「一」只是從屬於道的、被規定的一種化生關係。先秦醫家確定一氣為「有」即「存在」概念，同時又屬於「一」概念，一氣論成為具有哲學意義的範疇。「道在於一」，道可呈現在「一」的發生及無限延伸過程的任何時段之中。這個「一」可能創生於視界與境界的極度交融，晝夜、月、時節、年，天地永恆地由此開分。在醫家眼裡「一」又為神氣，即醫工與病患的神氣。臨床必須重視神氣或真氣，醫家要不斷地提升自身的神氣，診察病患神氣變化，神神相碰「慧然獨見」，得以早期發現、早期治療，乃至神判病患之死生。

《內經》論「道」以不同形式存在天地四時、萬物自然之中，認為在日常生活與臨床診療之中皆有符合道之模式。人的一生，尤其國人自古即無特定的宗教信仰，更缺如清教徒所遵的清規戒律，生活中難免有多視、多思之時，只要能正確對待周圍發生的事物，善於反思、及時修正，就不會對身心造成傷害。《內經》醫家既能從宏觀理解「道之大者，擬於天地，配於四海」，更從微觀考察「至道在微，變化無窮，孰知其源？」尤其在臨床，診脈也要謹察陰陽四時五行之天道變化，「藏之心意，合心於精，是謂得道」（〈金匱真言論〉）。這是醫家踐行「天人合一」，天道與人心契合的心得，形而上與形而下在《內經》有機地融合為一體，所謂「守一勿失，萬物畢者也」（〈病傳〉）。這個「守一」，對後世的道家、道教產生了深遠的影響。

《內經》三創醫學陰陽四時五行理論，以陰陽為綱把四時五節時令結合原始五行觀念提出順時節相生、間時節相剋的原理，成就了五行概念。這也充分地體現於冠名〈陰陽應象大論〉之中，以將近一半的篇幅詳細地闡述五行與五臟生理病理的密切關係。從此，一氣論，陰陽概念，五行概念不僅構成了《內經》醫學基本理論的骨架、精髓與靈魂，同時也成就了中國傳統哲學的三大範疇。氣與陰陽、五行的有機結合，系統地運用於人體生理、病理的解釋，指導臨床診治，其中所體現的有機整體觀和辯證觀，已經成為中醫學傳統理論的中流砥柱。這也是其它任何一個學科無法全面而系統實現的東西。

《內經》的成書標誌著古代醫學科學作為一個學科的確立，在中國古代科學技術發展史中，中醫學可謂最早形成的一門獨立學科，最先邁進了古代科學的殿堂。而且，《內經》醫學理論的系統性從未因歷史發展而發生中斷或改變，一直沿用至今仍然有效地指導著中醫、針灸的臨床診療工作。從現存的先秦文史文獻資料來看，中國古代哲學的三大概念始於《內經》的判斷並不為過。其次，考慮中醫、針灸等臨床診療活動的傳統性、普遍性與廣域性，以及醫家對病患及其家屬解釋醫理的通俗性，使這種早已遠離鬼神迷信且帶有有機整體性與辯證觀的思維，日復一日潛移默化地影響著芸芸眾生，其中所發揮出來對傳統文化傳播的作用與效應，應該遠遠地超越以《易經》占卜推測凶吉禍福的行當。

方東美先生認為，「因此從中國人看來，希臘哲學的發展，是一個抽象法的結果。而中國人向來是從人的生命來體驗物的生命，再體驗整個宇宙的生命。則中國的本體論是一個以生命為中心的本體論，把一切集中在生命上，而生命的活動依據道德的理想，藝術的理想，價值的理想，持以完成在生命的創造活動中。」[10]當然，他是站在儒家立場發聲，而且把這種價值體系依託於《周易》的〈繫辭〉、《大傳》之中，但是在以孔孟為主的早期儒學尚未形成大化思想。而《內經》以氣為中心的宇宙論、本體論和價值論已經自成一個哲學體系，不僅形成一個本體論系統，而且是以生命與實踐為中心的本體論體系，對戰國中期以後的儒、道兩家思想的發展產生一定的推動作用，對中國的古代傳統哲學以及古代學術的發展也都帶來不可估量的影響。《內經》為了全面推廣自創的經絡學說與針刺療法，以氣論為基礎創新了陰陽概念和五行概念，建構了中醫學傳統理論的基礎。這不僅對戰國時期古代學術思想產生影響，而且與中國古代文化的早熟也有著密不可分的關聯性。

《內經》成書之前已經存在不少古醫籍，其中有理論的，如《陰陽傳》、《上經》等；也有零散無章的臨床經驗彙集，如《五十二病方》等，

---

[10] 引自方東美著《原始儒家道家哲學》，158 頁。

以致黃帝作為問答式《內經》的設問主角，提出諸多概念，大多與疾病、醫理相關，其中與天道直接相關的約占四分之一，也有與道德倫理關聯的。而《內經》是以研究疾病或病症為中心的，因為發生在病患身上的疾病或病症，具有同一空間和相對明確時間的兩種特性，這種時空形式正是構成大量先天綜合判斷的先決條件。而且在醫患關係中，醫工起著絕對性的主導作用。他們通過感性認知或直觀只能把握病患的表象，由知性加工整理成為一種醫學專業知識；而康德所強調感性不可及的「物自體」，也為科技探索疾病或病症的本質留下足夠的餘地。現代醫學自 1895 年威廉・倫琴發現 X 射線到現行的高通量基因檢測，也許還只是認識相關物自體中的一小部分。而在《內經》的形成年代，首先，醫工只能把病患的主訴、症狀結合自己在臨床發現的體徵以及檢查的色、脈等資料，並利用一氣論、陰陽理論、五行學說作為理論基礎，對病因、臟腑、氣血理論、經絡理論等加以適當的詮釋，逐漸形成了以疾病或病症為基本單位所組成龐大的醫學知識體系。

陰陽概念，五行概念，乃至一氣概念都是經過具體事物的抽象化，概念、範疇的圖型化而成的，無疑皆由先秦醫家的先驗的想像力在沒有任何經驗材料的情況之下創生的。即使它們曾有過山陽、山陰，金、木、水、火、土，風等圖像或具體化活動，但結果都不是任何經驗性的直觀可以感受的圖象。《內經》醫家把創造性的想像力融入時間之中，在時空中的範疇形式與一年四季，甚至根據實際氣候的變遷分成五個時節的、規律性的變換現象進行結合與統一，通過主體創造性的發揮形成一種主體需要的、經驗對象的新知識。陰陽和五行的圖型反映一種屬於結構和關係的示意圖，僅存在於人們的主觀意識之中，想像力在其中不僅使主體完成了自身的需求，同時實現以主體為核心的主客體的統一，創造出一種具有普遍必然性的哲學認識。而且，主體通過創造的想像力為動力，使更多有關疾病或病症的質料歸結於陰陽和五行概念之下，順暢和諧地創造出各類全新的醫學知識。通過知識論的分析，與陰陽概念所具有永恆的普遍必然性相比，五行概念明顯存在「先天不足」，以至它在實際運用層面時常遭到後人的詬病與批判。後世出現有關陰陽太極圖和各類五行結構圖，皆依照《內經》的陰陽和五行的圖型才得以產生，這也是一個不容顛覆的事實。

其次，為針刺療法所構建的經絡理論，最初在《內經》也只是一種為方便臨床診斷與治療的疾病或病症的歸類方法。它可以把具有類似症狀或體徵的疾病或病症分歸於不同的經脈，也就是身體的不同部位，這更便於臨床的診斷、觀察與治療。經絡理論可謂一種完全抽象化思維的產物，它在人體存在著各種具體化的活動，如營衛血氣在經脈中無時不刻地循環流動；邪氣不時地經過體表絡脈通道入侵體內；情志為患則由內而發等。但這些說法都不是具體化可感受的圖像，只是反映一種人體結構與關係的示意圖。這種圖型僅存於醫家的主觀意識之中，屬於一種先驗直觀。由於圖型和圖象之間存在著密切的關係，我們現在所見到的經絡分布彩色圖畫，是在《內經》經絡圖型的基礎上，後世醫工才得以完善繪製。成都漢墓出土的髹漆脈穴木人顯然是有關經絡的再生的想像力的產物。六朝時期的《產經》十脈圖、北宋王惟一「十二經脈氣穴經絡圖」、楊介《存真環中圖》，朱肱《經絡圖》和《活人書經絡圖》，金代閻明廣《子午流注針經》等，乃至為了教學或考試之用的、王惟一主持製作的針灸銅人等皆屬於後人在經絡圖型基礎上的製作。不言而喻，經絡理論更是構成《內經》醫學知識的一個主要來源。全面論證《內經》的知識論的實在，這將徹底地改變中國古代傳統哲學歷來偏論倫理道德的單一結構，證明先秦醫家在中國傳統哲學中不僅在所謂的知識論方面留下豐盛的碩果，而且在道德倫理方面更有超越的踐行偉蹟。

《內經》醫家繼承了醫和理性而智慧地觀察天地自然、氣候變遷對人群、人體產生疾病影響的思想，在深刻認識人體發生疾病或病症規律的基礎上，形成了一套防治疾病的獨特理論。為預防疾病的發生，他們倡導「智者養生」，即根據疾病或病症發生的三大原因，提出全方位的、日常性的防病養生對策。這也是一種積極的生活態度，一種隱含著世界觀的生存抉擇。在治療疾病或病症的臨床上，他們強調早期發現、早期治療的重要性。人們通過日常自覺的養生活動，既能保護生命，康健身體，又能培育人的理性，完善自己的人格。而醫家踐行的「治未病」的動機是純善的，發明對人體無創傷性的針刺療法更是善道。《內經》醫家的「以民為上」，「以病（患）為本」的民本思想，充分體現了他們的平等待人的倫理觀。他們所踐行的「上工治未病」的法則，彰顯了人類的一種最高的智慧與道德。醫家不分貴賤貧富、仁心愛人的情結是儒家、道家等所不及。

他們自覺地把天道融入醫道，踐行遵循天道作為臨床診療的最高宗旨。他們擁有「治病與治國」己溺己饑的責任與淡泊名利的情操，自覺地把「治未病」作為人生事業的奮鬥目標，甚至自詡為深諳天地萬物的「天子」。《內經》既是醫理、醫術，也是一種「道術」，醫家才是真正「內聖外王之道」的哲人。人們或許要問：為什麼《內經》醫家可以獨善此道呢？研究中國哲學的專家學者推崇孔子為第一個建立中國哲學理論的人。因為孔子所處的時代禮壞樂崩，貴族階層中諸侯與天子、諸侯與卿大夫之間上下相凌，臣弒其君、子弒其父頻發，且他們生活腐化、奢靡至極。至孔子才開始對殷商文化有一個認真的反省，他欲正名位，重建周之文教，創建以仁為中心的儒家理論，並使之成為中國哲學思想之主流。至於墨家、道家、法家皆圍繞非難儒家之禮而相繼出現的。[11]不管儒、家是出於憂患意識，還是理性反省，所針對的只是熱衷於爭權奪利、溫飽無憂的貴族社會，並不關懷天地自然，民生技術，庶民百姓。《內經》醫家可能與孔子同為殷商遺民的後裔（參閱本書附篇〈試探《黃帝內經》的編撰者〉），具有理性，反省的思想，但孔子乃破落貴族的後裔，代表知識分子階層的覺醒；而醫家本屬百工之一，日常接觸的病患上至貴族，更多的則是底層的貧民百姓。由於廣泛瞭解底層社會的機會，更早接觸民間流行的陰陽、五行觀念，獲得搶占發展陰陽、五行理論的先機。

與《內經》形成時代相近的、西方哲學雛形的古希臘社會，「智慧」（Sophia）被哲人們廣為探索，主導了古希臘文化的精神。《荷馬史詩》中奧德修斯被譽為智慧的化身，它是「在不斷變動的自然和人類環境做出反應

---

11 參閱徐復觀著《中國人性論史・先秦篇》第四章；牟宗三著《中國哲學十九講》第三講；唐君毅著《中國文化之精神價值》，36-43 頁；勞思光著《新編中國哲學史》，75-99 頁。

中，形成的廣泛實踐技能和後天獲得的智慧。」[12]荷馬在《伊利亞德》中把「智慧」和木匠手藝聯在一起。赫希俄德把任何一種出眾的技藝人都稱為「智慧」。古希臘著名的「七賢人」（Sophistai）大都是事業家，而不是學問家[13]。泰勒斯提出「水是萬物的本原」被譽為「哲學之父」。在亞里斯多德的知識分類裡，他被列入「理論智慧」；其他賢人則歸於「實踐智慧」，「愛智慧」成為他提出第一哲學的代名詞，「有」或「存在」成為最高、最普遍的範疇，而「愛」才是探索智慧的本原的動力。[14]百工之一的《內經》醫家以仁心愛人、解除大眾的病痛為動力創新了針刺療法。他們為推廣針刺技術與經驗，能更好說服病患及其家屬需要所以然的醫學理論。他們經歷臨床的反思，長期而自覺的天道觀察，特別經歷正常和異常氣候變遷的觀察，在一氣論的基礎上，創新陰陽和五行概念並廣泛地應用於人體的生理、病理以及臨床診斷與治療。這是一場生動的知識與技術的有機結合，也是真正智慧的結晶，使《內經》成為中國哲學的精神所繫。這種智慧表現在知識上的前瞻性和長效性，技術上的無損傷性和無限推廣性。他們無疑是一群「愛智慧」者，一群大公無私的理性者。他們將診療經驗和醫學理論寧「可著於竹帛，不可傳於子孫」（〈病傳〉），也要傳授給一批被精心挑選的、具有學醫天賦與良好德性的學子。

《內經》醫家從防病養生，防病於未然到「治未病」，有病即早期治療已然自成一個目的體系，這雖然是產生於醫療技術比較貧乏的先秦時代，但對於現代醫學科學技術高度發展的社會也同樣具有指導性與確定性的價值。因為其中蘊含著一條普遍必然的客觀規律，存在一個為保護生命、維護健康的積極生存的終極目的。自覺與理性，勤學與實踐，智慧與理想，這是《內

---

[12] 引自詹姆斯・斯科特著，王曉毅譯《國家的視角——那些試圖改變人類狀況的項目是如何失敗的》，社會科學文獻出版社，2004 年 429 頁。

[13] 參閱〔德〕弗・宇伯威格（Friedrich Überweg）著《哲學史概論》導言，第一節，並參閱康得著，苗力田譯《道德形而上學原理》，28 頁。

[14] 參閱鄧曉芒〈「愛智慧」辨義——〈西方形而上學史導言〉〉，《湖北大學學報（哲學社會科學版）》，第 26 卷第 6 期，1999 年，34-36 頁。

經》自成醫學體系和哲學體系的內在動力。它決不是簡單地以術數為鋪墊，再鑲嵌、點綴些許諸子百家思想的東西，那樣的話必定經不起兩千多年歷史的大浪淘沙，也就不存在被流傳下來的可能性。他們創新的一氣概念、陰陽概念和五行概念，通過日常診療廣泛接觸病患及其家屬的機會，在解釋疾病和治療原理的過程中無形地傳播著中醫文化，在潛移默化之中共同造就了中國人的世界觀和方法論，延續兩千五百餘年的漫長歲月，甚至成為中國人的文化基因，乃至中華文明的核心密碼。有人以現代生物醫學的理論評擊其所以然，知其一不知其二而已。因為它們是不同文化、不同思維方式、不同智慧、不同文明的結晶。

康德 64 歲時在他的《實踐理性批判》一書結論中留下一段名言，「有兩種東西，人們越是經常持久地對之凝神思索，它們就越是使內心充滿常新而日增的驚奇和敬畏：我頭上的星空和我心中的道德律。」[15]事實上，這兩點在《內經》中早已得到淋漓盡致的展示，而且毫無疑問地集中體現於大醫家歧伯的身上。他們不但精於觀察、善於發現，探求天道的運行與自然變化的規律，把遵循天道自然的價值理念立地生根於養生與臨床診療，而且以尊嚴而自由的主體，敢於理性地創新，也許就是在民間放血療法、灸法治療的基礎上結合早期的各種醫學理論，最終發明了針刺療法並完善了經絡理論，同時撰著了《素問》與《靈樞》的大部分內容，並流傳至今。而他們心中的道德律充分地體現於所倡導的「上工治未病」言行之中。

總所周知，康德為了哲學而深入研究科學。儘管他與《內經》相去兩千餘年，但他的基本理論皆可順暢地應用於詮釋《內經》中相關的醫學理論以及臨床診療的具體運作。有人或許要問：難不成康德的三大批判理論是給先秦醫家而量身定制的嗎？回答不敢十分肯定，但也不能否定那種可能性的存在。首先，康德逝去之後至十九世紀初期之前的西方醫學，儘管在理論上有些突破，但在臨床醫學領域治療疾病的方法和藥物的應用卻十分匱乏[16]，遠

---

[15] 引自〔德〕伊曼努爾・康德著，鄧曉芒譯，楊祖陶校《實踐理性批判》，人民出版社，2003 年，186，220 頁。

[16] 根據西方醫史學專家的研究，18 世紀的西方醫學，儘管在 17 世紀，「從帕加馬的到

不及中醫多樣化的治則治法和豐富多彩的中藥配方組合，以及廣泛而有效應用的針灸療法。其次，康德本人對醫生及醫業有比較深刻的瞭解，因為他和醫生結交的程度非常親密。[17]而且在他的三大批判論著中，多處例舉醫生的思想行為以及與醫業相關的事例，這都說明他平生重視觀察醫生的工作，理

萊頓的布林哈威等醫學理論在不斷變更，但真正的醫療實踐或初級保健幾乎沒有改變。然而，隨著 18 世紀後期醫學科學化程度的提高，情況開始改變。」比如德國人哈內曼創始的「順勢療法」，「其中很多源於草藥，……強調了然療法的重要性，在哈內曼去世之前，歐洲和北美的醫生普遍接受了他的理論系統。……直至 1940 年抗生素帶來醫學革命之前，草藥仍被廣泛應用在醫療中」。至於放血療法，「1800 年前後，放血在北美特別流行」。「在處理發燒時，放血是主要的治療方法。……在 19 世紀 70 年代以前，做一個外科醫生或『醫療人員』就以為著放血。」「18 世紀一個很流行的觀點就是強調通過皮膚排出致病的毒素，這導致了排汗療法，病人們非常喜歡這種通過發熱來排汗的療法。……服用催吐劑可作為治療性嘔吐，以便把那些導致人體生病的毒素從胃裡排出。德國醫生庫斯茂直到 1864 年他四十歲左右時還在服用催吐劑」（參閱並引自〔英〕羅伊波特主編，張大慶主譯《劍橋插圖醫學史·修訂版》，2007 年，74、71、76、78、75 頁）。法國醫學界，「在 1800 年前後那個只有思辨的化學、思辨的生理學、不全善的顯微鏡、藥理學知識尚不存在的年代裡曾經是切實可行的研究方法，50 年便顯得十分不合時宜」。（引自〔美〕肯尼士·F·基普爾主編，張大慶主譯《劍橋世界人類疾病史》，上海科技教育出版社，2007 年，14 頁）總而言之，19 世紀初期之前，整個西方醫學，尤其是臨床醫學水準顯得尤為落後。

17 康德成名之後曾自述：「我胸腔狹窄，心肺活動空間均不夠，天生就有疑病症傾向，幼時甚至十分厭世。」據說他八歲開始患疑病症，卻健康地活到 80 歲，這與他一生關心醫學，與醫生關係密切有關。他每天規律地生活，有確定的作息時間。下午 1 點至 4 點是他生活中的惟一高潮：要與每天親自點名邀請的三位、平均年齡在 50 左右的友人共進午餐。來賓中有同事、商人、軍官、醫生及社會名流，但其中至少有一位是醫生，因為務必要討論一種疾病及其療法，因此也影響了當地上流社會防病治病的科普知識。4 點至 5 點是散步時間，散步時他習慣用鼻子呼吸，因為他深信張嘴會讓風濕病從口而入。康德一生未娶，因為他認定人生只有兩件壞事——衰老和結婚，他害怕性交使自己衰老。他認為體液在體內循環流動，只要不消耗，就會永存體內。體液代表生命力，喪失體液就是喪失生命。因為怕流汗，康德從不劇烈運動。他認為唾液有助消化，多吞咽唾液能治療咽炎。他甚至到處宣傳不要接吻，因為這樣可以節約唾液。（參閱並引自虎頭，實名馮曉虎〈學習康德好榜樣〉，《當代》2006 年第 6 期，168-182 頁）。

解他們的思維方式以及對醫學理論的關心。再次，十九世紀的初期，德國醫學界整整花費了二十五年的時間，把康德批判哲學的標準導入醫學領域，企圖構建一門嶄新的醫學科學，結果以失敗而告終。[18]

《創造力的起源》作者，美國學者愛德華·威爾遜說過，「成功的科學家所遵循的信條與軍人的信條是相反的。軍人的信條是：跟著鼓點前進。雄心勃勃的科學家則尋求孤獨，走向聽不見鼓聲的地方。」[19]歧伯既是一名無比深邃的哲人和偉大的醫家聖人，又是先秦時代「知行合一」的達人和最高的典範。他長於經驗總結與勤於著書立說，又樂於傳授經驗，並對針刺療法與經絡理論的推廣與傳播具有歷史的前瞻性。所以，不管在先秦醫學史上是否真實地存在過歧伯這樣的醫家聖人，但正是像他一樣具有相同歷史背景、文化歸屬的一群人，他們是古代醫家的自強、自覺、理性、智慧、創新和高尚人格的結晶與化身，他們撰著的《內經》給中華民族留下豐厚的文化遺產。事實充分地證明：《內經》不僅是一部醫學經典、人文經典，而且不愧為一部名副其實的、自成哲學體系的偉大經典。

〈舉痛論〉曰：「余聞善言天者，必有驗於人；善言古者，必有合於今；……如此則道不惑而要數極，所謂明也。」回顧先秦至今，道家文化的發展借鑒於佛教早已成就道教並歸於山林，佛、道兩家雖隨時代發展而跌宕起伏，寺廟的香火時衰時旺，卻映射出佛、道文化在部分民眾之間的影響。而儒家除山東曲阜的孔廟外，各地尚留舊建的「文廟」，由於官封與庶民之間存在不小的隔閡，平民百姓也只是偶爾關顧。現今的儒家文化更多作為一種學術研究局限於少數專家學者之間，以致有學者大聲疾呼需要建立「儒家

---

18 「1800 到 1825 年間，政治上分裂的德國境內醫生們作出了認真的努力，要運用 Immanuel Kant（康德）批判哲學的批判標準把醫學建設成一門『科學』。但他們的努力註定沒有前途，因為我們今日所認為的『基礎』醫學——解剖、生理、生化、病理和藥理——當時都處在頗為初等的狀態」（引自〔美〕肯尼士·F·基普爾主編，張大慶主譯《劍橋世界人類疾病史》，上海科技教育出版社，2007 年，14 頁）。

19 引自武夷山〈《創造力的起源》：威爾遜談科學與人文的融合〉，《中國科學報》2018 年 4 月 13 日，第六版「讀書」。

文化保護區」。但與儒、道相比之下，中醫及其文化，儘管曾受「五四運動」的猛烈衝擊，一度處於瀕死危難之際，終於前輩中醫同仁的奮起反抗，組織全國性示威遊行兼「請願」而得以留存。共和國成立以來，各省市從各地選拔專家、名醫創辦中醫學校、大學院校，編撰全國統一中醫教材，基本推廣學院式的教學方式。隨著各省市中醫院的開設，綜合性醫院的中醫科設置等，使中醫理論與臨床教學得以正常的傳授與發展，整個中醫事業也得到不同程度的發展與壯實。中醫作為一種傳統醫學，依然踐行「天人合一」、「知行合一」的方針，為大眾健康與社會衛生事業作出自己應有的貢獻。

雖然有人存疑乃至反對學院式培養中醫師的現行教育。其實不然，早在民國後期上海、蘇州等地開設中醫講習所等開始招募一定數量的學生，開展學校形式的中醫教育。新中國之後相繼成立中醫學校、中醫學院，經過幾代人的努力，中醫教學使用全國統一教材，如中醫基礎理論、診斷學、中藥學、方劑學、傷寒論、金匱要略、溫病學、各家學說，以及臨床常見各科，如中醫內科學、中醫外科學、中醫婦科學、中醫兒科學、針灸學，推拿學等。首先，這些教材對於學習和掌握中醫基礎理論和臨床各類疾病的辯證論治來說，都具有一定的知識水準，學生掌握理論的全面性遠遠高於以往中醫學徒出身的。中醫藥大學可以把經過中醫基礎理論的學習及臨床見習的學生，輪流於各級醫院甚至包括有一定臨床特長的鄉鎮醫院繼續見習和實習。旨在增強與增加學生的臨床診療經驗知識的同時，使他們能廣泛地接觸基層群眾的社會生活，切身體會醫患之間各種交流，深入瞭解各地的風情民俗，有益於理解《內經》的「地勢使然」、「因地而治」等理論，也有利於塑造個人未來的醫德醫風。

其次，有必要組織彙編類似傳統的五禽戲、太極拳、易筋經、八段錦等導引健身，和以健身氣功、冥思、服氣等傳統靜心修養等技法的專門性統一教材，作為中醫藥院校學生的一門必修課程。通過日常的健身和養志，進一步深入理解《內經》以防病為主的養生理論和「治未病」的偉大思想。要求每個學生掌握一套適合自己的健身運動和養心修性的實用技法，並在大學五年的學習期間結合《內經》的哲學思想，形成一個良好的個人生活習慣。徹底樹立「醫者養生」從我做起的精神，繼而影響自己的家庭乃至周邊的民眾，配合廣泛開展的全民健身運動，不斷地提升全民的身體素質。期望從預防的角度大力，長期而穩定地改善日益增加的糖尿病、高血壓、心血管病、肥胖症等成人病對社會醫療和醫療保險所形成沉重壓力的社會現狀。這類富有傳統的體育教育甚至可以推廣到初中、高中，為構建全民性健康社會布下種子，冀以從根本上尋求長治的對策。

縱觀中醫的現狀，從業人數比百年前明顯減少，且臨床治病多局限於部分常見病和慢性疾病。最令人堪憂的是，伴隨著名老中醫的不斷逝去和中醫臨床的極度萎縮，中醫臨床經驗的傳授與病症治療的擴張等都面臨著重大的威脅。假如沒有徹底解決的對策，中醫可能很快迎來自我消亡的結局。因為在實際的臨床中，諸如傷寒雜病、溫病、溫毒、溫疫、濕溫病及其變症依然大量存在，而現實中幾乎輪不到中醫的診治，《傷寒雜病論》、《溫病條辨》等經驗的驗證與繼承都難以為繼，更談不上發展了。在過去兩年抗擊新冠肺炎疫情中，形成的「三藥三方」，即金花清感顆粒、連花清瘟膠囊、血必淨注射液和清肺排毒湯、化濕敗毒方和宣肺敗毒方，臨床療效顯著，改善患者症狀、縮短病程、降低病亡率等方面都發揮了重要作用，被國家衛健委納入《新型冠狀病毒肺炎診療方案》。且在世界衛生組織發布的《世界衛生組織中醫藥救治新冠肺炎專家評估會報告》（2022 年 3 月 31 日）也得到一定的認可。事實表明只有不斷地擴大參與臨床急病、重病的診治，才能更中醫事業得到更加全面健康的發展。

不可否認，百年之前舊中國醫療事業中只有中醫，中醫必然要參與所有臨床病證的診治。醫者為避免醫患之爭，必須掌握辨別臨床死症與不治之症的本領。這也是《內經》中之所以留下大量臨床判斷死症的記錄，如《素問》的〈診要經終論〉十二經脈終像，〈平人氣象論〉五藏死脈，〈玉機真藏論〉各種真藏顯露等，多屬於臨床的經驗之談。對於臨床診療急病、重症，由於時代的發展與進步，我們現在可以不像祖輩那樣出診進駐病患家中，隨患者變症的出現臨時煎煮獨參湯、通脈四逆湯、四逆加人參湯之類救急湯劑。但需要加強與擴大中醫臨床救急方藥製劑的研發，如人參附子注射液、參麥注射液之類，以及添加各種必要中藥的輸液製劑等也都是臨床必備藥品。而且作為在開展中醫救治急症、重病的前提，還需要配備具有一定臨床經驗的西醫急救專科醫生，特別是對中醫有研究興趣的西醫人才，負責任、有當擔地參與中西醫結合的救治工作，進行必要的保駕護航。只有這樣才能使中醫臨床事業得到應有的擴大與發展，使中醫的臨床經驗得到不斷地驗證、改革、完善與健全，從中培養出新一代具有真正傳承能力的名中醫，為發展中醫事業起到積極的模範帶頭作用。

附篇
試探《黃帝內經》的編撰者

我們在探索、研究《黃帝內經》（以下簡稱《內經》）的醫學、哲學之餘，時常思索這部偉大的中醫學經典著作究竟出自一批什麼樣的人之手呢？特別是以歧伯為中心的、先秦時期的學派或醫學團體，他們都具有什麼樣共同的歷史背景呢？我們只能把平時在讀書與翻閱文獻資料時所感觸到的、有關編撰者身分的十大疑點提出來，並展開詳細的討論，希望從中能夠找到這個問題的指向，或者一種答案。

第一點，《素問・陰陽應象大論》中有一段黃帝與歧伯的對話：

> 天不足西北，故西北方陰也，而人右耳目不如左明也。地不滿東南，故東南方陽也，而人左手足不如右強也。帝曰：何以然。歧伯曰：東方陽也，陽者其精並於上，並於上則上明而下虛，故使耳目聰明，而手足不便也。西方陰也，陰者其精並於下，並於下則下盛而上虛，故其耳目不聰明，而手足便也。[1]

黃帝可能只是想知道，一個人的左右眼的視力和左右耳的聽力為什麼會存在差異？一般右側的視力和聽力都不如左側的靈敏；而兩邊手足的力量則相反，左側手足的力量又都不如右側的強勁。可是，歧伯並沒有正面地回答這

---

[1] 引自龍伯堅，龍式昭編著《黃帝內經集解・素問》，天津科學技術出版社，2004年，93 頁。本文以及注釋中所有引用《素問》經文，皆出自龍氏《黃帝內經集解・素問》，以下從略不注。

個問題，卻說到東邊或東南地域的人，精氣通常積聚於人體的上部，所以耳目聰明而手足之力顯得不足；西邊或西北地方的人，體內精氣的偏積於人體的下部，形成下盛上虛的狀態，故手足好使而耳目欠聰明。對於黃帝所想瞭解關於在同一個人身上存在左右側兩側功能差異的原因，而歧伯卻把話題轉到對不同地域人群的特徵比較，解說東、西方不同的地理結構與環境對居住地人群的生理機能造成不同的影響。有學者認為《內經》的這一段解釋屬於不符合科學原則的說法。[2]

至於歧伯的解釋科學與否另論，這段對話給我們一個重要的提示：歧伯一群醫家他們既熟悉東方或東南方的地理環境，以及居住在東南方地域人群的生理特點；又熟悉西方或西北方的地理環境，以及居住那裡的人的生理功能。而且，話題是從西北開始，也就是說他們曾經在東方或東南方居住過，或者說他們的祖先原本就居住在東方或東南方地域，留給了他們曾經歷盡千辛萬苦而漫長的遷徙或逃難歷史之記憶。總而言之，這可能是通過自己族群的一種經歷，並與當地居民進行比較之後得出的結論。

西方或西北方的人手足輕便強勁，但耳目不太聰明，與其說是地理環境所造成的，不如暗示說和他們始祖出生的「遺傳」或圖騰有著密切的關係。《史記・周本紀》開篇記述周人民族感生的神話，

> 周后稷，名棄。其母有邰氏女，曰姜原。姜原為帝嚳元妃。姜原出野，見巨人跡，心忻然說，欲踐之，踐之而身動如孕者。居期而生子，以為不祥，棄之隘巷，馬牛過者皆辟不踐；徙置之林中，適會山林多人，遷之；而棄渠中冰上，飛鳥以其翼覆薦之。姜原以為神，遂收養長之。初欲棄之，因名曰棄。[3]

周人的始祖棄（后稷）是其母自踐巨人的足跡而感生，作為一種「遺傳」，

---

2 參閱任繼愈著《中國哲學史論》，上海人民出版社，1981 年，455 頁。

3 引自漢・司馬遷著《史記》卷四，中華書局，1959 年，111 頁。

他們的手足必然強勁好使，所以他們對馬牛之類動物有特別的親近感，具有更適宜山嶺之地的生活天性。例如偏居西北邊陲的秦人部族，在古公亶父之時，就是以牧馬為職。《詩經・大雅・綿》曰：

> 古公亶父、來朝走馬。率西水滸、至於岐下。[4]

他們曾在「朝」地擔任「去（趣）馬」之官職。原先他們只是為殷人牧養馬匹，習慣於奔馳草原追趕群馬，用韁繩套住飛奔的野馬，甚至可以赤手空拳地把一匹烈馬扳倒在地，手足強勁輕便自不在話下。在那遠古時代的周人，他們還不知道營造房屋，居住在洞穴之中，故留有「民之初生、自土沮漆。古公亶父、陶復陶穴、未有家室」（同上詩）的記憶。

而殷人的始祖則是因其母吞玄鳥之卵而生。《史記・殷本紀》開篇曰：

> 殷契，母曰簡狄，有娀氏之女，為帝嚳次妃。三人行浴，見玄鳥墮其卵，簡狄取吞之，因孕生契。[5]

契「遺傳」於玄鳥，或以玄鳥為圖騰，自然耳目更為聰明。《詩經・商頌・玄鳥》曰：

> 天命玄鳥、降而生商、宅殷土芒芒。古帝命武湯、正域彼四方。[6]

現存《詩經》中〈商頌〉還有五篇，據考證為殷商後代宋人在周之中葉所作。[7]他們直至淪為亡國之「遺民」，才更加懷念自己民族的起源、發展與

---

[4] 引自《十三經注疏・毛詩正義》卷十六，北京大學出版社，1999 年，984 頁。

[5] 引自《史記》卷三，91 頁。

[6] 引自《十三經注疏・毛詩正義》卷二十，1444-1445 頁。

[7] 《史記・宋微子世家》太史公曰：「襄公之時，修行仁義，欲為盟主。其大夫正考父美之，故追道契、湯、高宗，殷所以興，作商頌。」（引自《史記》卷三十八，1633

壯大的輝煌歷史。〈商頌・長髮〉唱曰：

> 玄王桓撥、受小國是達、受大國是達。……相土烈烈、海外有截。[8]

契為玄王，最初從一個小小的部落逐漸發展、發達成為一個泱泱大國，其中有後繼者相土，在東海濱海地區（山東境內）建立起根據地，並不斷地發展與壯大，逐漸形成具有強大勢力的大國。[9]相土又率領族人向中原地區進發並遷入商丘，故有「商人」之稱，而所謂的「殷人」，則是遷入殷虛之後的稱謂。[10]

所以，殷人與周人分屬於不同的部族，殷族起源於東部的東海之濱；而周人起源於西北的邊陲之地。周人始祖之母因足踐巨人的足跡而感生，不管是從「遺傳學」上說還是從生存的地理環境考慮，他們的手腳必然矯健靈活。而殷人始祖之母吞食了玄鳥之卵生契，或許「遺傳」了玄鳥的生性，耳目聰明自是一件不言自明之事。這也許就是歧伯他們所要想告訴人們一個有關他們身世的真相，以及隱秘於他們心中的優越感。從考古材料上看，雖然殷、周的文化各淵源於不同區域的龍山文化，但殷商文化形成比較早，一個

頁）王國維先生對《毛詩》序謂微子至於戴公其間出現，即〈商頌〉為商詩表示異議，他利用殷商的甲骨卜辭文字為主，論證〈商頌〉是宗周中葉宋人所作以祭其先王，並由正考父獻給周太史（參閱王國維〈商頌下〉，收入王國維著《觀堂集林》第一冊卷二，中華書局，1961 年，115-118 頁）。但也有人認為〈商頌〉本是商人祭祀祖先時的詩樂舞三位一體之文本，其主持者初為商族之先公先王，其後則為專職之巫史樂師（參閱江林昌〈〈商頌〉的作者、作期及其性質〉，收入張懋鎔等編《追尋中華古代文明的蹤跡——李學勤先生學術活動五十年紀念文集》，復旦大學出版社，2002 年，147-148 頁）。

8 引自《十三經注疏・毛詩正義》卷二十，1454-1455 頁。

9 傅斯年先生遍引中國東北沿海地區的民間神話傳說論證殷人所謂「鳥卵感生」之說，也就成為殷商民族起源於東北沿海地區的旁證（參閱歐陽哲生主編《傅斯年全集》第二卷《東北史綱》，湖南教育出版社，2003 年）。

10 關於殷人的遷都以及商、殷稱謂可參閱丁山〈由三代都邑論其民族文化〉，《中研院歷史語言研究所集刊論文類編》歷史編・先秦卷一，中華書局，2009 年，85-94 頁。

歷時六百年的朝代，且擁有數千里廣闊地域的大國，它所具有的強大影響力不言而喻；周文化也有它的地方性、區域性的特色，但與殷商之間仍然只是君臣的從屬關係。所以，「武王伐紂以後，西周文化繼承了殷商文化的一緒，同時也將他們的固有文化加入中原文化的主流。」[11]換言之，雖然政權交替，但殷商文化依然是中原文化的主角。

第二點，春秋時期的良醫，為什麼多集中於地處偏僻的西北邊陲的秦國呢？馬非伯先生也曾說過：「春秋戰國間，醫之良者大抵在秦」，如史籍所見的醫緩、醫和、醫昫、李醯、夏無且就都是秦國的醫工。[12]其中，醫和的醫學思想對《內經》的影響無疑是巨大的。《左傳・成公十年》記載晉侯因噩夢成疾，有求於秦，秦伯派遣醫緩出使晉國為晉侯治療頑疾，留下了「病入膏肓」的典故。《韓非子・喻老》記載神醫扁鵲見到蔡桓公時，發現桓侯有病在身，勸其儘早治療，結果多次遭到拒絕與嘲笑。一個月後蔡桓公終於病發，才「使人索扁鵲，已逃秦矣」。[13]司馬遷似乎不買韓非子的帳，只是說他已經逃走。據《史記・扁鵲倉公列傳》記載：「扁鵲者，勃海郡鄭人也，姓秦氏，名越人」；《正義》曰：「又家於盧國，因命之曰盧醫也」；《集解》徐廣曰：「鄭當為鄚，鄚，縣名，今屬河間」。[14]鄚縣今為河北滄州任丘北部鄚州鎮，現今屬於雄安新區雄縣的管內，白洋澱環繞鄚州鎮西北部，還保存有規模弘大的扁鵲祠。一個河北鄚縣出身的醫家，利用自己的醫術為人治病，同時還能周遊列國，這給我們一個重要提示：即使在交通不便的先秦時期，一個流派的醫家團體要是約定集合於某個國家的某個地方，舉行討論有關醫學專題的集會也是一件完全可能實現之事。

11　參閱並引自張光直〈殷周關係的再檢討〉，《中研院歷史語言研究所集刊論文類編》歷史編・先秦卷一，1982頁。

12　參閱馬非伯著《秦集史》上冊，中華書局，1982年，348-350頁。

13　引自清・王先慎撰《新編諸子集成・韓非子集解》，中華書局，1998年，161頁。

14　引自《史記》卷一百五，2785-2786頁。

西元前 1046 年[15]，周武王率領聯軍在不到一天時間就消滅了商紂。之後他仍然封紂王之子武庚於殷地，讓他繼續統治殷商的遺民。武王克商以後的一項重要措施，就是將東土的俊傑成族地遷往陝西，強枝弱幹，使東土的人才能夠為周人所用，所謂「殷士膚敏，裸將於京」（《詩經．大雅．文王》），這個「京」可能是指宗周的周京。這一措施也可以說是西周建立新國族的第一步。大量東方族群的遺物出土於關中地區，尤其是扶風歧山一帶，這足以說明周原舊地是移徙族群移居的集中點之一。[16]周武王逝世之後，武庚試圖復辟翻天，聯合殷商的盟友開始反攻西周，但最終被周公他們鎮壓了。《左傳．定公四年》留有一段周人處理殷商遺民的有名記載：

> 昔武王克商，成王定之，選建明德，以藩屏周，故周公相王室，以尹天下，於周為睦。分魯公以大路、大旂，夏后氏之璜，封父之繁弱，殷民六族：條氏，徐氏，蕭氏，索氏，長勺氏，尾勺氏。使帥其宗氏，輯其分族，將其類醜，以法則周公。用即命於周，是使之職事於魯，以昭周公之明德。分之土田倍敦，祝、宗、卜、史，備物、典策，官司、彝器，因商奄之民，命以伯禽而封於少皞之虛。分康叔以大路、少帛、綪茷、旃旌、大呂，殷民七族，陶氏、施氏、繁氏、錡氏、樊氏、饑氏、終葵氏。封畛土略，自武父以南及圃田之北竟，取於有閻之土以共王職，取於相土之東都以會王之東蒐。聃季授土，陶叔授民，命以康誥而封於殷虛。皆啟以商政，疆以周索。分唐叔以大路、密須之鼓、闕鞏、沽洗，懷姓九宗，職官五正。命以唐誥而封於夏虛，啟以夏政，疆以戎索。[17]

---

[15] 參閱李學勤主編《西周史與西周文明》第三章第一節「關於武王克商之年」，上海科技文獻出版社，2007 年，39-44 頁。

[16] 杜正勝〈封建與宗法〉，《歷史語言研究所集刊》第 50 本第 3 分，1979 年，506-510 頁；彭懷忠，鎮峰等〈陝西省岐山縣董家村西周銅器窖穴發掘簡報〉，《文物》1976 年第 5 期，26 頁。

[17] 引自楊伯峻編著《春秋左傳注》修訂本，中華書局，1995 年，1536-1539 頁。

周成王繼位之後立即率領聯軍東征，攻伐滅國達九十九個，不戰自服之國有六百五十二個，共俘虜四十八萬餘人，大獲全勝。同時開始實行「封土建君」的政策，把商人遷移到周人直接控制的地區。如伯禽、康叔被封於少皞之虛與殷虛；而唐叔封於夏虛。康叔分到的七族，主要是擁有技能的氏族，如制陶、造旗、作繁纓、鑄鐵鍋的專門人才。衛與成周都是在殷商直接控制的王畿附近，魯則位於殷商東方重要方國（奄）的舊地，周人對這三個據點的控制，皆施以懷柔政策，仰仗殷商舊族的合作與服務。周原本只是隸屬於殷商的小邦國，周文化也就是商文化的衍生，殷周共存遂使古代中國核心地區的文化基本上呈現殷周同質而延續的現象。甚至在陝西的宗周，由於有大批殷商遺民的移居，其中又不乏擔任祝宗卜史的職務，無疑對周室的典章文物也有深遠的影響。[18]

殷商民族經歷兩次戰敗之後，其殘餘勢力退往江淮之地。因為殷人二次反攻時，同盟者有所謂淮夷、徐戎之類，他們是地處河南、湖北邊境的荊人。荊人在江漢一帶，徐（即「舒」）人則在淮水流域。楚人之所以與周人形成敵對勢力，是因為楚人與殷人聯盟支持武庚。《左傳．僖公四年》記載齊桓公伐楚時管仲與楚使的對話中提及，

> 楚子使與師言曰：君處北海，寡人處南海，唯是風馬牛不相及也，不虞君之涉吾地也，何故？管仲對曰：昔召康公命我先君大公曰：五侯九伯，女實征之，以夾輔周室。……爾貢包茅不入，王祭不共，無以縮酒，寡人是徵。昭王南征而不復，寡人是問。對曰：貢之不入，寡君之罪也，敢不共給？昭王之不復，君其問諸水濱。[19]

所謂「昭王南征而不復」，即指周昭王因船沉溺水身亡於楚國境內。古本《竹書紀年》有關「昭王十六年，伐楚荊，涉漢，遇大兕。十九年，天大

---

[18] 參閱許倬雲著《西周史（增訂版）》，三聯書店，1994年，127-128頁。
[19] 引自楊伯峻編著《春秋左傳注》修訂本，289-291頁。

噎，雉兔皆震，喪六師於漢。昭王末年，夜清，五色光貫紫微。斯年，王南巡不反。」[20]《史記・周本紀》載：「昭王之時，王道微缺。昭王南巡狩不返，卒於江上。其卒不赴告，諱之也。」[21]而且多數的金文都提及昭王十九年南征，在江上淹死了。[22]周昭王在討伐楚荊的軍事行動中意外身亡而造成兵敗，此後周人未能再舉進攻江漢。

總而言之，由於周公的東征，使周人兼併了東夷之地，同時開始了有計劃大量地遷徙殷人中具有各種專業技術的族群前往陝西各地。這些殷商遺民作為殷商文化的主要載體，不僅把各種專業技術同時也把殷商的宗教信仰、風俗習慣、思想傳統等帶到西北邊陲，在某種的程度上延續、擴展了他們的文化。但是，他們身負亡國之痛，背鄉離井之苦，在周人統治的社會環境和不同地理的生活環境之中，必然促使他們開始反思與思考自己的過去，形成亡國的原因，以及今後如何安身立命等對策。另一方面，「昭王南征而不復」，則使周人勢力始終無法深入江漢地區，繼續向南方延伸擴展。這樣使南方地區依然保留了東夷、殷人以及祝融族等文化。[23]事實上，近幾十年由於南方各地大興基建而出土不少商代的遺址和文物，不僅有商中期的湖北黃陂葉店的「盤龍城遺址」，江西清江吳城鄉的「吳城遺址」，鷹潭市童家鎮的最大窯廠，江陰市佘城的古城遺址等，還有江西新幹市大洋洲的商代晚期的「新幹大墓」，甚至連廣東、福建也都有一定數量「青銅時代墓葬群」，以及多種的陶器等。[24]這些早就跨越長江、五嶺以南的殷商文化與南方原有的不同的文化必然出現新的融合，產生各種新的思想文化。

第三點，我們分析了《史記・扁鵲倉公列傳》（以下簡稱〈倉公傳〉）記載的淳于意奉命上報朝廷的二十五個病例的診籍，以及他報告自己的從師受傳的經歷，接受師傅的古醫籍名稱：《脈書》或《脈法》、《上經》、

---

[20] 引自范祥雍編《古本竹書紀年輯校訂補》，上海人民出版社，1962 年，25 頁。
[21] 引自《史記》卷四，134 頁。
[22] 多數銘文的內容與出典參閱許倬雲著《西周史（增訂版）》，181-185 頁。
[23] 參閱勞思光著《新編中國哲學史》一卷，廣西師範大學出版社，2005 年，50-52 頁。
[24] 參閱李學勤主編《西周史與西周文明》，30-31 頁。

《下經》、《五色診》、《奇咳術》、《揆度》、《陰陽》、《外變》、《藥論》、《石神》、《接陰陽》等，還有自身結合六個弟子的不同需求教授不同的醫學內容。通過對倉公診籍中部分病例的分析與考察，淳于意所接受的醫學思想與古醫籍，練就的診療行為和掌握的針灸等醫療技術，有些地方甚至比《內經》的相關記述顯得更為生動。這可視為一種醫學的發展。例如在觀察疾病成因方面，除了《內經》所闡述的感受外來邪氣，以及內因的飲食、喜怒、房室不節之外，倉公還指出「或不當飲藥，或不當針灸」[25]，即誤治所致的病症。診籍記述齊王侍醫遂自身患病，就是因為服用自練的五石散後出現「中熱不溲」等症狀。齊章武裡曹山跗病，患肺消癉加以寒熱病症，「齊太醫先診山跗病，灸其足少陽脈口，而飲之半夏丸，病者泄注，腹中虛；又灸其少陰脈，是壞肝剛絕深，如是重損病者氣，以故加寒熱。」[26]年輕的齊文王患病時，醫工們施以灸法，「灸之即篤，此論病之過也」，因為文王時「年二十，是謂『易貿』，法不當砭灸，砭灸至氣逐。」[27]但《內經》則將誤治納入醫工的過失，如《素問・徵四失論》曰：「受師不卒，妄作雜術，謬言為道，更名自功，妄用砭石，後遺身咎，此治之二失也。」當然，這些只是淳于意的個人記錄，很難斷定他的診斷、治療就是準確無誤的。況且，診籍只是部分地再現了公乘陽慶的家傳醫理，以及他們師徒之間傳承的醫術，或者說一個醫家流派所沉澱下來的理論應用與臨床經驗而已。

〈倉公傳〉曰：陽慶「傳黃帝、扁鵲之脈書，五色診病」[28]等給淳于意，但在倉公的二十五個診籍中只有一個病案提及扁鵲，而且是因服用「自練五石散」所致。其餘病名多見於《內經》，如癰疽、熱厥、消癉、熱病、腎痹、腰背痛、氣疝等等。他在臨床的診療中所運用的醫學理論和治療手法，大多與《內經》的雷同。例如，判斷齊中御府長信之病，「切其脈時，

---

25 引自《史記》卷一百五，2814 頁。
26 引自《史記》卷一百五，2802 頁。
27 引自《史記》卷一百五，2815 頁。
28 引自《史記》卷一百五，2794 頁。

並陰。脈法曰：『熱病陰陽交者死』。……並陰者，脈順清而愈」。[29]對於熱病與陰陽交，《素問‧評熱病論》曰：「病名陰陽交，交者死也」，「汗出兩脈尚躁盛者死」。又如，「故濟北王阿母自言足熱而懣，臣意告曰：『熱厥也』。……病得之飲酒大醉。」[30]《素問‧厥論》曰：「熱厥之為熱也，必起於足下」，「夫酒氣盛而慓悍，腎氣有衰，陽氣獨勝，故手足為之熱也」，濟北王的阿母年事已高，腎氣自然衰弱。《素問‧繆刺論》曰：「齒齲，刺手陽明」，由此可見〈倉公傳〉所載「齊中大夫病齲齒，臣意灸其左大陽明脈」[31]之「大」字可能為「手」字之誤。尤其是兩個「傷脾」的病例，即濟北王的女子侍者和齊丞相舍人之奴，看似無病無痛之「常人」，病皆得之流汗，其中對病機的解釋以及預測死亡的季節都運用了《內經》所創建的醫學陰陽四時五行理論。

通過分析倉公的診籍，我們足以看到秦漢時期齊地的醫學發展，與《內經》醫家構建的陰陽四時五行醫學理論，以及創建的經絡理論之間的密切關聯性。儘管淳于意本人有學醫的天賦，有幸接受了陽慶兄弟傳授的醫理醫術，能夠「知人死生，決嫌疑，定可治，及藥論，甚精」[32]，但他似乎始終沒有接受《內經》的「以人為貴」、「以民為上」，「病（患）為本」的思想作為自己的職業道德準則，卻以「臣意家貧」為理由，「左右行游諸侯」，「或不為人治病，病家多怨之者。」[33]由於他缺乏良好的醫德，無法一視同仁對待所有的病患，最終得到被人告御狀而被捕入獄的可悲下場。太史公認為扁鵲、倉公皆遭人嫉賢妒能[34]，其實不然。扁鵲「過邯鄲，聞貴婦人，即為帶下醫；過洛陽，聞周人愛老人，即為耳目痹醫；來入咸陽，聞秦

---

[29] 引自《史記》卷一百五，2800 頁。

[30] 引自《史記》卷一百五，2805 頁。

[31] 引自《史記》卷一百五，2806 頁。

[32] 引自《史記》卷一百五，2794 頁。

[33] 引自《史記》卷一百五，2814、2795 頁。

[34] 「太史公曰：女無美惡，居宮見妒；士無賢不肖，入朝見疑。故扁鵲以其伎而見殃，倉公耐匿跡自隱而當刑」（引自《史記》卷一百五，2817 頁）。

人愛小兒，即為小兒醫：隨俗而變。」[35]扁鵲經常自告奮勇出入王公貴族之家為他們療疾病治疾，且善於投人所好，不為診金亦為揚名，仍不外乎「人為財死，鳥為食亡。」

《漢書・游俠傳》記載樓護其人，更是一個典型的以醫術謀取官宦的例子。「樓護字君卿，齊人。父世醫也，護少隨父為醫長安，出入貴戚家。護誦醫經、本草、方術數十萬言，長者咸愛重之，共謂曰：『以君卿之材，何不宦學乎？』繇是辭其父，學經傳，為京兆吏數年，甚得名譽。」[36]樓護出生於世醫之家，從小熟讀醫經、本草以及方術等許多醫學書籍，可見西漢時期醫家私人藏書量之大。樓護活動於五侯、王莽時期，棄醫後當過諫大夫、廣漢郡太守，王莽當政時還徵召他為前輝光，封息鄉侯，列於九卿之中。樓護的祖輩從齊地來京城行醫，時常出入於權貴之門，可見他們家傳醫術之精湛，方藥療效之顯著。假使以三代推算的話，也能溯源樓家百年左右的世醫家史。有學者把他們與倉公聯繫到一起[37]，這只是一種推測，因為他們都出自齊國的緣故。

山東齊地是一個名醫輩出的地方，也是殷商王朝的一個發源地。《尚書》序曰：「成王既踐奄，將遷其君於蒲姑，周公告召公，作『將蒲姑』。」[38]《左傳・昭公九年》載：「王使詹伯辭於晉，曰：……『及武王克商，蒲姑、商奄，吾東土也。』」又〈昭公二十年〉晏子對景公曰：「昔爽鳩氏始居此地，季萴因之，有逢伯陵因之，蒲姑氏因之，而後太公因之。」[39]《漢書・地理志》曰：「齊地，……殷末有薄姑氏，皆為諸侯，國此地。至周成王時，薄姑氏與四國共作亂，成王滅之，以封師尚父，是為太

35　引自《史記》卷一百五，2794 頁。

36　引自《漢書》卷九十二，中華書局，1999 年，2743 頁。

37　陳直按：「秦漢醫士，分齊秦兩派。齊派由陽慶傳倉公，樓護之父世業醫，蓋與倉公有關。」（引自《漢書新證》，天津人民出版社，1979 年 3 月，439 頁）。

38　引自清・孫星衍撰《清人十三經注疏・尚書今古文注疏》，中華書局，1986 年，604-605 頁。

39　引自楊伯峻編著《春秋左傳注》修訂本，1307-1308、1421 頁。

公。」[40]徐中舒先生早就指出，「余疑古代環渤海灣而居之民族，即為中國文化之創始者。而商民族即起於此，史稱商代建都之地，前八後五，就其遷徙之跡觀之，擬由東西漸之勢，與周人由西東漸者，適處於相反之地位。」[41]商朝本在東方，西周時東方或被征服而暫時衰退，春秋之後文物富庶又回到東方。祖先信仰作為殷商宗教之一，在魯發展為儒學。作為一種民間信仰，山東至今仍在祭祀商朝的文信國鄭延平。[42]而自然崇拜在齊地發展尤為興盛，神仙方士層出不窮，醫學自然也不會例外。雖然《內經》的醫學理論以及臨床診治的原則、針刺手法等可以為醫工所學習、實踐與流傳，但其所強調作為醫工必須建樹的醫德醫風，是否能得到踐行則為醫工個人的社會背景、經濟條件、思想境界等多種因素所決定。《內經》為醫工所樹立的高尚品德和崇高理想，絕非淳于意、樓護之流所能躬行實踐的。但不能否定的是，由於他們喜好交結當時社會的上層官僚，這無疑對中醫理論文化的傳播起到很好的作用。

第四點，《靈樞》的〈九宮八風〉、〈歲露論〉及〈九針論〉三篇中的相關內容，是在探索四時八風與疾病的發生、形成的相關性基礎之上，如何利用九宮原理對它們進行預測，這也是《內經》部分醫家所關注的一個課題。而且〈九宮八風〉的內容比較特殊，既不見黃帝與醫家的問答形式，又是為主介紹九宮的結構與太一移日的一般占法，而且結合四時八風以占卜八風傷及人體臟腑和相關的器官、組織所造成的疾病。日本學者山田慶兒氏認為，楊上善注中所引用的《九宮經》就是鄭玄注的《九宮經》三卷，它可能成書於東漢，而《太素・風論・九宮八風》篇標題下所見「九宮八風圖」，是傳承了比《靈樞》更早之原形的很好例證。[43]但是李學勤先生認為，「其

---

[40] 引自《漢書》卷二十八下，1322-1323 頁。

[41] 引自徐中舒〈殷人服象及象之南遷〉，《中央研究院歷史語言研究所集刊》二本一分，1930 年，60-75 頁。另參閱徐中舒〈殷周之際史跡之檢討〉，《中研院歷史語言研究所集刊論文類編》歷史編・先秦卷一，186-187 頁。

[42] 參閱歐陽哲生主編《傅斯年全集》第三卷〈周東封與殷遺民〉，244-245 頁。

[43] 山田慶兒〈九宮八風說與少師派的立場〉，收入山田慶兒著《古代東亞哲學和科技文化》，遼寧教育出版社，1996 年，273、281 頁。

（指《太素》九宮八風圖）文字較多，顯係自《靈樞》改繪而成，而其向八方輻射的結構當有所據」。[44]山田氏可能過於追求自己的、所謂《內經》形成於東漢王莽時期的假說，難免陷入有違常理推導之嫌。《內經》有醫家只是想運用九宮推測四時八風與各種疾病發生之間的可能性，尤其是結合醫學陰陽四時五行理論，並以五臟五行為基礎而展開的。

〈歲露論〉有關九宮與八風的內容，是以黃帝與少師的問答形式，集中於探討一年中可能出現「萬民同病」（或為疫病）的原因而展開的，僅占該篇的三分之一。即在篇末最後兩段中才討論了冬至太一居北方葉蟄時，根據八風襲來的不同時間段以及是否伴隨雨露，以推測給庶民百姓可能帶來的不同傷害。例如正月朔日太一在天留時，可以推斷一年中不同月分可能給民眾乃至國家帶來不同的疾病與災難。而〈九針論〉討論九宮八風的內容更少，約占全篇的十分之一，只是闡述「身形應九野」，即九野（左右手、左右脅、左右足、膺喉首頭、六腑膈下三藏、腰尻下竅）對應九宮（立夏立秋、春分秋分、立春立冬、夏至、中洲、冬至）之中提及太一所在之日的針刺禁忌。這一點尤受後世金元時期的醫家的關注。[45]而「身形應九野」的內容不見於《太素》，但在其「九宮八風圖」中得以體現。[46]總之，《內經》涉及九宮八風的內容僅見於《靈樞》，而且占《靈樞》的篇幅也非常有限，可以說它不屬於《內經》醫家關注的臨床課題，畢竟只是對疾病發生的一種比較刻板的預測而已。

〈九宮八風〉雖然以冬至日起將一年按四季的主要節氣分為八個四十六日，實際上是建立在五臟五行歸類的基礎之上。首先，它分東、西、南、北四方之風配對四藏與四氣：肝（筋）主濕，肺（皮膚）主燥，心（脈）主

---

[44] 引自李學勤〈〈九宮八風〉及九宮式盤〉，《古文獻叢論》，上海遠東出版社，1996年，235頁。

[45] 參閱杜鋒，張顯成〈西漢九宮式盤與《靈樞・九宮八風》太一日游章研究〉，《考古學報》2017年第四期。

[46] 詳細討論可參閱孫基然〈從《黃帝內經太素》九宮八風圖看人體外周劃分思想的形成〉，《中華醫史雜誌》2011年第6期。

熱、腎（骨）主寒；而西南風與東南風當應對脾（肌）和胃（肌肉），實則配對脾胃（肌肉）主身重，而「身重」乃機體遭濕氣侵蝕所致。況且，西南風和東南風是影響中國夏季的兩股常見季風，也是形成多雨潮濕氣候的主要因素。至於東北風與西北風則未出示任何相應之氣，這充分表明是以五臟五行為中心而展開的。其中，所謂的「肝主濕」，應該與東方緊臨渤海、黃海，終年遭受潮濕海風侵襲有直接相關。所以，根據「肝主濕」這個特徵去推測，熟悉這種氣候環境的當首推齊人，也就是說該篇形成於齊地醫家之手的可能性最大。

《內經》非常關注四時八風，醫家認為五臟的發病與四時八風邪氣有關，而八風邪氣致病與四時五節的相克關係尤為密切。〈歲露論〉黃帝問於少師曰：「余聞四時八風之中人也，故有寒暑，寒則皮膚急而腠理閉；暑則皮膚緩而腠理開」[47]；《靈樞・九針論》云：「四時八風客於經絡之中，為瘤病者也」；〈脈要精微論〉認為癰腫筋攣骨痛，「此寒氣之腫，八風之變也。……此四時之病，以其勝治之愈也」，以致「凡刺之法，必候日月星辰，四時八正之氣，氣定乃刺之。」（〈八正神明論〉）《內經》中多數出現「四時八風」連用，在醫家眼裡「八風」衍化並附屬於「四時」，這與由殷商卜辭的四方四風演化為八方八風[48]還是有一定區別，表明《內經》醫家更重視時令變化而不是方位。實際上風向變化應該和季節的關係更為密切而常見。〈九宮八風〉介紹來自八方的八風之名：大弱風、謀風、剛風、折風、大剛風、凶風、嬰兒風、弱風，並以九宮預測八風可能傷害人體的部位與組織。雖然太一在九宮的移動是以方位為主，但八方已和八個時節形成固

47　引自龍伯堅，龍式昭編著《黃帝內經集解・靈樞》，天津科學技術出版社，2004年，2069 頁。本文以及注釋中所有引用《靈樞》經文，皆出自龍氏《黃帝內經集解・靈樞》，以下從略不注。

48　參閱胡厚宣〈甲骨文四方風名考證〉，《甲骨學商史論叢初集》第二冊，成都齊魯大學國學研究所石印本，1944 年；〈釋殷代求年於四方和四方風的祭祀〉，《復旦學報（人文科學）》1956 年第 4 期；常正光《殷代授時舉偶——「四方風」考實》，《中國天文學史文集》第五集，科學出版社，1989 年。

定的聯動。[49]《左傳》、《國語》已從殷商時期的春、秋兩季完善為四季[50]，數見「八風」一詞，並出現以「八音」之樂調和八方之風。[51]要而言之，《內經》創造性地劃分出「長夏」時節，以四時五節的變化規律創新了五行概念，這既是在長期觀察四時八風與疾病發生的基礎上開花結果，也是春秋以來持續溫熱潮濕、特定的歷史氣候環境的產物。

至於太一與九宮及其兩者之間的關係，現存先秦時期的文獻資料非常有限，但其流傳的歷史卻非常悠久，《內經》醫家的口耳相傳確實留住了不少古老文化的記憶。有天文學專家考證認為，「太一不僅為北辰神名，而且也是主氣之神，這個意義當然也應來源於北斗的建時作用」，《易緯乾鑿度》鄭玄《注》：「太一者，北辰之神名也。……《星經》曰：『天一，太一，主氣之神』。」《公羊傳・昭公十七年》：「大辰者何？大火也。大火為大辰，伐為大辰，北辰亦為大辰。」日本學者新城新藏先生解「北辰」為北斗。九宮八風圖中的「招搖中央」之「招搖」乃北斗，即北斗的第七星搖光。《禮記・典禮上》曰：「招搖在上，急繕其怒。」陸明德〈釋文〉云：「招搖，北斗第七星。」[52]安徽阜陽雙古堆西漢汝陰侯墓出土的九宮式盤是現存最早的代表，而安徽含山凌家灘發現的新石器時代的含山玉版，它的寓意表現為太一下行九宮的古老法式。[53]玉版雖布九宮，卻未列太一，但玉版出土時覆蓋在玉版上部有一片玉龜背，背部中央鑽有四個圓孔。有專家認為

49 《靈樞・九宮八風》的八節（立春、春分、立夏、夏至、立秋、秋分、立冬、冬至）已經分別與八方（東北、東方、東南、南方、西南、西方、西北、北方）組合成為天留、倉門、陰絡、上天、玄委、倉果、新洛、葉蟄八宮（參見「九宮八風圖」）。

50 「甲骨文中雖然可能已有春夏秋冬，但所指的範圍並不明確，不可以輕易和後代的相比。」（引自勞幹〈殷周年代的問題〉，《中研院歷史語言研究所集刊論文類編》歷史編・先秦卷一，2802 頁）

51 《左傳・隱公五年》曰：「夫舞所以節八音而行八風」。《正義》注曰：「八音，金、石、絲、竹、匏、土、革、木也。八風，八方之風也。以八音之器，播八方之風，手之舞之，足之蹈之，節其制而序其情。」（引自李學勤主編《十三經注疏・春秋左傳正義》，北京大學出版社，1999 年，98 頁）

52 參閱馮時著《中國天文考古學》，社會科學文獻出版社，2001 年，389、388 頁。

53 參閱陳久金，張敬國〈含山出土玉片圖形試考〉，《考古》1989 年第 4 期。

可視之為鬥魁四星的象徵，「它本應在演式時與玉版配合使用，用以定建八方，行雲九宮」[54]，這種推測還是比較合乎情理的。

第五點，《論語・子路》記載：「子曰：南人有言曰：『人而無恒，不可以作巫醫。』善夫！」[55]《正義》解曰：「巫主接神除邪，醫主療病。」[56]也有學者認為，「巫醫是一詞，不應分為卜筮和治病的醫兩種。」[57]古代確實存在以巫術，或祈求鬼神的禱禳等治療疾病的巫醫，即使現代的不少農村和邊遠地區這種現象依然存在，但不能因此而否定醫學的進步與發展。或許在孔子的眼裡，當時的醫工還只是巫醫而已。也許是他沒有機會深入瞭解醫業的具體狀況，也就無法明辨真正不用卜筮、巫術的醫工。但孔子還是很讚賞南方學醫之人的恒心與毅力，猶如《內經》中雷公強調自己「自強於學」。西元前 489 年，被困在陳國與蔡國之間的孔子，得到楚國的軍隊相救並順利入楚。《論語》記述孔子一行滯留楚國期間受到楚人的熱嘲冷諷，也留下葉公問為政之道的佳話。勞思光先生就認為，「孔子入楚，受南方文化之刺激後，其思想體系愈見完整。」[58]

《史記・孔子世家》開篇曰：「孔子生魯昌平鄉陬邑，其先宋人也。」《索隱》云：「家語：『孔子，宋微子之後。』」[59]微子乃「殷帝乙之首子而帝紂之庶兄也」[60]，孔子的祖先為宋人，在血統上原本就是殷人。孔子本身在將死之時也告訴學生子貢曰：「而丘也，殷人也。」[61]孔子是一位勤奮好學，善於學習，而且堅持學而致用的人。他不僅「信而好古」（〈述而〉），熱心學習古代文獻和書籍，整理《詩經》的〈雅〉、〈頌〉（見

54 參閱馮時著《中國天文考古學》，389 頁。

55 引自楊伯峻釋注《論語譯注》，中華書局，1980 年，141 頁。

56 引自李學勤主編《十三經注疏・論語注疏》，125 頁。

57 引自楊伯峻釋注《論語譯注》，141 頁。

58 引自勞思光著《新編中國哲學史》一卷，81 頁。

59 引自《史記》卷四十七，1905，1906 頁。

60 引自《史記》卷三十八，1607 頁。

61 引自李學勤主編《十三經注疏・禮記正義》卷第七，北京大學出版社，1999 年，207 頁。

〈子罕〉），而且立志於「克己復禮」，希望全力改造與重塑東周時代的社會制度。縱使他身為殷商的苗裔，卻從無復辟倒退的思想與行動。孔子自己說：「三人行，必有我師焉。擇其善者而從之，其不善者而改之。」（〈述而〉）這充分體現了他善於觀察他人的言行，選擇性地學習他人的長處，身體力行，學用結合。而且，他「發憤忘食，樂而忘憂，不知老之將至」（〈述而〉）[62]，也就是俗話所說「活到老，學到老」。他立志於建立一種類似東周時代的良好的社會制度，即使在春秋時期像孔子這樣思想活躍的殷商後裔大有人在，如墨翟、莊周、惠施等。

《內經》醫工「自強於學」，所謂「自強」，首先是一種自覺心的覺醒，並有付之行動之決心，而自覺心將成為支撐其行動並持之以恆的動力與源泉。而「自強於學」，則代表一個人自覺心覺醒之後的一種行動的選擇，並深信通過學習知識可以武裝自身，使自己變得強大起來，成為一個對國家、對社會有用之人。但是，選擇學習知識作為一種自強的手段，尤其是在「學在官府」的古代社會，這不是一般人所敢想、所能想到的事情。這應該與其家庭乃至家族的教育傳統有著密不可分的關係。而且「自強於學」，只有在通過學習獲得大量知識的基礎之上，才可能具備創新的能力和出現創新的衝動，希望自己能在所選擇的事業上有所發展、有所建樹、有所貢獻，而且做到了才是真正地做到了自強於學。

《內經》醫家殷切希望被選中的學子，能堅持「以人為貴」、「以民為上」、「以病（患）為本」，敬畏生命，立志於治病如治國，「不治已病治未病，不治已亂治未亂」（《素問．四氣調神大論》）的上工。因此《內經》讚賞學醫者「自強於學」的精神，不斷刻苦學習與實踐，更多地積累臨床診療經驗，才能不斷地提高自身的醫學理論與診療水準。醫者以治病救人為本，全身心地投入臨床為病患解除身心痛苦，踐行以天道為醫道之宗旨，盡可能地做到早期發現、早期治療。而且，《內經》希望自己所構建的嶄新醫學理論，能夠經得起歷史長河的大浪淘汰，所創新的針灸技術能夠經得起

---

[62] 引自楊伯峻釋注《論語譯注》，72、71 頁。

臨床的反覆檢驗。他們以自己的理智和理性，且敢於創新針刺的理論與療法，並不遺餘力地進行積極推廣。他們認為自己對社會要負起一種重大責任——治病堪比治國，這不是一般家庭出身的人可能突發萌生的一種念頭，這應該與他們的家庭歷史、家庭環境、家庭教育等都有密切的關聯性。

第六點，《禮記・表記》曰：「殷人尊神，率民以事神，先鬼而後禮，先罰而後賞，尊而不親。」[63]殷商王朝篤信上帝，迷信先祖鬼神，歷代商王遇事必占卜，尤其是有關祭祀。從殷墟發掘出土的甲骨卜辭中，留下大量屠殺戰俘、奴隸以祭祀先祖的事例，涉及人祭的甲骨多達 1350 片，卜辭 1192 條。其中尤以武丁（西元前 1339－前 1281）時期為最多，他幾乎每天有祭祀，凡事必占卜而定。有關人祭甲骨卜辭有 673 片，卜辭 1006 條，祭用人數多達 9021 人，一次最多達 500 人奴僕。成千上萬的戰俘以及不分男女的奴隸被殘暴地伐祭，即砍伐人頭，或焚燒，或用刀宰割，或剁成肉醬，甚至在人頭骨上刻上銘文。[64]考古發掘現場證實了人牲與人殉的事實，而且數量確實巨大。比如，侯家莊王陵區的五次發掘，共發掘人牲坑 932 個，共採集人牲標本達 3460 個，其中最多的一組祭祀坑一次用人達 339 個，一般的組也有幾十人至百人。[65]最興盛的武丁時期，最多的一次竟多達一千人。儘管隨著時代的發展，農業生產等勞動需要大量的勞動力，延至帝乙、帝辛時代，人牲的數量呈現大幅度減少，一次用人最多為 30 人左右。[66]將俘獲的敵國首領用作祭祀的犧牲品，延至春秋時期依然可見，《春秋》昭公十一年：「楚師滅蔡，執蔡世子有以歸，用之。」《左傳》僖公十九年：「宋公使邾文公用鄫子於次睢之社，欲以屬東夷。」[67]而商紂王殘暴無比，酷刑頻施，即使對於三公也沒有輕易地放過，九侯就被命剁為肉醬，鄂侯因力爭強

---

[63] 引自李學勤主編《十三經注疏・禮記正義》卷五十四，1485 頁。

[64] 參閱胡厚宣〈中國奴隸社會的人殉與人祭〉（下），《文物》1974 年第 4 期。

[65] 中國社會科學院考古研究所《殷虛的發現與研究》，科學出版社，1994 年，117 頁。

[66] 姚孝遂〈商代的俘虜〉，《古文字研究》第一輯，中華書局，1979 年。

[67] 引自周蘇平〈商代國家形態探析〉，收入張懋鎔等編《追尋中華古代文明的蹤跡——李學勤先生學術活動五十年紀念文集》，243 頁。

諫也被殘忍殺害，甚至還要炮格[68]西伯姬昌。他因嫌棄叔父比干多次苦諫有礙自己的玩興，殺死比干後還剖屍觀其心臟。

奴隸古稱「臣妾」，所謂「男為人臣，女為人妾。」（《左傳‧僖公十七年》）有學者考證認為，所謂奴隸基本的特徵就是貴族家內的用人，從事家務勞動為主，所以史書中全無臣妾從事農業勞動之例。但是他們並沒有生命權，也得不到任何的生命保障，依然可以被所屬貴族任意宰殺。這種貴族掌握臣妾生死大權的習俗自殷商以降一直延續到春秋中後期。城邦時代奴隸最大的渴望是削去奴隸籍，使生命有所保障。例如，《左傳‧僖公四年》驪姬誣陷申生將胙祭於曲沃的酒肉內放毒，呈獻給晉獻公，「公祭之地，地墳；與犬，犬斃，與小臣，小臣亦斃。」小臣與狗的地位相差不遠。西元前 580 年，晉厲公卒於廁，「小臣有晨夢負公而登天，及日中負晉侯出諸廁，遂以為殉。」（《左傳‧成公十一年》）重耳流寓在齊，有齊姜為妻，又有馬二十乘，樂不思晉。從者們開始設法使重耳離齊回國，「謀於桑下，蠶妾在焉，莫知其在也。妾告姜氏，姜氏殺之。」（〈晉語四〉）女奴只因傳了一句話就要賠掉性命。[69]

這樣的社會環境不禁讓人聯想到《內經》中有關解剖人體的記載，就如《靈樞‧經水》所說：

> 若夫八尺之士，皮肉在此，外可度量切循而得之，其死可解剖而視之。其藏之堅脆，府之大小，穀之多少，脈之長短，血之清濁，氣之多劣，十二經之多血少氣，與其少血多氣，與其皆多血氣，與其皆少血氣，皆有大數。

站在眼前身高八尺的男性，可以先測量他的皮肉形體，「其死可解剖而視

68 《史記‧周本紀》曰：「西伯乃獻洛西之地，以請紂去炮格之刑。紂許之。」（引自《史記》卷四，116-117 頁。炮格即把人捆綁在銅柱上，在下邊加火燒銅柱，將人活活燙死的酷刑。）

69 參閱杜正勝著《周代城邦》，聯經出版事業公司，民國六十八年，85-87 頁。

之」。這顯然不是等待某人日後自然死亡之時再行解剖的語氣，而是早已得到許可等待即將被處刑屠殺之後，就能對其開膛破肚，仔細觀察屍體胸腹腔內的臟腑形態，大小長短和體積容量，以及脈的長度和其中血氣之多少之類。

在《內經》中涉及解剖內容的篇章主要出現於《靈樞》的〈骨度〉、〈腸胃〉和〈平人絕穀〉，而且都是與伯高有直接的關係，也就是說可能屬於伯高學派提交的論文。〈骨度〉是黃帝提出〈脈度〉所言經脈的長度是怎麼確定的呢？伯高曰：「先度其骨節之大小、廣狹、長短，而脈度定矣。」其中首先言及頭圍、胸圍、腰圍，然後根據身體的特徵部位，如測量喉結、缺盤、髑骭、天樞、橫骨之間的不同距離推測部分內臟的大小，以及測量內輔上下屬、膝膕、內踝等之間的長度作為不同骨節的長度，最終以「眾人骨之度，所以立經脈之長短也。」所謂體內的經脈長度也只是一個大概的數字，算不上由解剖得來的知識。〈腸胃〉對整個消化道，從唇齒口舌、咽門會厭到胃、小腸、回腸、廣腸等的重量和長度都進行了稱重與丈量。至於〈平人絕穀〉對消化道整體的長度、容量等記述，可以參閱相關的研究。[70]

《內經》醫家之所以敢於對死者進行解剖，至少表明是對鬼神迷信思想經過充分反思之後的一種突破。商代晚期的殷人早已對鬼神、上帝的信仰從懷疑、動搖到產生不信，表現在祭祀犧牲配葬的人數急劇地減少。延至帝乙、帝辛時代，人牲的數量呈現大幅度減少，一次用人最多為 30 人左右。[71]特別是隨葬器物開始出現較多的「冥器」，即仿銅形制的陶制禮器用於墓葬，亦稱明器。即使較大墳墓出土的禮器中多數屬於明器。[72]而且明器的製作也在不斷地簡陋化。在商代晚期，銅禮器的明器化過程是從殷墟第三期較小貴族墓中開始出現的，殷商末年這種現象已經十分普遍。這些現象的出現

---

70 參閱山田慶兒〈中國古代的計量解剖學〉，原刊於《Chinese Science》，1991，vol. 10，後收入山田慶兒著《古代東亞哲學與科技文化》，遼寧教育出版社，1996 年。

71 參閱姚孝遂〈商代的俘虜〉，《古文字研究》第一輯，中華書局，1979 年。

72 參閱中國社會科學院考古所安陽工作隊〈安陽殷墟西區一七一三號墓的發現〉，《考古》1986 年第 8 期，712 頁。

反映出社會意識形態方面發生了重大變化，喪葬制度的重大變革是人類思想認識上的一次質的飛躍[73]，至少他們對鬼神信仰已經完全不如初期那樣的堅定和虔誠。董作賓先生早年就指出，殷商祭祀的形成有新舊兩派之分，武丁時代代表舊派，而武甲時代代表新派，祭祀對象僅限於先王，排除了世系遙遠的先公、先臣及種種自然神。這種二分現象也得到張光直先生考古資料的證實。而且新派問卜大多為例行公事，卜事的稀少表示鬼神的影響力減少了。[74]這種社會意識形態的轉變意味著當時殷人心理和思想的巨大變化，而那些直接主導或參與祭祀活動的人，他們的內心可能比誰都清楚鬼神、上帝是一種什麼樣的存在。

第七點，《周書・洪範》首先介紹周武王親自拜訪箕子，希望能得到治理新興國家的有效辦法，箕子以大禹治水之所以成功是因為上天賜給了「洪範九疇」，所以就把它貢獻給武王。而五行是九疇的第一要項，

> 五行：一曰水，二曰火，三曰木，四曰金，五曰土。水曰潤下，火曰炎上，木曰曲直，金曰從革，土爰稼穡。潤下作鹹，炎上作苦，曲直作酸，從革作辛，稼穡作甘。

五行為水、火、木、金、土，也是世界上存在的最常見的五種實物，而且它們擁有各自的本性和味道。正因為它們具有本性與本味，最初的五行也就沒有任何哲學的涵義。這種形式的五行一直延續至春秋後期乃至戰國初期，《黃帝內經》的醫家才對五行進行了創新，開始形成全新的「五行概念」。

《內經》醫家首先根據箕子的五行內容，同時結合五臟六腑的特性，分肝、膽為木；心、小腸為火；脾、胃為土；肺、大腸為金；腎、膀胱為水。而且「色味當五藏：白當肺，辛；赤當心，苦；青當肝，酸；黃當脾，甘；黑當腎，鹹。故白當皮，赤當脈，青當筋，黃當肉，黑當骨。」（《素問・

---

[73] 參閱楊寶成〈殷墟青銅器組合研究〉，《考古與文物》2002 年第 3 期，74-76 頁。

[74] 參閱並引用許倬雲著《西周史（增訂版）》，108-109 頁。

五藏生成〉）。〈宣明五氣〉曰：「五藏所藏：心藏神，肺藏魄，肝藏魂，脾藏意，腎藏志」；「五藏化液：心為汗，肺為涕，肝為淚，脾為涎，腎為唾」；「五藏所主：心主脈，肺主皮，肝主筋，脾主肉，腎主骨」；「五藏所惡：心惡熱，肺惡寒，肝惡風，脾惡濕，腎惡燥」；「五脈應象：肝脈弦，心脈鉤，脾脈代，肺脈毛，腎脈石」；「五味所入；酸入肝，辛入肺，苦入心，鹹入腎，甘入脾」等等。為此把食物也按五味分類，「肝色青，宜食甘，粳米、牛肉、棗、葵皆甘。心色赤，宜食酸，小豆、犬肉、李、韭皆酸。肺色白，宜食苦，麥、羊肉、杏、薤皆苦。脾色黃，宜食鹹，大豆、豕肉、栗、藿皆鹹。腎色黑，宜食辛，黃黍、雞肉、桃、蔥皆辛。辛散，酸收，甘緩，苦堅，鹹耎。毒藥攻邪，五穀為養，五果為助，五畜為益，五菜為充，氣味合而服之，以補精益氣。」（〈藏氣法時論〉）《內經》醫家幾乎把涉及人體與疾病及其康復飲食等相關內容分歸五行，形成龐大的五行分類系統。

其次，《內經》醫家繼承醫和「分為四時，化為五節」的醫學思想，結合當時持續溫熱的氣候環境，創造性地提出「長夏」、「至陰」時節，將一年四季分為春、夏、長夏或至陰、秋、冬五個時節以應對木、火、土、金、水五行，在四時五節五行相生循環不已的基礎上，間時節而形成五行相克循環。由於五行與具有時空概念的四時五節時令相結合，終於成為具有普遍必然規律的五行相生、相克的原理，鑄就了具有真正哲學內涵的五行概念，並運用於說明人體五臟六腑的生理功能、病理變化、疾病轉歸等。

為什麼唯有《內經》的醫家能夠如此全面而深刻地理解箕子所提出的五行呢？而且，他們在箕子五行的基礎上進行了理智而大膽的創新與發展，構建了真正的五行概念。使所形成的五行思想逐漸成為「中國人的思想律，是中國人對於宇宙系統的信仰，二千餘年來，它有極強固的勢力。」[75]這也印證了他們的一種內心追求，「通於無窮者，可以傳於後世也。」（〈八正神

75 引自顧頡剛〈五德終始說下的政治和歷史〉，顧頡剛編著《古史辨》第五冊，上海古籍出版社，1981年，404頁。

明論〉）這當然還與歷代醫工長年累月地對中醫文化、傳統陰陽五行思想的傳播有著密不可分的關係。因為他們通常要應用醫學陰陽四時五行理論，不厭其煩地向病患及其家屬說明其中的病理病機、疾病的預後與轉歸，以及針灸療法或藥物治療的原理。儘管箕子活躍在殷末周初，而撰著《內經》的醫家可能活躍於春秋後期、戰國前期，但他們與箕子之間可能存在著一種鮮為人知的特殊關係。

第八點，《內經》設定黃帝作為醫學主題的主問人，而且其身分仍為君王帝王正坐明堂，但對於歧伯等醫家卻是畢恭畢敬，這自然使人不禁聯想起周武王拜見箕子，問政國策的場景。而且，《內經》自認書中的黃帝只是託名於黃帝，並對此已經做出明確的交待。《靈樞．陰陽二十五人》根據五行把人群先分五大類，然後再細分二十五類。其中，就五大類之一的土行之人群介紹說：

> 土形之人，比於上宮，似於上古黃帝，其為人黃色、圓面、大頭、美肩背、大腹、美股脛、小手足、多肉、上下相稱行安地，舉足浮。安心，好利人不喜權勢，善附人也。

所謂「似於上古黃帝」，也就是直接否定了《內經》中作為導師——黃帝的真實身分。他們借用上古時代的黃帝之名宣揚《內經》醫家所創新建構的陰陽四時五行醫學理論的重要性，並極力地推廣經絡理論和針刺療法。在當時的醫學領域，他們是醫學理論的創建者，又是診療技術的開發者，更是針刺療法的發明者，足有資格借用黃帝之名對經絡理論與針刺療法加以推廣，希望借此進一步擴大影響。

關於黃帝其人，楚人早就認定自己是黃帝的直系後裔，如司馬遷所考證，「楚之先祖出自帝顓頊高陽。高陽者，黃帝之孫，昌意之子也。」[76]《世本》與《大戴禮》亦持此說。有關黃帝的傳聞早見於《逸周書．嘗

[76] 引自《史記》卷四十，1689頁。

麥》、《越絕書・計倪內經》以及《左傳》與《國語》，但都是以征戰內容為主，黃帝擒殺蚩尤以及與炎帝作戰，彰顯黃帝的驍勇善戰、橫掃天下的霸主形象。這種形象一直延續到戰國時期的《莊子》、帛書《十六經》、《戰國策》乃至《孫子兵法》、《孫臏兵法》。隨著戰國時期大國爭霸的白熱化，黃帝又成了帝王——齊桓公、齊威王的高祖。[77]但是，僅憑黃帝的英勇善戰最終成為中華民族的人文始祖，這份功績顯然是遠遠不夠的。儘管《國語・魯語上》在「展禽論祭爰居」中有黃帝能「成命百物，以明民共財，顓頊能修之」[78]之說法，而在孔孟儒家的「聖王」體系中卻遭到排除。孔子說：「大哉堯之為君也！巍巍乎！唯天為大，唯堯則之。蕩蕩乎，民無能名焉。巍巍乎其成功也，煥乎其有文章！」[79]（《論語・泰伯》）他讚美堯並以堯帝作為聖王的起點。孔孟儒家只為堯、舜、禹、湯、文、武等先代君主歌功頌德，這足以旁證上述所提出質疑之點。

馮友蘭先生在其大作討論「慎到與稷下黃老之學」的章節中認為，稷下先生「言治亂之事以干世主」（見《史記・孟子荀卿列傳》）。而且他認為《素問・四氣調神大論》曰「聖人不治已病，治未病；不治已亂，治未亂」，「養生」與「治國」是一個道理，這就是黃老之學的要點。他甚至說「黃帝是當時傳說中的一個養生成仙的帝王，……齊威王要把養生和成霸結合起來。」[80]有學者分析《素問・上古天真論》時指出：「此以真人至人駕於聖人賢人之上，猶如黃帝駕於舜堯之上，以道家駕於儒家之上。」[81]其實不然，《內經》醫家與老莊道家在論道與執道上還是有著很大的區別。《內

77 《陳侯因齊敦》銘文：「……其惟因齊，揚皇考昭統，高祖黃帝，侎嗣桓文，朝問諸侯，合揚厥德。」（引自中國社會科學院考古研究所編《殷周金文集成》第九冊，中華書局，1988 年，272 頁。）銘文釋讀參閱郭沫若著《兩周金文辭大系圖錄考釋（二）》，科學出版社，2002 年，464 頁。

78 引自徐元誥撰《國語集解》，中華書局，2002 年，156 頁。

79 引自楊伯峻釋注《論語譯注》，83 頁。

80 引自馮友蘭著《中國哲學史新編》上冊，人民出版社，2001 年，486、496、499 頁。

81 引自潘雨廷〈《黃帝內經》與《老》《莊》〉，陳鼓應主編《道家文化研究》第四輯，上海古籍出版社，1994 年，159 頁。

經》依託黃帝之名演繹以針刺為中心的醫理醫術，大力推廣針刺療法，由於醫工在民間社會中的特殊地位與作用，足以使《內經》成為戰國中後期民間流行黃帝傳說的主要來源之一。這可能使《內經》成為先秦時期最早利用黃帝、宣揚黃帝的一部典籍。《內經》中除〈上古天真論〉開篇介紹黃帝：

> 昔在黃帝，生而神靈，弱而能言，幼而徇齊，長而敦敏，成而登天。

一文之外，基本沒有涉及其他有關黃帝的傳說。這段話除頭尾八個字，其中「生而神靈，弱而能言，幼而徇齊，長而敦敏」亦見於《史記・五帝本紀》。[82]而且，《內經》通過黃帝與歧伯、伯高、少師、少俞、雷公等研討醫理醫術的對話，塑造了一個通曉天道四時，精於積精養身，愛護百官、關心百姓疾苦，而又不恥下問，廣開言路的聖明君王的形象。下面我們再選錄幾段黃帝所言：

> 余聞上古有真人者，提挈天地，把握陰陽，呼吸精氣，獨立守神，肌肉若一，故能壽敝天地，無有終時，此其道生。……將從上古合同於道，亦可使益壽而有極時。（〈上古天真論〉）

> 而道上知天文，下知地理，中知人事，可以長久，以教眾庶，亦不疑殆。（《素問・著至教論》）

> 聖人之術，為萬民式，論裁志意，必有法則，循經守數，接循醫事，為萬民副。（《素問・疏五過論》）

> 余子萬民，養百姓，而收其租稅。余哀其不給而屬有疾病。……令可

---

82 我們認為司馬遷生前讀過《內經》，並為《內經》所感動才決意為醫家立傳。《內經》創建的陰陽概念、五行概念對他有過深刻的啟發和有益的借鑒，主要體現於「八書」中「天官書」、「曆書」等。

傳於後世，必明為之法，令終而不滅，久而不絕。（《靈樞・九針十二原》）

余願聞而藏之，則而行之，上以治民，下以治身，使百姓無病，上下和親，德澤下流，子孫無優，傳於後世，無有終時。（《靈樞・師傳》）

夫九針者，小之則無內，大之則無外，深不可為下，高不可為蓋，恍惚無窮，流溢無極，余知其合於天道人事四時之變也，然余願雜之毫毛，渾束為一。（《靈樞・外揣》）

《內經》醫家直言不諱依託黃帝之名宣揚創新的醫學陰陽四時五行理論、經絡理論與針刺療法，同時還展現出一位探索天道人道，養護百姓，關心社會福祉，能迎合民心制法以期長治久安，教誨百姓守法，促進社會安定和諧的帝王現象。這可能是戰國中後期民間所出現黃老思想傳聞的一個重要來源。而且《內經》的編撰醫家，從不把他們創新的醫學理論、臨床診療技術，乃至個人的醫療經驗留存給自家的子孫，而是強調盡可能把這些東西著述於簡帛無私地傳承於世，這一點可謂《內經》的一大特色。這可能是他們繼承了祖先殷商青銅器禮器的製作文化，把重要的歷史事實，「以其所書於竹帛，鏤於金石，琢於盤盂，傳遺後世子孫」（《墨子・兼愛下》）[83]的傳統有關。《內經》醫家們可能在精神上為緬懷與反思自己先祖所經歷過的「湯武革命」，同時也表達對未來君王的寄託與期待，希望他們在執政中能防微杜漸，早期發現、早期治亂，避免戰禍發生致使百姓遭殃。就像歸附於周朝的殷商重要舊臣微子、箕子、史佚、辛甲、太顛、閎夭、散宜生、鬻子、太史疵、少師疆等人[84]，他們可能並非只顧個人的得失，更多的是考慮

[83] 引自清・孫詒讓撰《新編諸子集成・墨子閒詁》卷四，中華書局，2001年，115頁。

[84] 《史記・周本紀》載：「太顛、閎夭、散宜生、鬻子、辛甲大夫之徒皆往歸之」，「史疵、少師彊抱其樂器奔周。」（引自《史記》卷四，116、121頁）

跟隨他們的子民生命與財產，以及造典編章、修史作冊、制禮編樂等固有傳統文化的保存與傳承。而且，他們也熟知治亂之道，備嘗人生百味，其鑒觀興亡禍福之思想，更是比周人的境界為高。[85]

第九點，《內經》醫家把為人診治疾病的行為視為治理國家，這充分彰顯了他們對診治疾病的高度責任心，以及對病患個人的高度負責。他們在日常的臨床診療活動中，自覺地「以人為貴」，「以民為上，以己為下」，「以病（患）為本，以醫為標」，這在世界醫學史上應該是極其罕見的一種思想行為。而且這種思想並非停留於口頭上，他們所倡導的「不治已病治未病，不治已亂治未亂」的思想行為，即早期發現、早期治療，足以證明他們不為名不為利的高尚醫德和純潔的心靈。《靈樞・師傳》載：

> 黃帝曰：余聞先師，有所心藏，弗著於方。余願聞而藏之，則而行之，上以治民，下以治身，使百姓無病，上下和親，德澤下流，子孫無優，傳於後世，無有終時，可得聞乎？歧伯曰：遠乎哉問也。夫治民與自治，治彼與治此，治小與治大，治國與治家，未有逆而能治之也，夫惟順而已矣。順者，非獨陰陽脈，論氣之逆順也，百姓人民皆欲順其志也。

黃帝為了百官、庶民的身體安康，不惜自己的高貴身分下問歧伯等醫家，求取大家心藏的治病經驗。而歧伯他們不但慷慨解囊，傾其所能地傳授醫理醫術，而且還要求應該把臨床診療疾病的行為等同於治理國家。因為在歧伯他們看來，不管是民眾患病的疾苦還是自身的父母兄弟、親朋好友都應該一視同仁不分彼此；要把治病視為治國，且不分疾病之大小，治療惟以順病患之志，順其氣而治為要。

《國語・晉語八》記載醫和出使晉國為晉平公療疾時，在和趙文子的論

85　參閱傅斯年〈性命古訓辯證〉，收入《中國現代學術經典・傅斯年卷》，河北教育出版社，1996 年，99 頁。

辯之中道出了自己心中的抱負：

> 上醫醫國，其次疾人，固醫官也。

認為作為一名良醫，擔當一個政府的醫療官員，有責任關心國家大事，不管任何時候首先考慮的的是關係國家的治理，猶如《素問·疏五過論》所云：「聖人之術，為萬民式，論裁志意，必有法則，循經守數，接循醫事，為萬民副」，其次才是臨床的診療疾病。這也就是說作為醫官首先要忠誠於國家，要與國家共命運同呼吸。而且，《內經》把治病提升到治國的高度，旨在增強醫工的自尊，培養一種責任心或職業道德，敬畏國家，敬畏病患，其結合點就在於敬畏生命。把治病與治國緊密地聯結在一起，這足以激勵學醫之人在思想上樹立更為遠大的理想，能為自己未來的生命增添奇光異彩，實現自己人生的最大價值。

不管是醫和還是歧伯，他們雖然只是一名醫家卻表現出一種不凡的胸懷，表明一種希望參與國家政治的志向。《靈樞》的〈陰陽清濁〉以及〈外揣〉中所出現的歧伯對黃帝問非所答的內容[86]，充分地表明醫家心中按捺不住的抱負。這不是一般人有可能萌生的思想行為。或許在《內經》醫家的心底裡蘊藏著一種記憶或者一種情懷，他們的祖先曾經是治理國家政治的主導者或者參與者，雖然他們現在成為亡國之徒或遺民的子孫，先祖們的充分反思與殷切教誨，促使他們不忘立志的重要性，即使當下無法直接參與治理國家政治，平時也要以這種的胸懷對待自己的工作，幹出一番不平凡的事業。

第十點，〈寶命全形論〉載：

> 帝曰：余念其痛，心為之亂惑，反甚其病，不可更代，百姓聞之，以為殘賊，為之奈何。歧伯曰：夫人生於地，懸命於天，天地合氣，命

---

86 〈陰陽清濁〉曰：「黃帝曰：余問一人，非問天下之眾。歧伯曰：夫一人者，亦有亂氣，天下之眾，亦有亂人，其合為一耳」；〈外揣〉曰：「黃帝曰：余願聞針道，非國事也。歧伯曰：夫治國者，夫惟道焉，非道，何可小大深淺，雜合而為一乎？」

之曰人。人能應四時者，天地為之父母，知萬物者，謂之天子。

對於黃帝因為疾病殘害百官而感到心痛、不安與苦惱，但歧伯在回答中卻指出：一般的人與天子的不同之處，雖然他們都是天地合氣的自然產物，但成為天子的人則能夠應對天地自然、四時更替的變化，而且熟知隨天地自然所生化形成萬物的人。所謂「知萬物者」，也就是能夠掌握自然萬物在四時的生、長、收、藏之變化原理，教誨一般人有益地利用萬物之人。換言之，即天子掌握的知識能夠為一般人提供幫助，為一般人解決實際生活中的難題，比如治療他們的疾病，解除疾病所帶給庶民的痛苦。

「天子」一詞，在《論語》中也出現過，〈季氏〉載：「孔子曰：天下有道，則禮樂征伐自天子出；天下無道，則禮樂征伐自諸侯出」；〈八佾〉云：「三家者以雍徹。子曰：『相維辟公，天子穆穆』，奚取於三家之堂？」[87]春秋後期社會動盪，禮樂制度早已崩壞，諸侯國的強權，以及強大的氏族之間爭鬥不斷，甚至連國君都無法安身立命。例如，魯國的政權早已旁落於手下的三公，季氏、孟氏與叔孫氏之手。他們瓜分了魯國軍賦所出的土地，然後把原有的私家軍隊也併入其中，各組成三家不同的軍隊。二十五年後，他們最終把公室也瓜分乾淨。而魯昭公作為國君只能外居於齊、晉，結果客死他鄉。春秋後期，所謂「天子」，也就是一個名不副實的代名詞而已。

歧伯作為一位醫家，提出了與政治、權力、財富無關的「天子」概念。言下之意，像他們這樣深諳醫理醫術，並通曉天地四時變化規律、自然萬物的醫家，即使自命為天子也並不為過。這透露出隱藏於內心深處的一種自負，即使現在自己身為醫工，但以自身所掌握的醫學知識與臨床診療經驗，能夠為天下庶民百姓解除疾病帶來的痛苦，猶如天子無時不刻地行使著他那為國為民的使命。

通過上述十大問題的討論，它們似乎都能投射到一處，並形成了一個影

---

[87] 引自楊伯峻釋注《論語譯注》，174、23頁。

像，那就是《內經》有可能形成於殷商遺民後裔之中，一群志同道合獻身於醫學的醫工之手。他們的先祖作為亡國的殷商遺民，從山東、河南等地被迫成族地遷徙到西北邊陲，或逃亡到江淮以南的楚地。這些殷商遺民作為殷商文化的主要載體，他們把自己原來比較先進的文化和技術帶到新的地方，為周人初建時期的政治、宗教、文化，諸如祀天祭地、作樂制禮、典章文物等中國古代傳統文化的延續與發展作出了重要的貢獻。傅斯年先生認為，殷商「遺民之不以封建改其民族性也如是。……惟孝之論，五行之說，又起而主宰中國思想者二千餘年，然而殷商為中國文化的正統，殷遺民為中國文化之重心」。[88]徐中舒先生也認為，「我們因此也可以斷定周之代殷，不但承襲其統治權，並其文化都完全承襲了」。[89]而且，他們的後裔又能很好地融合於當地文化之中，並從中汲取營養成分，得以生根、創新、開花、結果。在古代醫學領域，浙江境內的錢塘江、富春江與浦陽江三江交匯之處的跨湖橋文化遺址，發掘發現早期先民使用的各種骨針，戰國時期楚地擁有的先進的冶煉技術、針織技術等，這些都能成為《素問．異法方宜論》所提出「故九針者，亦從南方來」之結論的旁證。九針及其治療方法和經絡理論是《內經》闡述的中心課題，為此他們在長期臨床觀察疾病及其發生的基礎上，彙集了之前的各種醫學古籍的知識，並結合民間流行的陰陽五行觀念，構建了嶄新的醫學陰陽四時五行理論，同時創新了陰陽概念和五行概念，使經絡理論有了紮根成長的肥沃土壤。

過去輝煌燦爛的歷史使他們不忘自己的尊嚴，甚至自命「天子」，敢於把治病堪比治國；沉重的歷史教訓使他們深入理解「防患於未然」的必要性，追求臨床醫學診治的最高目標——「是故聖人不治已病治未病，不治已

---

[88] 引自傅斯年〈周東封與殷遺民〉，《中研院歷史語言研究所集刊論文類編》歷史編．先秦卷一，60頁。

[89] 徐中舒先生不僅推定殷周屬於不同的民族，而且又從文字、生活方式、用具、兵器、貨幣、禮制等七個方面推斷兩者的文化不同。（參閱並引自徐中舒〈殷周文化之蠡測〉，北京大學中國傳統文化研究中心編《北京大學百年國學文粹》史學卷，北京大學出版社，1998年，149頁。）

亂治未亂」；苦難遷徙的歷史記憶使他們志向遠大，時刻不忘創新與著述；痛苦而深刻的反思使他們從心底萌發「自強於學」的自覺心志；曾經的「小邦周」之民成為自己宗族的主人，刻骨銘心的實際生活體驗使他們領略了「以民為上、以己為下」的必要性；愚昧野蠻的往昔祭祀與殺戮使他們感悟了敬畏生命與「以人為貴」的重要性；「治病必求於本」的探索精神，使他們更早地走出了巫術迷信的叢林。這些都是秦漢以降的醫工所難以具備的、也無法體驗的經歷，更是無法去追逐完成的遠大目標。況且，「焚書坑儒」和「獨尊儒術」猶如劍走偏鋒的雙刃，斲削大腦的突觸和心靈智慧的萌芽，其結果只是束縛人心，禁錮思想。尤其在哲學思想深陷於泥潭，雜家凸現，柔和陰陽的緯書、符命圖籤撲天蓋地的兩漢時期。我們還看今朝，針刺醫療技術與經絡理論已經在世界各國普遍流行，實現了《內經》醫家極力推廣針刺療法的願想，同時也證明了他們的高瞻遠矚。不管從思想上還是技術上，他們都為中華民族立下了不可磨滅的豐功偉績。

後　記

據四叔祖嚴靈峰先生（原名明傑，1904-1999）在福州陽岐的祖墳前所立的碑銘，延至我這一代從事醫業已歷時十三世。考慮古人平均壽命一個世代以二十五年至三十年計算的話，嚴氏家族（包括嚴復先生的先君）從事醫業的歷史將近四百年。嚴家族人來黃岐開設藥鋪，懸壺濟世至今二百餘年，傳到祖父輩歷時五世。祖父名白，乳名明才，字梅馨（1888-1934）。據四叔祖的回憶錄及族譜的記述，祖父青年時期曾秘密參加反清組織「光復會」，推翻滿清王朝後，經過「地方自治講習所」的幹部培訓，被派往福鼎縣擔任稅務官，後因不服官場水土，辭職回家繼承家業行醫，與兄長經營泰順藥局，醫術醫德聞名四鄰八鄉。而且他是當時第一個剪掉腦後辮子的人，更是一個孝子，竟為醫治母病「割股」入藥。先父嚴啟銳名君鑀（1922-1994），十七歲就在福州學醫，十九歲那年投筆從戎，作以國民黨軍醫隨軍開赴前線，參加抗戰三年。抗戰勝利後，即退伍復員回黃岐開設濟民診所。「文化大革命」期間，因參加國民黨軍而遭受無端的批鬥，戴高帽，遊街示眾，蹲牛棚，發配海島等歷盡千辛萬苦，受盡百般折磨，卻依然一如既往、盡心盡力為病患診治。每當想起那些場景，令人百感交集、潸然淚下。晚年得以平冤昭雪，歷任福州市七、八、九屆人大代表。先母盧淑珍（貞）與先父同年出生，在醫院工作直至退休。

《黃帝內經》的書名，識字後在先父的玻璃書櫥裡見過。1981 年 3 月參加了衛生部委託成都中醫學院舉辦的全國金匱（可謂古典中醫內科學）師資班，在那一段時間裡，撰寫了〈金匱要略腹部診斷法初探〉，隨後又寫了〈腹部診斷法在六經辯證中的運用〉等，期間開始翻閱《黃帝內經》，目的只是為尋找合適的引用經文而已。記得 1982 年初，曾托北京的同學把〈金匱要略腹部診斷法初探〉轉呈北京中醫學院劉渡舟教授審閱。劉先生不久即來函推薦我參加 10 月分在河南南陽召開的張仲景學術中日研討會，並希望學院方面印製三百份材料。因此，時任福建中醫學院院長、研究《傷寒論》知名專家俞長榮先生，曾在人前誇我聰慧。實際上，這只是早年跟隨先父在住院部病房，觀察、診療過多數各種腹部急性炎症的疾患，因而結合極為熟悉的腹部診查要素，將《金匱要略》中有關腹診內容加以系統整理而已。東漢之後，長期以來中醫臨床多重視脈診、舌診，以及現代中醫多在門診工作，很少接觸急腹症病患從而逐漸忽視了腹診。不管是中醫還是西醫，雖然各自的診療方法不同，但臨床所見的症狀與體徵仍然是一致的，這是中、西醫的一個交叉點，在施治上西醫只能因人之病，而中醫則因病之人。中醫擁有處方的自主組織權（即使在國家《藥典》規定的範圍內），這給予他們體現自己創新精神和人生價值的機會。中醫對其中的意義應當有深刻的認識，從而更加珍重自己的工作。

自己真正下定決心研究《黃帝內經》，則是過了「知天命之年」的事。1986 年（日本昭和 61 年）3 月，考入日本京都府立醫科大學（創建於 1872 年）大學院攻讀博士學位。指導教授川井啟市先生早年留學西德，於 1974 年曾與德國 Classen 教授報告了經口內鏡下十二指腸乳頭括約肌切開術用於治療膽總管結石，標誌著治療性 ERCP（經口內鏡逆行胰膽管造影）的開端，被譽為「二十世紀微創外科的典範」。1981 年 7 月他應陝西省有關醫學會之邀，在西安為來自廣州、武漢、浙江、南京、山東等地的消化系醫師作學術報告，開展傳授內鏡臨床應用等學術交流。京都府立醫大為留住這位年輕有為的消化系及內窺鏡專家，在已有衛生學教研室的基礎上，特地為他增設了公眾衛生學教研室的編制。教研室除了研究消化器小組外，還有成人病預防、癌細胞培養、老化研究等小組。每週一的早會，由一個成員詳細報告自己專題的研究進展，然後大家提問、點評、教授總結，教研室十來個成員周而復始地輪流報告。記得自己第一次的研究報告，為製作圖表、幻燈片等通宵達旦。這樣的研究討論會對於拓展自己的醫學科研知識與方法無疑是不可多得的機會。川井教授非常強調基礎醫學研究不能脫離臨床，所以在最後的一年裡，每週還跟隨他去京都癌中心醫院學習內窺鏡的臨床檢查。教研室內研究預防高血壓病的東茜（Higashi AKANEA）助教，2012 年出任京都府立大學的副校長。她曾於 1989 年捐贈近三十萬日元購買有關醫療經濟學方面的書籍贈送給東北地區的《醫療經濟學雜誌》社。研究老化的細川友秀（Hosokawa TOMOHIDE）助教，2011 年出任國立京都教育大學的副校長，2016 年轉任校長。

記得入學第一年年末，參加教研室的年終大掃除，大家都忙於清除五年前出版的醫學雜誌及書籍等，才知曉當時的醫學知識更新期。由於先父愛書如命，家鄉老宅附近一旦有火災發生，他總是讓人先轉移家中的藏書。清除雜誌書籍的舉動確實給我一個不小的思想衝擊，除了對醫學發展速度之快感到震驚之外，時常思考獻身醫學研究的人生意義與價值。當時日本社會流行的「不爭第一，但求唯一」口號，對自己的人生發展來說也是一個重要的啟示。流行病學是本專業的一門必修課，也因此發現《中國古代疫病史》尚處於空缺。當即書信退休在家的先父建議查閱家藏的二十四史，收集有關古代疫病流行的資料。數年之後，他將之整理成論文《魏晉南北朝中國傳染病史》並得以發表。1990 年（日本平成 2 年）3 月，順利通過了論文答辯獲得醫學博士學位（甲種第四〇二號）。在大學院研究生活的 4 年中，一共發表了 10 篇醫學論文，其中有 6 篇論文是刊載於日本醫學專業學術雜誌，有兩篇是日本〈醫學の歩み〉（《最新醫學》）雜誌的約稿。其中有一篇論文被國內的《國外醫學雜誌・社會醫學分冊》翻譯成中文，刊載於 1989 年第九卷第一期，這還是回國後偶然在網上查到的。

由於家裡的大量藏書，以及從小對文哲史愛好不能忘懷，終於在「不惑之年」放棄了在臨床醫學的發展，同時退去「日本衛生學會」、「日本公眾衛生學會」、「日本癌流行病學研究會」以及「國際流行病學學會」的會員。1990 年 4 月，以外國人學者的身分轉入日本京都大學研究文史哲。期間為研究道教而通讀了《道藏》，旨在探索研究中國古代神仙道教的傳統修煉技術對人體的影響，及其對人體健康、延年長壽的效果，以及評價和以現代醫學科學論證等問題。相關研究論文陸續發表於日本《醫學史學會雜誌》、《中國出土資料研究》、《東方宗教》，以及《京都大學人文研究所研究報告》等日本文哲史專業學術雜誌。記得 2005 年秋，臺灣中研院教授李豐楙先生來京都大學人文研究所作學術交流，他曾建議我出版道教研究的專著，我告訴他待我把這個課題提升到思想高度後再說，否則就無意出版。2007 年初，臺灣學生書局同意為我出版《古代房中術的形成與發展——中國固有「精神」史》一書。期間發現古代神仙道教與傳統的中醫、中藥關係密切，故開始系統地收集與分析歷代神仙道教的個人資料，有心編撰《古代神仙道教的形成》。而且，幾年間還花費不少時間走訪京都市內各大學的圖書館，以《中國地方誌綜錄》為藍本，查閱近六千餘部中國地方誌，收錄古代傳染病流行的文史資料幾十萬條，有意將來編撰《中國古代疫病史》。

早在 2000 年，發現《中華道藏》已將《黃帝內經》等多數古醫籍收入其中。記得曾有日本人寫過《道教醫學》，而且還被翻譯成中文在國內出版。實際上，道教並不存在什麼獨自體系的醫學，道士們因為個人興趣或者實際的需求自學些中醫藥，自然就把所需的傳統中醫藥知識匯入《道藏》。只要瞭解《道藏》的結構及其編輯手法與內容，閱讀《道藏》就一目了然了。恰好那一年京都大學人文研究所教授山田慶兒先生的新著《中国医学の起源》出版，讀罷即懷疑他有關《黃帝內經》形成於西漢末東漢初的推論可能有誤。山田先生於 1988 年被中國科學院自然科學史研究所聘為名譽教授，並在國內多地演講。由於他的學術思想影響，《黃帝內經》形成於西漢末東漢初的假說似乎成為一種定論。因此，於 2001 年正式調整了自己的研究方向，先放置《中國古代疫病史》及《古代神仙道教的形成》的研究工作，將研究中心全面轉入了《黃帝內經》。同年 8 月路經香港時，特意購買一本中醫古籍出版社的《中醫四部經典》，以表示一種決意的開端。

2006 年夏天，在上海查找文獻資料期間，突發左眼視網膜剝離，雖經上海五官科醫院手術治療，但視力恢復無望。隨即決定回國，放慢研究的步伐。考慮將來的研究需要借助上海圖書館，遂卜居上海。自眼疾變故之後，對「人生無常」這句話頗有體會，擔憂自己或許陪伴不了這項研究計畫，遺憾人生，遂無心復職就職。每天三、四點早起讀書、看資料、思考、撰述，一年三百六十五日年中無休，二十年來一心專念於《黃帝內經》的研究。其間研讀康德的三大批判及其他的哲學著作，也花費了一定的時間。2016 年終於完成了本書上、下兩篇的初稿，隨即發給國內外幾位專家學者，包括日本京都大學與東京大學的幾位教授，內心也希望能輾轉到山田慶兒教授的手上，期待他們能提出嚴厲的批判意見，但始終未能如願以償。所以，在此也就沒有要表以感謝之人了。

但是，年過四十歲才從醫學轉入文哲史研究，對於像自己這樣文史哲的「素人」能走上研究文哲史之路，並完成拙著《古代房中術的形成與發展——中國固有「精神」史》，確實需要感謝兩個人。一位是日本京都大學人文研究所教授麥谷邦夫先生，認識他是從 1994 年 4 月開始的。他是一個研究中國道教的知名學者，也正是他使我懂得如何正確使用古代文獻資料的人。他儘管患有嚴重的近視眼，還多次來中國進行實地考察研究。1997 年 2 月初春，曾陪他上過茅山，冒著寒冷的春雨翻山越嶺調查山中的道教遺址。在與他交往的幾年裡，他總是不厭其煩地幫我審閱、修改相關的文章。每次不長的修改交流過程，都是我痛苦地改正自己胡亂詮釋引用文史資料不良習慣的機會。自以為自己是中國人，想當然地引用、解釋並隨意發揮。他以京都學派的嚴謹作風，極其認真地按照所引用的字、句的本義給予矯正，不讓有丁點的僭越。這對於完全靠自學走過來的人來說，真是一條痛苦而漫長的修練之路，也為日後的研究開展打下了堅實的基本功。另一個則是至今尚不知姓名的學術刊物審稿人。1999 年秋，我向日本《中國出土資料研究》雜誌（中國出土資料學會編輯・發行）投了一篇題為〈馬王堆漢墓房中術竹簡研究——以古代房中術的成立為中心〉（譯名）的研究論文，數個月後就收到從東京雜誌社轉發來的、長達數頁的審稿意見書，提出幾個必須回答的問題和需要修正的部分。其中有關問題的詳細說明和解釋，使我開始感悟思想史研究的一些要領和方法，開啟了自己探索哲學思想之路。

2020 年 2 月 10 日，外孫張孝友名仲出生。其實，自女兒備孕、懷胎，就開始並一直跟蹤觀察。2020 年 1 月 24 日武漢市因爆發新冠病毒流行而實行「封城」，實早已傳擴到多個城市。有幸於 1 月 26 日拿到中國鐵路

12306 官網候補訂票的退票，時值春節臨近一票難求的時期，萬分高興地帶上書稿與必要的資料離開了上海。女兒由於血氧飽和度偏低擔心影響胎兒，生產之前三周曾斷斷續續接受上、下午鼻輸給氧 30 分鐘，還兩次住進婦幼保健院觀察待產。10 日清晨女兒進了產房待產，根據醫生的建議，晚 8 時許女兒自行決定剖腹產。由於羊水比較渾濁，寶寶出生後需按醫囑送新生兒救護中心觀察。我陪同抱著新生寶寶的女婿，一起小跑送進住院部大樓的新生兒救護中心。經過五日漫長的等待，寶寶終於安然地回到我們的身邊。月嫂照顧女兒及寶寶四十天結束後，女兒負責白天及上半夜照看寶寶。我負責下半夜到早上這一段時間，按時給寶寶餵奶粉、換紙尿褲等，待他熟睡之際就偷閒修改上、下篇書稿，盡情地感受著一個從「無」到有的生命誕生與成長，深刻地領悟著《黃帝內經》有關闡述生命的意義。期間還撰寫了本書附篇的草稿。

在上海居住的十餘年間，我充分利用自宅四周的空地，除了種植一年四季常見的蔬菜之外，還種了不少紅薯、絲瓜、苦瓜、南瓜、冬瓜、蘿蔔等。每日過著起居有常，上樓讀書寫字，下樓田間勞作，粗茶淡飯，飲食有節的生活。我特別喜歡「生命就在於運動」這句話。我認為選擇一種自己喜好的運動，並在清淨而愉悅的氛圍之中忘我地活動，有可能收穫最佳的運動效果。我們盡可能地和於陰陽，調於四時，特別期待春天的到來，可以隨地抓些新長出來的馬蘭頭、野薺菜、魚腥草、薄荷葉、紫蘇葉等，再加上一把自種的小蔥洗淨切細，瀝乾水分後裝入小盆打下一個雞蛋，再拌入適量的麵粉、添加少許蝦皮，然後煎成餅作為早餐。我們稱之為「草餅」，因為這樣的早餐可以持續一、兩個月時間並視之為一年之中清理腸道的必要時期。這也是我們體驗《黃帝內經》倡導的以防病為主的養生生活的重要一環。

回到福州一年多來無地可種，為了維持體力只能每天晨起跑步，做操。有一天在跑步中突然想到，研究《黃帝內經》就像開始了沒有終點的長跑，前方一個模糊的目標出現了，跑著跑著逐漸清晰起來，呈現一個實在的東西，看清了或許並非你所想像的、想要的東西，還得繼續往前跑。你可以更換跑步的路徑，但無法設想和改變你眼前所出現的景物。《黃帝內經》無疑是先秦醫家長期而持續地觀察天地自然與人體疾病的關係，經過臨床反覆實踐、驗證的經驗結晶，也是那個時代理性地觀察臨床的結果和理論探索的記錄。隨著時代的發展，歷史氣候的變遷，地理環境的改變，可能再現臨床的東西也在變化，諸多的病症、症狀再現臨床的頻率也隨之而變，甚至有的消失不再重現。例如「長夏」、「至陰」，那些漫長而溫熱潮濕時節的氣候，以及隨之出現的臨床疾病特徵乃至施治的方藥。《漢書・藝文志》方伎略中所記載的大量「經方」的消失，也許就是這樣的一個例子，否則很難解釋這種絲毫沒流傳下來的現象。假如果真是那樣的話，也不過就是一種自然淘汰而已。相反，既然經歷數千年卻能流傳下來的，必然有其被留存的價值、道理和理由。

《黃帝內經》作為先秦時期唯一留存下來的醫學經典，它是經過先秦醫家幾代人堅持不懈臨床努力的結果，也是理性與睿智的結晶。我們研究它，完全不能與陸九淵所謂的「六經注我」、「我注六經」等量齊觀、同日而論。它不是像傳統心學那樣可以靠冥思苦索，知本立志，而是憑藉你所擁有的臨床經驗和智識，《黃帝內經》才會給你開啟相應的門洞。我們不能把自己現在尚無法理解的東西，簡單地歸咎於古人的臆想，甚至嘲諷、詆毀先人的偉大智慧。中國的文字，每一個字每一個詞，只有結合你的親身體驗或體會，方能深刻地理解其中的蘊意與意義。回憶起自己研讀《黃帝內經》伊始，就被「長夏」這個最容易讀懂的，卻又是最難解釋清楚的詞彙長期所困擾。因為它直接關係到醫學陰陽五行理論的建構，以及五行概念的確立，所以如何破解「長夏」這個密碼，給出令人折服的合理解釋也就成為《黃帝內經》研究的一個至關重要的突破口。冥思苦想幾年依然無果，直至有一天讀到竺可楨先生的大作〈中國近五千年來氣候變遷的初步研究〉時，頓時眼前一亮，似有茅塞頓開之感。隨後開始查閱大量有關研究歷史氣候變化的文獻資料，經過了綜合的評估，整個研究架構才逐漸清晰起來。這也許就是所謂「發散思維」激活了「集中思維」吧。

回想在大學院研究時期，曾花費一年多的時間，收集日本 46 都道府縣居民的肝癌死亡以及大量食品消費的資料，運用地理流行病學的手法，自己編製計算的程序進行多重回歸分析和主成分分析的數據運算，試圖發現環東海廣域包括臺灣、南韓、日本九州等地高發肝癌死亡的關聯因素。相關分析結果題為〈肝癌死亡與關連因素的地理流行病學研究〉（譯名），發表於《日本衛生學雜誌》（1988 年第 43 卷第 5 號）。後來又以類似的思維，對馬王堆漢墓出土的《十問》、《天下至道談》中涉及模仿動物性交體位的內容，根據古代動物的分布狀況，進行動物地理學的考察，推斷這些文獻可能形成於長江中下游的南方地區。研究論文題為〈關於馬王堆漢墓房中術竹簡研究——以導引房中術為中心〉（譯名），發表於日本《中國出土資料研究》雜誌（2004 年第 8 號）。所以本書上篇綜合利用與評估近五十餘年來，國內多數研究和科學調查數千年來歷史氣候變遷的論著結論和科研調查報告，就春秋至兩漢間上千年氣候變遷的趨勢與特點，與《黃帝內經》所呈現的氣候特徵，醫家構建的陰陽四時五節理論及其指導臨床診療的經驗，疾病錯時發生等特點進行系統的比照與分析，得以推斷《黃帝內經》形成於戰國前期，成書於戰國中期之前，以及推導其形成的地域，並完全排除其形成於兩漢任何期的可能性。這些結果同樣是大學院學習研究期間，花費大量時間修得的研究方法與思路的延伸與拓展，絕不是因什麼突發奇想。

我以為自己研究《黃帝內經》工作的真正價值，在於系統地論證（argument）《黃帝內經》形成年代的整個過程。這不是一個所謂可以自圓其說的假說，因為不管是從挖掘與分析《內經》所發現內在的歷史氣候特徵——冬冷、春熱、夏暑、秋濕，錯時疾病的發生，以及相關的臨床診斷方法、針刺治療手法的確立等，還是有幸利用近五十多年來國內大量研究歷史氣候變遷的多學科科研成果的印證，都表明這決不是一種僥倖的偶合，應該是歷史事實的重合。就像大江大海裡任何漂浮物終究都會靠岸一樣，在歷史長河裡漂流了兩千餘年的《內經》，最終也找到了自己成書的年代與地域的歸屬。我以為即使將來還有可能從地下挖掘漢代古墓，從中出土有關《黃帝內經》的簡帛，也不至於影響這一整個論證工作。至於其他的定位細節，只是按歷史年代發展的順序，準確解讀那些記載著有關陰陽、五行、氣論等詞語的文獻資料，按步照班地進行有序的排列。這些多屬於一般性的、沒有太多技巧可言的工作。當然，在文史哲方面也還是提出了不少新的東西。這些也將得益於重在擺事實，講道理，那一塊學術界獨有的寧靜祥和、平等自由的樂土。

《黃帝內經》完全不同於其他先秦時期的國學經典，它既是結合醫家自創的陰陽四時五行醫學理論於臨床診療經驗的醫學著作，又是關注大眾健康養生、醫者倫理道德的文化典籍。之所以萌生以康德哲學理論發掘整理、研究《黃帝內經》的知識論和道德觀，是因為發現馬王堆漢墓出土的《足臂十一脈灸經》、《陰陽十一脈灸經》，以及《靈樞・經脈》篇的經脈理論，最先可能只是為臨床「病症歸經」所用，這恰是形成《黃帝內經》知識論的一個重要來源。而所謂的「穴位歸經」，乃是後世醫家經過長期臨床實踐與驗證而逐步發展完善的。《黃帝內經》倡導「上醫治未病」的思想，與康德強調重「道德」而輕「倫理」的哲學思想不謀而合，不管是從動機還是結果來看，可謂完美地詮釋了康德的道德哲學。黑格爾曾對康德提出過嚴厲的批評，認為他無異於要公開取消「倫理」。在西方哲學家的眼裡不可能出現的事情，先秦醫家早以自己的實際言行證明了「善良意志」或「實踐理性」的可行性。在康德奮力研究三大批判的兩千多年前，中國先秦醫家就已經以自己的思維方式指導自身的實踐。我們在這裡只是在拋磚引玉，希望得到更多研究康德哲學的專家學者的批評。我們相信通過這次系統的研究，《內經》從一部偉大的醫學經典，豐富多彩的人文經典，最終成為通古達今的哲學經典。這對於完善中國傳統哲學系統，無疑是一個不可或缺的重要組成部分。

在修改上、下篇的幾年時間裡，由於對先秦醫家的無限崇敬，心底裡時常萌生起尋根問祖的念想。編撰《黃帝內經》的先秦醫家究竟是一群什麼樣的人呢？他們之間到底又有著什麼樣共同的歷史文化背景呢？由於早有想法在先，平時在研讀文獻資料的過程中就會特別留心在意，不覺之中積累了不少相關的內容，最後就彙集選出十點疑問，並作了詳盡的詮釋。它們似可彙聚成一個圖像，最終就形成了附篇〈試探《黃帝內經》的編撰者〉，作為解答自己心中的疑惑和念想，也能和讀者進行一個有益的交流。殷商是中國傳統文化形成的一個重要源頭，雖然歷時六百年的殷商王朝一夜之間被推翻了，但那些亡國之徒或遺民的子孫，他們作為殷商文化的主要載體，帶著原有比較先進的文化，不斷地流向新的地方並生根開花結果。以致至今傳承的許多習俗都可能與那遙遠的時代相連。

二十年來，我離開了規矩林立、喧嘩嘈雜的大學，退出了所有曾經加入的各種醫學與文哲史的學會，完全斷絕了學術性話語的交流，甚至拒絕使用所謂現代神器的手機，過著一個手藝人般的、單幹的研究生活。寫成一本近三十萬字的書，卻整整花費了二十年的時光。而且每天除了 5、6 個小時的睡眠，2、3 個小時的田間勞作，至少有十個小時以上的時間都在思索著《黃帝內經》的問題，甚至在地裡拔草時在想，翻地挖土時在想，跑步做操時也在想。假如以年計算的話，每年大約寫下一萬五千個字左右，多少還有些欣慰；如果以日計的話，每天才寫四十個字；若以小時算的話，每個小時只寫下了四個字。這在當下追求高效、多產，凡事都既定指標的時代裡，應該很難找到一個心安理得的工作；即使有大學願聘為教授，那自己也會因心中不安而感到煩惱，看來還算有些自知之明。

為了研究《黃帝內經》，需要收集與購買大量的參考文獻資料。除了自己日常省吃儉用，購買必要的研究參考書籍之外，在研究經費資助方面，首先要感謝國家。教育部根據國務院 1984 年 185 號檔，批轉自己為國家派出留學生，自 1986 年起至 1990 年止發給 5 年的國內工資，大約七千元人民幣（根據先母保留的工資單計算那時期可以在北京購置一個小四合院），用於購買《道藏》、出土文獻、諸子書籍、二十四史，以及國內知名學者研究論著等。其中，還花費了旅居香港的大學同窗好友楊琛夫婦來日本旅遊歸國之時，留在家裡床頭睡枕下惠贈我們的錢款。其次是 1991 年 5 月日本財團法人「日本生命財團」提供的 120 萬日元研究助成金，和平成 4 年 4 月財團法人「醫療科學研究所」提供的 50 萬日元研究助成金。這兩份無需提供研究課題報告的科研經費，購買了一定數量的日、英文研究書籍與資料。對於提供這三筆研究資金的政府與國外團體，借此表示衷心的感謝！最後由衷地感謝在日本留學、遊學期間，長期為我們提供京都居所的大阪財團法人「關西勞動保健協會」，以及協會創立者松永　榮先生和時任理事長青池　晟先生。願他們倆榮歸黃泉，永久安息！

最後，就本書題為「《黃帝內經》最新研究」，既非奪人眼球，亦非沽名釣譽，只是根據自己二十餘年深入探索《黃帝內經》及其大量的相關研究之後，確實認定是屬於最新的。不管是兩千年來，首次系統地論證了《黃帝內經》的形成時期與地域，還是從中國哲學發生、發展的歷程而言，對一氣論、陰陽概念、五行概念的形成與確立所做的詮釋與判定的工作均屬於首創。這從現存的先秦文獻以及新出土的文物資料來看，都是毋庸置疑和不可否定的事實。即使運用康德三大批判哲學的理論驗證《黃帝內經》醫家的思維運行與思想，也都是首次的嘗試。自古以來，研究中國傳統思想與哲學的文史哲專家學者不計其數，相關的論著更是汗牛充棟，然而深刻介入研究《黃帝內經》的人少之又少，可能顧慮得不償失繞道而行的人不在少數。自己放棄了十幾歲開始隨先父學習、留校醫大帶教、出國深造的臨床醫學，從五十歲開始把研究《黃帝內經》作為人生的一個使命。為此整整花費了二十餘年的生命，現年已過七旬卻沒有退休工資，甚至沒有社保、醫保，說自己不為名，不為利，應該不為過吧！非常感謝素未謀面的臺灣學生書局編委會的厚愛，深深地被他們為學術出版的敬業精神所感動。他們甚至願意支付百分之十的稿酬，成全實現一個家族的夙願，借此謹向他們表示衷心的感謝！

公元二〇二一年十一月二十二日

嚴善炤 記於福州煙臺山南麓自宅

參考及引用書籍文獻

《黃帝內經素問》二十四卷，人民衛生出版社，1963 年
《靈樞經》（明・趙府居敬堂本縮版影印），人民衛生出版社，1956 年
《難經集注》（吳・呂廣等注，明・王九思等校正），人民衛生出版社，1997 年
《傷寒論》（漢・張機撰），上海科學技術出版社，1982 年
《金匱要略方論》（漢・張機撰），人民衛生出版社，1982 年
《甲乙經》（晉・皇甫謐撰），人民衛生出版社，1962 年
《黃帝內經太素》（隋・楊上善撰注），人民衛生出版社影印，1957 年
《臨證指南醫案》（清・葉天士撰），商務印書館，1973 年
《溫病條辨》（清・吳塘撰），人民衛生出版社，2012 年
《欽定四部全書 子部 注解傷寒論》（金・成無己著），上海人民出版社，2005 年

龍伯堅著《黃帝內經概論》，上海科學技術出版社，1980 年
任應秋等編《內經研究叢論》，湖北人民出版社，1982 年
龍伯堅等編著《黃帝內經集解・素問》，天津科學技術出版社，2004 年
龍伯堅等編著《黃帝內經集解・靈樞》，天津科學技術出版社，2004 年
郭靄春編著《黃帝內經素問校注語譯》，天津科學技術出版社，1989 年
張燦玾主編《黃帝內經文獻研究》（修訂版），科學技術出版社，2005 年
郭靄春編著《針灸甲乙經校注》，人民衛生出版社，1996 年
張燦玾主編《針灸甲乙經校注》，人民衛生出版社，1996 年
黃龍祥校注《黃帝針灸甲乙經》新校本，中國醫藥科技出版社，1990 年
黃龍祥著《中國針灸學術史大綱》，華夏出版社，2001 年
馬繼興主編《神農本草經輯校》，人民衛生出版社，1995 年
趙京生著《針灸關鍵字概念術語考論》，人民衛生出版社，2012 年
李　鼎著《針灸學釋難（增訂本）》，上海中醫藥大學出版社，1998 年

馬王堆漢墓帛書整理小組編《馬王堆漢墓帛書（肆）》，文物出版社，1979 年
國家文物局古文獻研究室編《馬王堆漢墓帛書（壹）》，文物出版社，1980 年

湖南省博物館，湖南省文物考古研究所《長沙馬王堆二、三號漢墓　第一卷　田野考古發掘報告》，文物出版社，2004 年
于豪亮〈秦簡《日書》記時記月諸問題〉，《雲夢秦簡研究》，中華書局，1981 年
饒宗頤，曾憲通著《雲夢秦簡日書研究》，香港中文大學出版社，1982 年
曾憲通著《雲夢秦簡日書研究》，中山大學出版社，1982 年
銀雀山漢墓竹簡整理小組編《銀雀山漢墓竹簡（壹）》，文物出版社，1985 年
吳九龍著《銀雀山漢簡釋文》，文物出版社，1985 年
湖北省荊州地區博物館《江陵馬山一號楚墓》，文物出版社，1985 年。
張家山二四七號漢墓竹簡整理小組《張家山漢墓竹簡》，文物出版社，2006 年
荊門市博物館《郭店楚墓竹簡》，文物出版社，1998 年
陳夢家著《殷墟卜辭綜述》，科學出版社，1956 年
陳夢家著〈由實物所見漢代簡冊制度〉，《武威漢簡》，文物出版社，1964 年
陳夢家著《漢簡綴述》，中華書局，1980 年
陳鼓應主編《道教文化研究（1-6 輯）》，上海古籍出版社，1990 年
陳鼓應主編《道教文化研究（17 輯）・郭店楚簡專號》，三聯書店，1999 年
馬繼興著《馬王堆古醫書考釋》，湖南科學技術出版社，1992 年
李學勤著《古文字學初階》，中華書局，1985 年
李學勤著《失落的文明》，上海文藝出版社，1997 年
李學勤著《簡帛佚籍與學術史》，江蘇教育出版社，2001 年
李學勤著《五帝本紀講稿》，三聯書店，2012 年
李零著《長沙子彈庫戰國楚帛書研究》，中華書局，1985 年
李零著《李零自選集》，廣西師範大學出版社，1998 年
李零著《郭店楚簡校讀記》增訂本，北京大學出版社，2002 年
李零著《簡帛古書與學術流源》，三聯書店，2004 年
嚴善炤著《古代房中術的形成與發展——中國固有「精神」史》，臺灣學生書局，2007 年
楊澤生著《戰國竹書研究》，中山大學出版社，2009 年
余明光著《黃帝四經與黃老思想》，黑龍江人民出版社，1989 年
金良年〈雲夢《日書》「啻」篇研究〉，《中華文史論叢》第 51 輯，上海古籍出版社，1993 年
《日書》研讀班〈日書：秦國社會的一面鏡子〉，《文博》1986 年第 5 期
張銘洽〈雲夢秦簡《日書》占卜術研究〉，《文博》1988 年第 3 期
何雙全〈天水放馬灘秦簡綜述〉，《文物》1989 年第 2 期
江陵張家山漢簡整理小組〈江陵張家山漢簡《脈書》釋文〉，《文物》1989 年第 7 期

劉樂賢〈睡虎地秦簡日書的內容、性質及相關問題〉，《中國社會科學院研究生學報》1993 年第 1 期
蒲慕州〈睡虎地秦簡《日書》的世界〉，《中研院歷史語言研究所集刊》62 本 4 分
湖南省文物考古研究所〈沅陵虎溪山一號漢墓發掘簡報〉，《文物》2003 年第 1 期
劉樂賢〈虎溪山漢簡《閻氏五勝》及相關問題〉，《文物》2003 年第 7 期
郭沂〈楚簡《老子》與老子公案——兼及先秦哲學若干問題〉，《中國哲學》第二十輯，遼寧教育出版社，1999 年
崔仁義〈荊門楚墓出土的竹簡《老子》初探〉，《荊門社會科學》1997 年 5 期
李學勤〈荊門郭店楚簡所見關尹遺說〉，《中國文物報》1998 年
李學勤〈荊門郭店楚簡中的《子思子》〉，《文物天地》1998 年 2 期
劉祖信〈郭店一號墓概述〉，艾蘭，魏克彬主編，刑文編譯《郭店老子——東西方學者的對話》，學苑出版社，2002 年

胡厚宣〈氣候變遷與殷代氣候之檢討〉，《甲骨學商史論從續集》，齊魯大學國學研究所，民國 34 年
竺可楨〈中國近五千年來氣候變遷的初步研究〉，《考古學報》1972 年第 1 期
竺可楨著《竺可楨文集》第一卷，科學出版社，1979 年
竺可楨著《竺可楨文集》C，科學出版社，1979 年
竺可楨等著《物候學》修訂本，湖南科技出版社，1979 年
竺可楨著《天道與人文》，北京出版社，2005 年
劉昭民著《中國歷史上氣候之變遷》，臺灣商務印書館，1982 年
張丕遠主編《中國歷史氣候變化》，山東科技出版社，1996 年
牟重行著《中國五千年氣候變遷的歷史學考察》，氣象出版社，1996 年
鄒逸麟主編《黃淮海平原歷史地理》，安徽教育出版社，1997 年
文煥然著《秦漢時代黃河中下游氣候研究》，商務印書館，1959 年
秦大河等主編《中國氣候與環境演變》，科學出版社，2005 年
滿志敏著《中國歷史時期氣候變化研究》，山東教育出版社，2009 年
文煥然著，文榕生整理《中國歷史時期植物與動物變遷研究》，重慶出版社，1995 年
鄒逸麟編著《中國歷史地理概述》（修訂版），上海教育出版社，2005 年
任美鍔主編《中國自然地理綱要》，商務印書館，1999 年
葛全勝著《中國歷代氣候變化》，科學出版社，2011 年
任振球等〈五星運動對中國五千年來氣候變遷的影響〉，《全國氣候學術討論會文集》，科學出版社，1981 年
任振球〈中國近五千年來氣候的異常期及其天文成因〉，《農業考古》1986 年第 1 期

王子今〈秦漢時期氣候變遷的歷史學考察〉，《歷史研究》1995 年第 2 期
葛全勝等〈過去 2000 年中國東部冬半年溫度變化〉，《第四紀研究》2002 年第 22 卷第 2 期
葛全勝等〈過去 2000 年中國氣候變化的若干重要特徵〉，《地球科學》2012 年第 42 卷第 6 期
葛全勝等〈過去 2000 年冷暖變化的基本特點與主要暖期〉，《地理學報》2013 年第 68 卷第 5 期
王暉等〈商末黃河中下游氣候環境的變化與社會變遷〉，《史學月刊》2002 年第 1 期
陳業新〈兩漢時期氣候狀況的歷史學再考察〉，《歷史研究》2002 年第 4 期
陳業新〈戰國秦漢時期長江中游地區氣候狀況研究〉，《中國歷史地理論叢》2007 年第 22 卷第 1 期
陳良佐〈從春秋到兩漢我國古代的氣候變遷〉，《新史學》1991 年第 2 卷第 1 期
陳良佐〈再探戰國到兩漢的氣候變遷〉，《中研院歷史語言研究所季刊》67 本 2 分
王建國主編《山東氣候》，氣象出版社，2005 年
丁一匯主編《中國氣候》，科學出版社，2013 年

鄭天傑著《曆法叢談》，花崗出版社，1977 年
陳遵媯著《中國天文學史》，上海人民出版社，1984 年
席澤宗著《中國天文學史文集》，科學出版社，1984 年
丁緜孫著《中國古代天文曆法基礎知識》，天津古籍出版社，1989 年
張汝舟著《二毋室古代天文曆法論叢》，浙江古籍出版社，1987 年
馮時著《中國天文考古學》，社會科學文獻出版社，2001 年
張聞玉著《古代天文曆法講座》，廣西師範大學出版社，2008 年
馮時著《百年來甲骨文天文曆法研究》，中國社會科學出版社，2011 年

徐復觀著《中國人性論史・先秦篇》，上海三聯書店，2001 年
勞思光著《新編中國哲學史》，廣西師範大學出版社，2005 年
唐君毅著《哲學概論》，中國社會科學出版社，2005 年
唐君毅著《中國文化之精神價值》，廣西師範大學出版社，2005 年
牟宗三著《牟宗三先生全集（20）・智的直覺與中國哲學》，聯經出版事業公司，2003 年
牟宗三著《牟宗三先生全集（29）・中國哲學十九講》，聯經出版事業公司，2003 年
牟宗三著《牟宗三先生全集（30）・中西哲學之會通十四講》，聯經出版事業公司，2003 年

方東美著《原始儒家道家哲學》，臺灣黎明文化事業公司印行，民國 72 年
馮友蘭著《中國哲學史論文集》，上海人民出版社，1958 年
馮友蘭著《中國哲學史論文二集》，上海人民出版社，1962 年
馮友蘭著《中國哲學史新編》，人民出版社，1998 年
馮友蘭著《三松堂全集》，河南人民出版社，2001 年
張岱年著《中國哲學大綱》，中華書局，2017 年
方立天著《中國古代哲學問題的發展史》，中華書局，1990 年
陳榮捷編著，楊儒賓等譯《中國哲學文獻選編》，江西教育出版社，2006 年
張祥龍著《海德格爾思想與中國天道》，生活讀書新知三聯書店，1996 年
張岱年〈論中國古代哲學的範疇體系〉，《中國社會科學》1985 年第 2 期
杜聿明〈試談中國哲學中的三大基調〉，《中國哲學史研究》1981 年第 1 期
苗力田主編《亞里斯多德全集》第 7 卷《形而上學》，中國人民大學出版社，1993 年
劉笑敢〈老子之自然與無為概念新詮〉，《中國社會科學》第 6 期，1996 年
劉笑敢〈老子之人文自然論綱〉，《哲學研究》2004 年第 12 期
曹俊峰〈論康德的圖式學說〉，《社會科學戰線》1994 年第 6 期
鄧曉芒〈「愛智慧」辨義——〈西方形而上學史導言〉〉，《湖北大學學報（哲學社會科學版）》，第 26 卷第 6 期，1999 年
鄧曉芒〈古希臘羅馬哲學講演錄（一）〉，《西南政法大學學報》第九卷第 1 期，2007 年
郭沂〈從郭店楚簡《老子》看老子其人其書〉，《哲學研究》1998 年第 7 期
王中江〈出土文獻與先秦自然宇宙觀重審〉，《中國社會科學》2013 年第 5 期
虎頭（馮曉虎）〈學習康德好榜樣〉，《當代》2006 年第 6 期

〔德〕康德著，苗力田譯《道德形而上學原理》，上海人民出版社，1988 年
〔德〕康德著，鄧曉芒譯，楊祖陶校《判斷力批判》，人民出版社，2002 年
〔德〕康德著，鄧曉芒譯，楊祖陶校《實踐理性批判》，人民出版社，2003 年
〔德〕康德著，龐景仁譯《任何一種能夠作為科學出現的未來形而上學——導論》，商務印書館，1997 年
〔德〕康德著，徐景行譯《邏輯學講義》，商務印書館，1991 年
〔德〕黑格爾著，賀麟，王太慶等譯《哲學史講演錄》第四卷，商務印書館，1978 年
〔德〕黑格爾著，賀麟譯《小邏輯》，商務印書館，1981 年
〔德〕黑格爾著，楊一之譯《邏輯學》，商務印書館，1981 年
〔德〕叔本華著，韋啟昌譯《人生的智慧》，上海人民出版社，2007 年
〔德〕叔本華著，石沖白譯，楊一之校《作為意志與表象的世界》，商務印書館，2009

年
〔英〕伯特蘭・羅素著，何兆武，李約瑟譯《西方哲學史》上卷，商務印書館，1982 年
〔英〕伯特蘭・羅素著，賈可春譯《意義與真理的探究》，商務印書館，2009 年
〔英〕李約瑟著《中國科學技術史》第二卷〈科學思想史〉，科學出版社，1990 年
〔英〕丹皮爾著，李珩譯《科學史》，商務印書館，1975 年
〔英〕J. Needham 著，山田慶兒譯《東と西の学者と工匠》下，河出書房新社，1977 年
〔美〕牟復禮著，王立剛譯《中國思想之淵源》，北京大學出版社，2009 年
〔美〕愛德華・希爾斯著，傅鏗等譯《論傳統》，上海人民出版社，1991 年
〔法〕阿爾貝特・施韋澤著，陳澤環譯《敬畏生命》，上海社會科學出版社，2003 年
〔法〕皮埃爾・阿多著，張憲譯《古代哲學的智慧》，上海譯文出版社，2007 年
〔日〕小野澤精一，福永光司，山井湧編《気の思想》，東京大學出版會，1978 年
〔日〕山田慶兒著《中国医学の思想的風土》，日本潮出版社，1995 年
〔日〕山田慶兒著《中国医学の起源》，日本岩波書店，1999 年
〔日〕山田慶兒著《古代東亞哲學與科技文化》，遼寧教育出版社，1996 年
〔日〕金谷治〈陰陽五行説の成立について〉，《東方学会創立 40 周年記念東方学論集》，1987 年
〔日〕金谷治〈五行説の起源〉，《東方學》第 78 輯，1989 年
〔英〕馬修・科布著，張今譯《大腦傳》，中信出版集團，2022 年

許維遹，聞一多，郭沫若撰《管子集注》，科學出版社，1956 年
羅根澤著《管子探源》，嶽麓書社，2010 年
郭沫若著《管子集校》，科學出版社，1956 年
李存山〈〈內業〉等四篇的寫作時間和作者〉，《管子學刊》1978 年創刊號
馬非百著《管子輕重篇新詮》，中華書局，1979 年
夏緯瑛校釋《管子地員篇校釋》，農業出版社，1981 年
容肇祖〈駁馬非百〈關於管子輕重篇的著作年代問題〉〉，《歷史研究》1958 年第 1 期
胡家聰〈《管子・輕重》作於戰國考〉，《中國史研究》1981 年第 1 期
杜正勝〈關於《管子・輕重》諸篇的年代問題〉，《中研院歷史語言研究所集刊》59 本 4 分
黎翔鳳撰《管子校注》，中華書局，2004 年
陳鼓應著《管子四篇詮釋》，商務印書館，2006 年
夏緯瑛校釋《呂氏春秋上農等四篇校釋》，中華書局，1956 年

顧頡剛〈五德終始說下的政治和歷史〉，《古史辨》第五冊，上海古籍出版社，1981 年

徐復觀〈陰陽五行及其有關文獻的研究〉，《中國人性論史・先秦篇》，三聯書店，2001 年
羅根澤編著《古史辨》第四冊，上海古籍出版社，1982 年
顧頡剛編著《古史辨》第五冊，上海古籍出版社，1981 年
龐朴著《稂莠集》，上海人民出版社，1988 年
于省吾〈商代的穀類作物〉，《東北人民大學人文科學學報》1957 年第 1 期
龐朴〈馬王堆帛書解開了思孟五行說之謎——帛書「老子」甲本卷後佚書之一的初步研究〉，《文物》1977 年第 10 期
龐朴〈思孟五行新考〉，《文史》第 7 輯，中華書局，1979 年
白奚〈中國古代陰陽與五行說的合流——《管子》陰陽五行思想新探〉，《中國社會科學》1997 年第 5 期
艾蘭，汪濤，范毓周主編《中國古代思維模式與陰陽五行說探源》，江蘇古籍出版社，1998 年
席澤宗〈「氣」的思想對中國早期天文學的影響〉，《中國天文學史文集》第三集，科學出版社，1984 年
李零著《中國方術續考》，東方出版社，2000 年
胡化凱著《中國古代科學思想二十講》，中國科學技術大學出版社，2013 年

劉向集錄《戰國策》，上海古籍出版社，1985 年
董仲舒著，凌曙注《春秋繁露》，中華書局，1975 年
司馬遷撰《史記》，中華書局，1959 年
班固撰《漢書》，中華書局，1999 年
許慎著《說文解字》，中華書局，1979 年
鄭玄注《四部備要・禮記》，中華書局影印，1998 年
劉熙撰《釋名》，中華書局，1985 年
趙君卿撰《周髀算經》，商務印書館，1955 年
范曄撰《後漢書》，中華書局，1999 年
李昉等撰《太平御覽》，中華書局，1992 年
孫星衍撰《尚書古今文注疏》，中華書局，1986 年
顧炎武撰《日知錄》，上海古籍出版社，2006 年
梁玉繩撰《史記志疑》，中華書局，1981 年
孫詒讓著《墨子閑詁》，中華書局，2001 年
王先慎撰《韓非子集解》，中華書局，1998 年
李學勤主編《毛詩正義》，北京大學出版社，1999 年

李學勤主編《論語注疏》，北京大學出版社，1999 年
李學勤主編《禮記正義》，北京大學出版社，1999 年
李學勤主編《孟子注疏》，北京大學出版社，1999 年
楊伯峻編著《春秋左傳注》，中華書局，1995 年
徐元誥撰《國語集解》，中華書局，2002 年
梁啟雄著《荀子集解》，中華書局，1983 年
劉文典撰《淮南鴻烈集解》，中華書局，1989 年
陳鼓應注譯《莊子今注今譯》，中華書局，1983 年
陳奇猷校釋《呂氏春秋新校釋》，上海古籍出版社，2001 年
嚴北溟等撰《列子注釋》，上海古籍出版社，1986 年
林家驪譯注《楚辭》，中華書局，2009 年
劉文典著《莊子補注》，雲南人民出版社，1980 年
王利器撰《文子疏義》，中華書局，2000 年
何志華著《文子著作年代新證》，香港中文大學出版社，2004 年
王卡點校《老子道德經河上公章句》，中華書局，1993 年
黃暉撰《論衡校釋》，中華書局，1990 年
王肅注《孔子家語》，上海古籍出版社，1990 年

王國維〈商頌下〉，《觀堂集林》第一冊，中華書局，1961 年
徐中舒〈殷周文化之蠡測〉，《中研院歷史語言研究所集刊》2 本 3 分
徐中舒〈殷人服象及象之南遷〉，《中央研究院歷史語言研究所集刊》2 本 1 分
徐中舒〈殷周之際史跡之檢討〉，《中研院歷史語言研究所集刊論文類編》歷史編・先秦卷一
勞榦《殷周年代的問題》，《中研院歷史語言研究所集刊論文類編》歷史編・先秦卷一
馬非伯著《秦集史》，中華書局，1982 年
李學勤主編《西周史與西周文明》，上海科技文獻出版社，2007 年
杜正勝〈封建與宗法〉，《歷史語言研究所集刊》50 本 3 分
彭懷忠，鎮峰等〈陝西省岐山縣董家村西周銅器窖穴發掘簡報〉，《文物》1976 年第 5 期
范祥雍編《古本竹書紀年輯校訂補》，上海人民出版社，1962 年
陳直著《漢書新證》，天津人民出版社，1979 年
胡厚宣〈中國奴隸社會的人殉與人祭〉（下），《文物》1974 年第 4 期
中國社會科學院考古研究所《殷虛的發現與研究》，科學出版社，1994 年
姚孝遂〈商代的俘虜〉，《古文字研究》第一輯，中華書局，1979 年

江林昌〈〈商頌〉的作者、作期及其性質〉，張懋鎔等編《追尋中華古代文明的蹤跡——李學勤先生學術活動五十年紀念文集》，復旦大學出版社，2002 年
周蘇平〈商代國家形態探析〉，收入張懋鎔等編《追尋中華古代文明的蹤跡——李學勤先生學術活動五十年紀念文集》，2002 年
杜正勝著《周代城邦》，聯經出版事業公司，民國六十八年
中國社會科學院考古所安陽工作隊〈安陽殷墟西區一七一三號墓的發現〉，《考古》1986 年第 8 期
楊寶成〈殷墟青銅器組合研究〉，《考古與文物》2002 年第 3 期
中國社會科學院考古研究所編《殷周金文集成》第九冊，中華書局，1988 年
郭沫若著《兩周金文辭大系圖錄考釋》二，科學出版社，2002 年
傅斯年著《性命古訓辨證》，《傅斯年全集》第二卷，湖南教育出版社，2003 年
傅斯年著《東北史綱》第一卷，《傅斯年全集》第二卷，湖南教育出版社，2003 年
陳夢家著《尚書通論》，中華書局，1985 年
王國維著《觀堂集林》，中華書局，1961 年
王國維著《觀堂別集》，河北教育出版社，2003 年
胡厚宣著《甲骨學商史論叢》，齊魯大學國學研究所出版，1944 年
楊樹達著《積微居甲文說》，科學出版社，1954 年
于省吾著《雙劍誃殷契駢枝》，北平虎坊橋大業印書局石印版，1940 年
徐旭生著《中國古代的傳說時代》增訂本，科學出版社，1960 年
聞一多著《聞一多全集》，三聯書店，1982 年
丁山著《中國古代宗教與神話考》，上海書店，2011 年
丁山〈由三代都邑論其民族文化〉，《中研院歷史語言研究所集刊論文類編》歷史編．先秦卷一
郭沫若著《郭沫若全集．歷史編》，人民出版社，1982 年
郭沫若著《青銅時代》，人民出版社，1954 年
蒙文通著《蒙文通文集．古學甄微》，巴蜀書社，1987 年
張光直〈殷周關係的再檢討〉，《中研院歷史語言研究所集刊論文類編》歷史編．先秦卷一
齊思和著《中國史探研》，中華書局，1981 年
饒宗頤著《中國史學上之正統論》，上海遠東出版社，1996 年
陳奇猷著《晚翠園論學雜著》，上海古籍出版社，2008 年
席澤宗著《科學史十論》，復旦大學出版社，2003 年
嚴靈峰著《老莊研究》，臺灣中華書局，民國 68 年
嚴靈峰著《列子辯誣及其中心思想》，臺灣文史哲出版社，1994 年

李鏡池著《周易探源》，中華書局，1978 年
杜維明著，曹幼華等譯《儒家思想：以創造轉化為自我認同》，三聯書店，2013 年
傅斯年著《傅斯年全集》，湖南教育出版社，2003 年
嚴文明著《求索文明源》，首都師範大學出版社，2017 年
李澤厚著《中國古代思想史》，三聯書店，2008 年
陳鼓應著《老莊新論》，香港中華書局，1991 年。
顧頡剛校點《古今偽書考》，樸社出版，民國 22 年
袁柯校注《山海經注》，上海古籍出版社，1980 年
呂思勉著《先秦史》，上海古籍出版社，1982 年
呂思勉著《經子題解》，上海文藝出版社，1999 年
呂思勉著《中國文化史・中國政治思想史》，中國文史出版社，2018 年
錢穆著《錢賓四先生全集（5）・先秦諸子繫年》，聯經出版事業公司，1998 年
錢穆著《錢賓四先生全集（7）・莊子通辨》，聯經出版事業公司，1998 年
錢穆著《錢賓四先生全集（43）・世界局勢與中國文化》，聯經出版事業公司，1998 年
徐復觀著《中國學術精神》，華東師範大學出版社，2003 年
徐復觀著《兩漢思想史》，華東師範大學出版社，2004 年
余英時著《余英時文集（1）・文學史學與時代》，廣西師範大學出版社，2014 年
余英時著《論天人之際：中國古代思想起源試探》，聯經出版事業公司，2014 年
許倬雲著《西周史》增訂本，三聯書店，1994 年
許倬雲著《萬古江河：中國歷史文化的轉折與開展》，上海文藝出版社，2006 年
杜正勝〈試論山東地區編戶齊民之困厄與殘破——六國敗亡的社會史解釋〉，《中研院歷史語言研究所集刊》57 本 4 分
陳國慶編《漢書藝文志注釋會彙編》，中華書局，1983 年
劉汝霖著《漢晉學術編年》，華東師範大學出版社，2010 年
陳直著《兩漢經濟史料論叢》，陝西人民出版社，1980 年
李零著《蘭臺萬卷：讀《漢書・藝文志》》，三聯書店，2011 年
朱紹侯著《軍功爵位試探》，上海人民出版社，1980 年
黃留珠著《秦漢仕進制度》，西北大學出版社，1985 年
饒宗頤〈荊楚文化〉，《中研院歷史語言研究所集刊》41 本 2 分
張正明著《楚文化史》，上海人民出版社，1987 年
尹振環著《重識老子與《老子》——其人其書其術其演變》，商務印書館，2008 年

〔英〕羅伊波特主編，張大慶主譯《劍橋插圖醫學史・修訂版》，2007 年
〔美〕肯尼士・F・基普爾主編，張大慶主譯《劍橋世界人類疾病史》，上海科技教育

出版社，2007 年
李經緯主編《中國古代醫史圖錄》，人民衛生出版社，1991 年
李經緯，林昭庚編《中國醫學通史》古代卷，人民衛生出版社，2001 年
馬繼興著《中醫文獻學》，上海科技出版社，1990 年
廖育群著《岐黃醫道》，遼寧教育出版社，1991 年
廖育群、傅芳、鄭金生著《中國科學技術史》醫學卷，科學出版社，1998 年
廖育群著《重構秦漢醫學圖像》，上海交通大學出版社，2007 年
李建民〈明堂與陰陽——以《五十二病方》「灸其泰陰泰陽」為例〉，《中央研究院歷史語言研究所集刊》70 本 1 分
李建民〈中國古代「禁方」考論〉，《中央研究院歷史語言研究所集刊》68 本 1 分
金仕起〈古代醫者的角色——兼論其身分與地位〉，《新史學》1995 年第 6 卷 1 期
廣西壯族自治區文物工作隊〈廣西貴縣羅泊灣一號墓發掘簡報〉，《文物》1978 年第 9 期
藍日勇〈廣西貴縣漢墓出土銀針的研究〉，《南方文物》1993 年第 3 期
馬繼興〈雙包山漢墓出土的針灸經脈漆木人形〉，《文物》1996 年第 4 期
成都文物考古研究所〈成都市天回鎮老官山漢墓〉，《考古》2014 年第 7 期
梁繁榮，曾芳等〈成都老官山出土經穴髹漆人像初探〉，《中國針灸》2015 年 1 月
雷從雲〈三十年來春秋戰國鐵器發現述略〉，《中國歷史博物館館刊》1980 年第 2 期
南京中醫學院主編《全國高等醫藥院校試用教材　針灸學》，上海科技出版社，1979 年
馬繼興，周世榮〈考古發掘中所見砭石的初步探討〉，《文物》1978 年第 11 期
曹樹琦，蔡衛根等〈《黃帝內經》刺血療法概述〉，《中華中醫藥雜誌》2014 年第 1 期
鍾依研〈西漢劉勝墓出土的醫療器具〉，《考古》1972 年第 3 期
林乾良〈河姆渡遺址的醫藥遺跡初探〉，《中華醫史雜誌》1982 年第 4 期
安徽省文物工作隊等〈雙古堆西漢汝陰侯墓發掘簡報〉，《文物》1978 年第 8 期
陳久金，張敬國〈含山出土玉片圖形試考〉，《考古》1989 年第 4 期
常正光〈殷代授時舉偶——「四方風」考實〉，《中國天文學史文集》第五集，科學出版社，1989 年
李學勤〈〈九宮八風〉及九宮式盤〉，《古文獻叢論》，上海遠東出版社，1996 年
孫基然〈西漢汝陰侯墓所出太一九宮式盤相關問題的研究〉，《考古》2009 年第 6 期
杜鋒，張顯成〈西漢九宮式盤與《靈樞・九宮八風》太一日游章研究〉，《考古學報》2017 年第 4 期
詹永康，向之中〈十四經 365 穴增補歸經芻議〉，《湖南中醫雜誌》1987 年第 3 期
路樹超，陳思思〈從《黃帝內經》腧穴數目演變看腧穴發展〉，《中華中醫雜誌》2011 年第 26 卷第 9 期

武長蓉，甄廣朋〈《黃帝內經》「從容」釋〉，《陝西中醫》第 14 卷第 4 期，1993 年

衛生部疾病預防控制局編《瘧疾防治手冊》第三版，人民衛生出版社，2007 年

劉起勇，劉小波〈媒介按蚊防控：中國瘧疾消除的關鍵措施〉，《中國媒介生物學及控制雜誌》2010 年第 21 卷第 5 期

劉亦仁〈湖北地區常見蚊蟲若干生態習性的觀察〉，《寄生蟲學報》1965 年第 21 期

潘波〈我國主要傳瘧媒介的形態特徵、生態習性及傳瘧作用〉，《熱帶醫學雜誌》2003 年第 3 卷第 4 期

左勝利等〈棗陽市中華按蚊區瘧疾局部暴發流行因素分析〉，《湖北預防醫學雜誌》2002 年第 13 卷第 2 期

李凱傑等〈湖北省主要傳染媒介按蚊生態習性及密度分析〉，《國際醫學寄生蟲雜誌》2015 年 11 月第 42 卷第 6 期

許筱紅等〈圓形分析法分析江蘇省傳瘧按蚊季節消長規律變化〉，《中國衛生統計》2014 年第 31 卷第 6 期

劉永孝〈2003-2005 年安徽省瘧疾形勢分析〉，《中國病原生物學雜誌》2007 年第 2 卷第 6 期

李偉等〈山東省單縣水系分布、媒介按蚊密度與瘧疾發病關係的研究〉，《中國熱帶醫學》2015 年第 15 卷第 8 期

寇景軒等〈魯西南稻田區蚊蟲種類及幼蟲生情況調查〉，《中國媒介生物學及控制雜誌》2015 年第 26 卷第 3 期

賈尚春等〈全球氣候變暖對瘧疾傳播的潛在影響〉，《中國寄生蟲防治雜誌》2004 年第 17 卷第 1 期

Hunter PR. Climate change and waterbome and vector-boene disease. J Appl Microbiol, 2003, 94 Suppl; S37-46

Sérandour J, Girel J, Boyer S, et al. How human practices have affected vector-borne disease in the past: a study of malaria transmission in Alpine valleys. Mala J, 2007, 6:115-125

Rogers DJ. Randolph SE. The globat spread of malaria in a future, warmer world [J]. Science. 2000. 289:1763-1766

索　引

國家圖書館出版品預行編目資料

《黃帝內經》最新研究

嚴善炤著. – 初版. – 臺北市：臺灣學生，2023.06
面；公分
ISBN 978-957-15-1914-2 (精裝)
ISBN 978-957-15-1911-1 (平裝)

1. 內經 2. 研究考訂

413.11 112004669

《黃帝內經》最新研究

著 作 者 嚴善炤
出 版 者 臺灣學生書局有限公司
發 行 人 楊雲龍
發 行 所 臺灣學生書局有限公司
地 址 臺北市和平東路一段 75 巷 11 號
劃撥帳號 00024668
電 話 (02)23928185
傳 眞 (02)23928105
E-mail student.book@msa.hinet.net
網 址 www.studentbook.com.tw
登記證字號 行政院新聞局局版北市業字第玖捌壹號
出版日期 二〇二三年六月初版

定價：精裝新臺幣一〇〇〇元
平裝新臺幣七〇〇元

41301

ISBN 978-957-15-1914-2(精裝)
ISBN 978-957-15-1911-1(平裝)